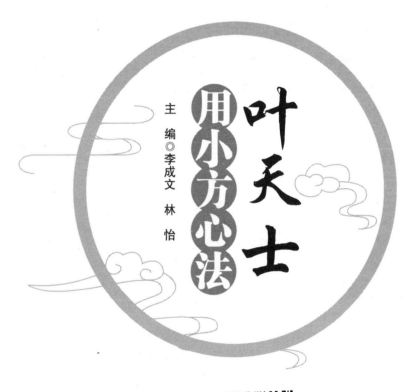

主编◎李成文　林　怡

叶天士用小方心法

U0285462

 中国健康传媒集团
中国医药科技出版社

内 容 提 要

　　叶桂，字天士，清代著名医家，临证擅用 1～6 味药的小方，然这些小方散见于叶桂近 6000 个医案中，难以寻找。本书作者在教学之余，挖掘整理研究叶桂学术经验时，将叶桂应用小方医案全部析出，合为一编，以科为纲，以病为目，按照中医学教材排序，概述病证特征，总结辨治经验，勾玄用药心法。以便读者掌握叶案用小方心法，启迪辨病与辨证思路，指导临证用药，提高临床疗效。本书可供广大中医临床工作者、中医院校师生及中医爱好者阅读参考。

图书在版编目（CIP）数据

　　叶天士用小方心法 / 李成文，林怡主编 . —北京：中国医药科技出版社，2021. 12
　　ISBN 978 - 7 - 5214 - 2672 - 4

　　Ⅰ. ①叶…　Ⅱ. ①李…　②林…　Ⅲ. ①验方 - 汇编　Ⅳ. ①R289. 5

　　中国版本图书馆 CIP 数据核字（2021）第 217746 号

美术编辑　陈君杞
版式设计　南博文化

出版　**中国健康传媒集团** | 中国医药科技出版社
地址　北京市海淀区文慧园北路甲 22 号
邮编　100082
电话　发行：010 - 62227427　邮购：010 - 62236938
网址　www. cmstp. com
规格　880 × 1230mm $^1/_{32}$
印张　15
字数　457 千字
版次　2021 年 12 月第 1 版
印次　2021 年 12 月第 1 次印刷
印刷　三河市万龙印装有限公司
经销　全国各地新华书店
书号　ISBN 978 - 7 - 5214 - 2672 - 4
定价　58. 00 元

获取新书信息、投稿、
为图书纠错，请扫码
联系我们。

编写说明

　　叶桂（1667—1746年），字天士，号香岩，别号上津老人，清代江苏吴县人。叶天士出身中医世家，幼承庭训，并师从父之门人朱某及其当时名医周扬俊、马元仪等17人，汲取诸家之长，融会古今，自出机杼，勇创新说，提出卫气营血辨证纲领，辨析病证，阐发病机，擅用小方，灵活变通，药少价廉。门人华岫云、华玉堂、邹时乘、秦天一、蒋式玉、姚亦陶、丁圣彦及后人叶万青记录临证医案约6000个，纂为《临证指南医案》《种福堂公选医案》《叶氏医案存真》《未刻本叶天士医案》《叶天士晚年方案真本》《叶天士医案》等，一经问世，备受青睐。

　　其中，叶桂临证善于应用1～6味药的小方，治疗病证逾109种，涵盖感冒、暑病、温病、湿病、咳嗽、喘证、哮证、肺痈、心悸、胸痹、胸痛、胸脘不通、胸胀、心火上炎、不寐、不语、神呆、神迷、神昏、厥证、狂证、嗳气、不饥、食少、不食、痞满、胃胀、胃脘痛、呕吐、腹胀、便溏、泄写、便秘、痢疾、大便不爽、噎膈、胁痛、黄疸、头懵、头胀、头痛、眩晕、中风、臌胀、疟病、水肿、癃闭、淋证、白浊、遗尿、关格、血证、痰饮、消渴、口渴、汗证、内伤发热、虚损、癥瘕、痹证、痿证、颤证、肢痿、腰痛、疼痛、麻木、络病、惊恐、闭经、崩漏、带下病、妊娠恶阻、胎动不安、子嗽、胎漏、妊娠心痛、妊娠泄泻、妊娠麻木、妊娠疟疾、产后恶露不尽、产后喘证、产后腹痛、产后胃脘痛、产后便秘、产后小便频数、产后头痛、产后心悸、产后汗证、疮疡、疹痧、痔疮、脱肛、中毒、目赤、伤目、目痛、耳鸣、鼻柱窒痹、喉燥、喉痹、失音、口疮、牙痛、牙宣、舌强、遗精、阳强、睾丸偏坠、疝气等病证。今选录64种常见病证，涉及叶案小方2600个，约占叶桂临证医案总数的45%，这对当今临床处方药用具有重要的指导意义。

然而，叶案小方散见于6部医案著作的约6000个医案之中，难以寻找，似大海捞针。因此，作者在教学之余，挖掘整理研究叶桂学术经验时，将叶桂应用小方医案全部析出，合为一编，以科为纲，以病为目，按照中医学教材排序，概述病证特征，总结辨治经验，勾玄用药心法。以冀掌握叶案用小方心法，启迪辨病与辨证思路，指导临证用药，提高治疗效果，发挥中医学的优势和特色。正如叶桂门人秦天一所谓："若求金针暗度，全凭叶案搜寻。"

本书得到了河南中医药大学、广西中医药大学、山东中医药大学、青岛大学附属医院等单位的大力支持，在此表示感谢！

因条件所限，工作量大，瑕疵难免，敬请读者指正。

编者

2021年8月

凡　例

- 叶桂小方医案，选取 1~6 味药医案，以科为纲（分为内科、妇科、儿科、外科、五官科、男科，14 岁及以下归入儿科），以病为目。

- 病证之下先论后案，论则概述病证临床特征，勾玄叶桂门人华岫云、华玉堂、邹时乘、秦天一、蒋式玉、姚亦陶、丁圣彦总结叶氏诊治该病证的经验，总结叶桂临证用药规律，案则原文照录，原汁原味，以便于了解其用小方的心法。

- 小方医案排序，参考中医学教材，内科医案按肺病、心病、脾胃病、肝胆病、肾病、杂病排序，妇科医案按经、带、胎、产、杂排序，儿科医案参考内科排序，外科医案按疮疡、皮肤病、其他排序，五官科医案按眼科、鼻科、耳科、喉科、口腔科、牙科排序，男科医案按遗精、阳强、睾丸偏坠、疝气排序。

- 所选小方医案均标明详细出处，便于查找原书。

- 叶桂临证用药规律中所涉及的中药名统一律为中药正名。

- 对于必须要说明的问题，采用加编者注的形式标注。

- 凡医案中入药成分涉及国家禁猎和保护动物（如犀角、虎骨等）者，为保持古籍原貌，原则上不改。但在临床运用时，应使用相关的替代品。

目 录

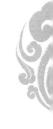

第一章 外感疾病

感 冒

【临证表现】

风邪外袭肺卫，形寒恶风或畏风，发热，头疼，身痛，肩膊酸，咳嗽，脘闷。

【临证经验】

叶桂门人华岫云根据叶氏诊治感冒经验总结说，经云：风为百病之长。盖六气之中，惟风能全兼五气，如兼寒则曰风寒，兼暑则曰暑风，兼湿曰风湿，兼燥曰风燥，兼火曰风火。盖因风能鼓荡此五气而伤人，故曰百病之长也。其余五气，则不能互相全兼，如寒不能兼暑与火，暑亦不兼寒，湿不兼燥，燥不兼湿，火不兼寒。由此观之，病之因乎风而起者自多也。然风能兼寒，寒不兼风，何以辨之？如隆冬严寒之时，即密室重帖之中，人若裸体而卧，必犯伤寒之病，此本无风气侵入，乃但伤于寒，而不兼风者也。风能兼寒者，因风中本有寒气，盖巽为风，风之性本寒，即巽卦之初爻属阴是也。因风能流动鼓荡，其用属阳，是合乎巽之二爻、三爻，皆阳爻也。若炎溽暑之时，若使数人扇一人，其人必致汗孔闭，头痛、恶寒、骨节疼等，伤寒之病作矣。斯时天地间固毫无一些寒气，实因所扇之风，风中却有寒气，故令人受之，寒疾顿作，此乃因伤风而兼伤寒者也。故有但伤寒而不伤风之症，亦有因伤风而致兼伤寒之症，又有但伤风而不伤寒之症，有因伤风而或兼风温、风湿、风燥、风火等症。更有暑、湿、燥、火四气各自致伤，而绝不兼风之症。故柯韵伯所注《伤寒》云：伤风之重者，即属伤寒，亦有无汗脉紧、骨节疼诸症。此柯氏之书，所以能独开仲景生面也。至仲景所著《伤寒》书，本以寒为主，因风能兼寒，故以风陪说，互相发明耳。学者看书不可不知此理。若夫脏腑一切内外诸风，各有现症，具载《内经》，尤当详考。(《临证指南医案·卷五·风》)

伤寒证，仲景立法于前，诸贤注释于后。先生虽天资颖敏，若拟其治法，恐亦不能出仲景范围。其所以异于庸医者，在乎能辨证耳。不以冬温、春温、风温、温热、湿温、伏暑、内伤劳倦、瘟疫等证误认为伤寒。其治温热、暑湿诸证，专辨邪之在卫在营，或伤气分，或伤血分，更专究三焦，故能述前人温邪忌汗，湿家忌汗，当用手经之方，不必足经之药等明训，垂示后人，此乃先生独擅见长之处也。若夫《伤寒》之书，自成无己注解以后，凡注疏者不啻数百家。其尤著者，如《嘉言三书》《景岳书》《伤寒三注》《四注》等篇，近有柯韵伯《来苏集》《伤寒论翼》《方翼》，王晋三《古方选注》中所解一百十三方。诸家析疑辨义处，虽稍有异同，然皆或登仲景之堂，或造仲景之室者。业医者当日置案头，潜心参究，庶乎临证可无误矣。(《临证指南医案·卷五·风》)

叶桂门人华玉堂根据叶氏诊治伤寒经验总结说，伤寒一证，《内经》云：热病者，皆伤寒之类也。又曰：凡病伤寒而成温者，先夏至日者为病温，后夏至日者为病暑。又曰：冬伤于寒，春必病温。其证有六经相传、并病、合病、两感、直中。《难经》又言：伤寒有五，有中风，有伤寒，有湿温，有热病，有温病，其所苦各不同。再加以六淫之邪，有随时互相兼感而发之病，且其一切现症，则又皆有头痛发热，或有汗无汗，或恶风恶寒，不食倦卧，烦渴等，则又大略相同。故其症愈多，其理愈晦，毋怪乎医者临证时，不能灼然分辨。即其所读之书，前人亦并无至当不易之论，将《灵》《素》《难经》之言，及一切外感之症逐一分晰辨明，使人有所遵循。故千百年来，欲求一鉴垣之士（指医技高超的人。编者注），察六淫之邪毫不紊乱者，竟未见其人。幸赖有仲景之书，以六经分证，治以汗、吐、下、和、寒、温诸法。故古人云：仲景之法，不但治伤寒，苟能悉明其理，即治一切六气之病与诸杂症，皆可融会贯通，无所不宜。此诚属高论，固深知仲景者也。然余谓六淫之邪，头绪甚繁，其理甚奥，即汇集河间、东垣、丹溪及前贤辈诸法而治之，犹虑未能兼括尽善。若沾沾焉，必欲但拘仲景之法而施治，此乃见闻不广，胶柱鼓瑟，不知变通者矣。今观叶氏之书，伤寒之法固属无多，然其辨明冬温、春温、风温、温热、湿温之治，实超越前人，以此羽翼仲景，差可（即尚可之意。编者注）嘉惠后学，观者幸毋忽诸。(《临证指南医案·卷五·寒·劳倦阳虚感寒》)

【用药特色】

叶桂治疗感冒，临证常用桂枝、生姜、连翘、杏仁、桔梗、茯苓等药，多从肺胃论治，辛散外邪，两和表里。其中杏仁应用3次，桂枝、生姜、连翘、桔梗、茯苓应用2次，白术、薄荷、贝母、陈皮、豆豉、甘草、厚朴、干姜、苏梗、通草应用1次。

【小方医案】

🍵 某，二八。劳伤阳气，形寒身热，头疼，脘闷，身痛。

杏仁三钱、川桂枝八分、生姜一钱、厚朴一钱、广皮一钱、茯苓皮三钱。(《临证指南医案·卷五·寒·劳倦阳虚感寒》)

🍵 某，二一。风邪外袭肺卫，畏风发热，咳嗽脘闷。当用两和表里。

淡豆豉一钱半、苏梗一钱、杏仁三钱、桔梗一钱半、连翘一钱半、通草一钱。(《临证指南医案·卷五·风·风伤卫》)

🍵 先清风热。

薄荷、川贝、桔梗、连翘、杏仁、甘草。(《未刻本叶天士医案·保元方案》)

🍵 阳微少护，形寒恶风，肩膊酸，宜辛温和之。

川桂枝木、生於术、泡淡生干姜、茯苓。(《未刻本叶天士医案·方案》)

暑 病

【临证表现】

发热，头胀，神倦无力，多汗；喜冷饮，烦渴，或不饥，口渴，痞满，泄泻不爽，或呕吐；咳嗽；重则神迷、昏闭狂乱；舌苔白，脉濡数。

【临证经验】

叶桂门人邵新甫根据叶氏诊治暑证经验总结说，天之暑热一动，地之湿浊自腾。人在蒸淫热迫之中，若正气设或有隙，则邪从口鼻吸入。气分先阻，上焦清肃不行，输化之机失于常度，水谷之精微，亦蕴结而为湿也。人身一小天地，内外相应，故暑病必夹湿者，即此义耳。前人有因动因静之分，或伤或中之候，以及入心入肝，为疟为痢，中痧霍乱，暴厥卒死，种种传变之原，各有精义可参，兹不重悉。想大江以南，地卑气薄，湿胜热蒸，当此时候，更须防患于先。昔李笠翁记中所谓：使天只有三时而无夏，则人之病也必稀。此语最确。盖暑湿之伤，骤者在当时为患，缓者于秋后为伏气之疾。其候也，脉色必滞，口舌必腻，或有微寒，或单发热，热时脘痞气窒，渴闷烦冤，每至午后则甚，入暮更剧，热至天明，得汗则诸恙稍缓，日日如是。必要两三候外，日减一日，方得全解。倘如元气不支，或调理非法，不治者甚多。然是病比之伤寒，其势觉缓。比之疟疾，寒热又不分明。其变幻与伤寒无二，其愈期反觉缠绵。若表之汗不易彻，攻之便易溏泻，过清则肢冷呕恶，过燥则唇齿燥裂。每遇秋来，最多是症。求之古训，不载者多，独《已任编》（指清代医家高鼓峰编纂的《医宗已任编》。编者注）名之曰秋时晚发。感症似疟，总当以感症之法治之。要知伏气为病，四时皆有，但不比风寒之邪，一汗而解，温热之气，投凉即安。夫暑与湿，为熏蒸黏腻之邪也，最难骤愈。若治不中窍（指切中要害。编者注），暑热从阳上熏，而伤阴化燥，湿邪从阴下沉，而伤阳变浊。以致神昏耳聋，舌干龈血，脘痞呕恶，洞泄肢冷。棘手之候丛生，竟至溃败莫救矣。参先生用意，宗刘河间三焦论立法，认明暑湿二气，何者为重，再究其病，实在营气何分。大凡六气伤人，因人而化。阴虚者火旺，邪归营分为多。阳虚者湿胜，邪伤气分为多。一则耐清，一则耐温。脏性之阴阳，从此可知也。于是在上者，以辛凉微苦，如竹叶、连翘、杏仁、薄荷之类。在中者，以苦辛宣通，如半夏泻心之类。在下者，以温行寒性，质重开下，如桂苓甘露饮之类。此皆治三焦之大意也。或有所夹，又须通变。至于治气分有寒温之别，寒者宗诸白虎法，及天水散意，温者从乎二陈汤，及正气散法。理营分知清补之宜，清者如犀角地黄，加入心之品，补者有三才、复脉等方。又如湿热沉混之苍术石膏汤，气血两燔之玉女法。开闭逐秽，与牛黄及至宝、紫雪等剂。扶虚进参附及两仪诸法。随其变幻，审其阴阳，运用之妙，存乎心也。（《临证指南医案·卷五·暑》）

有关暑邪引起的咳嗽，则另列入"咳嗽"篇。

【用药特色】

叶桂治疗暑病，根据暑热外袭，郁于上焦，波及中焦与下焦，暑热内郁，损伤元气，耗损津液，脾胃不醒，升降失司病机，多从上焦中焦论治。临证常用陈皮、杏仁、茯苓、半夏、滑石、连翘、厚朴、藿香、桑白皮、丝瓜叶、竹叶、甘草、黄连、木瓜、通草、知母、扁豆、当归、桔梗、麦冬、木通、人参、石膏、石斛、西瓜等药。其中陈皮、杏仁应用12次，半夏、茯苓、滑石应用8次，连翘应用7次，藿香、厚朴应用6次，桑白皮应用5次，人参、知母、丝瓜叶、竹叶应用4次，麦门冬、甘草、黄连、木瓜、通草应用3次，石膏、石斛、扁豆、当归、桔梗、木通应用2次；西瓜皮及西瓜汁、白蔻仁、薄荷、贝母、赤芍药、大麦仁、淡竹叶、荷蒂、黄芪、黄芩、金银花、苦丁茶、莲子、芦根、佩兰、枇杷叶、生地、天花粉、五味子、香薷、玄参、栀子等应用1次。

【小方医案】

🍵 此新受暑风，郁于腠理，与宿恙无涉。

细香薷、连翘、杏仁、飞滑石、橘红、川通。（《未刻本叶天士

医案·保元方案》）

🫖 冯。暑伤气分，上焦先受，河间法至精至妙。后医未读其书，焉能治病臻效？邪深则疟来日迟，气结必胸中混蒙如痞。无形之热，渐蒸有形之痰。此消导发散，都是劫津，无能去邪矣。

石膏、杏仁、半夏、厚朴、知母、竹叶。（《临证指南医案·卷六·疟·暑疟》）

🫖 顾。暑湿必伤脾胃，二邪皆阴，不必苦寒清热，调气分利水，此邪可去。中年病伤气弱，以强中醒后天。

人参、炒扁豆、木瓜、茯苓、炙草、广皮。（《叶天士晚年方案真本·杂证》）

🫖 饥饱不调，中气已困，暑邪外侵，法宜和之。

鲜丝瓜叶、杏仁、藿香、浙江茯苓、半夏、橘白。（《未刻本叶天士医案·方案》）

🫖 劳伤夹暑。

归身、半曲、扁豆叶、木瓜、茯苓、炙甘草。（《未刻本叶天士医案·保元方案》）

🫖 脉濡数，中暑。暑为阳邪，昼属阳分，故张其势而烦渴。夜静属阴，邪逼于内，则多言呓语，皆由体虚邪甚致此。经谓：暑伤气。原属虚证，未敢以凝寒苦清，侵伐元气。

丝瓜叶三片、金石斛三钱、白知母四钱、飞滑石一钱，水煎滤清，候冷，冲入西瓜汁一大茶杯。（《叶氏医案存真·卷二》）

眉批：经云，烦则喘渴，静则多言。（《评点叶案存真类编·卷下·暑暍》）

🫖 脉濡，懒倦，多汗，口渴，体气素薄，炎暑烁金。当益气，保水之源。

麦冬、人参、知母、五味子。（《叶氏医案存真·卷二》）

🫖 舌苔尚白，伏暑未肃，仍宜开泄。

鲜藿香、橘白、半夏、枇杷叶、杏仁、茯苓。（《未刻本叶天士医案·保元方案》）

🫖 暑必夹湿，且宿有痰饮，湿痰交蒸，身热为冤，当治以苦辛宣通。

人参、川连、广白、茯苓、藿梗、半曲。(《未刻本叶天士医案·方案》)

🫖 暑疟，先清上焦。

竹叶心、杏仁、连翘、白蔻仁、飞滑石、花粉。(《未刻本叶天士医案·方案》)

🫖 暑侵上焦。

杏仁、通草、橘红、桑皮、芦根、桔梗。(《未刻本叶天士医案·保元方案》)

🫖 暑热内郁，战汗始解，否则昏闭狂乱。

川连、厚朴、飞滑石、藿梗、半夏、广皮白。(《未刻本叶天士医案·方案》)

🫖 暑热上阻。

丝瓜叶、连翘、橘红、飞滑石、杏仁、桑皮。(《未刻本叶天士医案·方案》)

🫖 暑热未肃。

丝瓜叶、连翘、象贝、桑白皮、杏仁、桔梗。(《未刻本叶天士医案·保元方案》)

🫖 暑热郁于上焦。

苦丁茶、薄荷、赤芍药、鲜荷蒂、连翘、黑栀皮。(《未刻本叶天士医案·保元方案》)

🫖 暑热阻于三焦。

飞滑石、厚朴、木通、淡竹叶、桑皮、苓皮。(《未刻本叶天士医案·保元方案》)

🫖 暑热阻于三焦。

竹叶、飞滑石、杏仁、橘红、连翘、通草。(《未刻本叶天士医案·保元方案》)

🫖 暑热阻于中焦。

藿梗、橘白、厚朴、川连、半夏、茯苓。(《未刻本叶天士医案·保元方案》)

🫖 暑伤气，神倦无力。

黄芪片、炙草、宣木瓜、白茯苓、归身、鲜莲子。(《未刻本叶天士医案·保元方案》)

🫖 暑阻中焦，发热，脘闷。

滑石、半夏、厚朴、杏仁、藿香、连翘。(《未刻本叶天士医案·保元方案》)

🫖 王氏。头胀，喜冷饮，咳呕，心中胀，泄泻不爽。此为中暑，故止涩血药更甚。舌色白。议清上焦气分。

石膏、淡黄芩、炒半夏、橘红、厚朴、杏仁。(《临证指南医案·卷六·泄泻·中暑》)

🫖 吴子纯。连朝骤热，必有暑气内侵，头热目瞑，吸短神迷。此正虚邪痹，清补两难，先与益元散三四钱，用嫩竹叶心二钱煎汤，凉用二三小杯，常用绿豆清汤服。

温邪中伤之后，脾胃不醒，不饥，口渴，议清养胃津为稳。

鲜佩兰叶、川斛、知母、大麦仁、炒麦冬。(《叶氏医案存真·卷二》)

评点：动气是络中液燥而结，化为燥痰，碍窒气道故也。生津以滑痰则络得所阳，气行亦畅，而动息矣。(《评点叶案存真类编·卷下·温热》)

🫖 项。初病舌赤神烦，产后阴亏，暑热易深入。此亟清营热，所谓瘦人虑虚其阴。

竹叶、细生地、银花、麦冬、玄参、连翘。(《临证指南医案·卷九·产后·暑伤营阴》)

🫖 辛凉以肃余暑。

西瓜翠衣、川通草、橘红、水飞滑石、桑白皮、杏仁。(《未刻本叶天士医案·方案》)

🫖 汪。暑风久，入营络，微热忽凉。议用玉女煎。

玉女煎(生石膏、熟地、麦冬、知母、牛膝。编者注)去麦冬、牛膝，加丹皮、竹叶。(《临证指南医案·卷五·暑·暑风入营》)

🫖 头胀暑邪上阻，身热头胀。

丝瓜叶、飞滑石、连翘、白豆蔻、天花粉、杏仁。(《未刻本叶天士医案·方案》)

🫖头胀暑邪郁于上焦，身热，头胀。

丝瓜叶、滑石、杏仁、白蔻仁、连翘、桑皮。(《未刻本叶天士医案·保元方案》)

温　病

【临证表现】

壮热无汗，或汗出，谵语妄言，神识不清，神识少慧如痴，躁扰不宁，或嘿嘿呓语，头重，头胀，或肢痉牵厥，心中灼热，烦渴，衄血。胸中懊侬，闷不知饥。或早凉晚热，日轻夜重，潮热，咳嗽咽痛，便闭不通，大便黏稀，或痢疾。舌赤心黄，或舌灰白，舌质绛；脉数右大，或脉细，或脉虚。

【临证经验】

叶桂门人邵新甫总结叶氏诊治温病经验说，风为天之阳气，温乃化热之邪，两阳熏灼，先伤上焦，种种变幻情状，不外手三阴为病薮。头胀，汗出，身热，咳嗽，必然并见，当与辛凉轻剂，清解为先，大忌辛温消散，劫烁清津。太阴无肃化之权，救逆则有蔗汁、芦根、玉竹、门冬之类也。苦寒沉降，损伤胃口，阳明顿失循序之司，救逆则有复脉、建中之类。大凡此证，骤变则为痉厥，缓变则为虚劳，则主治之方，总以甘药为要，或兼寒，或兼温，在人通变可也。(《临证指南医案·卷五·风温》)

冬伤于寒，春必病温者，重在冬不藏精也。盖烦劳多欲之人，阴精久耗，入春则里气大泄、木火内燃，强阳无制，燔燎之势直从里发。始见必壮热烦冤，口干舌燥之候矣。故主治以存津液为第一，黄芩汤（黄芩、白芍、甘草、大枣。编者注）坚阴却邪，即此义也。再者，在内之温邪欲发，在外之新邪又加，葱豉汤最为快捷径，表分可以肃清。至于因循贻误，岂止一端。或因气燥津枯，或致阴伤液涸。先生用挽救诸法，如人参白虎汤，黄连阿胶汤（黄芩、黄连、白芍、阿胶、鸡子黄。编者注），玉女煎（生石膏、熟地、麦冬、知母、牛膝。编者注），复脉法，申明条例甚详。余则治痉厥以甘药缓肝，昏闭用幽芳开窍。热痰之温胆，蓄血而论通瘀。井井有条，法真周到。（《临证指南医案·卷五·温热·邪热兼酒热伤阴》）

【用药特色】

叶桂治疗温病，临证常用连翘、竹叶、栀子、滑石、地黄、麦门冬、桑叶、天花粉、白芍、沙参、甘草、杏仁、贝母、陈皮、厚朴、人参、玄参、蔗浆、阿胶、半夏、薄荷、菖蒲、牡丹皮、茯苓、瓜蒌、黄芩、青蒿、知母、朱砂等药。其中杏仁、连翘应用 13 次，甘草应用 11 次，麦门冬、地黄应用 10 次，陈皮应用 9 次，贝母、桑叶应用 8 次，竹叶应用 7 次，厚朴、半夏、茯苓、白芍、沙参、天花粉应用 6 次，滑石、玉竹、玄参应用 5 次，人参、牡丹皮、栀子、黄芩、知母、菖蒲、瓜蒌、薄荷应用 4 次，甘蔗浆、阿胶、青蒿、豆豉、枳壳、郁金、朱砂应用 3 次，黄柏、草果、赤芍、淡竹叶、灯心草、金银花、粳米、绿豆皮、麻仁、石膏、天门冬、石斛、桔梗、枳实、藿梗、乌梅应用 2 次，白头翁、鳖甲、苍术、川芎、磁石、地骨皮、寒水石、蜂房、茯神、钩藤、荷叶、黄连、金箔、金汁、酒、决明子、马勃、马料豆、茅花、牡蛎、木通、牛蒡子、女贞子、蜣螂、秦皮、肉桂、射干、紫苏子、通草、夏枯草、仙灵脾、香薷、白蔻仁、竹茹、莱菔汁、紫菀、谷芽、姜汁、木瓜、枇杷叶、薏苡仁、泽泻等应用 1 次。

【小方医案】

🍵 陈氏。温邪经旬不解，发热自利，神识有时不清。此邪伏厥阴，恐致变痉。

白头翁、川连、黄芩、北秦皮、黄柏、生白芍。

又 温邪误表劫津，神昏，恐致痉厥。

炒生地、阿胶、炒麦冬、生白芍、炒丹皮、女贞子。（《临证指南医案·卷七·痢·厥阴伏热》）

🍵 程，二八。温热病，已伤少阴之阴。少壮阴未易复者，恰当夏令发泄，百益酒酿造有灰，辛热劫阴泄气，致形体颓然，药难见效。每日饵鸡距子，生用，其汤饮用马料豆汤。(《临证指南医案·卷五·温热·邪热兼酒热伤阴》)

🍵 程氏。伏暑深秋而发，病从里出，始如疟状。热气逼迫营分，经事不当期而来。舌光如镜，面黯青晦，而胸痞隐痛。正气大虚，热气内闭，况乎周身皆痛，卫阳失和极矣。先拟育阴驱热，肝风不旋，不致痉厥。五日中不兴风波，可望向安。

生地、阿胶、天冬、麦冬、麻仁、生牡蛎(《临证指南医案·卷一·肝风·肝肾阴虚》)

🍵 冬温，热气深入少阴，舌赤心黄，潮热不渴，大旨当存阴为要，勿令昏愦。

鲜生地、知母、生白芍、竹叶心、麦冬、丹皮。(《眉寿堂方案选存·卷上·冬温》)

🍵 冬温伏邪，先厥后热，热深从里而发，汗出烦躁，当救胃汁。

竹叶心、乌梅肉、川石斛、麦门冬、生甘草、生谷芽。(《眉寿堂方案选存·卷上·冬温》)

🍵 方。风温上受，心营肺卫皆热，气不宣降则痞胀，热熏膻中则神迷。此上焦客邪，想有酒食内因之湿，互相扶持，七八日未能清爽，以栀豉汤主之。

山栀、豆豉、杏仁、郁金、蒌皮、鲜菖蒲。(《种福堂公选医案·风温》)

🍵 风温不解，早凉晚热，舌绛口渴，热邪未清，阴液衰也，胃汁耗则不知饥。宜生津和阳以苏胃。

淡黄芩、乌梅、青蒿、生白芍、橘红、鳖甲。(《眉寿堂方案选存·卷上·春温》)

🍵 风温发热。

薄荷、花粉、杏仁、枳壳、桔梗、连翘。(《未刻本叶天士医案·方案》)

🍵 伏暑，发热，脘闷。

杏仁、半夏、藿梗、厚朴、橘白、茯苓。(《未刻本叶天士医案·保元方案》)

🍵 伏暑，发热，脘痞。

藿香、半夏、广皮、白杏仁、厚朴、莱菔汁。(《未刻本叶天士医案·保元方案》)

🍵 伏暑，心中灼热，头胀，治以辛凉。

连翘、花粉、川贝、益元散、灯心、辰砂、竹叶。(《未刻本叶天士医案·保元方案》)

🍵 高年水亏，温邪深入阴分。热在里，外象反冷，热伤阴则小溲欲痛，皆冬温本病。仲景以存阴为章旨，奈何医药以桂枝、附子辛热，再劫干津液，是何意见？

生地、阿胶、炙甘草、麦冬、炒麻仁、生白芍。(《眉寿堂方案选存·卷上·冬温》)

🍵 江。温邪发疹，湿热内蕴，便闭不通。先开上焦。

杏仁、苏子、瓜蒌皮、紫菀、山栀。(《临证指南医案·卷五·癍痧疹瘰·湿温》)

🍵 劳倦伏邪，初起即用柴胡、紫苏，三阳混散，津液被劫。热邪上结，胸中懊憹，神烦谵语，渴欲冷饮，诊得脉无神，舌色白，病在上焦气分。阅医药不分上下气血，况冬温聘泄，老入积劳，七日未见病退机关，此属重证。岂可藐视轻谈。

瓜蒌皮、黑栀子、白杏仁、郁金、香豉、枳壳汁。(《叶氏医案存真·卷一》)

🍵 李，四三。长夏时令温热，内阻气分，宗《内经》湿淫于内，治以淡渗，佐以苦温。

飞滑石、川通草、淡竹叶、杏仁、厚朴。(《种福堂公选医案·湿暑湿》)

🍵 陆，六九。高年热病，八九日，舌燥烦渴，谵语，邪入心胞络中，深怕液涸神昏。当滋清去邪，兼进牛黄丸，驱热利窍。

竹叶心、鲜生地、连翘心、元参、犀角、石菖蒲。(《临证指南医案·卷五·温热·热入心营》)

🏵 马。少阴伏邪，津液不腾，喉燥舌黑，不喜饮水。法当清解血中伏气，莫使液涸。

犀角、生地、丹皮、竹叶、元参、连翘。(《临证指南医案·卷五·温热·热入心营》)

🏵 脉细舌灰白，渴不能多饮，膨闷不知饥。湿温半月有余，病邪虽解，余湿未尽，良由中宫阳气郁遏，失宣畅机关，故舌喜得香味。理宜护持胃阳，佐以宣浊驱湿，未可再作有余攻伐，虽取快一时，贻祸非轻小也。

半夏、人参、厚朴、橘红、枳实、茯苓。(《叶氏医案存真·卷二》)

🏵 脉左搏右细，颧赤气喘，昨夜大便后，汗泄，竟夕不安。冬温伏热，阴衰阳冒之象，最属重证。

生地炭、炒麦冬、蔗汁、炙甘草、生白芍。(《眉寿堂方案选存·卷上·冬温》)

🏵 脉左动是阴虚。温邪深入，但大苦直降，恐化操劫津阴，议以甘咸寒之属。

鲜生地、竹叶心、生甘草、元参心、麦门冬。(《眉寿堂方案选存·卷上·冬温》)

🏵 某。风温衄血。

丹皮、元参、连翘、赤芍、茅花、黑栀皮。(《临证指南医案·卷八·衄·风温》)

🏵 某。风温热伏，更劫其阴，日轻夜重，烦扰不宁。

生地、阿胶、麦冬、白芍、炙草、蔗浆。(《临证指南医案·卷五·风温·风温伤阴》)

🏵 某。风温上郁，目赤，脉左弦。当用辛以散之。

桑叶、夏枯草、连翘、草决明、赤芍。(《临证指南医案·卷八·目·风温》)

🏵 某。风温阳疟。

杏仁、滑石、连翘、黄芩、青蒿、淡竹叶。(《临证指南医案·卷六·疟·温疟》)

　　某。脉数右大，烦渴舌绛。温邪，气血两伤。与玉女煎。

　　生地、竹叶、石膏、知母、丹皮、甘草。(《临证指南医案·卷五·温热·气血两伤》)

　　某。脉右弦左弱，留邪未尽，大便黏稀，最防转痢。较七八日前势减一二，但去疾务尽。苦辛寒逐其蕴伏，而通利小便亦不可少。

　　草果、知母、厚朴、茯苓、木通、滑石。(《临证指南医案·卷六·疟·湿疟》)

　　沐阳，五十四。住居临海，风瘴疠气，不似平原人众稠密处。瘴病侵入脑髓骨骱，气血不和，渐次壅遏，上蒸头面，清阳痹阻。经年累月，邪正混处其间，草木不能驱逐。凭理而论，当以虫蚁向阳分疏通逐邪。

　　蜣螂一两、仙灵脾五钱、蜂房五钱、川芎一钱。

　　火酒飞面泛丸。(《叶氏医案存真·卷三》)

　　热久伤阴，津液不承。呛咳，舌红罩黑，不饥不食，肌肤甲错，渴饮不休。法当滋救胃液以供肺，惟甘寒为宜。

　　麦冬、南花粉、白沙参、冬桑叶、蔗浆。(《叶氏医案存真·卷一》)

　　热郁于肺。

　　薄荷、花粉、杏仁、桔梗、连翘、甘草。(《未刻本叶天士医案·保元方案》)

　　任奶奶。风温乃手太阴肺病，与伤寒足经不同，轻剂恰合治上，无如辛散消克，苦寒清火，劫损胃汁，致娇柔肺脏一伤于邪，再伤于药，气郁不行，壅塞喘咳，不饥不饱。此胃气已逆旬日以外，当甘凉生胃津，少佐宣降，不宜重剂。

　　玉竹、霜桑叶、大沙参、生甘草、甜杏仁、甘蔗汁。(《种福堂公选医案·风温》)

　　舌白，不大渴，寒战复热，神躁欲昏，心胸饱闷更甚。虐系客邪，先由四末以及中宫。咳痰呕逆，是邪干肺胃。体虚邪聚，闭塞不通，故神昏烦闷。郁蒸汗泄，得以渐解。营卫之邪未清，寒热蔓延无已，此和、补未必中窾，按经设法为宜。

白蔻仁、黄芩、半夏、竹叶、薏苡仁、姜汁。(《叶天士医案》)

🍵 舌白灰刺，肢痉牵厥，神识少慧如寐，嘿嘿呓语。秽邪欲闭宜开，久延胃气已乏，辟秽须轻，辅以养胃。

人参、半夏、鲜菖蒲根汁、粳米、麦冬。(《眉寿堂方案选存·卷上·时疫湿温》)

🍵 神气消索，五液枯寂，此昏躁妄言，乃阴阳不肯交合，欲作脱象。不忍坐视，议三才汤以滋水源，参入磁、朱以宁神志。

三才(天冬、熟地、人参。编者注)加磁、朱、金箔。(《叶氏医案存真·卷一》)

🍵 肾虚温邪内入，热迫液伤，舌白，不知饥，不欲食。宗仲景邪少虚多例，以甘药用复脉法。

炙甘草、麦冬肉、桂枝、人参、大麻仁、生地。(《眉寿堂方案选存·卷上·冬温》)

🍵 湿热内蒸，瘅热渴饮。

茆术炭、泽泻、赤苓、寒水石、黄柏、木瓜。(《未刻本叶天士医案·保元方案》)

🍵 暑风入肺为瘅热，《金匮》谓阳气独发。嘉言云：体阴素虚，而所伏暑气，日久混入血分，阴虚阳冒，上焦清窍皆蒙；胃阳失和，不纳易痞。究竟伏邪未去，凡苦辛疏滞，都属禁例。夫上实下虚，有客邪留着，镇降决不应病，仿之才轻可去实之例，分别气血，以宣之逐之。

青大竹叶、连翘、犀角、鲜荷叶汁、元参、通草。(《眉寿堂方案选存·卷上·疟疾》)

🍵 暑热消烁胃汁，口渴不饥，以制木和胃。

醒头草、生白芍、橘红、麦门冬、乌梅肉、半曲。(《眉寿堂方案选存·卷上·暑》)

🍵 暑湿上入，气分先受，非风寒停滞，用发散消导者。治之不法，邪入血分矣。

犀角、竹叶、绿豆皮、连翘、花粉、益元散。(《眉寿堂方案选

存·卷上·暑》）

🍵 王，四十五岁。暑风能蒸热，不能解热，即是热伤气分。粗工以血药之滋，未读暑病诸集。

绿豆皮、灯草心、鲜骨皮、竹叶心、经霜桑叶。（《叶天士晚年方案真本·杂症》）

胃气不苏，湿热内蕴耳。

竹茹、半夏、橘白、枳实、茯苓、金斛。（《未刻本叶天士医案·保元方案》）

🍵 温邪发热，咳嗽咽痛。

玉竹、白沙参、桑叶、川贝、南花粉、梨汁。（《未刻本叶天士医案·方案》）

🍵 温邪伏于肺卫。

桑叶、川贝、南参、花粉、杏仁、橘红。（《未刻本叶天士医案·方案》）

🍵 温邪脉小，怕其内闭。

枇杷叶、杏仁、淡豉、瓜蒌皮、枳壳、橘红。（《未刻本叶天士医案·方案》）

🍵 温邪十四日，舌绛渴饮，面带油亮。此水亏热入营分，最防昏厥。当清其血中之邪，以存阴液。

鲜生地、知母、生白芍、竹叶心、麦冬、丹皮。（叶桂《眉寿堂方案选存·卷上·冬温》）

🍵 温邪未净。

玉竹、桑叶、川贝母、花粉、茯神、南沙参。（《未刻本叶天士医案·方案》）

🍵 夏月感冒，头重，壮热无汗，烦渴。伏暑新凉外束，治以辛香开表。

陈香薷、新会皮、厚朴、藿香、甘草、知母。（《叶氏医案存真·卷二》）

🍵 项，二一。风温，脉虚，嗽。

桑叶、薄荷、杏仁、象贝、大沙参、连翘。（《临证指南医案·

卷二·咳嗽·风温》)

🫖　杨。脉左实大，头目如蒙，清窍不爽，此风温仍在上焦。拟升降法。

干荷叶、薄荷、象贝、连翘、钩藤、生石膏末。(《临证指南医案·卷五·风温·风温伤肺》)

🫖　疫邪三焦兼受，营卫失度，体虚防厥。

犀角、连翘、川贝母、元参、银花、鲜菖蒲。(《眉寿堂方案选存·卷上·时疠湿温》)

🫖　暂清上焦温邪。

桑叶、玉竹、川贝、南参、花粉、茯神。(《未刻本叶天士医案·方案》)

张。疮家湿疟，忌用表散。

苍术白虎汤加草果。(《临证指南医案·卷六·疟·湿热》)

🫖　周。病起旬日，犹然头胀，渐至耳聋。正如《内经·病能篇》所云：因于湿，首如裹。此呃忒鼻衄，皆邪混气之象。况舌色带白，咽喉欲闭。邪阻上窍空虚之所，谅非苦寒直入胃中可以治病。病名湿温，不能自解，即有昏痉之变，医莫泛称时气而已。

连翘、牛蒡子、银花、马勃、射干、金汁。(《临证指南医案·卷五·湿·湿温阻肺》)

湿　病

【临证表现】

身热，面肿，脘中不爽，胸腹胀满，腿软无力；舌黄，脉缓，或脉呆钝。

【临证经验】

叶桂门人华岫云总结叶氏诊治湿病经验说，湿为重浊有质之邪，若从外而受者皆由地中之气升腾，从内而生者，皆由脾阳之不运。虽云雾露雨湿，上先受之，地中潮湿，下先受之，然雾露雨湿，亦必由地气上升而致。若地气不升，则天气不降，皆成燥证矣，何湿之有？其伤人也，或从上，或从下，或遍体皆受，此论外感之湿邪着于肌躯者也。此虽未必即入于脏腑，治法原宜于表散，但不可大汗耳。更当察其兼症，若兼风者，微微散之，兼寒者，佐以温药，兼热者，佐以清药，此言外受之湿也。然水流湿，火就燥，有同气相感之理。如其人饮食不节，脾家有湿，脾主肌肉四肢，则外感肌躯之湿亦渐次入于脏腑矣。亦有外不受湿，而俱湿从内生者，必其人膏粱酒醴过度，或嗜饮茶汤太多，或食生冷瓜果及甜腻之物。治法总宜辨其体质阴阳，斯可以知寒热虚实之治。若其人色苍赤而瘦，肌肉坚结者，其体属阳，此外感湿邪必易于化热。若内生湿邪，多因膏粱酒醴，必患湿热、湿火之证。若其人色白而肥，肌肉柔软者，其体属阴，若外感湿邪不易化热，若内生之湿，多因茶汤生冷太过，必患寒湿之证。人身若一小天地，今观先生治法，若湿阻上焦者，用开肺气，佐淡渗，通膀胱，是即启上闸，开支河，导水势下行之理也。若脾阳不运，湿滞中焦者，用术、朴、姜、半之属以温运之，以苓、泽、腹皮、滑石等渗泄之，亦犹低窳湿处，必得烈日晒之，或以刚燥之土培之，或开沟渠以泄之耳。其用药总以苦辛寒治湿热，以苦辛温治寒湿，概以淡渗佐之，或再加风药。甘酸腻浊，在所不用。总之，肾阳充旺，脾土健运，自无寒湿诸证。肺金清肃之气下降，膀胱之气化通调，自无湿火、湿热、暑湿诸证。若夫失治变幻，则有肿胀、黄疸、泄泻、淋闭、痰饮等类，俱于各门兼参之可也。(《临证指南医案·卷五·湿》)

【用药特色】

叶桂治疗湿病，临证常用茯苓、陈皮、白术、薏苡仁、厚朴、木瓜、半夏、草果、桑白皮、杏仁、杜仲、桂枝、生姜等药。其中茯苓应用9次，陈皮应用8次，薏苡仁、白术应用5次，厚朴、半夏应用4次，杏仁、木瓜应用3次，草果、泽泻、桑白皮、杜仲、桂枝、生姜应用2次，草薢、赤小豆、大腹皮、滑石、防己、通草、藿香、茵陈、黄连、黄柏、羚羊角、大黄、石膏、芦根、天花粉、荸荠、山楂、神曲、干姜、谷芽、粳米、木香、香附、枳实、丝瓜叶、蒺藜、石斛、巴戟天、益智仁、附子、煨姜、人参、乌梅等应用1次。

【小方医案】

🫖 曹，三十。肠胃属腑，湿久生热，气阻不爽。仍以通为法。

生於术、川黄连、厚朴、淡生姜渣、广皮白、酒煨大黄。

水法丸，服三钱。(《临证指南医案·卷五·湿·湿阻中焦阳气》)

🫖 陈，五一。浊凝，气结有形，酒肉挟湿。

荜茇、生香附汁、木香、草果、茯苓、广皮白。(《临证指南医案·卷五·湿·湿阻中焦阳气》)

🫖 韩，五十四岁。时令之湿外袭，水谷之湿内蕴，游行躯壳，少阳阳明脉中久湿，湿中生热。《内经》淡渗佐苦温，新受之邪易驱，已经两月余，病成变热矣。

南花粉、飞滑石、石膏、桂枝、薏苡仁、羚羊角。(《叶天士晚年方案真本·杂症》)

🫖 林，三十五岁。此夏受湿邪成疟，气分受病，脾胃未醒，过秋分天降露霜，此气肃清。

生白术、宣木瓜、茯苓、益智仁、新会陈皮。(《叶天士晚年方案真本·杂症》)

🫖 脉弦，身热从汗泄而解，此属伏湿，恐其转疟。

杏仁、半夏、橘白、厚朴、茯苓、煨姜。(《未刻本叶天士医案·方案》)

🫖 某，二五。疟止，面浮渐及脘腹。

苡仁、桑白皮、茯苓、大腹皮、姜皮、广皮。(《临证指南医案·卷六·疟·湿疟》)

🫖 某。阅病源，皆湿热内停之象，当祛湿清热为主。至于药酒，蕴湿助热，尤当永戒。

生白术、赤小豆皮、绵茵陈、黄柏、茯苓、泽泻。(《临证指南医案·卷五·湿·湿阻中焦阳气》)

🫖 疟虽止，色黄，脉呆钝，湿未净耳。

谷芽、半曲、陈皮、茯苓、木瓜、乌梅。(《未刻本叶天士医案·保元方案》)

🫖 舌黄，脘中未爽，湿阻于中焦。

半夏、白术、广皮白、茯苓、干姜、枳实皮。(《未刻本叶天士医案·方案》)

🫖 湿阻阳郁。

桂枝、杏仁、薏苡仁、茯苓、厚朴、木防己。(《未刻本叶天士医案·方案》)

🫖 王，三十二岁。湿去八九，前议运脾安肾，治本既乏，人参双补未合，况屡见黄色，仍以脾胃之法。

生於术、生杜仲、泽泻、茯苓、米仁、川斛，水泛丸。(《叶天士晚年方案真本·杂症》)

🫖 下虚湿着，腿软无力。

杜仲、虎胫骨、巴戟、木瓜、白蒺藜、萆薢。(《未刻本叶天士医案·方案》)

🫖 宣湿利气。

丝瓜叶、杏仁、米仁、白芦根、桑皮、通草。(《未刻本叶天士医案·方案》)

🫖 阳微阴聚，致浊气蒙蔽清神。苓、桂不应，议用大半夏汤合附子粳米汤法。

半夏、人参、白蜜、附子、白粳米。(《叶氏医案存真·卷一》)

🫖 张。脉右缓，湿着阻气。

厚朴、广皮、煨草果、炒楂肉、藿香梗、炒神曲。(《临证指南医案·卷五·湿·湿阻中焦阳气》)

发 热

【临证表现】

晡热，骨蒸潮热，汗出，神倦乏力，微寒，渴饮，头痛，背痛身痛，咽干咽痛，形瘦，久咳，胃脘不爽，食少，少腹隐痛，肌肤甲错。舌白，舌心干，舌苔浊腻，脉数，脉微，脉弦，脉浮弦。

【临证经验】

内损成劳，阴分渐伤，阴虚阳浮，或风湿相搏。治疗养胃阴，和肝阳，清热生津，甘缓建中法，大忌寒凉清热。

【用药特色】

叶桂治疗发热，临证常用杏仁、甘草、白芍、连翘、麦门冬、石斛、生地黄、天花粉、阿胶、陈皮、当归、茯神、青蒿、桑白皮、桔梗、牡丹皮、沙参、熟地、知母、竹叶、通草、薄荷、贝母、鳖甲、小麦、黄芩、茯苓、厚朴、芦根、麻仁、人参、石膏、半夏等药。其中杏仁应用 8 次，甘草、白芍、连翘、麦门冬应用 7 次，石斛应用 6 次，生地黄、熟地黄、天花粉应用 5 次，阿胶、陈皮、当归、茯神、青蒿、桑白皮应用 4 次，桔梗、牡丹皮、沙参、知母、竹叶、通草、薄荷、贝母、鳖甲应用 3 次，小麦、黄芩、茯苓、厚朴、芦根、麻子仁、人参、石膏、半夏应用 2 次，柏子仁、大枣、淡竹叶、地骨皮、龟甲、桂枝、旱莲草、何首乌、滑石、藿香、粳米、梨、莲子、稆豆皮、女贞子、桑叶、山茱萸、天门冬、饴糖、薏苡仁、银柴胡、玉竹、郁金、泽兰、紫苏梗等应用 1 次。

【小方医案】

🍵 晡热月余，阴分渐伤，恐延劳怯。

贞元饮（熟地、炙草、当归。编者注）。（《未刻本叶天士医案·保元方案》）

🍵 发热，舌黄脘闷。

淡豆豉、黑山栀、枳壳、土蒌皮、扁杏仁、桔梗。（《未刻本叶天士医案·保元方案》）

🍵 风热上侵，身热作咳。

杏仁、花粉、桔梗、连翘、桑皮、薄荷。（《未刻本叶天士医案·保元方案》）

🍵 风湿相搏，发热头重，肌肤瘙痒。

茵陈、桑皮、豆卷、杏仁、浙苓、米仁。（《未刻本叶天士医

案·保元方案》）

    🍵 风湿相搏，发热身痛。

    杏仁、桂枝、木防己、米仁、茯苓、大豆卷。（《未刻本叶天士医案·方案》）

    🍵 伏邪发热，舌白。

    桑皮、杏仁、通草、浙苓、米仁、芦根。（《未刻本叶天士医案·保元方案》）

    🍵 伏邪发热。

    苏梗、橘红、杏仁、厚朴、花粉、连翘。（《未刻本叶天士医案·保元方案》）

    🍵 伏邪发热。

    杏仁、橘红、桑白皮、连翘、桔梗、川通草。（《未刻本叶天士医案·保元方案》）

    🍵 汗止内热。

    生地、阿胶、川石斛、麦冬、炙草、火麻仁。（《未刻本叶天士医案·保元方案》）

    🍵 金，枚墩，廿四岁。瘦人易燥偏热，养胃阴，和肝阳，可以久服。

    大生地、清阿胶、淡天冬、北沙参、麻仁、白芍。（《叶天士晚年方案真本·杂症》）

    🍵 劳伤致身热，阴耗甚矣，夏暑炎蒸可虑。

    北沙参、熟地、阿胶、川石斛、麦冬、茯神。（《未刻本叶天士医案·方案》）

    留热未清，营液已耗，但论清邪，恐神索气夺，腻滞阴药，防余热痈疡，议理心之用，亦清补之意。

    人参、麦冬、竹心、淮小麦。（《叶氏医案存真·卷三》）

    🍵 脉促神倦，目上视，咳痰欲喘，唇燥舌红，温邪发热，半月外不解，所拟发散消导之药，病不少减，正气反伤。内风乘虚上扰，虑有痉厥变幻，非轻小之羔，姑与甘缓法。

    炒麦冬、北沙参、淮小麦、生甘草、南枣肉。（《叶氏医案存

真·卷二》）

🫖 脉数，内热，背痛。

熟地、茯神、女贞子、川斛、龟甲、旱莲草。（《未刻本叶天士医案·方案》）

🫖 脉数无序，色萎。形瘦身热，脏阴损矣，急急防维，勿忽视之。

人参固本汤（人参、天冬、麦冬、生地、熟地。编者注）。（《未刻本叶天士医案·方案》）

🫖 脉微形痹，正气已亏，温邪未净，症势不轻。

玉竹、白沙参、北梨肉、川贝、南花粉、霍石斛。（《未刻本叶天士医案·方案》）

🫖 某。脉弱无力，发热汗出，久咳形冷，减食过半。显然内损成劳，大忌寒凉清热治嗽。姑与建中法，冀得加谷经行，犹可调摄。

桂枝五分、生白芍一钱半、炙草五分、枣肉三钱、饴糖二钱、归身一钱半。（《临证指南医案·卷九·调经·营虚干血劳》）

🫖 某。痧后热不止，阴伤。

生白芍、炙甘草、生扁豆、炒麦冬、川斛、谷芽。（《临证指南医案·卷五·癍痧疹瘰·痧后阴伤》）

🫖 某。舌白身热，溺不利。

杏仁一钱半、桔梗一钱、滑石三钱、通草一钱半、连翘一钱半、芦根一两。（《临证指南医案·卷四·便闭·湿壅三焦》）

🫖 某。右脉未和，热多口渴，若再劫胃汁，怕有脘痞不饥之事。当清热生津，仍佐理痰，俟邪减便可再商。

麦冬、人参、石膏、知母、粳米、竹叶、半夏。（《临证指南医案·卷五·温热·热伤胃津》）

🫖 某女。交夏潮热口渴，肌肤甲错，此属骨蒸潮热。

生鳖甲、银柴胡、青蒿、黄芩、丹皮、知母。（《临证指南医案·卷一·虚劳·阴虚》）

🫖 热减，妨食，神倦。

谷芽、川斛、陈皮、半曲、茯苓、知母。(《未刻本叶天士医案·保元方案》)

　　🫖 舌白,身热头胀。

杏仁、连翘、桔梗、苏梗、枳壳、橘红。(《未刻本叶天士医案·保元方案》)

　　🫖 舌黄,渴饮,身热。

桑叶、竹茹、橘白、黑栀、枳实、半夏。(《未刻本叶天士医案·保元方案》)

　　🫖 舌苔浊腻,色如松花,瘅热不渴,少腹隐隐痹痛。此阴湿着于募原,中阳怫郁不宣,切勿投以寒凉,恐成疟痢。

藿香、半夏、紫色厚朴、杏仁、橘白、连皮茯苓。(《未刻本叶天士医案·保元方案》)

　　🫖 身热,头痛,渴饮,脉浮弦。

芦根、连翘、杏仁、桑皮、花粉、通草。(《未刻本叶天士医案·保元方案》)

　　🫖 身热二载,咳嗽咽干。

玉女煎(生石膏、熟地、麦冬、知母、牛膝。编者注)去牛膝。(《未刻本叶天士医案·保元方案》)

　　🫖 身热头胀。

杏仁、半夏、橘白、厚朴、苏梗、茯苓。(《未刻本叶天士医案·保元方案》)

　　🫖 施。发热身痛,咳喘。暑湿外因,内阻气分,有似寒栗,皆肺病也。

竹叶、连翘、薄荷、杏仁、滑石、郁金汁。

又 微寒多热,舌心干,渴饮,脘不爽。此属瘅疟,治在肺经。

杏仁、石膏、竹叶、连翘、半夏、橘红。(《临证指南医案·卷六·疟·瘅疟》)

　　🫖 时疫发热,脘闷恶心,斑发不爽,神烦无寐,舌色转红。邪热将入营分。虽胃滞未清,亦宜先清营热,勿得滋腻为稳。

鲜竹心、元参、连翘心、鲜菖蒲、银花、川贝。(《叶氏医案存真·卷二》)

🫖 痰阻热蒸，发热脘闷。

竹茹、半夏、橘红、枳实、茯苓、桑叶。(《未刻本叶天士医案·方案》)

🫖 外寒势缓，热渴势甚，此少阳木火迫劫胃汁，脘中津衰。热蒸痰饮，倘饮水过多，中焦不运，恐为水结。仿白虎之意，不泥其方，以示勿太过耳。

鲜竹叶、飞滑石、乌梅肉、麦门冬、知母、生白芍。(叶桂《眉寿堂方案选存·卷上·疟疾》)

🫖 王，十八。夜热早凉，热退无汗。其热从阴而来，故能食形瘦，脉数左盛，两月不解。治在血分。

生鳖甲、青蒿、细生地、知母、丹皮、淡竹叶。(《临证指南医案·卷五·温热·热陷血分》)

🫖 温邪暮热，由乎阴虚阳浮。热解无汗，不欲饮水，岂是阳经为病？冬令失藏，法从肾肝论治。

阿胶、生地炭、炙黑甘草、小麦、生白芍、炒松麦冬。(《眉寿堂方案选存·卷上·冬温》)

🫖 翁。脉左弦，暮热早凉，汗解渴饮。治在少阳。

青蒿、桑叶、丹皮、花粉、鳖甲、知母。(《临证指南医案·卷六·疟·阴虚热伏血分》)

🫖 先寒后热，是属伏邪，体质阴弱，未宜发表。伏邪者，乘虚伏于里也。当从里越之，"春温篇"中有黄芩汤可用。

黄芩汤(黄芩、白芍、甘草、大枣。编者注)。(《未刻本叶天士医案·方案》)

🫖 先清气分之热，续商培元。

桑叶、青蒿、川贝、南参、骨皮、川斛。(《未刻本叶天士医案·方案》)

🫖 许，三二。阴伤及阳，畏风外冷，午后潮热，舌绛渴饮，刚峻难进。腰脊坠，音哑心嘈。姑与柔阳滋液。

首乌、枸杞、天冬、黑豆皮、茯神、建莲。(《临证指南医案·卷一·虚劳·阴虚》)

🫖 阳虚外寒，阴虚内热。

熟地、当归、炙草、茯神、白芍、麦冬。(《未刻本叶天士医案·方案》)

🫖 阳郁形凛，发热，脘痛。

杏仁、生姜、桂枝、厚朴、花粉、橘白。(《未刻本叶天士医案·方案》)

🫖 阴亏内热，左脉弦数，乙癸同治。

熟地、川斛、茯神、天冬、牡蛎、女贞。(《未刻本叶天士医案·保元方案》)

🫖 阴亏气热。

生地、粉丹皮、白芍药、泽兰、穭豆皮、柏子仁。(《未刻本叶天士医案·保元方案》)

🫖 阴弱，温邪上侵，发热咽痛，治以轻剂。

薄荷、象贝、桔梗、连翘、花粉、生草。(《未刻本叶天士医案·方案》)

🫖 阴弱伏暑，发热，鼻衄，汗多。慎加调理，勿忽视之。

赤麦冬、鲜莲子、霍斛、木瓜、茯神。(《未刻本叶天士医案·保元方案》)

🫖 原属三疟，今转瘅热，阴弱邪郁耳。

鳖甲、当归、细黄芩、青蒿、知母、制首乌。(《未刻本叶天士医案·保元方案》)

🫖 脏真日就削夺，全赖胃强纳谷，精血生于谷食是也。今晨起身热，上焦未免暑热留焉，先宜存阴和阳，暑自却矣。

人参、麦冬、鲜莲肉、茯神、霍斛、白粳米。(《未刻本叶天士医案·保元方案》)

🫖 诸，十六岁。夜热不止，舌绛形干，前议伏暑伤阴，用竹叶地黄汤不应，是先天禀薄，夏至一阴不生，阴虚生热，成痨之象。

三才（天冬、熟地、人参。编者注）加丹皮、骨皮。（《叶天士晚年方案真本·杂症》）

🫖 左脉弦，瘅热，知饥，色黄。

青蒿、知母、丹皮、白芍、银柴胡、鳖甲。（《未刻本叶天士医案·保元方案》）

第二章　内科疾病

第一节　肺　病

咳　嗽

【临证表现】

咳嗽，鼻塞，流涕，痰多，或伴有发热，迁延日久难愈，或持续时间较长，形色黄萎少泽，形神憔悴，舌咽干燥；嗜酒，胸闷，呕恶，食入腹胀，腹痛泄泻。可伴有咽痹、嗽血，呕吐，头痛，头胀，头晕，不寐，食少，水肿，声嘶，声音不扬，喉痛，失音，背痛，胁痛，腰痛，遗精，盗汗，大便不实或大便解而不爽，闭经等。舌白或舌黄，脉弦，或脉数，或脉弦大而缓，或脉弦数，脉细，或脉涩，或脉微。

【临证经验】

叶桂门人邵新甫根据叶氏诊治咳嗽经验总结说，咳为气逆，嗽为有痰。内伤外感之因甚多，确不离乎肺脏为患。若因于风者，辛平解之；因于寒者，辛温散之；因于暑者，为熏蒸之气，清肃必伤，当与微辛微凉，苦降淡渗，俾上焦蒙昧之邪，下移出腑而后已；若因于湿者，有兼风、兼寒、兼热之不同，以理肺治胃为主；若因秋燥，则嘉言喻氏之义最精；因于火者，即温热之邪，亦以甘寒为主；但温热犹有用苦辛之法，非比秋燥而绝不用之也。至于内因为病，不可不逐一分之。有刚亢之威，木扣而金鸣者，当清金制木，佐以柔肝入络；若土虚而不生金，真气无所禀摄者，有甘凉、甘温二法，合乎阴土、阳土以配刚柔为用也；又因水虚而痰泛，元海竭而诸气上冲者，则有金水双收、阴阳并补之治；或大剂滋填镇摄，葆固先天一杰朵精。至于饮邪窃发，亦能致嗽，另有专门，兼参可也。以上诸法，皆先生临证权衡之治，非具慧心手眼，能如是乎？（《临证指南医案·卷二·咳嗽》）

【用药特色】

叶桂治疗咳嗽，临证常用杏仁、沙参、甘草、茯苓、贝母、茯神、麦门冬、薏苡仁、桑叶、石斛、陈皮、天花粉、生地黄、玉竹、熟地黄、五味子、白扁豆、白芍、桑白皮、人参、阿胶、桔梗、桂枝、天门冬、大枣、芦根、枇杷叶、桃仁、通草、半夏、栀子、连翘、牡丹皮、旋覆花、紫苏子、冬瓜子、地骨皮、莲子、生姜、当归、甘蔗汁、稆豆皮、牛膝、竹叶、鸡子黄、山药、滑石、梨、牡蛎等药。其中，杏仁应用 126 次，沙参应用 113 次，甘草应用 110 次，茯苓应用 92 次，贝母应用 86 次，茯神应用 80 次，麦门冬应用 78 次，桑叶应用 71 次，薏苡仁应用 70 次，石斛应用 65 次，陈皮应用 62 次，天花粉应用 53 次，玉竹应用 51 次，生地黄应用 49 次，熟地黄应用 46 次，五味子应用 36 次，白扁豆应用 37 次，白芍应用 35 次，桔梗、桑白皮、人参应用 34 次，阿胶应用 32 次，桂枝应用 31 次，大枣应用 29 次，天门冬应用 28 次，芦根应用 27 次，枇杷叶、桃仁应用 24 次，通草、栀子应用 21 次，半夏应用 20 次，地骨皮、牡丹皮应用 19 次，连翘、旋覆花应用 18 次，莲子、紫苏子应用 17 次，冬瓜子应用 16 次，甘蔗汁、生姜应用 15 次，当归、稆豆皮、山药、竹叶应用 14 次，梨、牛膝应用 13 次，滑石、鸡子黄应用 12 次，瓜蒌皮、牡蛎应用 11 次，黄芩、胡桃肉、石膏、玄参、郁金应用 10 次，干姜、黄芪、芡实、糯稻根须、知母、紫苏梗应用 9 次，白及、厚朴、降香、粳米应用 7 次，柏子仁、枸杞子、瓜蒌仁、马兜铃、丝瓜叶应用 6 次，薄荷、淡菜、荷叶、黄精、木瓜、女贞子、生姜汁、饴糖、竹茹应用各 5 次，黑豆皮、鸡子白、金银花、蜜、藕、青蒿、射干、乌梅、小麦、泽泻、紫河车应用 4 次，白芥子、白蔻仁、鳖甲、豆豉、钩藤、寒水石、牛蒡子、香薷、人中白、山茱萸应用 3 次，百合、鳖甲、赤石脂、丹参、防己、附子、谷芽、瓜蒌皮、龟甲、黄柏、黄连、坎气、麻黄、麦芽、前胡、茜草、秋石、三七、沙苑、山楂、丝瓜子、煨姜、西瓜翠衣、羊肉、泽兰、枳壳、枳实、紫石英、紫菀应用 2 次，巴戟天、赤豆皮、茺蔚子、穿山甲、葱、大黄、大麦、大麦仁、代赭石、淡竹叶、灯心、杜仲、干姜、海浮石、琥珀、花椒、藿香、金樱子、苦参、鹿角霜、麻仁、马勃、牛乳、糯米、青黛、人乳粉、肉苁蓉、柿饼、柿霜、秫米、酸枣仁、葶苈、细辛、夏枯草、薤白、新绛、延胡索、燕窝、益母草、茵陈、禹粮石、紫苏叶等只应用 1 次。

【小方医案】

🍵 病久反复，精气损伤，遂成虚怯。据说脐下闪闪升触，逆干咳嗽，兼痰多咽痹。明明元海无根，冲脉气震，无以把握，阴精内枯，阳乏眷恋。非静处山林，屏绝世扰，望其生生复聚。问医便投草木汤液，恐难久持。

鲜紫河车胶、秋石拌人参、云茯神、盐水炒紫衣胡桃肉。(《叶天士医案》)

🍵 蔡，三七。水寒外加，惊恐内迫，阴疟三年。继患嗽血，迄今七年，未有愈期。询及血来紫块，仍能知味安谷。参其疟伤惊伤，必是肝络凝瘀，得怒劳必发。勿与酒色伤损。乱投滋阴腻浊之药，恐胃气日减，致病渐剧。

桃仁三钱、鳖甲三钱、川桂枝七分、归须一钱、大黄五分、茺蔚子二钱。(《临证指南医案·卷二·吐血·血络痹阻》)

曹，二一。精气内夺，冬乏收藏，入夜气冲呛逆，不得安寝。皆劳怯之末传，难治。

人参、鲜紫河车、茯苓、茯神、五味、紫衣胡桃肉。(《临证指南医案·卷一·虚劳·阴虚》)

🍵 曹，廿一岁。声出于肺，全赖元海之气旺，俾阳中之阴承载于上，而声音自扬。据吃柿饼遂呕，考其性甘寒而清肺热，欠嗽气散不受，参、芪甘温，亦有见效者。若五旬男子，下元日亏，金水同出一源，形色黄萎少泽，全是下虚上实，所幸纳谷，不致骤凶，经年累月，焉有速功？

阿胶、天冬、黑豆皮、鸡子黄、大生地。

廿剂后，服六味加五味、川斛。(《叶天士晚年方案真本·杂症》)

曹。疟热攻络，络血涌逆，胁痛咳嗽。液被疟伤，阳升入颠为头痛。络病在表里之间，攻之不肯散，搜血分留邪伏热。

生鳖甲、炒桃仁、知母、丹皮、鲜生地、寒水石。(《叶天士晚年方案真本·杂症》)

曹。水谷不运，湿聚气阻。先见喘咳，必延蔓肿胀。治在气分。

杏仁、厚朴、苡仁、广皮白、苏梗、白通草。(《临证指南医案·卷二·咳嗽·湿》)

陈，甪门，六十七岁。老年仍有经营办事之劳。当暑天发泄之候，已经久嗽，而后呛血，是阳升上冒，阴不承载之病。病中再患疡溃脓泄，阴液走漏，天柱骨倒，尪羸仅存皮骨。两交令节，生气不来，草木焉得挽回？固阴敛液，希图延挨日月而已。

每日饮人乳一杯。(《叶天士晚年方案真本·杂症》)

陈，十六岁。秋燥咳嗽。

桑叶、川贝母、南沙参、南花粉、玉竹。(《叶天士晚年方案真本·杂症》)

陈。脉如数，痰嗽失血，百日来反复不已，每咳呕而汗出。此属气伤失统，络血上泛。凡寒凉止血理嗽，不但败胃妨食，决无一效。从仲景元气受损，当进甘药。冀胃土日旺，柔金自宁。

黄芪、生白芍、五味、炙草、南枣、饴糖。(《临证指南医案·卷二·吐血·劳伤中气虚》)

陈妪。老年痰火咳逆，痰有秽气。

芦根、苡仁、桃仁、丝瓜子、葶苈、大枣。

又　下虚不纳，浊泛呕逆，痰秽气。

熟地炭、紫衣胡桃肉、炒杞子、炒牛膝、川斛、茯神。(《临证指南医案·卷五·痰·痰火》)

晨起必哕逆，痰多头晕，当治胆胃。

温胆汤(陈皮、半夏、茯苓、甘草、枳实、竹茹。编者注) 加

丹皮、山栀。(《未刻本叶天士医案·保元方案》)

🍵 程。舌黄微渴，痰多咳逆，食下欲噎，病在肺胃。高年姑以轻剂清降。

鲜枇杷叶、杏仁、郁金、瓜蒌皮、山栀、淡香豉。(《临证指南医案·卷四·噎膈反胃·肺胃气不降》)

🍵 程。脉沉，喘咳浮肿，鼻窍黑，唇舌赤，渴饮则胀急，大便解而不爽。此秋风燥化，上通太阳之里，用仲景越婢、小青龙合方。若畏产后久虚，以补温暖，三焦皆累，闭塞告危矣。

桂枝木、杏仁、生白芍、石膏、茯苓、炙草、干姜、五味。(《临证指南医案·卷九·产后·燥伤肺气水气痹阻》)

🍵 冲气嗽逆，宜治少阴。

茯苓桂枝五味甘草汤。(《未刻本叶天士医案·保元方案》)

🍵 董，三六。此内损症，久嗽不已，大便不实。夏三月，大气主泄，血吐后，肌肉麻木，骨痿酸疼，阳明脉络不用。治当益气，大忌肺药清润寒凉。

黄芪、炙草、苡仁、白及、南枣、冰糖。(《临证指南医案·卷二·吐血·劳伤中气虚》)

🍵 董。脉弦右濡，阳微恶寒。饮浊上干，咳吐涎沫。且食减胃衰，寒疝窈踞。阴浊见症，岂止一端? 喻嘉言谓：浊阴上加于天，非离照当空，氛雾焉得退避? 反以地黄、五味阴药，附和其阴，阴霾冲逆肆虐饮邪滔天莫制。议以仲景熟附配生姜法，扫群阴以驱饮邪，维阳气以立基本，况尊年尤宜急护真阳为主。

人参、茯苓、熟附子、生姜汁、南枣。(《临证指南医案·卷五·痰饮·肾阳虚饮逆喘咳呕》)

🍵 动怒气逆，作咳脘闷。

枇杷叶、苏子、钩藤、广橘红、茯苓、桑叶。(《未刻本叶天士医案·方案》)

🍵 范，四十。脉左弱，右寸独搏，久咳音嘶，寐则成噎阻咽。平昔嗜饮，胃热遗肺。酒客忌甜，微苦微辛之属能开上痹。

山栀、香淡豉、杏仁、瓜蒌皮、郁金、石膏。(《临证指南医

案·卷二·咳嗽·气分热》)

🍵范。伏暑阻其气分，烦渴，咳呕喘急，二便不爽。宜治上焦。

杏仁、石膏、炒半夏、黑栀皮、厚朴、竹茹。

又　痰多咳呕，是暑郁在上。医家乱投沉降，所以无效。

石膏、杏仁、炒半夏、郁金、香豉、黑山栀。(《临证指南医案·卷五·暑·暑伤气分上焦闭郁》)

🍵肺家留热，频年呛发，据说痘后有此。长夏诸阳升腾，而霉天反燥。当清肺之急迫，润肺之燥烈。

清阿胶、枯黄芩、南花粉、地骨皮、绿豆皮。(《叶氏医案存真·卷二》)

🍵肺疟咳逆欲吐。

芦根汁、花粉、杏仁、半夏曲、橘红。(《眉寿堂方案选存·卷上·疟疾》)

🍵肺气窒痹，胸闷咳嗽，不思谷食。

旋覆花、橘红、杏仁、冬瓜子、苏子、薏米。(《未刻本叶天士医案·方案》)

🍵肺热，咳嗽痰血，宜禁火逼。

玉竹、竹茹、白扁豆皮、柿霜、川贝、霍山石斛。(《未刻本叶天士医案·方案》)

🍵肺热嗽血。

芦根、鲜冬瓜子、米仁、熟桃仁。(《未刻本叶天士医案·保元方案》)

🍵肺热作咳，鼻衄。

黄芩泻白散。(《未刻本叶天士医案·方案》)

🍵肺胃不降，咳嗽，呕恶。

枇杷叶、橘红、桔梗、杜苏子、杏仁、桑皮。(《未刻本叶天士医案·保元方案》)

🍵肺饮嗽逆，胸闷不爽。

枇杷叶、苏子、薏苡仁、旋覆花、橘红。(《未刻本叶天士医

案·方案》）

🍵 风侵于肺络，咳嗽不已，渐延劳嗽。

白旋覆花、杜苏子、扁杏仁、瓜蒌仁霜、广橘红、海浮石。（《未刻本叶天士医案·方案》）

🍵 风侵作咳，身热。

杏仁、橘红、桑皮、苏梗、通草、桔梗。（《未刻本叶天士医案·保元方案》）

🍵 风热上阻，咳嗽，头胀，宜治肺卫。

杏仁、桔梗、通草、桑皮、橘红、芦根。（《未刻本叶天士医案·保元方案》）

🍵 风热壅于肺卫，咳嗽鼻塞。

桑皮、芦根、象贝、桔梗、通草、花粉。（《未刻本叶天士医案·保元方案》）

🍵 风热作咳。

杏仁、桑皮、芦根、橘红、桔梗、通草。（《未刻本叶天士医案·保元方案》）

🍵 风湿相搏，形浮咳嗽。

杏仁、米仁、木防己、桂枝、茯苓、生姜皮。（《未刻本叶天士医案·方案》）

🍵 风痰郁于肺卫，咳嗽，鼻塞不利。

杏仁、桑皮、橘红、前胡、桔梗、姜皮。（《未刻本叶天士医案·保元方案》）

🍵 风温不解，顿嗽呕吐，宜淡渗以利热清胃。

芦根、杏仁、滑石、米仁、桑叶、通草。（《眉寿堂方案选存·卷上·春温》）

🍵 风邪作咳。

杏仁、南沙参、花粉、桑叶、川贝母、橘红。（《未刻本叶天士医案·保元方案》）

🍵 风邪作咳。

旋覆、苏子、川贝母、杏仁、橘红、蒌仁霜。（《未刻本叶天士

医案·保元方案》)

🫖 冯，四五。脉弦劲，按之空豁，久嗽，先有泻血，大便不实，近又嗽血。是积劳久损，阴阳两亏。今食不欲餐，先宜甘温益气。但贫窘患此，参芪未能常继，斯为难调。

人参、黄芪、茯苓、炙草、苡仁、白及。(《临证指南医案·卷二·吐血·劳伤中气虚》)

🫖 冯。脉右弦大而缓，形瘦目黄，久嗽声嘶而浊。水谷气蕴之湿，再加时序之湿热，壅阻气分，咳不能已，久成老年痰火咳嗽。无性命之忧，有终年之累。

芦根、马勃、苡仁、浙茯苓、川斛、通草。(《临证指南医案·卷二·咳嗽·湿热痰火》)

🫖 伏热作咳。

桑叶、川贝母、杏仁、南参、天花粉、梨汁。(《未刻本叶天士医案·保元方案》)

🫖 伏暑得新凉，身热咳嗽，治在肺，舌白不渴，囊肿。暑必兼湿，湿滞为肿。

芦根、茯苓、淡竹叶、杏仁、通草。(《眉寿堂方案选存·卷上·暑》)

🫖 复受风邪，嗽反甚，头反胀，暂以轻药肃其上焦。

经霜桑叶、南沙参、生甘草、葳蕤、大川贝母。

白元米四合泡汤代水。(《未刻本叶天士医案·保元方案》)

🫖 肝阴内耗，不时寒热，咳嗽失血。

生地、炙黑甘草、生白芍、麦冬、上清阿胶、白茯神。(《未刻本叶天士医案·保元方案》)

🫖 高。甘药应验，非治嗽而嗽减，病根不在上。腹鸣便忽溏，阴中之阳损伤。

人参、冬白术、云茯苓、炙甘草、炒白芍、南枣。(《临证指南医案·卷二·咳嗽·中气虚》)

🫖 高。脉细下垂，高年久咳，腹痛泄泻，形神憔悴。乃病伤难复，非攻病药石可愈。拟进甘缓法。

炙甘草、炒白芍、炒饴糖、茯神、南枣。（《临证指南医案·卷六·泄泻·中虚腹痛》）

🫖 龚。咳嗽继以失血，经言三焦皆伤。喉痛失音，乃阴液无以上承，厥阳燔燎不已，病深难于奏功。凭理而论，镇胃制肝，乃和阳息风之义。

淮小麦、南枣、阿胶、茯苓、北沙参、天冬。（《临证指南医案·卷二·吐血·阴虚肝风动》）

🫖 郭。热伤元气，血后咳逆，舌赤，脉寸大。

鲜生地、麦冬、玉竹、地骨皮、川斛、竹叶心。

又 心眩不饥，热灼气升。

鲜生地、玄参、丹参、郁金汁、银花、竹叶心、绿豆皮。（《临证指南医案·卷二·吐血·热》）

🫖 过暖气泄，失冬藏之用。此病后烦倦，痰嗽带血，高年上实下虚。即如冬温客气，无辛散之理，甘凉润剂，与胃无损为宜。

桑叶、杏仁、黑栀、玉竹、白沙参、象贝。（《眉寿堂方案选存·卷上·冬温》）

🫖 洪，三二。劳烦经营，阳气弛张，即冬温外因咳嗽，亦是气泄邪侵。辛以散邪，苦以降逆，希冀嗽止。而肺欲辛，过辛则正气散失，音不能扬，色消吐涎，喉痹，是肺痿难治矣。仿《内经》气味过辛，主以甘缓。

北沙参、炒麦冬、饴糖、南枣。（《临证指南医案·卷二·肺痿·苦辛散邪伤肺胃津液》）

🫖 侯，十九。胃脘当心，肝经交络所过，上布于肺。咳嗽胃旁作酸，腹膜胀，络气逆也，当虑失血。脉数能食，宜和络气。

生地、桃仁、桑叶、丹皮、麦冬、茯神。（《临证指南医案·卷二·吐血·血络痹阻》）

🫖 胡，六七。有年冬藏失司，似乎外感热炽。辛散苦寒，是有余实症治法。自春入夏，大气开泄，日见恹恹衰倦，呼吸喉息有声，胁肋窒板欲痛，咯呛紫血，络脉不和。议以辛补通调，不致寒凝燥结，冀免关格上下交阻之累。

柏子仁、细生地、当归须、桃仁、降香、茯神。(《临证指南医案·卷二·吐血·血络瘀胸胁痛》)

☙ 淮海水咸土潮,水土异气,自口鼻受入,必聚募原,湿邪久郁化热,阳明络损血溢,咳嗽,视目黄面亮,显然湿热变痰。况病已数年,若是阴虚,必不能延久至今也。从湿热例治。

杏仁、厚朴、米仁、赤茯苓块、滑石、绵茵陈。(《叶氏医案存真·卷一》)

☙ 积劳阳动,气蒸上咳,已三四年,仍然经营办事。夏四月,地中阳升,途失血,咽痛,音低。男子五旬以外,下元先亏,此显然五液不充,为久延不愈之沉疴,见血见嗽,与寒降清肺,是夯极者。

生地黄、清阿胶、鸡子黄、云茯苓、麦冬、桔梗。(《叶氏医案存真·卷二》)

☙ 季。秋疟愈未复原,冬季连次感触温邪,老年平素有痰嗽本恙,温风烁肺,气劫胃汁,致痰多咳甚欲呕,脉数,倏热,右胁常痛,火色升于右颊。由胃津渐伤,肺不主降而升腾莫制。古称肺乃柔金,胃为阳土。已经百日缠绵,开提半属苦辛,辛泄肺气,苦再伤胃,致不思纳食。议甘药濡胃润肺,胃汁自充,肺气自降,土旺生金,古贤定法。

玉竹、麦冬、花粉、甜杏仁、橘红、蔗浆。(《种福堂公选医案·》)

☙ 江。诊脉数,涕有血,嗽痰,冷热外因动肺。缘素患肝痹,左胁不耐卧着。恐阳升血溢,微用苦辛泄降,不宜通剂。

黑山栀、桑叶、花粉、知母、瓜蒌皮、降香。(《临证指南医案·卷二·吐血·血络瘀胸胁痛》)

☙ 金氏。脉数劲,下痢腹鸣痛后坠,卧则气冲,咳嗽吐黏涎。产后过月,显是下损至中。纳谷日少,形神日衰,势已延成蓐劳,难期速功。

熟地炭、人参、茯神、炒山药、建莲、赤石脂。(《临证指南医案·卷七·痢·久痢伤肾下焦不摄》)

🫖 金氏。脉细,左小促,干咳有血,寒热身痛,经水先期,渐渐色淡且少。此脏阴伤及腑阳,奇脉无气,内损成劳,药难骤效。

生地、阿胶、牡蛎、炙草、麦冬、南枣。(《临证指南医案·卷二·吐血·阴虚》)

🫖 久疟伤阴,阳偏络松,嗽逆痰血,法宜益阴。

熟地、茯神、真阿胶、川斛、淡菜、稽豆皮。(《未刻本叶天士医案·方案》)

🫖 久嗽,肺气燥劫,食下不降,得饮则适,有年致此,恐噎格之患。

枇杷叶膏。(《未刻本叶天士医案·方案》)

🫖 久嗽,脉数。

都气丸(即六味地黄丸加五味子。编者注)。(《未刻本叶天士医案·保元方案》)

🫖 久嗽,失血。

熟地、扁豆、甜北沙参、川斛、茯神、炒松麦冬。(《未刻本叶天士医案·保元方案》)

🫖 久嗽,左脉弦。

生地、川贝母、麦门冬、霍斛、南沙参、真阿胶。(《未刻本叶天士医案·方案》)

🫖 久嗽鼻塞,究属邪郁于肺。

泻白散(桑皮、地骨皮、甘草、粳米。编者注)。(《未刻本叶天士医案·保元方案》)

🫖 久嗽气逆。

茯苓桂枝五味甘草汤。(《未刻本叶天士医案·方案》)

🫖 久嗽食减。

北沙参、麦冬、扁豆、茯神、霍斛。(《未刻本叶天士医案·方案》)

🫖 久嗽痰浓,胃中伏湿耳。但形神憔悴,脉微,最不易治。

生白扁豆、真川贝、燕窝、霍山石斛、白茯神、米仁。(《未刻本叶天士医案·保元方案》)

💊 久嗽腰痛，行动气逆，脉细失血。

熟地、山药、麦冬、川斛、茯神、北参。(《未刻本叶天士医案·方案》)

💊 久嗽阴伤晡热，此属虚损。

贞元饮（熟地、炙草、当归。编者注）。(《未刻本叶天士医案·保元方案》)

💊 久嗽音嘶，失血。

糯稻根须、元参、鸡子白、金钗川斛、川贝、南沙参。(《未刻本叶天士医案·方案》)

💊 久嗽音哑，咽痛。脏阴损矣，恐不易复。

熟地、元参、霍山石斛、人中白、天冬、糯稻根须。(《未刻本叶天士医案·保元方案》)

💊 久嗽用肺药不应，脉数，金水同治。

熟地、生地、北沙参、天冬、麦冬。(《未刻本叶天士医案·方案》)

💊 久虚劳损，几年不复。当春深阳气发泄，温邪乘虚入阴，寒热汗出，不纳谷食，脘中痞闷不舒，胃乏气运，侧眠咳痰。病势险笃，恐难万全。

人参、覆花、木瓜、茯苓、赭石、炒粳米。(《眉寿堂方案选存·卷上·春温》)

💊 咳伤肺络失血。

旋覆花、桃仁、苏子、冬瓜子、橘红、杏仁。(《未刻本叶天士医案·保元方案》)

💊 咳嗽，盗汗，鼻衄，脉数。阴亏气浮使然，葆真为要，否则延怯。

熟地、石斛、白扁豆、茯神、北参、麦门冬。(《未刻本叶天士医案·保元方案》)

💊 咳嗽，梦泄，内热，金水同治。

熟地、川石斛、扁豆、茯神、北沙参、麦冬。(《未刻本叶天士医案·方案》)

🍵 咳嗽，音嘶，脉细，宜摄少阴。贞元饮（熟地、炙草、当归。编者注）。（《未刻本叶天士医案·方案》）

🍵 咳嗽盗汗，责之阴弱气浮，温邪乘虚袭之。

玉竹、南沙参、霍石斛、茯神、川贝母、地骨皮。（《未刻本叶天士医案·方案》）

🍵 咳嗽二年，形瘦减谷。冬季喉垂渐痛，已见水亏，阳气不藏。春月气升日盛，皆阴乏上承，阳结于上，为喉痹矣。近日寒热，风温客气，脉小数，为阴伤，忌用辛散。

桑叶、玉竹、川贝母、大沙参、麦冬、生甘草。（《眉寿堂方案选存·卷上·春温》）

🍵 咳嗽肉消，老弱肾病，食入腹胀，大便稍利，势减兼之，昼甚夜轻。据是气分阳府失宣，徒执虚治不效。经云：二虚一实者，偏治其实。开一面文也，据经以疏方。

米仁、茯苓、泽泻、杏仁、寒水石。（《叶氏医案存真·卷二》）

🍵 咳嗽少寐，阴亏气燥所致。

玉竹、南沙参、茯神、川贝、霍山石斛、骨皮。（《未刻本叶天士医案·保元方案》）

🍵 咳嗽身热，脉弦数，阴虚夹邪，勿轻视之。

玉竹、麦门冬、霍山石斛、川贝、南沙参、鲜地骨皮。（《未刻本叶天士医案·保元方案》）

🍵 咳嗽失血，脉大而数，由湿邪未净，延及少阴之损，将来有音哑之变。

熟地、麦冬、鲜莲肉、川斛、茯神。（《未刻本叶天士医案·保元方案》）

🍵 咳嗽失血，脉涩，下焦不纳，春深气泄使然。

生地黄、白茯神、稽豆皮、真阿胶、天冬肉、鲜藕汁。（《未刻本叶天士医案·方案》）

🍵 咳嗽失血，右胁痛引，阴先亏，而先宜理其络痹。

紫苏子、桃仁、枇杷叶、冬瓜子、茜草、薏苡仁。（《未刻本叶天士医案·保元方案》）

🫖 咳嗽失血，左脉弦数，少阴颇亏，厥阳不潜使然。

熟地、茯神、山药、牡蛎、川斛、湘莲。(《未刻本叶天士医案·方案》)

🫖 咳嗽音嘶。

桑叶、南参、杏仁、川贝、花粉、橘红。(《未刻本叶天士医案·方案》)

🫖 咳引胁痛。

旋覆花、苡仁、桃仁、冬瓜子、橘红、青葱。(《未刻本叶天士医案·保元方案》)

🫖 口鼻吸入，上焦先受。因阴虚内热体质，咳嗽震动络中，遂致血上而头胀，烦渴寒热。究是客邪，先以清暑方法。

杏仁、竹叶心、黑栀皮、连翘心、石膏、荷叶汁。(《眉寿堂方案选存·卷上·疟疾》)

🫖 劳伤肾真，腰痛咳嗽。

贞元饮（熟地、炙草、当归。编者注）。(《未刻本叶天士医案·方案》)

🫖 劳嗽音哑，咽痛，胃强能纳，庶几带病撑持。

熟地、茯神、元稻根须、天冬、麦冬、川金石斛。(《未刻本叶天士医案·保元方案》)

🫖 李，横街，十九岁。精滑无梦，咳涎常呕，乃肾不摄纳，肺药无用。

人参条、紫胡桃肉、人乳粉、坎气（漂洁）、茯苓、五味子。(《叶天士晚年方案真本·杂症》)

🫖 利止嗽发，气逆火升，中脘尚痛。阴亏于下，气阻于中。先和其中，续摄其阴，是其治也。

桂枝、淡干姜、茯苓、炙草。(《未刻本叶天士医案·保元方案》)

🫖 林氏。宿病营卫两虚，兹当燥气上犯，暴凉外侮，气馁卫怯，肺先受邪。脉浮数，咳喘欲呕，上热下冷。宜先清化上气，有取微辛微苦之属。

桑叶、杏仁、苏梗、山栀、象贝、苡仁。

糯米汤煎。(《临证指南医案·卷二·咳嗽·气分热》)

☕ 刘，廿。脉左数入尺，是真阴下亏。先有血症，毕姻后血复来，下午火升呛咳，阴中阳浮。保扶胃口以填阴。

阿胶、淡菜、生扁豆、麦冬、炙草、茯神。(《临证指南医案·卷二·吐血·阴虚阳升》)

☕ 流贞巷，三十七，眷。上年五个月，小产二次，再加冬季服事病人。产虚在阴，劳伤在阳。此咳嗽吐黏浊，气逆呕食之由来也。凡食入胃传阳，此咳是下虚不纳，气冲涌水上泛，胃乏运行，食亦继出。奈庸工不明伤损阴中之阳，仅仅消痰清肺，一派寒凉，必致胃倒败坏。

桂苓甘味汤。(《叶氏医案存真·卷三》)

☕ 卢，四四。脉大色苍，冬月嗽血，纳谷减半，迄今干咳无痰，春夏间有吐血。夫冬少藏聚，阳升少制，安闲静养，五志气火自平，可望病愈。形瘦谷减，当养胃土之津以生金。

甜北参、麦冬、玉竹、木瓜、生扁豆、生甘草。(《临证指南医案·卷二·吐血·胃阴虚》)

☕ 陆，二二。湿必化热，熏蒸为嗽。气隧未清，纳谷不旺。必薄味静养，壮盛不致延损。

飞滑石、南花粉、象贝、苡仁、绿豆皮、通草。(《临证指南医案·卷二·咳嗽·湿热》)

☕ 陆，二三。阴虚体质，风温咳嗽，苦辛开泄肺气加病。今舌咽干燥，思得凉饮，药劫胃津，无以上供。先以甘凉，令其胃喜。仿经义虚则补其母。

桑叶、玉竹、生甘草、麦冬元米炒、白沙参、蔗浆。(《临证指南医案·卷二·咳嗽·风温化燥伤胃阴》)

☕ 陆，女。燥风外侵，肺卫不宣。咳嗽痰多，不时身热。当用轻药，以清上焦。

桑叶、杏仁、花粉、大沙参、川贝、绿豆皮。(《临证指南医案·卷二·咳嗽·燥》)

🫖 陆，水关桥，廿三岁。久嗽，入夜气冲，失血。肾逆必开太阳。

桂苓甘味汤。(《叶天士晚年方案真本·杂症》)

🫖 陆。脉数，血后咳甚，痰腥，肢肿。阳升内风鼓动，最属难治。

生地、阿胶、天冬、麦冬、生白芍、茯神。(《临证指南医案·卷二·吐血·阴虚肝风动》)

🫖 陆。西津桥，廿二岁。节令嗽血复发，明是虚损。数发必重，全在知命调养。近日胸脘不爽，身痛气弱，腻滞阴药姑缓，议养胃阴。

生扁豆、北沙参、生甘草、米拌炒麦冬、白糯米。(《叶天士晚年方案真本·杂症》)

🫖 陆，妪。脉小久咳，背寒骨热，知饥不食，厌恶食物气味。此忧思悒郁，皆属内损。阅方药都以清寒治肺，不应。议益土泄木法。

炙甘草、茯神、冬桑叶、炒丹皮、炒白芍、南枣。(《临证指南医案·卷二·咳嗽·郁火伤胃》)

🫖 罗，十八。因左脉坚搏，两投柔剂和阳益阴，血未得止，而右胸似痞，左胁中刺痛。此少阳络脉经由之所，夫胆为清净之腑，阴柔滋养，未能宣通络中，是痛咳未罢。议以辛润宣畅通剂。

桃仁、丹皮、归须、柏子仁、泽兰、降香末。

又 照前方去降香末、泽兰，加黑山栀皮。

又 辛润，痛嗽皆减，略进苦降，胁右皆痛。不但络空，气分亦馁。古人以身半以上为阳，原无取乎沉苦。

桃仁、柏子仁、鲜生地、玄参、鲜银花。(《临证指南医案·卷二·吐血·血络痹阻》)

🫖 络伤嗽血，脉弦，切勿动怒。

丹皮、生地、稽豆皮、黑栀、茜草、鲜荷藕。(《未刻本叶天士医案·保元方案》)

🫖 马，五六。脉左坚右弱，木火易燃，营液久耗。中年春季

43

失血嗽痰，由情志郁勃致伤，抑且少食尪羸。古语谓：瘦人之病，
虑虚其阴。

生地、阿胶、北沙参、麦冬、茯神、川斛。（《临证指南医案·
卷二·吐血·阴虚》）

🫖 脉黄发热，咳呛，脘闷，其开上焦。

杏仁、桑叶、花粉、黄芩、川贝、连翘。（《未刻本叶天士医
案·保元方案》）

🫖 脉弱带数，真元颇亏，内热咳呛。

熟地、天冬、穭豆皮、茯神、北参、霍石斛。（《未刻本叶天士
医案·方案》）

🫖 脉涩，背痛，咳嗽。

熟地、杜仲、炒杞子、茯神、归身、牛膝炭。（《未刻本叶天士
医案·保元方案》）

🫖 脉数，努力劳伤失血，血去阴伤，气浮咳逆，渐延阴损。

生地、茯神、北沙参、川斛、麦冬、穭豆皮。（《未刻本叶天士
医案·保元方案》）

🫖 脉数，阴液内耗，气燥化热，舌红苔黑，咳嗽渴饮。

生地、麦冬、甘蔗汁、阿胶、知母、霍石斛。（《未刻本叶天士
医案·保元方案》）

🫖 脉数，稚年阴气先伤，阳气独发，暮夜潮热，天晓乃缓，
由夏暑内伏，入秋乃发，病名瘅疟。色白肌瘦，久热延虚，不可汗
下消导，再伤阴阳。舌边赤，中心苔腻，兼欲呛咳，热灼上焦，肺
脏亦病。法宜育阴制阳，仍佐清暑肃上，用景岳玉女煎。

鲜生地、石膏、生甘草、麦门冬、知母、竹叶心。（《眉寿堂方
案选存·卷上·疟疾》）

🫖 脉数而软，嗽逆蕤盛。

贞元饮（熟地、炙草、当归。编者注）加茯神、葳蕤。（《未刻
本叶天士医案·方案》）

🫖 脉数左甚，冲气上咳吐血，嘈杂如抓，常有眩晕喘促，此
产后失调，肾肝内损。若不断乳静养，春末夏初，必致受累。

熟地炭、炒山药、炒枸杞、五味子、建莲肉、白茯神。(《眉寿堂方案选存·卷下·女科》)

🍵 脉细虽属少阴空虚,而中焦有伏饮,是以嗽逆呕恶,先宜理之。

半夏、茯苓、干姜。

秫米煎汤法丸。(《未刻本叶天士医案·方案》)

🍵 脉弦劲,咳嗽,宜摄脏阴。

北沙参、阿胶、熟地、天门冬、麦冬、茯神。(《未刻本叶天士医案·方案》)

🍵 脉弦涩,嗽逆。此阴亏气浮使然,非客邪可散,先以胃药。

北沙参、霍斛、扁豆、麦冬、茯神。(《未刻本叶天士医案·保元方案》)

🍵 脉弦数,咳呛失血。

淡黄芩、桑叶、川贝母、真阿胶、南参、细生地。(《未刻本叶天士医案·保元方案》)

🍵 脉弦数,咳嗽,头胀。

青蒿、南沙参、苦参、川贝、白花粉、橘红。(《未刻本叶天士医案·方案》)

🍵 脉弦数,咳嗽虽缓,尚宜谨慎调摄。

生地、川石斛、知母、阿胶、川贝母、麦冬。(《未刻本叶天士医案·保元方案》)

🍵 脉弦数,利后发热,咳嗽,头胀。

香薷、桑皮、杏仁、桔梗、橘红、连翘。(《未刻本叶天士医案·保元方案》)

🍵 脉弦数右大,舌绛色面微浮,咳呕上逆,心中热,腹中气撑,卧侧着右,暮夜内外皆热。自五月起,病百日不晓饥饱。病因忧愁嗔怒而起,诸气交逆,少火化为壮火,烦热不熄。五液皆涸,内风煽动,亦属阳化,见症肝病,十之八九。秋金主候,木尚不和。日潮加剧,病属郁劳,难以久延。议咸苦清养厥阴之阴以和阳。

阿胶、川连、生地、糯米、白芍、鸡子黄。

再诊：脉百至、右弦数、左细微，寒热无汗，喝饮呕逆；病中咯血，经水反多，邪热入阴，迫血妄行。平日奇经多病，已属内虚。故邪乘虚陷，竟属厥阴之热炽，以犯阳明；故为呕为闷，目胞紫暗羞明，咽中窒塞，头痛。由厥阴热邪通胃贯膈，上及面目诸窍。先寒后热，饥不能食，消渴，气上冲心呕哕，仲景皆例厥阴篇中。此伏邪在至阴之中，必熬至枯涸而后已。表之则伤阳，攻之则劫阴。惟咸味直走阴分，参入苦寒以清伏热。清邪之中，仍护阴气，俾邪退一分，便存得一分之阴，望其少苏。

阿胶、鸡子黄、生地、白芍、黄连、黄柏。（《叶天士医案》）

🫖 脉虚数，形寒，心中烦热，五更后气升咳呛。当秋分节燥金司令，大热发泄之余，皆能化燥。肺为娇脏，最处上焦，先受其冲，宜润燥以滋其化源。

冬桑叶、南花粉、生米仁、大沙参、玉竹、蜜炙橘红。

用白糯米三合，淘净，滚水泡，取极清汤代水煎服。（《眉寿堂方案选存·卷上·燥病》）

🫖 毛。上年夏秋病伤，冬季不得复元，是春令地气阳升，寒热咳嗽。乃阴弱体质，不耐升泄所致。徒谓风伤，是不知阴阳之义。

北参、炒麦冬、炙甘草、白粳米、南枣。（《临证指南医案·卷二·咳嗽·胃阴虚》）

🫖 梦泄，咳嗽，此少阴不纳也。

熟地、川斛、天门冬、茯神、麦芽、北沙参。（《未刻本叶天士医案·保元方案》）

🫖 面肿气喘，咳呛不止，音渐哑。酒家久蓄之湿热，必上熏及肺，为肿为喘，声音闭塞。按《内经》湿淫于内，治以淡渗，佐以苦温。

芦根、薏苡仁、滑石、赤苓、杏仁、厚朴。（《叶天士医案》）

🫖 某。老弱虚咳，失血。

生黄芪皮、归身、煨姜、大枣。（《临证指南医案·卷二·吐血·营虚》）

🍵 某，二八。阴亏，挟受温邪，咳嗽头胀，当以轻药。

桑叶、杏仁、川贝、白沙参、生甘草、甜水梨皮。(《临证指南医案·卷二·咳嗽·温邪》)

🍵 某，二九。咳嗽，头胀口渴，此暑风袭于肺卫。

杏仁三钱、香薷五分、桔梗一钱、桑皮一钱、飞滑石三钱、丝瓜叶三钱。(《临证指南医案·卷二·咳嗽·暑风》)

🍵 某，二六。病后咳呛，当清养肺胃之阴。

生扁豆、麦冬、玉竹、炒黄川贝、川斛、白粳米汤煎。(《临证指南医案·卷二·咳嗽·胃阴虚》)

🍵 某，二六。肺卫窒痹，胸膈痹痛，咳呛痰黏。苦辛开郁为主，当戒腥膻。

瓜蒌皮、炒桃仁、冬瓜子、苦桔梗、紫菀、川贝母。

某，二六。咳嗽痰黄，咽喉不利。此温邪上侵，肺气不清故耳。

桑叶、川贝母、白沙参、杏仁、兜铃、鲜枇杷叶。(《临证指南医案·卷二·咳嗽·温邪》)

🍵 某，二七。劳力血复来，冲气咳逆。当用摄纳为要。

熟地四钱、参三七一钱、大淡菜一两、牛膝炭一钱半、川斛三钱、茯神三钱。(《临证指南医案·卷二·吐血·阴虚》)

🍵 某，二七。温邪郁肺，气痹咳嗽，寒热头痛。开上焦为主。

活水芦根一两、大杏仁三钱、连翘一钱半、通草一钱半、桑皮一钱、桔梗一钱。(《临证指南医案·卷四·肺痹·上焦气分壅热肺不开降》)

🍵 某，二三。以毒药熏疮，火气逼射肺金，遂令咳呛痰血，咽干胸闷，诊脉尺浮。下焦阴气不藏，最虑病延及下，即有虚损之患。姑以轻药，暂清上焦，以解火气。

杏仁三钱、绿豆皮三钱、冬瓜子三钱、苡仁三钱、川贝一钱半、兜铃七分。(《临证指南医案·卷二·吐血·火气逼肺》)

🍵 某，二四。鼻渊三载，药投辛散，如水投石，未能却除辛辣炙爆耳。近复咳嗽音嘶，燥气上逼肺卫使然。

杏仁、连翘、象贝、白沙参、桑皮、兜铃。(《临证指南医案·卷二·咳嗽·燥》)

🫖 某，二五。邪烁肺阴，咳嗽咽痛，晡甚。

玉竹、南沙参、冬桑叶、川斛、元参、青蔗浆。(《临证指南医案·卷二·咳嗽·燥》)

🫖 某，二一。咳逆欲呕，是胃咳也。

当用甘药。生扁豆一两、北沙参一钱半、麦冬米拌炒，一钱半、茯神三钱、南枣三钱、糯稻根须五钱。(《临证指南医案·卷二·咳嗽·胃咳》)

🫖 某，六一。高年卫阳式微，寒邪外侵，引动饮邪，上逆咳嗽，形寒。仲景云：治饮不治咳，当以温药通和之。

杏仁三钱、粗桂枝一钱、淡干姜一钱半、茯苓三钱、苡仁三钱、炙草四分。(《临证指南医案·卷五·痰饮·外寒引动宿饮上逆》)

🫖 某，三十。风袭肺卫，咳嗽鼻塞，当以辛凉解散。

杏仁、嫩苏梗、桑皮、象贝、桔梗、苡仁。(《临证指南医案·卷二·咳嗽·风》)

🫖 某，十九。舌白咳嗽，耳胀口干。此燥热上郁，肺气不宣使然。当用辛凉，宜薄滋味。

鲜荷叶三钱、连翘壳一钱半、大杏仁三钱、白沙参一钱、飞滑石三钱、冬桑叶一钱。(《临证指南医案·卷二·咳嗽·燥》)

🫖 某，四九。脉右涩，初气冲失血，咳逆，能食无味，血来潮涌。乃阳明胃络空虚，血随阳升而然。法当填中为要着，莫见血治咳而用肺药，斯症可图，正在此欤。

大淡菜一两、生扁豆五钱、麦冬三钱、川斛三钱、茯神三钱、牛膝炭一钱半。(《临证指南医案·卷二·吐血·胃阴虚》)

🫖 某，四十。脉弦，胸膈痹痛，咳嗽头胀。此燥气上侵，肺气不宣使然。当用轻药以清上焦。

枇杷叶、桑叶、川贝、杏仁、冬瓜子、桔梗。(《临证指南医案·卷二·咳嗽·燥》)

🫖 某，五九。失血后，咳嗽不饥。此属胃虚，宜治阳明。

甜北参、生扁豆、麦冬、茯神、川斛。(《临证指南医案·卷二·吐血·胃阴虚》)

某，五三。寒伤卫阳，咳痰。

川桂枝五分、杏仁三钱、苡仁三钱、炙草四分、生姜一钱、大枣二枚。(《临证指南医案·卷二·咳嗽·寒》)

某，五十。背寒咳逆，此属饮象。先当辛通饮邪，以降肺气。

鲜枇杷叶、杏仁、茯苓、橘红、生姜、半夏。(《临证指南医案·卷五·痰饮·饮上逆肺气不降》)

某，五一。脘痹咳嗽。

鲜枇杷叶三钱、叭哒杏仁三钱、桔梗一钱、川贝二钱、冬瓜子三钱、蜜炙橘红一钱。(《临证指南医案·卷二·咳嗽·燥》)

某。喉痹咳呛，脉右大而长。

生扁豆、麦冬、北沙参、川斛、青蔗浆。(《临证指南医案·卷二·咳嗽·胃阴虚》)

某。春温嗽痰，固属时邪。然气质有厚薄，不可概以辛散。且正在知识发动之年，阴分自不足，以至咳呛失血。当以甘寒润降，以肃肺金。

鲜枇杷叶、甜杏仁、南沙参、川贝、甜水梨、甘蔗浆。(《临证指南医案·卷二·吐血·温热》)

某。风温咳嗽，多劳，气分不充。戊己汤。

人参、茯苓、於术、炙草、广皮、炒白芍。(《临证指南医案·卷二·咳嗽·中气虚》)

某。寒热，右胁痛，咳嗽。

芦根一两、杏仁三钱、冬瓜子三钱、苡仁三钱、枇杷叶三钱、白蔻仁三分。(《临证指南医案·卷二·咳嗽·胁痛》)

某。积劳更受风温，咽干热咳，形脉不充。与甘缓柔方。

桑叶一钱、玉竹五钱、南沙参一钱、生甘草五分、甜水梨皮二两。

又 风邪郁蒸化燥，发热后，咳嗽口干，喉痒。先进清肺。

杏仁、花粉、苏子、象贝、山栀、橘红。(《临证指南医案·卷

二·咳嗽·风温化燥》）

🫖 某。久嗽咽痛，入暮形寒，虽属阴亏，形瘵脉软，未宜夯补。

麦冬、南沙参、川斛、生甘草、糯稻根须。（《临证指南医案·卷二·咳嗽·劳嗽》）

🫖 某。咳逆失音，衄血。

生地、龟甲、丹皮、牛膝、山药、茯苓。（《临证指南医案·卷八·衄·阴虚阳冒》）

🫖 某。咳嗽寒热。

杏仁三钱、嫩苏梗一钱、桔梗一钱、桑皮一钱、象贝母一钱、生甘草三分。（《临证指南医案·卷二·咳嗽·寒》）

🫖 某。脉搏数，舌心灰，咳痰有血。频呕络伤，致血随热气上出。仍理气分。

桑叶、花粉、苡仁、川贝、黄芩、茯苓。（《临证指南医案·卷二·吐血·上焦气分蓄热》）

🫖 某。脉涩，咳嗽痰血，不时寒热，此邪阻肺卫所致。

苇茎汤（苇茎、苡仁、桃仁、瓜瓣。编者注）加杏仁、通草。（《临证指南医案·卷二·吐血·寒热郁伤肺》）

🫖 某。脉数，形疲，咳，经闭半年，已经食减，便溏，浮肿。无清漱通经之理，扶持中土，望其加谷。

四君子汤。（《临证指南医案·卷九·调经·脾胃阳虚》）

🫖 某。脉细数，咳嗽痰黄，咽痛。当清温邪。

桑叶、杏仁、川贝、苡仁、兜铃、鲜芦根。

又，照前方加白沙参、冬瓜子。（《临证指南医案·卷二·咳嗽·温邪》）

🫖 某。脉弦右甚，嗽，午潮热，便溏畏风。以大肠嗽治之。

生於术一钱半、茯苓三钱、赤石脂一钱、禹粮石二钱、姜汁四分、大枣三枚。

又 照前方加白芍、炙甘草。

又 脉数，右长左弦，上咳下溏。

生於术一钱半、茯苓三钱、炙草五分、木瓜一钱、姜汁四分、大枣肉四钱。(《临证指南医案·卷二·咳嗽·大肠嗽》)

某。脉小左弦，咳逆脘闷，小便不利，大便溏泻，不思纳谷，嗳气臭秽。此皆胎前气上逆冲，浊得盘踞膈间，肺失清肃降令，上窍痹，致下窍不利，汤食聚湿，气不宣行。怕延出浮肿腹满、喘急不卧诸款，不独以产后通瘀为事。

郁金汁、杏仁、通草、桔梗、茯苓皮、苡仁。(《临证指南医案·卷九·产后·湿浊踞膈肺不肃降》)

某。脉虚，久嗽减食。

四君子加南枣。(《临证指南医案·卷二·咳嗽·中气虚》)

某。脉右大，寐咳寐安，病在气分。

桑叶、川贝、知母、地骨皮、梨汁、蔗浆熬膏。(《临证指南医案·卷二·咳嗽·燥》)

某。气逆，咳呛，喘急。

淡干姜、人参、半夏、五味、茯苓、细辛。(《临证指南医案·卷四·喘·肺郁水气不降》)

某。气弱，久嗽痰多，午前为甚。

早服都气丸(即六味地黄丸加五味子。编者注)三钱，午服异功散(人参、茯苓、白术、甘草、陈皮。编者注)。(《临证指南医案·卷二·咳嗽·劳嗽》)

某。舌黄不渴饮，久嗽欲呕吐。前用《金匮》麦门冬汤养胃小效。自述背寒，口吐清痰。暑湿客邪未尽，虚体，当辅正醒脾却暑。

人参、茯苓、广皮、半夏、姜汁。(《临证指南医案·卷四·呕吐·暑秽内结》)

某。舌灰黄，头痛咳逆，左肢掣痛。此烦劳阳动，暑风乘虚袭入，最虑风动中厥。

鲜荷叶三钱、鲜莲子五钱、茯神一钱半、益元散三钱、川贝母一钱半、橘红一钱。(《临证指南医案·卷五·暑·暑风伤肺》)

某，十四。咳早甚，属胃虚。

生扁豆、炒麦冬、大沙参、苡仁、橘红。(《临证指南医案·卷二·咳嗽·胃阴虚》)

🫖 某。嗽已百日，脉右数大。从夏季伏暑内郁，治在气分。

桑叶、生甘草、石膏、苡仁、杏仁、苏梗。(《临证指南医案·卷二·咳嗽·气分热》)

🫖 某。外受风温郁遏，内因肝胆阳升莫制，斯皆肺失清肃，咳痰不解。经月来犹觉气壅不降，进食颇少，大便不爽。津液久已乏上供，腑中之气亦不宣畅。议养胃阴以杜阳逆，不得泛泛治咳。

麦冬、沙参、玉竹、生白芍、扁豆、茯苓。(《临证指南医案·卷二·咳嗽·风温化燥伤胃阴》)

🫖 某。温邪外袭，咳嗽头胀。当清上焦。

杏仁、桑皮、桔梗、象贝、通草、芦根。(《临证指南医案·卷二·咳嗽·温邪》)

🫖 某。夏季阳气大升，痰多呛咳，甚至夜不得卧，谷味皆变，大便或溏或秘，诊脉右大而弦。议以悬饮流入胃络，用开阖导饮法。

人参、茯苓、桂枝、炙草、煨姜、南枣。

又 早诊脉，两手皆弦，右偏大。凡痰气上涌，咳逆愈甚，日来小溲少，下焦微肿。议通太阳以撤饮邪。

人参、茯苓、桂枝、炙草、五味、干姜。

又 脉弦略数，不渴不思饮，此饮浊未去，清阳不主营运。前方甘温，主乎开阖，能令胃喜。次法开太阳以撤饮邪，亦主阳通。据自述心下胃口若物阻呆滞，其浊锢阳微大著。其治咳滋阴，适为阴浊横帜矣。议用大半夏汤法。

大半夏汤(半夏、人参、白蜜。编者注)加炒黑川椒。(《临证指南医案·卷五·痰饮·悬饮》)

🫖 某。昨议上焦肺病，百日未痉。形肌消烁，悉由热化，久热无有不伤阴液。拟咸补如阿胶、鸡子黄，复入芩、连苦寒，自上清气热以补下。虽为暂服之方，原非峻克之剂。细思手经之病，原无遽入足经之理。但人身气机，合乎天地自然，肺气从右而降，肝气由左而升，肺病主降日迟，肝横司升日速，咳呛未已，乃肝胆木反刑金之兆。试言及久寐瘄醒，左常似闪烁，嘈杂如饥，及至进食，未觉胃中安适。此肝阳化风，旋扰不息，致呛无平期。即候热之来，升至左颊，其左升太过，足为明验。倘升之不已，入春肝木司权，防有失血之累。故左右为阴阳之道路，阴阳既造其偏以致病，所以清寒滋阴不能骤其速功。

阿胶、鸡子黄、生地、天冬、女贞实、糯稻根须。（《临证指南医案·卷二·咳嗽·肝风》）

某。左脉弦数，遗泄，久嗽痰黄。当用填补。

炒熟地、芡实、扁豆、女贞、茯神、糯稻根须。（《临证指南医案·卷二·咳嗽·阴虚火炎》）

某，女。风热上痹，痰多咳嗽。

杏仁、嫩苏梗、橘红、桑叶、白沙参、通草。（《临证指南医案·卷二·咳嗽·风》）

某，四。脉右弦大，咳嗽痰多黄，此属温邪上伏之故。

桑叶、杏仁、白沙参、南花粉、兜铃、甜水梨肉。（《临证指南医案·卷二·咳嗽·温邪》）

某，妪。操持怫郁，五志中阳动极，失血呛咳有年。皆缘性情内起之病，草木难以奏安。今形色与脉日现衰惫，系乎生气克削。虑春半以后，地气升，阳气泄，久病伤损，里真少聚。冬春天冷主藏，总以摄补足三阴脏，扶持带病延年，就是人工克尽矣。

人参、炒白芍、熟地炭、五味、炙草、建莲。（《临证指南医案·卷二·吐血·阳明血虚》）

南浔，廿三。凡外热入肺而咳嗽者，可用表散药。若内伤累及于肺而致咳者，必从内伤治。汗之则泄阳气，肺痿音低，显然药误。

黄芪、黄精、枣仁、白及。（《叶氏医案存真·卷三》）

倪，二三。两寸脉皆大，冷热上受，咳嗽无痰。是为清邪中上，从暑风法。

竹叶、蒌皮、橘红、滑石、杏仁、沙参。（《临证指南医案·卷

二·咳嗽·暑风》)

🫖 努力络伤，身痛，痰嗽失血，最宜降气通瘀，最忌沉寒呆补。

紫降香末、郁金、茯苓、米仁、苏子、桃仁。

入韭白汁十五匙。(《叶氏医案存真·卷一》)

🫖 怒伤肝，恐伤肾，二志交并，真脏内损。烦劳则阳气扰动，值春木之令，络血随气上溢，失血过多，阴气下空，阳无所附，上触清府，致木反乘金，咳呛气促，肺俞恶寒，脉弦数，乃下损之疾。

山萸肉、五味子、咸秋石、青盐、熟地。(《叶氏医案存真·卷一》)

🫖 疟热攻络，络血涌逆，胁痛咳嗽。液被疟伤，阳升入颠为头痛。络病在表里，攻之不肯散，议搜血分留邪伏热。

鳖甲、丹皮、知母、鲜生地、桃仁、寒水石。(《眉寿堂方案选存·卷上·疟疾》)

🫖 疟止，脘痞不饥，咳嗽痰多，此阳伤湿未净，治以温泄。

半夏、姜渣、橘白、茯苓、厚朴、杏仁。(《未刻本叶天士医案·保元方案》)

🫖 潘氏。伏邪发热，厥后成疟，间日一至。咳嗽痰多，恶心中痞。其邪在肺胃之络，拟进苦辛轻剂。

杏仁、黄芩、半夏、橘红、白蔻、花粉。(《临证指南医案·卷六·疟·痞》)

🫖 气痹，咳嗽，脘闷。

枇杷叶、杏仁、枳壳、白桔梗、橘红、桑皮。(《未刻本叶天士医案·保元方案》)

🫖 气痹，脘闷，咳嗽。

杏仁、枇杷叶、化橘红、枳壳、白桔梗、白茯苓。(《未刻本叶天士医案·方案》)

🫖 气逆作咳。

杏仁、桔梗、白芦根、桑皮、通草、枇杷叶。(《未刻本叶天士

医案·保元方案》)

🍵 气热劫津烦渴，安寐则减，此虚象也。况咳嗽百日，肺气大伤，此益气生津，谅不可少，勿以拘宿垢未下，致因循也。

人参、卷心竹叶、木瓜、麦冬、大麦仁。(《眉寿堂方案选存·卷上·暑》)

🍵 气热咳嗽，痰血。

苇茎汤（苇茎、苡仁、桃仁、瓜瓣。编者注）。(《未刻本叶天士医案·保元方案》)

🍵 钱，二七。形瘦，脉左数，是阴分精夺。自述谈笑或多，或胃中饥虚，必冲气咳逆，前年已失血盈碗。此下损精血，有形难复。以略精饮食，气反不趋。急以甘药益胃，中流砥柱，病至中不可缓矣。

人参、茯神、炙草、山药。(《临证指南医案·卷二·吐血·劳伤中气虚》)

🍵 钱，四十七岁。瘦人暑热入营，疟来咳痰盈碗。平日饮酒之热蓄于肝胃，舌黄，渴饮。

议用玉女煎（生石膏、熟地、麦冬、知母、牛膝。编者注）。(《叶天士晚年方案真本·杂症》)

🍵 钱，五十四岁。外邪窒闭肺窍，用轻剂治上，食可下咽，水入必呛。此喉气有阻，仍以辛润。

杏仁、桑叶、米仁、紫菀、浙茯苓、川通草。(《叶天士晚年方案真本·杂症》)

🍵 呛而欲呕，口干。

北参、扁豆、麦芽、茯神、霍山石斛。(《未刻本叶天士医案·方案》)

🍵 清气热，通营卫，果得咳热皆缓。前论温邪犯肺是矣。但稚年易实易虚，寒暄食物之调，最宜谨慎，勿致反复为上。

鲜地骨皮、大沙参、生甘草、嘉定天花粉、炒川贝、金银花。(《眉寿堂方案选存·卷上·春温》)

🍵 情怀悒郁，肝气不舒。患乳生痈脓溃，血液大耗，气蒸上逆咳嗽，左胁内痛，不能转侧。盖肝络少血内养，左右升降不利，清润治嗽无益。

炒桃仁、当归、茯神、丹皮、阿胶、柏子仁。（《叶天士医案》）

🫖 邱。向来阳气不充，得温补每每奏效。近因劳烦，令阳气弛张，致风温过肺卫以扰心营。欲咳心中先痒，痰中偶带血点。不必过投沉降清散，以辛甘凉理上燥，清络热。蔬食安闲，旬日可安。

冬桑叶、玉竹、大沙参、甜杏仁、生甘草、苡仁。糯米汤煎。（《临证指南医案·卷二·咳嗽·风温化燥》）

🫖 热久阴伤，津液不承，咳呛，舌红罩黑，不饥不食，肌肤甲错，渴饮不休，当滋胃汁以供肺，惟甘寒为宜。

麦冬、桑叶、蔗汁、花粉、梨汁。（《眉寿堂方案选存·卷上·时疬湿温》）

🫖 热伤气，作之咳。

桑叶、川贝母、青蒿、南参、天花粉、骨皮。（《未刻本叶天士医案·保元方案》）

🫖 热郁于肺，咳而咽干。

桑叶、杏仁、生草、花粉、桔梗、川贝。（《未刻本叶天士医案·保元方案》）

🫖 热郁作咳，溺赤口渴，辛凉泄之。

薄荷叶、象贝、黑山栀、天花粉、连翘、苦杏仁。（《未刻本叶天士医案·方案》）

🫖 热止嗽盛。

熟地、茯神、北沙参、川斛、麦冬、鲜芡实。（《未刻本叶天士医案·保元方案》）

🫖 戎。咽阻咳呛，两月来声音渐低，按脉右坚，是冷热伤肺。

生鸡子白、桑叶、玉竹、沙参、麦冬、甜杏仁。（《临证指南医案·卷二·咳嗽·燥》）

🫖 蓐劳，下虚溏泄，近有风温，咳嗽发热。暂用手太阴上焦药四五日。

桑叶、沙参、麦冬、玉竹、甘草、扁豆。(《叶氏医案存真·卷三》)

🫖 少年面色青黄，脉小无神，自幼频有呕吐之症，明是饮食寒暄不调，以致中气不足。咳嗽非外感，不宜疏泄。小建中汤主之。

小建中汤(白芍、桂枝、炙草、生姜、大枣、饴糖。编者注)。(《叶天士医案》)

🫖 少阴空虚，冲气上逆，卧则咳呛，咽干隐隐燥痛。少阴之脉循喉咙，阴少上承，阳乃亢耳。

熟地、女贞子、金钗川斛、天冬、人中白、糯稻根须。(《未刻本叶天士医案·方案》)

🫖 少阴肾真下损，冲气不纳为嗽，扰络痰血，全赖胃强纳谷。

熟地、参三七、霍石斛、五味、白茯神、鲜莲子。(《未刻本叶天士医案·保元方案》)

🫖 邵，三十三岁。五液变痰涎，皆肾液之化。阴不承载，咳痹痛甚，乃劳怯之未传。能勉强纳谷，可望久延。

阿胶、鸡子黄、黑豆皮、川石斛、戎盐。(《叶天士晚年方案真本·杂症》)

🫖 舌白腻，咳嗽，入暮寒热，复感新邪耳。

杏仁、桔梗、桑白皮、藿香、橘白、老姜皮。(《未刻本叶天士医案·保元方案》)

🫖 沈，三十五岁。此嗽是支脉结饮，治肺无益，近日嗔怒恼气，寒热一月，汗多不渴，舌淡白，身痛偏左，咽痒必咳。

玉竹、大沙参、米仁、生草、扁豆、茯苓。(《叶天士晚年方案真本·杂症》)

🫖 沈，十九。劳嗽，食减便泻，汗出，阴损已及阳腑。中宜扶胃，下固肾阴为治。大忌清肺寒凉希冀治嗽。

熟地、熟冬术、五味、芡实、湖莲、山药。(《临证指南医案·卷二·咳嗽·劳嗽》)

🫖 沈，四十岁。几年失血，继而久咳，乃内损之咳，痰多治嗽无用，已失音嘶响，损象何疑？

黄精、白及、米仁、茯苓。

四味熬膏，早服牛乳一杯。（《叶天士晚年方案真本·杂症》）

🫖 沈。脉右搏数，风温呛咳。

桑叶、杏仁、象贝、苡仁、瓜蒌皮、白沙参。（《临证指南医案·卷二·咳嗽·风温》）

🫖 沈。味进辛辣，助热之用，致肺伤嗽甚。其血震动不息，阳少潜伏，而夜分为甚。清气热而不妨胃口，甘寒是投，与《内经》辛苦急，急食甘以缓之恰符。

生甘草、玉竹、麦冬、川贝、沙参、桑叶。

又 肝阳易逆，内风欲怫，不得着左卧，恶辛气，喜甘润。治肝体用，润剂和阳。

生地、阿胶、天冬、茯神、牡蛎、小麦。（《临证指南医案·卷二·吐血·阴虚肝风动》）

🫖 沈氏。血后久咳，脘痛食减，经闭便溏。拟进疏泄肝气。

苏子、炒丹皮、桃仁、郁金、钩藤、白芍。（《临证指南医案·卷二·吐血·肝气》）

🫖 失血，咳嗽，经事不至，渐延干血。

细生地、稽豆皮、茯神、生牡蛎、川石斛、鲜藕。（《未刻本叶天士医案·保元方案》）

🫖 失血后，脉涩咳呛，宜养肺胃之阴。

北沙参、茯神、麦门冬、白扁豆、百合、霍石斛。（《未刻本叶天士医案·方案》）

🫖 失血气逆，咳呛能食，宜乙癸同治。

熟地、川石斛、牡蛎、天冬、茯神、牛膝。（《未刻本叶天士医案·方案》）

🫖 施。脉小数，舌绛，喉中痒，咳呛血。因暑热旬日，热入营络，震动而溢。凡肺病为手太阴经，逆传必及膻中，仍以手厥阴治。

竹叶心、生地、银花、连翘心、玄参、赤豆皮。(《临证指南医案·卷二·吐血·暑热》)

🫖 湿饮内阻，焉得不咳！

杏仁、大半夏、粗桂枝、米仁、块茯苓、木防己。(《未刻本叶天士医案·方案》)

🫖 湿饮上阻，头胀嗽逆，以淡渗之，勿以温泄，谓其湿阻蒸热耳。

杏仁、米仁、橘红、桑叶、浙苓。(《未刻本叶天士医案·保元方案》)

🫖 湿阻化热，咳嗽渴饮。

芦根、白通草、浙苓、杏仁、桑白皮、米仁。(《未刻本叶天士医案·方案》)

🫖 石，四三。咳嗽十月，医从肺治无效。而颠胀，喉痹，脘痞，显是厥阳肝风。议镇补和阳息风。

生牡蛎、阿胶、青黛、淡菜。(《临证指南医案·卷二·咳嗽·肝风》)

🫖 食饮下咽，必咳逆，方爽能纳，属噎膈之渐。

枇杷叶、苏子、蒌仁霜、旋覆花、茯苓、广橘红。(《未刻本叶天士医案·方案》)

🫖 始于嗔怒动肝，冬季温暖少藏，肝气多升，肺气不降，遂令咳逆喘促，热郁入里，耳聋自利。延绵经月，真损必然殒胎，非轻小之恙。

黄芩、蒌皮、杏仁、白芍、橘皮、乌梅。(《眉寿堂方案选存·卷下·女科》)

🫖 暑风上袭，头重咳嗽。

丝瓜叶、桑皮、杏仁、飞滑石、橘红、米仁。(《未刻本叶天士医案·保元方案》)

🫖 暑风上阻，头胀鼻塞，咳嗽。

丝瓜叶、桑皮、杏仁、白芦根、桔梗、薏米。(《未刻本叶天士医案·方案》)

　　🫖　暑风作咳。

　　丝瓜叶、桑皮、杏仁、薏苡仁、橘红、芦根。(《未刻本叶天士医案·保元方案》)

　　🫖　暑风作咳。

　　杏仁、芦根、通草、桑皮、象贝、米仁。(《未刻本叶天士医案·保元方案》)

　　🫖　暑热侵于上焦，咳嗽身热，主以辛凉，肃其肺卫。

　　鲜丝瓜叶、杏仁、桔梗、活水芦根、桑皮、花粉。(《未刻本叶天士医案·保元方案》)

　　🫖　暑热吸受，先伤于上。初病咳逆，震动血络，暑热仍在。见血治血，已属不法，参入重剂，伤及无病之地。晡时头胀，潮热咳呕，邪在气分，当推上病治下之旨。

　　西瓜翠衣、白通草、六一散、白芦根、生薏仁。(《眉寿堂方案选存·卷上·暑》)

　　🫖　暑伤气，作之咳。

　　杏仁、天花粉片、桑皮、芦根、西瓜翠衣、川贝。(《未刻本叶天士医案·保元方案》)

　　🫖　暑邪在上，清空诸窍热疮，咳痰气促，肺热急清。

　　竹叶、杏仁、黄芩、连翘、川贝、郁金。(《眉寿堂方案选存·卷上·暑》)

　　🫖　暑阻上焦，头重咳嗽，寒热似疟。

　　丝瓜叶、桑皮、杏仁、飞滑石、橘红、通草。(《未刻本叶天士医案·保元方案》)

　　🫖　水液上泛，形浮嗽逆，无如不独阳微，阴亦为之亏矣。用药之难以图功在斯。

　　茯苓桂枝五味甘草汤。(《未刻本叶天士医案·方案》)

　　🫖　宋，二一。脉右浮数，风温干肺化燥。喉间痒，咳不爽。用辛甘凉润剂。

　　桑叶、玉竹、大沙参、甜杏仁、生甘草糯米汤煎。(《临证指南医案·卷二·咳嗽·风温化燥》)

🫖 宋，三十。先失音，继喉痹，是气分窒塞。微寒而热，水饮呛出，咯痰随出随阻，此仍在上痹，舌黄口渴。议与苦辛寒方。

射干、麻黄、杏仁、生甘草、石膏、苡仁。（《临证指南医案·卷二·失音·寒热客邪迫肺》）

🫖 嗽不减，左脉弦。

玉竹、川贝、南沙参、地骨皮、生草。

白糯米泡汤代水。（《未刻本叶天士医案·方案》）

🫖 嗽而脉数，脏阴亏矣，金水同治。第参之色脉，恐延损怯。

熟地、甜北参、麦冬、茯神、川石斛、天冬。（《未刻本叶天士医案·方案》）

🫖 嗽而呕恶，肺胃不降耳。

枇杷叶、橘红、茯苓、旋覆花、杏仁、竹茹。（《未刻本叶天士医案·保元方案》）

🫖 嗽而呕恶，胃气弱也。

白扁豆、北沙参、霍石斛、川贝母、麦冬肉、块茯苓。（《未刻本叶天士医案·保元方案》）

🫖 嗽减，自汗口干。

玉竹、茯苓、南参、骨皮。

白糯米泡汤代水。（《未刻本叶天士医案·方案》）

🫖 嗽减痰多，交雨水节，血复溢。

旋覆花、扁杏仁、米仁、蒌仁霜、冬瓜子、浙苓。（《未刻本叶天士医案·方案》）

🫖 嗽久，形凛，心悸。

贞元饮（熟地、炙草、当归。编者注）。

嗽久不已，病不在肺，而在少阴矣，且左脉弦数，法宜摄阴。

熟地、鲜莲肉、茯神、川斛、左牡蛎、天冬。（《未刻本叶天士医案·保元方案》）

🫖 嗽咳胸引痹痛，小溲频数，肺阴渐涸矣。

麦冬、甘草、地骨皮、北参、玉竹、川贝母。

白元米煎汤代水。(《未刻本叶天士医案·保元方案》)

🍵 嗽逆,冲气不纳,形浮。

茯苓、桂枝、北五味、炙甘草。(《未刻本叶天士医案·方案》)

🍵 嗽痰胸痹。

苇茎汤(苇茎、苡仁、桃仁、瓜瓣。编者注)。(《未刻本叶天士医案·保元方案》)

🍵 孙。脉搏大,阳不下伏,咳频喉痹,暮夜为甚。先从上治。

生鸡子白、生扁豆皮、玉竹、白沙参、麦冬、地骨皮。(《临证指南医案·卷二·咳嗽·阴虚火炎》)

🍵 孙,二六。用力,气逆血乱,咳出腥痰浊血。用千金苇茎汤(苇茎、苡仁、桃仁、瓜瓣。编者注)。(《临证指南医案·卷二·吐血·寒热郁伤肺》)

🍵 孙氏。胃虚,肝风内震,呕痰咳逆,头痛眩晕,肢麻,汗出寒热。

二陈汤(半夏、陈皮、茯苓、甘草、生姜。编者注)加天麻、钩藤。(《临证指南医案·卷一·肝风·肾虚痰滞》)

🍵 痰饮咳嗽,终夕不寐,面浮如盘。昔徽宗宠妃病此,治用真蚌粉,新瓦上炒红,入青黛少许,用淡薑水,滴麻油数滴,调服二钱。(《叶氏医案存真·卷二》)

🍵 汤,二四。脉左坚数促,冬温咳嗽,是水亏热升。治不中窾,胃阴受伤,秽浊气味直上咽喉。即清肺冀缓其嗽,亦致气泄,而嗽仍未罢。先议甘凉益胃阴以制龙相,胃阴自立,可商填下。

生扁豆、米炒麦冬、北沙参、生甘草、冬桑叶、青蔗浆水。(《临证指南医案·卷二·咳嗽·胃阴虚》)

🍵 汤,十八。气逆,咳血后,胁疼。

降香汁八分(冲)、川贝一钱半、鲜枇杷叶三钱、白蔻仁五分、杏仁二钱、橘红一钱。(《临证指南医案·卷八·胁痛·金不制木》)

🍵 汤。肺气不降,咳痰呕逆。

鲜芦根、桃仁、丝瓜子、苡仁。(《临证指南医案·卷二·肺

痿·肺气不降》)

🫖 体弱夹邪，咳嗽头胀，怕其络松失血。

桑叶、川贝母、南沙参、玉竹、北梨肉、天花粉。(《未刻本叶天士医案·保元方案》)

🫖 体质阴亏，燥侵作咳。

桑叶、白沙参、玉竹、川贝、天花粉、生草。(《未刻本叶天士医案·保元方案》)

🫖 同里，廿。夏令热气伤阴失血，冬藏气降，血证必然不来。肉瘦精亏，嗽不肯已，但宜滋培脏阴，预防春深升泄。不可以药理嗽，固本法加五味子。

人参、熟地、生地、麦冬、天冬、五味子。(《叶氏医案存真·卷三》)

🫖 同里，廿七。幼年成婚太早，精气未充先泄，上年泄泻，继加痰嗽，纳食较少，形肌日瘦。今秋深喉痛，是肾精内乏，阴中龙雷闪烁无制。当此秋令肃降，藏职失司，明岁谷雨，万化开遍，此病危矣。

秋石拌人参、生紫石英、紫衣胡桃肉、茯神、女贞实、五味子。(《叶氏医案存真·卷三》)

🫖 汪，七十。天明至午，嗽甚痰血。春暖阳浮，是肾虚不藏。闻咳音重浊不爽。先议轻清治气分之热。

桑叶、南花粉、黑栀皮、桔梗、甘草、橘红。(《临证指南医案·卷二·吐血·上焦气分蓄热》)

🫖 汪。长夏湿气，主伤脾胃中阳。湿是阴浊之气，不饥泄泻。湿滞气阻，升降不利，咳声震动而血溢。医知风寒火颇多，而明暑湿燥绝少。愈治愈穷，茫茫无效。到吴已易三方，病减及半，推原和中为要。

生谷芽、茯苓、白芍、炙草、米仁、北沙参。(《叶天士晚年方案真本·杂症》)

🫖 汪。初咳不得卧，今左眠咳甚，并不口渴欲饮，周身漐漐汗出。此积劳内伤，木反乘金。不饥不纳，滋腻难投。惟以培中土，制木生金，合乎内伤治法。

川桂枝、茯苓、淡干姜、五味子、生甘草、大枣。(《临证指南医案·卷二·咳嗽·劳倦阳虚》)

🫖 汪。耳聋咳嗽，形体日瘦。男子真阴未充，虚阳易升乘窍。书云：胆络脉附耳。先议清少阳郁热，以左耳为甚故也。

桑叶、丹皮、连翘、黑山栀、青蒿汁、象贝母。(《临证指南医案·卷八·耳·胆火上郁》)

🫖 汪。肾虚，当春阳升动咳嗽，嗽止声音未震，粪有血。阴难充复，不肯上承。用阴药固摄。

熟地、白芍、茯神、黑豆皮、炒焦乌梅肉。(《临证指南医案·卷七·便血·肾阴虚》)

🫖 汪。嗽血已止，粪中见红，中焦之热下移。肠胃属腑，止血亦属易事。花甲以外年岁，热移入下，到底下元衰矣。

细生地、川石斛、柿饼灰、天冬。(《临证指南医案·卷七·便血·大肠血热》)

🫖 汪。右脉大，咽喉痒呛，头中微胀。此冬温内侵，阳气不伏，络热，血得外溢。当调其复邪。

桑叶、山栀皮、连翘、白沙参、象贝、牛蒡子。(《临证指南医案·卷二·吐血·冬温》)

🫖 王，二八。见红两年，冬月加嗽，入春声音渐嘶，喉舌干燥。诊脉小坚，厚味不纳，胃口有日减之虞。此甘缓益胃阴主治。

麦冬、鸡子黄、生扁豆、北沙参、地骨皮、生甘草。(《临证指南医案·卷二·吐血·胃阴虚》)

🫖 王，二五。气分热炽，头胀痰嗽。

连翘、石膏、杏仁、郁金、薄荷、山栀。

又照前方去山栀，加蒌皮、桔梗。(《临证指南医案·卷二·咳嗽·气分热》)

🫖 王，三八。脉左尺坚，久嗽失音，入夏见红，天明咳甚，而纳谷减损。此劳损之证，急宜静养者。

麦冬、大沙参、玉竹、川斛、生白扁豆、鸡子白。(《临证指南

医案·卷二·咳嗽·劳嗽》）

🜛 王，三五。脉右大，温邪震络，咳痰带血。

桑皮、杏仁、山栀皮、花粉、大沙参、石膏。（《临证指南医案·卷二·吐血·温热》）

🜛 王，十八岁。真阴未充，冬失藏聚，春阳初动，阴火内灼成疡，溃脓更伤血液，此咳乃浮阳上熏之气。日晡及暮，神烦不宁，治在少阴。

乌胶、龟腹甲心、黄柏、天冬、川石斛、生地。（《叶天士晚年方案真本·杂症》）

🜛 王。禀质阳亢阴虚，频年客途粤土。南方地薄，阳气升泄，失血咳嗽形寒，火升盗汗，皆是阴损阳不内入交偶。医见嗽治肺，必延绵入凶。

熟地、芡实、五味、茯神、建莲、炒山药。（《叶天士晚年方案真本·杂症》）

🜛 王。痧后，及暮加喉痛，咳。

元参、犀角、鲜生地、连翘、花粉、丹皮。（《临证指南医案·卷十·痧疹·毒火未清》）

🜛 温侵嗽盛，清之是适，而脉微涩，形瘦食少，真元颇亏。年未及五，乃未老先衰之象。

玉竹、桑叶、白沙参、川贝、霍斛、甘蔗汁。（《未刻本叶天士医案·方案》）

🜛 温侵作咳。

玉竹、南沙参、竹茹、桑叶、川贝母、杏仁。（《未刻本叶天士医案·方案》）

🜛 温邪咳嗽，头胀鼻塞。

薄荷、象贝、桑白皮、桔梗、杏仁、生甘草。（《未刻本叶天士医案·方案》）

🜛 温邪咳嗽。

薄荷、连翘、黑栀、花粉、桔梗、生草。（《未刻本叶天士医案·方案》）

🫖 温邪侵于肺卫，作之咳嗽。

杏仁、桑叶、川贝母、花粉、黄芩、南沙参。(《未刻本叶天士医案·方案》)

🫖 温邪侵于上焦，咳嗽舌干。

桑叶、川贝、桔梗、花粉、杏仁、连翘。(《未刻本叶天士医案·方案》)

🫖 温邪上郁，咳嗽头重。

杏仁、米仁、橘红、白旋覆花、萎霜、桑皮。(《未刻本叶天士医案·方案》)

🫖 温邪上郁，咳嗽音哑。

薄荷、射干、连翘、桔梗、杏仁、象贝。(《未刻本叶天士医案·方案》)

🫖 温邪未净，脘闷，咳嗽。

杏仁、白茯苓、桑皮、半夏、广橘红、米仁。(《未刻本叶天士医案·方案》)

🫖 温邪形寒痰嗽，脉形细小。少阴本气素弱，治邪宜以轻药，勿得动下。

苏梗、桑叶、沙参、杏仁、玉竹、橘红。(《眉寿堂方案选存·卷上·春温》)

🫖 温邪郁而不泄，头痛，咳嗽，脘闷。

杏仁、花粉、桂枝、炙草、生姜、大枣。(《未刻本叶天士医案·方案》)

🫖 温邪郁于肺卫，咳嗽音嘶，脉微。

泻白散 (桑皮、地骨皮、甘草、粳米。编者注)。(《未刻本叶天士医案·方案》)

🫖 温邪郁于肺卫，咳嗽音嘶。

射干、花粉、生草、桔梗、玄参、象贝。(《未刻本叶天士医案·方案》)

🫖 温邪作咳，脉弦数，恐咳伤阳络失血。

桑叶、杏仁、花粉、川贝、生草、南参。(《未刻本叶天士医

案·方案》）

🫖 温邪作咳，痰血。

桑叶、花粉、南沙参、川贝、杏仁、生甘草。（《未刻本叶天士医案·方案》）

🫖 温邪作咳。

桑叶、川贝母、南沙参、杏仁、南花粉、大甘草。（《未刻本叶天士医案·方案》）

🫖 温邪作咳。

玉竹、南沙参、生草、桑叶、川贝母、花粉。（《未刻本叶天士医案·方案》）

🫖 温邪作咳形寒，曾失血，宜用轻药。

杏仁、桑叶、川贝、桔梗、橘红。（《未刻本叶天士医案·方案》）

🫖 无锡，廿二。嗽血秋季再发，夜热汗出，全是阴亏见症，大忌肺药理嗽。绝欲百日，助其收藏，胃口尚好，肾肝阴药中，必佐摄纳。

熟地、五味子、山药、芡实、湖莲、茯神。（《叶氏医案存真·卷三》）

🫖 无形暑热袭于肺卫，咳嗽脘闷。

鲜芦根、橘红、桑皮、枇杷叶、杏仁、滑石。（《未刻本叶天士医案·保元方案》）

🫖 吴，三四。形畏冷，寒热，左胁有宿痞，失血咳嗽，曾骤劳力。经年尪羸，药不易效。

旋覆花、新绛、归须、炒桃仁、柏子仁、茯神。（《临证指南医案·卷二·吐血·血络痹阻》）

🫖 吴，十七。胁中刺痛，血逆，心中漾漾，随嗽吐出，兼有呕恶腹痛。此笄年情志郁勃，阳气多升，络血逆行，经水不下，恐延干血重症。

山楂、桃仁、柏子仁、丹皮、延胡、益母草。（《种福堂公选医案·吐血》）

🍵 吴。风温上受，饮邪上泛，卧枕则咳甚。饮，阴类也。先以轻扬肃上，再议理饮。

桔梗、兜铃、米仁、茯苓、通草、象贝，急火煎服一次。

又 案轻可去实，恰当上受风温，但左胁引动而咳甚。经言：左升太过，右降不及。然非肝木之有余，雨水春木萌动，气升上冲，皆血液之少，不主配偶之义。

甜杏仁、玉竹、甘草、桃仁、炒麻仁。(《叶氏医案存真·卷二》)

🍵 吴。久嗽，因劳乏致劳，络血易瘀，长夜热灼。议养胃阴。

北沙参、黄芪皮、炒麦冬、生甘草、炒粳米、南枣。(《临证指南医案·卷二·咳嗽·胃阴虚》)

🍵 吴氏。气塞失血，咳嗽心热，至暮寒热，不思纳谷。此悒郁内损，二阳病发心脾。若不情怀开爽，服药无益。

阿胶、麦冬、茯神、白芍、北沙参、女贞子。(《临证指南医案·卷二·吐血·郁》)

🍵 吴氏。郁损，咳血频发，当交节气逆呕吐，肢冷厥逆。所现俱是虚劳末路，岂是佳景？勉拟方。

生白芍、乌梅、炙草、炒麦冬、茯神、橘红。(《临证指南医案·卷二·吐血·郁》)

🍵 吴，妪。病去五六，当调寝食于医药之先。此平素体质，不可不论，自来纳谷恒少，大便三日一行，胃气最薄，而滋腻味厚药慎商。从来久病，后天脾胃为要。咳嗽久，非客症。治脾胃者，土旺以生金，不必穷究其嗽。

人参、鲜莲子、新会皮、茯神、炒麦冬、生谷芽。(《临证指南医案·卷二·咳嗽·中气虚》)

🍵 下焦不纳，冲逆咳嗽，烦劳则精浊。

茯苓、炙草、胡桃肉、桂枝、北五味。(《未刻本叶天士医案·方案》)

🍵 下焦不纳，冲气咳逆。

茯苓桂枝五味甘草汤加胡桃肉。(《未刻本叶天士医案·方案》)

☙ 下虚气逆，作咳内热。

熟地、天冬、知母、茯神、麦冬、川斛。(《未刻本叶天士医案·方案》)

☙ 夏暑久郁为瘅疟，热胜则肺胃津伤，五心热，多咳，故薄味清养，自能向愈，甘寒除热生津方进商。

麦冬、花粉、竹叶、沙参、甜杏仁、甘草。(《眉寿堂方案选存·卷上·疟疾》)

☙ 夏至阴气不生，乃损不能复矣。今当大热，气泄愈甚，百脉诸气皆空，脂液尽耗，难望再醒，为寒为热，无非身中阴阳互乘，阳由阴上越，则顶颠痛。风木之火人中。则呕逆呛咳，总之液涸神竭。进两仪煎（人参、熟地，熬膏，白蜜收。编者注）、琼玉膏（地黄、茯苓、人参、白蜜、瞿仙加琥珀、沉香。编者注），扶至稍凉，再为斟酌。

麦冬、竹叶、人参、乌梅肉、大麦、鲜荷叶汁。

水煎，澄冷服。(《叶氏医案存真·卷三》)

☙ 向来久咳伤肺，更值雨潮感邪，但热不寒，是为瘅疟。仲圣云：消烁肌肉，当以饮食消息之，在乎救胃以涵肺。医知是理否？

竹叶、麦冬、连翘、甘草、梨皮、青蔗汁。(《叶天士医案》)

☙ 邪未尽泄，肺气不降，咳逆短气。

枇杷叶、苏子、橘红、蒌仁霜、浙苓、杏仁。(《未刻本叶天士医案·保元方案》)

☙ 邪壅于肺，日久络痹嗽痰，胸中痹痛，恐延肺痈。

鲜枇杷叶、苏子、杏仁、鲜冬瓜子、旋覆米仁。(《未刻本叶天士医案·保元方案》)

☙ 邪郁于肺，咳嗽痰稠。

桑白皮、杏仁、橘红、川贝母、花粉、桔梗。(《未刻本叶天士医案·保元方案》)

☙ 形浮，嗽逆痰血，宜降肺胃。

旋覆花、苏子、半夏、枇杷叶、米仁、茯苓。(《未刻本叶天士医案·方案》)

☙ 形寒咳嗽，脉小。

杏仁、桂枝、生姜、炙草、花粉、大枣。(《未刻本叶天士医案·方案》)

☙ 宿饮咳逆，哮喘，陡然形寒吐血，此亦阳伤浊干耳。

桂枝、半夏、干姜、茯苓、炙草、五味。(《未刻本叶天士医案·保元方案》)

☙ 虚损心热，腭干，咳嗽，失血。此天气令降，身中龙相反升，下焦真气不得收纳故也。惟宁神静坐，斯天君不动，自得阴上承，阳下降，地天交而成泰矣。

紫胡桃肉、坎气、糯稻根须、北五味子、白蜜。(《叶氏医案存真·卷一》)

☙ 徐，四一。清金润燥热缓，神象乃病衰成劳矣。男子中年，行走无力，寐中咳逆，温补刚燥难投。

天冬、生地、人参、茯苓、白蜜。(《临证指南医案·卷一·虚劳·阴虚》)

☙ 徐。阴虚风温，气逆嗽血。

生扁豆、玉竹、白沙参、茯苓、桑叶、郁金。(《临证指南医案·卷二·吐血·风温》)

☙ 许，十九。善嗔，食减无味，大便溏泻。三年久病，内伤何疑。但清内热，润肺理嗽，总是妨碍脾胃。思人身病损，必先阴阳致偏。是太阴脾脏日削，自然少阳胆木来侮。宗《内经》补脏通腑一法。

四君子加桑叶炒丹皮。

又 虚劳三年，形神大衰，食减无味，大便溏泻，寒起背肢，热从心炽，每咳必百脉动掣，间或胁肋攻触。种种见症，都是病深传遍。前议四君子汤，以养脾胃冲和，加入桑叶、丹皮，和少阳木火，使土少侵，服已不应。想人身中二气致偏则病，今脉症乃损伤已极，草木焉得振顿。见病治病，谅无裨益。益气少灵，理从营议。食少滑泄，非滋腻所宜。暂用景岳理阴煎（熟地、当归、炙甘草、干姜，或加肉桂。编者注）法，参入镇逆固摄。若不胃苏知味，实难拟法。

又人参、秋石、山药、茯苓。河车胶丸。(《临证指南医案·卷一·虚劳·阴阳并虚》)

🍵 许。产后阴虚，肝风动灼，喉干呛咳，晚则头晕。

阿胶、细生地、天冬、茯神、小麦、川斛。(《临证指南医案·卷九·产后·阴虚风阳动》)

🍵 许友官。幼年疡溃成漏，后天不能充长，其吐血后，嗽不止，夜热，晨汗热止，日见色夺肉消，减食恶心，便溏。乃劳怯阴阳，中下并伤、草木药饵，何能挽回生生真气？难效之症。

人参、山药、芡实、炙草、五味、熟地炭。(《叶氏医案存真·卷三》)

🍵 血后咳嗽，宜益肺胃。

北沙参、麦冬、霍斛、白扁豆、茯神。(《未刻本叶天士医案·方案》)

🍵 血后咳嗽咽干，肺胃之阴亏耳。

北参、麦门冬、霍斛、扁豆、川贝母、茯神。(《未刻本叶天士医案·保元方案》)

🍵 血虽止，脉尚弦数，晨起咳呛，阴亏阳动不潜使然，静养为主。

熟地、麦门冬、真阿胶、茯神、川石斛、鸡子黄。(《未刻本叶天士医案·方案》)

🍵 血症发后，体虚气弱。暑气外侵，而寒热腰痛，饥不欲食。虽咳嗽未减，当治其本，即急则治标之义也。

香薷、扁豆、木瓜、厚朴。(《叶氏医案存真·卷二》)

🍵 咽腐不愈，咳呛音嘶，虚阳炎炎，由少阴之阴不能上承也。

生地、糯稻根须、人中白、元参、大鸡子黄、生甘草。(《未刻本叶天士医案·方案》)

🍵 杨，二四。形瘦色苍，体质偏热，而五液不充。冬月温暖，真气少藏，其少阴肾脏先已习习风生。乃阳动之化，不以育阴驱热以却温气，泛泛乎辛散，为暴感风寒之治。过辛泄肺，肺气散，斯咳不已。苦味沉降，胃口戕而肾关伤，致食减气怯，行动数武，气欲喘急。封藏纳固之司渐失，内损显然。非见病攻病矣，静养百日，犹冀其安。

麦冬米拌炒、甜沙参、生甘草、南枣肉。冲入青蔗浆一杯。（《临证指南医案·卷二·咳嗽·阴虚感温邪》）

🫖 叶，三八。脉数形瘦，素有失血。自觉气从左升，痰嗽随之。此皆积劳，阳气鼓动，阴弱少制，六味壮水和阳极是。近日便浊，虽宜清热，亦必顾其阴体为要。

生地、丹皮、甘草梢、泽泻、山栀、黑豆皮。（《临证指南医案·卷三·淋浊·阴虚湿热》）

🫖 叶，四十。脉右弦，舌黄不渴，当心似阻。昔形壮，今渐瘦。咳久不已，卧着则咳，痰出稍安。此清阳少旋，支脉结饮。议通上焦之阳。

鲜薤白、瓜蒌皮、半夏、茯苓、川桂枝、姜汁。（《临证指南医案·卷五·痰饮·胸次清阳少旋支脉结饮》）

🫖 叶。风温入肺，肺气不通，热渐内郁，如舌苔，头胀，咳嗽，发疹，心中懊恼，脘中痞满，犹是气不舒展，邪欲结痹。宿有痰饮，不欲饮水。议栀豉合凉膈方法。

山栀皮、豆豉、杏仁、黄芩、瓜蒌皮、枳实汁。（《临证指南医案·卷五·风温·风温伤肺》）

🫖 夜来咳嗽略稀，即得假寐目瞑。夫温邪内热，津液被劫，已属化燥，而秋令天气下降，草木改色。肺位最高，上焦先受。大凡湿由地升，燥从天降，乃定理也。今皮肤甲错，肌肉消烁，无有速于是也。兹论气分主治，以上焦主气也。议用喻氏方，减去血药，以清燥专理上焦。

经霜桑叶、玉竹、甜杏仁将滤入生石膏末二钱、枇杷叶、甜梨皮、花粉。（《眉寿堂方案选存·卷上·燥病》）

🫖 遗精，气逆嗽痰，宜摄少阴。

熟地、湘莲、金樱子、茯神、芡实、北五味。（《未刻本叶天士

医案·保元方案》)

　　🫖 因湿作咳，疮疡。

　　桑皮、米仁、橘红、姜皮、杏仁、前胡。(《未刻本叶天士医案·方案》)

　　🫖 阴亏气燥，咳嗽。

　　玉竹、桑叶、南沙参、川贝、花粉、扁杏仁。(《未刻本叶天士医案·保元方案》)

　　🫖 阴亏体质，近受燥火，咳呛，少寐，暂以甘寒肃其肺卫，续以培元为妥。

　　葳蕤、茯神、桑叶、南参、霍斛、梨肉。(《未刻本叶天士医案·保元方案》)

　　🫖 阴亏燥侵，嗽甚。

　　玉竹、川贝母、麦冬、霍斛、南沙参、茯神。(《未刻本叶天士医案·保元方案》)

　　🫖 阴弱，风温作咳，痰血。

　　玉竹、花粉、白沙参、茯神、川贝、甘蔗汁。(《未刻本叶天士医案·方案》)

　　🫖 阴弱气燥，化热逼络，嗽血，心中辣热，宜用甘药和之。

　　葳蕤、南参、茯神、川贝、霍斛、鲜藕。(《未刻本叶天士医案·保元方案》)

　　🫖 阴弱气燥咳呛，宜用甘药以养胃之阴。

　　葳蕤、麦门冬、霍山石斛、南参、北梨肉、炒黄川贝。(《未刻本叶天士医案·保元方案》)

　　🫖 阴伤阳浮，咳血，头胀。

　　竹卷心、川贝母、南沙参、鲜莲肉、天花粉、白茯神。(《未刻本叶天士医案·方案》)

　　🫖 阴虚温侵作咳，痰血。

　　玉竹、南沙参、白花粉、川贝、霍石斛、生甘草。(《未刻本叶天士医案·方案》)

　　🫖 阴液损伤，阳气上冒，衄血咳痰。理宜和阳存阴，冀津液

稍复，望其转机。至于疏滞解表，和表诸法，自然另有高见，非敢
参末议也。

秋石拌人参、阿胶、鲜生地、麦冬。(《叶氏医案存真·卷二》)

🍵 饮逆，嗽不得卧。

杏仁、茯苓、橘红、厚朴、半夏、苡仁。(《未刻本叶天士医
案·保元方案》)

🍵 饮邪咳嗽。

半夏、橘红、旋覆花、茯苓、米仁、枇杷叶。(《未刻本叶天士
医案·方案》)

🍵 饮邪作咳。

茯苓、杏仁、炙甘草、桂枝、米仁、老生姜。(《未刻本叶天士
医案·保元方案》)

🍵 饮邪作咳。

苦杏仁、茯苓、白芥子、旋覆花、米仁、橘皮红。(《未刻本叶
天士医案·保元方案》)

🍵 饮邪作咳。

杏仁、桂枝、生姜、茯苓、炙草、米仁。(《未刻本叶天士医
案·方案》)

🍵 饮邪作嗽，不得卧。

杏仁、茯苓、半夏、白芥子、米仁、橘红。(《未刻本叶天士医
案·方案》)

🍵 饮阻咳嗽。

旋覆花、米仁、橘红、杏核仁、浙苓、白芥子。(《未刻本叶天
士医案·保元方案》)

🍵 饮阻于肺，咳嗽失血，宜用清降。

旋覆花、薏苡仁、苏子、蒌仁霜、浙茯苓、橘红。(《未刻本叶
天士医案·方案》)

🍵 营阴枯槁，气燥作咳。

熟地、天冬、穞豆皮、阿胶、茯神、鸡子黄。(《未刻本叶天士
医案·保元方案》)

尤氏。寡居烦劳，脉右搏左涩。气燥在上，血液暗亏。由思郁致五志烦煎，固非温热补涩之证。晨咳吐涎，姑从胃治，以血海亦隶阳明耳。

生白扁豆、玉竹、大沙参、茯神、经霜桑叶、苡仁。

用白糯米半升，淘滤清，入滚水泡一沸，取清汤煎药。

又　本虚在下，情怀悒郁，则五志之阳上熏为咳，固非实火。但久郁必气结血涸，延成干血劳病。经候涩少愆期，已属明征。当培肝肾之阴以治本，清养肺胃气热以理标。刚热之补，畏其劫阴，非法也。

生扁豆一两、北沙参三钱、茯神三钱、炙草五分、南枣肉三钱。

丸方：熟地（砂仁末拌炒）四两、鹿角霜（另研）一两、当归（小茴香拌炒）二两、怀牛膝（盐水炒炭）二两、云茯苓二两、紫石英（醋煅水飞）一两、青盐五钱。

另，熬生羊肉胶和丸，早服四钱，开水送。（《临证指南医案·卷二·咳嗽·郁火伤胃》）

有年阳微，饮逆咳嗽。

杏仁、茯苓、生姜、桂枝、炙草、大枣。（《未刻本叶天士医案·方案》）

有年阳微失护，客邪触饮，咳嗽呕逆，形寒身痛。

杏仁、茯苓、生姜、桂枝、炙草、大枣。（《未刻本叶天士医案·方案》）

右寸大，此金燥作咳，莫作饮治，宜以清润为主。

壮玉竹、南沙参、霍山石斛、川贝母、白茯神、生扁豆白。（《未刻本叶天士医案·方案》）

俞，五一。久嗽失音，饮食仍进，自觉淹淹无力，此是内伤劳倦。夏月泄利，是暑湿气感，不在本病之例。食减肉消，治嗽无益，以肺痿论。

白及、生黄芪、炙甘草、苡仁、黄精。（《种福堂公选医案·肺痿》）

袁，三六。下虚，当春升之令，形软无力。嗽血复来。以甘温厚味，养其阴中之阳。

枸杞、沙苑、归身炭、牛膝、巴戟、精羊肉。(《临证指南医案·卷二·吐血·阴中阳虚》)

🍵 袁。温邪痰嗽，气喘肚膨，四日不解，防发痧。

连翘、山栀、牛蒡、杏仁、石膏。(《临证指南医案·卷十·痧疹·温邪》)

🍵 燥侵咳嗽。

桑叶、川贝、花粉、杏仁、南参、橘红。(《未刻本叶天士医案·保元方案》)

🍵 燥侵作咳，但左脉弦数，恐络动失血。

桑叶、南沙参、嘉花粉、玉竹、川贝母、麦门冬。(《未刻本叶天士医案·保元方案》)

🍵 张，二五。形瘦脉数，昼凉暮热，肺失和为咳。小暑后得之，亦由时令暑湿之气。轻则治上，大忌发散。

大竹叶、飞滑石、杏仁、花粉、桑叶、生甘草 (《临证指南医案·卷二·咳嗽·暑湿》)

🍵 张，蠡墅，四十七岁。两月昼热夜凉，咳嗽喘急，是中年劳碌伤气，忌酒发汗，甘温益气。

人参、炙甘草、薏苡仁、白及，蜜水炙黄芪。(《叶天士晚年方案真本·杂症》)

🍵 张，刘真巷，三十七岁。上年五个月已小产二次，再加冬季伏侍病人劳乏。产虚在阴，劳伤在阳。咳嗽吐黏浊沫，咳逆上气，必呕食。凡食入胃传肠，此咳是下虚不纳，气冲涌水上泛，奈何庸医都以消痰清肺寒凉，不明伤损阴中之阳，必致胃倒败坏。

桂苓甘味汤。(《叶天士晚年方案真本·杂症》)

🍵 张，十七。冬季温邪咳嗽，是水亏热气内侵，交惊蛰节嗽减。用六味加阿胶、麦冬、秋石，金水同治，是泻阳益阴方法，为调体治病兼方。近旬日前，咳嗽复作，纳食不甘。询知夜坐劳形，当暮春地气主升，夜坐达旦，身中阳气亦有升无降，最有失血之虞。况体丰肌柔，气易泄越。当暂停诵读，数日可愈。

桑叶、甜杏仁、大沙参、生甘草、玉竹、青蔗浆。(《临证指南医案·卷二·咳嗽·温邪》)

🫖 张，十七。入夏嗽缓，神倦食减，渴饮。此温邪延久，津液受伤，夏令暴暖泄气，胃汁暗亏，筋骨不束，两足酸痛。法以甘缓，益胃中之阴，仿金匮麦门冬汤(麦门冬汤：麦冬、半夏、人参、甘草、大枣、粳米。编者注)制膏。

参须二两、北沙参一两、生甘草五钱、生扁豆二两、麦冬二两、南枣二两。熬膏。(《临证指南医案·卷二·咳嗽·胃阴虚》)

🫖 张，十七。岁天癸不至，咳嗽失血，乃倒经重症。先以顺气导血。

降香末、郁金、钩藤、丹皮、苏子、炒山楂、黑山栀。

又 震动气冲，咳呛失血。

鸡子黄、阿胶、鲜生地、天冬、生白芍、炒牛膝。

又 脉细数，腹痛营热，经不通。

人参、天冬、鲜生地、白芍、丹参。调入琥珀末三分。(《临证指南医案·卷九·调经·倒经》)

🫖 张，无锡，廿二岁。嗽血秋季再发，夜热汗出，全是阴虚。大忌肺药。理嗽绝欲百日，助其收藏，胃口颇好。肾肝阴药，必佐摄纳。

熟地、炒山药、芡实、五味、湖莲、茯神。(《叶天士晚年方案真本·杂症》)

🫖 张，五十五岁。窍乏之人，身心劳动，赖以养家。此久嗽失血声嘶，是心营肺卫之损伤，不与富户酒色精夺同推。

黄精、白及、米仁、茯苓。(《叶天士晚年方案真本·杂症》)

🫖 张。脉右弦数，左细涩，阴损。失血后久咳，食减便溏。

熟地炭、茯神、建莲、五味、芡实、炒山药。(《临证指南医案·卷二·吐血·阴虚》)

🫖 张氏。痰饮夹燥，咳，喉中痒。

杏仁、花粉、茯苓、象贝母、橘红、半夏曲。(《临证指南医案·卷五·痰饮·痰饮夹燥》)

🍵 章，二五。自服八味鹿角胶以温补，反咳嗽吐痰，形瘦减食，皆一偏之害。宜清营热，勿事苦寒。

鲜生地、麦冬、元参心、甘草、苦百合、竹叶心。（《临证指南医案·卷二·咳嗽·营热》）

🍵 赵，三三。咳逆自左而上，血亦随之。先以少阳胆络治。

生地、丹皮、泽兰、茯苓、降香末、荷叶汁。（《临证指南医案·卷二·吐血·木火升逆扰动阳络》）

🍵 中阳困顿，湿饮内阻，脘痛，飧泄，咳嗽，法宜温阳。

苓桂术姜汤。（《未刻本叶天士医案·保元方案》）

🍵 仲，二三。先因经阻，继以五心烦热，咳吐涎沫，食减微呕，面肿色瘁。乃肝阳化风，旋动不息。干血劳病，医治无益。

阿胶、生地、麦冬、牡蛎、小麦。（《临证指南医案·卷九·调经·阴虚肝风动干血劳》）

🍵 周，二七。左脉弦数，失血后，咳嗽音嘶少寐。阴亏阳升不潜之候，当滋养为主。

生地炭三钱、生牡蛎五钱、阿胶一钱半、麦冬一钱半、茯神三钱、川斛三钱。（《临证指南医案·卷二·吐血·阴虚阳升》）

🍵 周，三二。秋燥从天而降，肾液无以上承。咳嗽吸不肯通，大便三四日一更衣，脉见细小。议治在脏阴。

牛乳、紫衣胡桃、生白蜜、姜汁。（《临证指南医案·卷二·咳嗽·燥》）

🍵 周，四八。脉来虚芤，形色衰夺。久患漏疡，阴不固摄。经营劳动，阳气再伤。冬月客邪致咳，都是本体先虚。春深入夏，天地气泄，身中无藏，日加委顿，理固当然。此岂治咳治血者，议补三阴脏阴方法。

人参秋石汤拌、熟地、麦冬、扁豆、茯神、白粳米。（《临证指南医案·卷二·咳嗽·阴虚火炎》）

🍵 周，五五。久嗽四年，后失血，乃久积劳伤。酒肉不忌，湿郁脾阳为胀。问小溲仅通，大便仍溏。浊阴乘阳，午后夜分尤剧。

生於术、熟附子。（《临证指南医案·卷三·肿胀·脾阳虚》）

🍵　周。向有耳聋鸣响，是水亏木火蒙窍。冬阳不潜，亦属下元之虚。但今咳声，喉下有痰音，胁痛，卧着气冲，乃冲阳升而痰饮泛，脉浮。当此骤冷，恐有外寒引动内饮，议开太阳以肃上。

云茯苓、粗桂枝、干姜、五味同姜打、白芍、炙草。当午时服。（《临证指南医案·卷五·痰饮·外寒引动宿饮上逆》）

🍵　朱，廿八岁。归脾汤以治嗽治血，谓操持劳心，先损乎上。秦越人云：上损过脾不治。不曰补脾曰归，以四脏皆归中宫，斯上下皆得宁静。无如劳以性成，心阳下坠为疡，疡以挂线，脂液金耗，而形寒怯风，不但肾液损伤，阴中之阳已被剥斫，劳怯多由精气之夺。

鲜河车胶、人参、炒枸杞、云茯苓、紫衣胡桃肉、沙苑。（《叶天士晚年方案真本·杂症》）

🍵　朱，女。肝阴虚，燥气上薄，咳嗽夜热。

桑叶、白沙参、杏仁、橘红、花粉、地骨皮。糯米汤煎。（《临证指南医案·卷二·咳嗽·燥》）

🍵　朱，唐市，三十一岁。农人冷雨淋身，在夏天暴冷暴热，原非大症。木鳖有毒，石膏清散，攻攒触之气闭塞，咳久咽痛。轻剂取气，开其上壅。若药味重，力不在肺。

射干、生草、牛蒡、麻黄、米仁、嫩苏叶。（《叶天士晚年方案真本·杂症》）

🍵　朱。形寒暮热，咳嗽震动，头中、脘中、胁骨皆痛。先经嗽红，体气先虚。此时序冷热不匀，夹带寒邪致病。脉得寸口独大。当清解上焦，大忌温散之剂。

桑叶、苏梗、杏仁、象贝、玉竹、大沙参。（《临证指南医案·卷二·吐血·寒邪》）

🍵　朱，客。肋稍隐隐痛，卧起咳甚，冷汗，背有微寒，两足带冷，身体仰卧稍安。左右不堪转侧，此皆脉络中病。良由客寒闭其流行，两脉逆乱，上犯过也。治在血分，通络补虚。

枸杞子炒、咸蓉干、当归小茴同炒黑、桃仁炒、炙山甲。（《叶氏

医案存真·卷三》）

评点：此病在躯壳，而内连络膜，确宜通络。徐灵胎、陈修园必力诋之，何也？（《评点叶案存真类编·卷上·胁痛》）

庄，新盛，廿二岁。烟熏犯肺，呛逆咽痛，以清气分之热。轻可轻扬，味重即治上。

大沙参、绿豆皮、葳蕤、桑叶、生甘草、灯心。（《叶天士晚年方案真本·杂症》）

左大空搏，阳不潜伏，咳吐涎。

陈阿胶、炒麦冬、生白芍、鸡子黄、生地炭、炙甘草。（《眉寿堂方案选存·卷上·春温》）

左脉数，按之无序。阴亏阳动之象，日久恐有失血之累，但鼻血、咳呛、项核，先宜清理上焦。

桑叶、南沙参、夏枯草、川贝、白花粉、生甘草。（《未刻本叶天士医案·方案》）

左脉数，咳嗽耳聋。

熟地、天门冬、川斛、茯神、稽豆皮、牛膝。（《未刻本叶天士医案·方案》）

左脉弦，咳嗽，阳气偏亢，温邪侵之，宜用甘药。

北梨肉、白花粉、青蒿、白沙参、霍石斛、川贝。（《未刻本叶天士医案·方案》）

左脉弦，嗽血气逆，酒家动怒致此，当理肝胃。

金斛、茯苓、白牛膝、米仁、牡蛎、白扁豆。（《未刻本叶天士医案·方案》）

左脉弦，阴亏阳浮不潜，咳嗽，盗汗。

生地、阿胶、天冬、茯神、川斛、牡蛎。（《未刻本叶天士医案·保元方案》）

左脉弦数，阴亏气热，咳嗽，口燥。

生地、茯神、麦门冬、川斛、天冬、鲜莲肉。（《未刻本叶天士医案·保元方案》）

喘　证

【临证表现】

喘嗽，或动则喘促，坐卧稍安，俯不能仰，仰卧不安，甚者不能平卧，甚则昏冒。伴有发热，汗出，背寒，遇寒冷即发。周身掣痛，胁痛，痰多，眩晕，消渴，口干，脘闷痞胀，泄泻，肢体浮肿，麻木，小便不利，大便干涩或便难，失音，形枯。舌白，脉搏数，或脉大而动搏，或脉细小，或脉微而涩；或小数；或脉细促，三五欲歇止。

【临证经验】

叶桂门人华岫云根据叶氏诊治喘证经验总结说，肺为呼吸之橐籥，位居最高，受脏腑上朝之清气，禀清肃之体，性主乎降，又为娇脏，不耐邪侵。凡六淫之气，一有所著，即能致病。其性恶寒恶热，恶燥恶湿，最畏火风。邪著则失其清肃降令，遂痹塞不通爽矣。今先生立法，因于风者，则用薄荷、桑叶、牛蒡之属，兼寒则用麻黄、杏仁之类。若温热之邪壅遏而痹者，则有羚羊、射干、连翘、山栀、兜铃、竹叶、沙参、象贝。因湿则用通草、滑石、桑皮、苡仁、威喜丸，因燥则梨皮、芦根、枇杷叶、紫菀，开气则蒌皮、香豉、苏子、桔梗、蔻仁。其苇茎汤，葶苈大枣汤，一切药品，总皆主乎轻浮，不用重浊气味，是所谓微辛以开之，微苦以降之，适有合乎轻清娇脏之治也。肺主百脉，为病最多。就其配合之脏腑而言，肺与大肠为表里，又与膀胱通气化，故二便之通闭，肺实有关系焉。其他如肺痿、肺痈、哮喘、咳嗽、失音，各自分门，兹不重赘。（《临证指南医案·卷四·肺痹》）

叶桂门人邵新甫总结叶氏治疗喘证经验说，喘证之因，在肺为实，在肾为虚，先生揭此二语为提纲。其分别有四：大凡实之寒者，必夹凝痰宿饮，上干阻气，如小青龙，桂枝加朴、杏之属也。实而热者，不外乎蕴伏之邪，蒸痰化火，有麻杏甘膏、千金苇茎之治也。虚者，有精伤气脱之分，填精以浓厚之剂，必兼镇摄，肾气加沉香，都气入青铅，从阴从阳之异也。气脱则根浮，吸伤元海，危亡可立而待。思草木之无情，刚柔所难济，则又有人参、河车、五味、石英之属，急续元真，挽回顷刻。补天之治，古所未及。更有中气虚馁，土不生金，则用人参建中。案集三十，法凡十九，其层次轻重之间，丝丝入扣，学者宜深玩而得焉。（《临证指南医案·卷四·喘》）

喘证多因受寒，外邪侵犯，肺失宣肃；饮食厚味，嗜酒过度，损脾伤中，湿泛为痰，浊阴上攻，壅滞肺窍；色欲过度，下损及肾，精血内枯，气撒不收，肾虚不能纳气归元；治当血肉有情之品，填精益髓。仲景云：饮家而咳，当治饮，不当治咳。后贤每每以老人喘嗽，从脾肾温养定论，是恪遵圣训也。

【用药特色】

叶桂治疗喘证，临证最常用茯苓、甘草、杏仁、薏苡仁、五味子、人参、熟地黄、白术、附子、半夏、桂枝、生姜、白芍、胡桃肉、茯神、泽泻、陈皮、干姜、厚朴、芦根、车前子、大枣、硫黄、牛膝、桑叶、沙参、郁金、石斛、煨姜、补骨脂、菖蒲、大豆黄卷、防己、甘蔗、黄芩、姜汁、粳米、青铅、人乳、山药、石膏、天花粉、天门冬、通草、硝石、玉竹、知母、栀子、枳实、紫河车等。其中茯苓应用 30 次，甘草、五味子应用 15 次，人参应用 14 次，杏仁、薏苡仁、熟地黄应用 11 次，白术、附子、半夏应用 8 次，桂枝、生姜应用 7 次，白芍、胡桃肉应用 6 次，茯神、泽泻应用 5 次，陈皮、干姜、厚朴、芦根应用 4 次，车前子、大枣、硫黄、牛膝、桑叶、沙参、郁金、石斛、煨姜应用 3 次，补骨脂、菖蒲、大豆黄卷、防己、甘蔗、黄芩、姜汁、粳米、青铅、人乳、山药、石膏、天花粉、天门冬、通草、硝石、玉竹、知母、栀子、枳实、紫河车应用 2 次，阿胶、白扁豆、白附子、贝母、当归、地骨皮、冬瓜子、蜂蜜、瓜蒌皮、荷叶、黑铅、胡麻、滑石、黄精、黄连、茴香、姜黄、椒目、坎气、莲子、羚羊角、稆豆皮、麻黄、麦门冬、牡蛎、南星、芡实、青皮、秋石、肉苁蓉、肉桂、山茱萸、生地黄、黍米、桃仁、五灵脂、玄精石、血余炭、远志、枳壳、猪胆汁、猪脊髓、紫苏梗、紫菀等只应用 1 次。

【小方医案】

🍵 本质最虚，多忧积郁。春深入夏，阳气发泄，脾弱失运，纳谷渐减，土中阳渐，湿生气钝，肝木来克，肿胀日着。血败化水凝结，小便日加短涩。湿坠注肠，大便鹜溏。阳气不交于下，膝下寒冷不温。脉涩经闭，显然血蛊。浊气上干，必有喘急，夜坐不卧。见症险笃已极，勿得小视。以通阳腑理虚，冀阴浊不致闭锢。

人参、淡干姜、茯苓、淡附子、猪胆汁、泽泻。（《眉寿堂方案选存·卷下·女科》）

🍵 病体已虚，风温再侵，喘嗽身热，脘闷，小便不利，全是肺病，此证反复太多，深虑病伤成劳。凡药之苦味辛泄者慎用。

清蔗汁、鲜枸杞根皮、玉竹、桑叶、北沙参、蜜炒知母、炒川贝。（《叶氏医案存真·卷二》）

🍵 曹氏。肺痹，右肢麻，胁痛，咳逆喘急不得卧，二便不利，脘中痞胀。得之忧愁思虑，所以肺脏受病。宜开手太阴为治。

紫菀、瓜蒌皮、杏仁、山栀、郁金汁、枳壳汁。（《临证指南医案·卷四·肺痹·上焦气分壅热肺不开降》）

🍵 陈，三八。诊脉右大而缓，左如小数促。冬季寒热身痛，汗出即解，自劳役饥饱嗔怒之后，病势日加。面浮足肿，呼吸皆喘，目泪鼻衄，卧着气冲欲起，食纳留中不运。时序交夏，脾胃主候，睹色脉情形，中满胀病日来矣。盖此证属劳倦致损，初病即在脾胃。东垣云：胃为卫之本，脾乃营之源。脏腑受病，营卫二气。昼夜循环失度，为寒为热，原非疟邪半表半里之证。斯时若有明眼，必投建中而愈。经言劳者温之，损者益之。建中甘温，令脾胃清阳自立，中原砥定，无事更迁。仲景亦谓男子脉大为劳。则知《内经》、仲景、东垣垂训，真规矩准绳至法。且汗泄积劳，都是阳伤。医药辛走劫阳，苦寒败胃。病患自述饮蔗即中脘不舒，顷之，少腹急痛便稀，其胃阳为苦辛大伤明甚。又述咳频，冲气必自下上逆。夫冲脉隶于阳明，胃阳伤极，中乏坐镇之真气，冲脉动则诸脉交动，浊阴散漫上布，此卧着欲起矣。愚非遥指其胀，正合《内经》浊气在上，则生䐜胀，太阴所至为腹胀相符也。昔有见痰休治痰，见血休治血，当以病因传变推求，故辨论若此。

厚朴、杏仁、人参、茯苓、蜜、煨姜、南枣。

厚朴、杏仁，取其能降气，参、苓、姜、枣，取其创建胃中之清阳，而和营卫也。(《临证指南医案·卷三·肿胀·胃阳虚》)

☕ 陈，五一。形瘦，脉促数，吸气如喘，痰气自下上升。此属肾虚气不收摄，失血后有此，乃劳怯难愈大症。

用贞元饮（熟地黄、炙甘草、当归。编者注）。(《临证指南医案·卷二·吐血·阴虚阳升》)

☕ 陈氏。咳喘则暴，身热汗出。乃阴阳枢纽不固，惟有收摄固元一法。

人参、炙草、五味、紫衣胡桃、熟地、萸肉炭、茯神、炒山药。

又 摄固颇应。

人参、附子、五味、炙草、白术。(《临证指南医案·卷四·喘·肾气不纳》)

☕ 程，三三。支脉聚饮，寒月喘甚。初因寒湿而得，故食辛稍安。

杏仁、半夏、厚朴、苡仁、茯苓。

姜汁法丸。(《临证指南医案·卷五·痰饮·支脉结饮》)

☕ 迟，四十八岁。背寒为饮。凡遇冷或劳烦，喘嗽气逆，聚于胸臆，越日气降痰厚，其病自缓。年分已多，况云中年不能安逸，议病发用《金匮》法可效，治嗽肺药不效。

桂苓甘味汤。(《叶天士晚年方案真本·杂症》)

☕ 冬至一阳初复，骤有肢麻火升，其失藏已属下虚。月余，值黄昏，气塞心痛喘逆。戌、亥阴时，冲逆下起，肝脏厥逆，直将犯上，至于坐不得卧。直至产后，下虚更极，水谷湿气未能循腑分流，傍渍渗入经脉，从前厥逆，肝气、肝风由然沸腾搏激，似湍水东西，可使过颡之喻。究竟病根，全在平昔抑郁，《内经》惊恐明指肝肾，今既失司，腑气不主宣化，至阴之脏调之非易，议以专走足太阳表中之里，冀阴阳渐分，经旨谓太阳司开立法。

薏苡仁、淡干姜、茯苓块、大杏仁、五味子、生白芍。(《眉寿堂方案选存·卷下·女科》)

☕ 方，三十六岁。脉细小垂尺，身动喘急，壮年形色若颠老，此情欲下损，精血内枯，气撒不收。夫有形精血，药不能生。精夺奇脉已空，俗医蛮补，何尝填精能入奇经？

人参、胡桃肉、茯苓、补骨脂，河车胶丸。(《叶天士晚年方案真本·杂症》)

☕ 风温入手太阴，气郁热聚，喘逆口渴，营卫失和，周身掣痛。脉右搏，防失血。

桑叶、杏仁、生米仁、苏梗、栀皮、郁金。(《眉寿堂方案选存·卷上·春温》)

☕ 何。劳损，气喘失音。全属下元无力，真气不得上注。纷纷清热治肺，致食减便溏。改投热药，又是劫液，宜乎喉痛神疲矣。用补足三阴方法。

熟地、五味、炒山药、茯苓、芡实、建莲肉。(《临证指南医案·卷二·失音·阴虚》)

☕ 贺，四十八岁。肾水脂液，变化痰饮。每遇寒冷，劳动身心，喘嗽吐涎即至。相沿既久，肾愈怯，里气散漫不收，此皆下元无根也。

人参、茯苓、於术、白芍、熟附子、五味子。(《叶天士晚年方案真本·杂症》)

☕ 胡，六十。脉沉，短气以息，身动即喘。此下元已虚，肾气不为收摄，痰饮随地气而升。有年，陡然中厥最虑。

熟地、淡附子、茯苓、车前、远志、补骨脂。(《临证指南医案·卷四·喘·肾气不纳》)

☕ 黄。支脉结饮，发必喘急。病发用：桂枝、茯苓、五味、炙草。(《临证指南医案·卷五·痰饮·支脉结饮》)

☕ 计。不卧呛喘，泛起白沫，都是肾病。议通太阳膀胱。

茯苓、川桂枝、淡干姜、五味子、白芍、炙草。(《临证指南医

案·卷五·痰饮·肾阳虚膀胱气化不通降》）

蒋。脉细促，三五欲歇止，头垂欲俯，着枕即气冲不续。此肾脏无根，督脉不用，虚损至此，必无挽法。

熟地、五味、茯苓、青铅、猪脊髓。（《临证指南医案·卷一·虚劳·阴虚》）

陆，五二。服肾气汤得效，是下焦阳微，致神气冒昧，吸不得入为喘。温补收纳，一定成法。

人参、熟附、茯苓、车前、紫衣胡桃肉。（《种福堂公选医案·喘》）

脉微而涩，微为阳气虚，涩为阴血伤。去冬已下肢独冷，步趋无力，高年内乏藏纳之司，入夏身动加喘，肉腠麻痹若虫行。此真阳失蛰，胃阳失护，生生意少，岂攻病药石所宜？喻嘉言先生所谓大封大固，莫令真阳泄尽而暴脱，皆为此也，录严氏《三因方》。

人参、白术、附子。（《叶氏医案存真·卷三》）

冒暑伏热，引饮过多，脾胃深受寒湿，令人喘胀噫哕。水湿结聚，溺溲涩，便难。险笃之症，仿古人暑门方，大顺散主之。

杏仁、炮姜、肉桂、甘草。（《眉寿堂方案选存·卷上·暑》）

面肿气喘，咳呛不止，音渐哑。酒家久蓄之湿热，必上熏及肺，为肿为喘，声音闭塞。按《内经》湿淫于内，治以淡渗，佐以苦温。

芦根、薏苡仁、滑石、赤苓、杏仁、厚朴。（《叶天士医案》）

某。肺痹，卧则喘急，痛映两胁，舌色白，二便少。

苇茎汤（苇茎、苡仁、桃仁、瓜瓣。编者注）。（《临证指南医案·卷四·肺痹·上焦气分壅热肺不开降》）

某。服疡科寒凝之药，以致气冲作胀，喘急不卧，无非浊阴上攻。议来复丹（玄精石、硫黄、硝石、五灵脂、青皮、陈皮。编者注）。（《临证指南医案·卷八·疮疡·疡》）

某。久劳，食减，便溏不爽，气短促。

异功（人参、茯苓、白术、甘草、陈皮。编者注）加五味子。

（《临证指南医案·卷一·虚劳·脾肾兼虚》）

🍵　某。热炽在心，上下不接，冲逆陡发，遍身麻木，喘促昏冒。肾真不固，肝风妄动。久病汤药无功，暂以玉真丸（硫黄、硝石、石膏、半夏、姜汁糊丸。编者注）主之。（《临证指南医案·卷四·喘·肾气不纳》）

🍵　某。温邪化热，肺痹喘，消渴胸满，便溺不爽，肺与大肠见症。

淡黄芩、知母、鲜生地、阿胶、天冬、花粉。（《临证指南医案·卷五·温热·温邪入肺》）

🍵　气喘痰鸣，鼻窍焦黑。温邪上受，肾真下竭，阴不接阳，神识日迷，皆是衰脱之象。据右脉散大无绪，黄昏面色戴阳，少阴虽绝，当宗河间法，复入清上滋其化源。

熟地炭、淡苁蓉、白茯神、牛膝炭、天门冬、石菖蒲。（《眉寿堂方案选存·卷上·冬温》）

🍵　钱。久咳三年，痰多食少，身动必息鸣如喘。诊脉左搏数，右小数，自觉内火燔燎，乃五液内耗，阳少制伏，非实火也。常以琼玉膏（地黄、茯苓、人参、白蜜、臞仙加琥珀、沉香。编者注）滋水益气，暂用汤药，总以勿损胃为上。治嗽肺药，谅无益于体病。

北沙参、白扁豆、炒麦冬、茯神、川石斛、花粉。（《临证指南医案·卷二·咳嗽·胃阴虚》）

🍵　任奶奶。风温乃手太阴肺病，与伤寒足经不同，轻剂恰合治上，无如辛散消克，苦寒清火，劫损胃汁，致娇柔肺脏一伤于邪，再伤于药，气郁不行，壅塞喘咳，不饥不饱。此胃气已逆旬日以外，当甘凉生胃津，少佐宣降，不宜重剂。

玉竹、霜桑叶、大沙参、生甘草、甜杏仁、甘蔗汁。（《种福堂公选医案·风温》）

🍵　沈，二三。晨起未食，喘急多痰。此竟夜不食，胃中虚馁，阳气交升，中无弹压，下焦阴伤，已延及胃，难以骤期霍然。

黄精、三角胡麻、炙草、茯苓。（《临证指南医案·卷四·喘·

胃虚》）

😊 宋。劳损三年，肉消脂涸。吸气喘促，欲咳不能出声，必踞按季胁，方稍有力，寐醒喉中干涸，直至胸脘。此五液俱竭，法在不治。援引人身脂膏为继续之算，莫言治病。

鲜河车、人乳汁、真秋石、血余灰。（《临证指南医案·卷一·虚劳·阴虚》）

😊 孙。望八大年，因冬温内侵，遂致痰嗽暮甚，诊脉大而动搏，察色形枯汗泄，吸音颇促，似属痰阻。此乃元海根微，不司藏纳。神衰呓语，阳从汗出，最有昏脱之变。古人老年痰嗽喘症，都从脾肾主治。今温邪扰攘，上中二焦留热，虽无温之理，然摄固下真以治根本，所谓阳根于阴，岂可不为讲究。

熟地炭、胡桃肉、牛膝炭、车前子、云茯苓、青铅。（《临证指南医案·卷四·喘·肾气不纳》）

😊 孙。未交冬至，一阳来复。老人下虚，不主固纳，饮从下泛，气阻升降，而为喘嗽。发散寒凉苦泻诸药，焉得中病？仲景云：饮家而咳，当治饮，不当治咳。后贤每每以老人喘嗽，从脾肾温养定论，是恪遵圣训也。

桂枝、茯苓、五味子。甘草汤代水，加淡姜、枣。（《临证指南医案·卷五·痰饮·脾肾阳虚饮逆咳呕》）

😊 汪氏。支脉结饮，阻气喘胀，入胁则痛，厥逆为眩。

茯苓、桂枝、半夏、杏仁、郁金、糖炒石膏。（《临证指南医案·卷五·痰饮·支脉结饮》）

😊 王。产后未复，风温入肺。舌白面肿，喘咳泄泻，小水渐少，必加肿满，不易治之症。

芦根、苡仁、通草、大豆黄卷。

又 淡渗通泄气分，肺壅得开而卧。再宗前议。

通草、芦根、苡仁、大豆黄卷、木防己、茯苓。

又 过投绝产凝寒重药，致湿聚阻痰。两投通泄气分已效，再用暖胃涤饮法。

半夏、姜汁、黍米、茯苓。

又 支饮未尽，溏泻不渴，神气已虚。用泽术汤。

生於术、建泽泻、茯苓、苡仁。（《临证指南医案·卷九·产后·风温客肺饮邪上逆》）

王。当年阳虚，浊饮上泛喘急，用真武汤丸（真武汤：茯苓、白芍、白术、附子、生姜。编者注）而效。因平素嗜酒少谷，中虚湿聚，热蕴蒸痰，目黄龈血，未可为实热论治。议方用外台茯苓饮（茯苓、人参、白术、枳实、橘皮、生姜。编者注），减甘草，佐以微苦清渗，理其湿热，以酒客忌甜故也。

茯苓四两、人参二两、苡仁四两、枳实一两、半夏二两、广皮二两。金石斛八两煮汁为丸。（《临证指南医案·卷五·痰饮·中虚湿热》）

吴。疮痍之后，湿热未去，壅阻隧道。水谷下咽，亦化为痰。中焦受病，故不知饥饿。痰气上干，渐至喘闷矣。但服药四十剂，纯是破气消克，胃阳受伤，痰气愈不得去矣。

半夏、茯苓、紫老姜、炒粳米。

又 疮痍大发，营卫行动于脉中脉外，可免腹满之累矣。第谷食尚未安适，犹是苦劣多进之故。胃阳未复，仍以通调利湿主之。

半夏、苡仁、金石斛、茯苓、泽泻。（《临证指南医案·卷八·疮痍·疮》）

吴。今岁厥阴司天加临，惊蛰节，病腹满喘促，肢肿面浮，寒热汗出。皆木乘土位，清阳不得舒展，浊气痞塞僭踞，故泄气少宽。姑拟通腑以泄浊。

生於术、茯苓、椒目、紫厚朴、泽泻、淡姜渣。（《临证指南医案·卷三·肿胀·肝犯脾胃阳虚有湿》）

徐。阴根愈薄，阳越失交。初夏发泄，血涌吸短，心腹皆热。岂止涩之药可疗？益气摄阴，乃据理治法。

人参、熟地、五味子。（《临证指南医案·卷二·吐血·阴虚阳升》）

牙宣春发，继以喘促，乃肾虚不能纳气归元。戊亥阴火，寅卯阳动，其患更剧。阅古人书，急则用黑锡丹（黑铅、硫黄。编

89

者注）、养正丹之属，平时以温暖下元方法。

人参、熟地、五味子、胡桃肉、熟附子、舶茴香。（《叶氏医案存真·卷一》）

🫖 杨，三二。知饥减食，外寒忽然，久病行走喘促，坐卧稍安，此劳伤不复。议从中以益营卫。

九蒸冬术、炙甘草、煨姜、南枣。（《临证指南医案·卷一·虚劳·中虚》）

🫖 腰痛心悸，烦动则喘。少阴肾真不固，封蛰失司使然。切勿动怒，恐肝阳直升，扰络失血。

熟地、茯苓、左牡蛎、泽泻、牛膝、稽豆皮。（《未刻本叶天士医案·方案》）

🫖 伊。先寒后热，不饥不食，继浮肿喘呛，俯不能仰，仰卧不安。古人以先喘后胀治肺，先胀后喘治脾。今由气分膹郁，以致水道阻塞，大便溏泄，仍不爽利。其肺气不降，二肠交阻，水谷蒸腐之湿，横趋脉络，肿由渐加，岂乱医可效？粗述大略，与高明论证。

麻黄、苡仁、茯苓、杏仁、甘草。（《临证指南医案·卷四·喘·肺郁水气不降》）

🫖 余。形神衰弱，瘕泄纯白，而痈疡疳蚀未罢，气喘痰升，总是损极。今胃虚纳减，倘内风掀动，惊厥立至，孰不知因虚变病也。

人参、炒粳米、茯神、炒广皮、炒荷叶蒂。（《临证指南医案·卷十·吐泻·胃阳虚》）

🫖 俞天音。脉左大，舌干白苔，肿痛流走四肢，此行痹。喘急不食廿日外矣。

羚羊角、木防己、白芍、桂枝、杏仁、姜黄。（《叶氏医案存真·卷三》）

🫖 张，二七。呛喘哮，坐不得卧，神迷如呆，气降则清。水寒饮邪，上冲膻中。用逐饮开浊法。

姜汁炒南星、姜汁炙白附子、茯苓、桂枝、炙草、石菖蒲。

（《临证指南医案·卷五·痰饮·寒饮浊邪上冲膻中》）

🍵 张，四十。失血五六年，脉虚气喘，不运不饥。治在中下二焦，望其安谷精生，勿许攻病为上。

人参、炙草、白芍、茯神、炒熟地、五味。（《临证指南医案·卷二·吐血·阴虚》）

🍵 钟，四五。未及五旬，肉消食减，此未老已衰。身动喘急，足跗至晚必肿，皆是肾真不司收摄纳气，根本先拨。草木微功，难以恢复。

坎气、人乳粉、五味子、胡桃肉。

蜜丸，人参汤送下。（《种福堂公选医案·虚劳》）

哮　证

【临证表现】

哮喘频发，不能安卧，有痰，脉弦。

【临证经验】

叶桂门人华玉堂对哮与喘进行了鉴别，哮与喘，微有不同，其证之轻重缓急，亦微各有异。盖哮证多有兼喘，而喘有不兼哮者。要知喘证之因，若由外邪壅遏而致者，邪散则喘亦止，后不复发，此喘证之实者也。若因根本有亏，肾虚气逆，浊阴上冲而喘者，此不过一二日之间，势必危笃，用药亦难奏功，此喘证之属虚者也。若夫哮证，亦由初感外邪，失于表散，邪伏于里，留于肺俞，故频发频止，淹缠岁月。更有痰哮、咸哮、醋哮，过食生冷及幼稚天哮诸症，案虽未备，阅先生之治法，大概以温通肺脏，下摄肾真为主。久发中虚，又必补益中气。其辛散苦寒、豁痰破气之剂，在所不用，此可谓治病必求其本者矣。此症若得明理针灸之医，按穴灸治，尤易除根。噫，然则难遇其人耳。（《临证指南医案·卷四·哮·气虚》）

【用药特色】

叶桂治疗哮证，临证常用茯苓、薏苡仁、五味子、桂枝、甘草等药。其中，茯苓应用4次，桂枝、五味子、薏苡仁、甘草、白芍、白术、陈皮、大枣、冬瓜子、附子、干姜、瓜蒌仁、芦根、生姜、桃仁、葶苈、杏仁、旋覆花、紫苏子应用2次。

【小方医案】

    陈，四八。哮喘不卧，失血后，胸中略爽。

苇茎汤（苇茎、苡仁、桃仁、瓜瓣。编者注）加葶苈、大枣。（《临证指南医案·卷四·哮·寒》）

    程。年前痰饮哮喘，不得安卧，以辛温通阳劫饮而愈。（《临证指南医案·卷七·便血·湿热》）

    寒暖不调，邪阻肺卫，哮喘，痰血。

旋覆花、米仁、橘红、霜蒌仁、苏子、浙苓。（《未刻本叶天士医案·方案》）

    冷热不调，阳伤哮喘。

桂苓五味甘草汤（桂枝、茯苓、五味、甘草。编者注）加杏仁、干姜。（《未刻本叶天士医案·保元方案》）

    马，三二。宿哮痰喘频发。真武丸（茯苓、白芍、白术、附子、生姜。编者注）。（《临证指南医案·卷四·哮·哮兼痰饮》）

    哮逆不得卧，脉弦。

桂苓五味甘草汤（桂枝、茯苓、五味、甘草。编者注）。（《未刻本叶天士医案·保元方案》）

第二节　心　病

心　悸

【临证表现】

心动震悸，心痛怔忡，心似悬旌，身若溶溶无定，或惊悸，头胀，头晕，头眩，少寐，欲寐即醒汗出，寐多寐少，寐多惊恐，或神魂自觉散越，不时神烦，神倦。食不甘味，脘闷，嘈杂，遗精，腰膝下部畏冷，阳痿不举，月经后期，带下。舌红，舌糜，舌苔颇浊。脉歇，脉濡弱，脉沉而微，脉虚数，脉弦涩。

【临证经验】

华岫云总结阐发说，经云：惊则伤胆，恐则伤肾。大凡可畏之事，猝然而至者谓之惊。若从容而至，可以宛转思维者，谓之恐。是惊急而恐缓也。夫惊证，大人亦有之，小儿最多，因其神志未坚，胆气未充，故每遇稍异之形声，即陡然而惊矣。惊之所伤，由心猝及乎胆，由胆即及乎肝，遂致心主君火，兼肝胆中相火风木，骤然而起。症现搐搦瘈疭，神昏谵妄，肢冷厥逆，吐乳身热，目窜口噤。种种所患，无非心、肝、胆之现症，而实毫无外感之风邪。此因外受之惊，而动内之木火风也。故但当以一惊字立为病名，斯乃切当。因其内风沸起，遂加一风字，因病来迅速，又加一急字，故遂有急惊风之病名，此已属牵强附会矣。至于今之混称为急惊风者，更属背谬。总因小儿阴气未充，外感之风温、风热、风火，以及寒邪化热，并燥火诸症，最易伤阴。阴伤则血不营筋，液伤则脉络滞涩。热盛亦能使内之木火风相继而起，所现之症，与受惊者类亦相同。然实非因受惊而起，其所治之法，大有区别。如果因惊者，治宜安养心神，镇惊定怯，甘凉清内热，柔润息肝风，或少佐芳香，通其窍络，舒其结闭。至于刚热燥涩，表散之药，概不可用。若无惊而但感外邪者，有宜于凉散，有宜于温散，有宜于苦寒清火，有宜于甘温扶阳，或补或泻，自当按六淫之邪而施治，与惊字毫无关涉。奈今之医者，每遇非惊之症，因不能辨明六气中所伤何气，却定不出病名，遂强将一惊字混入，藉口漫称为急惊风症，掩饰欺人。病家亦酷信之，以为小儿防范难周，焉有无惊之理。其所订之方，错杂游移，不知治惊总以心、肝、胆为主。若治时邪，须兼肺、胃、脾、肾、三焦、营卫、经络而论，大不相同也。更有一种称慢惊风之病名者，尤属怪诞不经，必当亟为驳正。有论在幼科吐泻之后，宜合观之。(《临证指南医案·卷七·惊·肝肾阴虚阳浮》)

操持用心，或过用心思，心营暗耗，阴血受伤，心阳不宁。或情怀不适，悲哀太过，或肾精不能封蛰，阴精走泄，阳不内依，肝阳化风不宁。或阳气不足，寒水阴凝，阳衰不主营运，痰饮聚气欲阻。或因惊恐伤胆伤肾。或饮酒中虚，脾胃受损，生化乏源。心神失养。治当补益安神，养精固气，血肉有情填补，静养葆真。

【用药特色】

叶桂治疗心悸，临床常用茯神、牡蛎、阿胶、白芍、柏子仁、茯苓、人参、生地、小麦、龙骨、甘草、当归、莲子、麦门冬、熟地、酸枣仁、天门冬、金箔、麻仁、生姜、石斛、白术、半夏、丹参、桂枝、黄连、鸡子黄、穭豆皮、知母、白扁豆、川楝子、大枣、淡菜、附子、枸杞子、黄柏、黄芪、牛膝、桑螵蛸、桑叶、山茱萸、五味子、枳实等药。其中茯神应用 19 次，柏子仁、牡蛎应用 11 次，阿胶、白芍、茯苓、人参、生地黄应用 10 次，浮小麦应用 8 次，甘草、龙骨、酸枣仁应用 7 次，当归、天门冬应用 6 次，莲子、麻仁、麦门冬、熟地应用 5 次，金箔、生姜、石斛应用 4 次，白术、半夏、丹参、桂枝、枸杞子、黄连、鸡子黄、穭豆皮、牛膝、知母应用 3 次，白扁豆、川楝子、大枣、淡菜、附子、何首乌、黄柏、黄芪、桑螵蛸、桑叶、山茱萸、五味子、枳实应用 2 次，白薇、贝母、陈皮、川芎、醋、丹皮、灯心草、地骨皮、冬葵子、杜仲、风米、干姜、高粱米、谷芽、龟甲、桂圆、胡桃、黄芩、龙齿、鹿角霜、木瓜、糯稻根须、藕节、肉苁蓉、肉桂、桑椹、沙参、山楂、石膏、松子仁、琐阳、桃仁、天麻、血余炭、羊肉、郁李仁、远志、泽泻、竹叶、紫石英、紫苏子等只应用 1 次。

【小方医案】

🍵 鲍，三三。情怀不适，阳气郁勃于中，变化内风，掀旋转动，心悸流涎，麻木悉归左肢。盖肝为起病之源，胃为传病之所，饮酒中虚，便易溏滑。议两和肝胃。

桑叶、炒丹皮、天麻、金斛、川贝、地骨皮。(《临证指南医案·卷三·木乘土·肝胃》)

🍵 悲哀太过，心脾交伤，奇经遂尔失护，带下赤白，心悸少寐。

鹿角霜、建莲、血余胶、白茯苓、白薇、桑椹子。(《未刻本叶

天士医案·方案》)

🍵 产后阴损下虚，孤阳泄越，汗出惊悸，百脉少气，肢体痿废，易饥消谷。阳常动烁，阴不内守，五液日枯，喉舌干涸。理进血肉有情，交阴阳，和气血，乃损症至治。

羊肉、五味、紫衣胡桃、当归、牡蛎。(《眉寿堂方案选存·卷下·女科》)

🍵 陈。心虚怔悸，君相多升。

生地、天冬、茯神、柏子仁、枣仁、炙甘草。(《叶天士晚年方案真本·杂症》)

🍵 此伤于肾精不能封蛰，肝阳化风不宁，由冲海上逆，冲突无制，心悸，身若溶溶无定，是病静养葆真，调理经年乃复。

熟地、人参、茯苓、龙骨、牡蛎、飞金。(《未刻本叶天士医案·方案》)

🍵 丁。阴精走泄，阳不内依，欲寐即醒，心动震悸。所谓气因精夺，当养精以固气。从前暖药不错，但不分刚柔为偏阳，是以见血，莫见血投凉。

龟甲（去墙削光）一两、桑螵蛸壳三钱、人参一钱、当归一钱、青花龙骨三钱飞、抱木茯神三钱。(《临证指南医案·卷三·遗精·心肾兼治》)

🍵 肝风阳气升于清空，咽喉阻痹，心似悬旌。缘春半地气上加，产后下虚，藏纳未固，随时令而越。议用镇阳守阴方。

龙骨、阿胶、生白芍、牡蛎、鸡子黄、米醋。

又　人参、小麦、生白芍、阿胶、茯神、川楝肉。

又　淡天冬、陈阿胶、制首乌、茯神、黑豆皮、生白芍。(《眉寿堂方案选存·卷下·女科》)

🍵 高年病后，脉歇知饥，营血枯矣，勿以便艰而攻涤。

制首乌、火麻仁、肉苁蓉、白茯神、枸杞子、白牛膝。(《未刻本叶天士医案·方案》)

🍵 刘，三十七岁。操持用心，心阳扰动，暗耗脂液，上则悸怔气怯，下则肠枯便难，视色苍肉瘦。温补不受，先仿徐之才滑可去涩。

柏子仁、松子仁、郁李仁、冬葵子、杜苏子、麻仁。(《叶天士晚年方案真本·杂症》)

☙ 脉涩，便血，心悸，头胀，此营虚阳浮不潜为病。

生地、牡蛎、白芍、阿胶、茯神、条芩。(《未刻本叶天士医案·方案》)

☙ 脉虚细无力，热止后汗多，心悸头晕，寐多惊恐，舌红营阴受伤，理宜和阳存阴。

生地、麦冬、淮小麦、阿胶、人参、炒麻仁。(《叶氏医案存真·卷二》)

☙ 某，二一。诵读身静心动，最易耗气损营，心脾偏多，不时神烦心悸，头眩脘闷，故有自来也。调养溉灌营阴，俾阳不升越，恐扰动络血耳。

淮小麦三钱、南枣肉一枚、炒白芍一钱、柏子仁一钱半、茯神三钱、炙草四分。(《临证指南医案·卷一·虚劳·营虚》)

☙ 某，三四。脉虚数，失血，心悸，头眩。

大淡菜五钱、牛膝炭一钱半、白扁豆一两、白茯苓三钱、藕节三枚(洗)、糯稻根须五钱。(《临证指南医案·卷二·吐血·阴虚》)

某。脉左动如数，右小濡弱。病起嗔怒，即寒热，汗出，心悸，继而神魂自觉散越。夫肝脏藏魂，因怒则诸阳皆动。所见病源，无非阳动变化内风而为厥。故凡属厥证，多隶厥阴肝病。考《内经》治肝，不外辛以理用，酸以治体，甘以缓急。今精彩散失，镇固收摄，犹虑弗及，而方书泄肝平肝抑肝，方法尽多。至于补法，多以子母相生为治。此病全以肝肾下焦主法为正。所服医药，并无师古之方，未识何见？

阿胶一钱半、鸡子黄一枚、人参一钱、生地三钱、金箔五片。(《临证指南医案·卷七·痉厥·阴涸欲绝》)

☙ 某。骤惊，阳逆暴厥，为肝胆病。昼则心悸是阳动，夜则气坠属阴亏。用收固肾肝可效。

生地五钱、萸肉一钱、龙骨三钱、牡蛎三钱、五味一钱、真金箔三张。

（《临证指南医案·卷七·惊·肝肾阴虚阳浮》）

🍵 疟势渐减，心悸，神倦。

谷芽、半夏曲、木瓜、橘白、鲜莲肉、茯苓。（《未刻本叶天士医案·保元方案》）

🍵 痰饮上阻，清阳失旷，背痛心悸。

苓姜术桂汤。（《未刻本叶天士医案·方案》）

🍵 头旋，心悸，带多。

熟地、紫石英、牡蛎、茯神、萸肉炭、川斛。（《未刻本叶天士医案·保元方案》）

🍵 王，二六。过用心思，营气日漓，心悸眩晕，遗精，腰膝下部畏冷。阴阳造偏，心肾交损，议镇怯，佐以固摄温纳。

桑螵蛸、人参、茯神、青花龙骨、金箔、琐阳。蜜丸。（《种福堂公选医案·遗精》）

🍵 王，三四。脉沉，背寒，心悸如坠，形盛气衰，渐有痰饮内聚。当温通补阳方复辟，斯饮浊自解。

人参、淡附子、干姜、茯苓、生於术、生白芍。（《临证指南医案·卷五·痰饮·脾肾阳虚》）

🍵 五志内燔，心悸舌糜。宜存阴泄阳，第脉弦涩，不宜过于苦寒。

生地、川连、新灯心、茯神、丹参、赤麦冬。（《未刻本叶天士医案·方案》）

🍵 弦劲脉长，心悸嘈杂，此肝阳化风，冲激阳明所致，良由少阴不充，无以涵木耳。

熟地、茯神、柏子仁、川斛、牡蛎、淡天冬。（《未刻本叶天士医案·保元方案》）

🍵 心悸，食不甘味，舌苔颇浊，宜和阳明。

北沙参、麦冬、茯神、扁豆、霍石斛。（《未刻本叶天士医案·方案》）

🍵 心悸形凛，不时遗泄。

茯苓、炙甘草、桂枝、大枣。（《未刻本叶天士医案·方案》）

心肾不交，心悸内怯，阳痿不举。

淮小麦、枣仁、远志、柏仁、龙齿、建莲。（《未刻本叶天士医案·保元方案》）

徐氏。火升头痛，来去无定期。咽喉垂下，心悸，二便不爽，带下不已。固奇经，通补阳明，及养肝息风，辗转未能却病。病从情志内伤，治法惟宜理偏。

议先用滋肾丸（黄柏、知母、肉桂。编者注）三钱，早上淡盐汤送，四服。（《临证指南医案·卷六·郁·阴火上炎》）

严，四五。营虚，内风逆，心悸头晕。

炒杞子、柏子仁、三角胡麻、川斛、生左牡蛎、冬桑叶。（《临证指南医案·卷一·眩晕·营血虚》）

杨氏。经血期至，骤加惊恐，即病寒热，心悸不寐。此惊则动肝，恐则伤肾。最虑久延脏躁，即有肝厥之患。

淮小麦、天冬、龙骨、牡蛎、白芍、茯神。（《临证指南医案·卷七·惊·脏躁阳浮》）

腰痛心悸，烦动则喘。少阴肾真不固，封蛰失司使然。切勿动怒，恐肝阳直升，扰络失血。

熟地、茯苓、左牡蛎、泽泻、牛膝、稽豆皮。（《未刻本叶天士医案·方案》）

阴阳络热失血，心悸，晡热。

细生地、稽豆皮、天冬、阿胶、大珠菜、茯神。（《未刻本叶天士医案·保元方案》）

营虚气弱，经事后期。食下膜胀，心悸少寐，宜甘缓益虚。

黄芪、白茯神、酸枣仁、当归、桂圆肉、柏子仁。（《未刻本叶天士医案·保元方案》）

营虚心悸，神倦，身痛。

熟地、杞子、柏仁、归身、茯神、杜仲。（《未刻本叶天士医案·方案》）

营血暗耗，心悸，食减。

淮小麦、生白芍、枣仁、白茯神、炙甘草、柏仁。(《未刻本叶天士医案·保元方案》)

🍵　营液劫尽，邪透膻中，遂心热惶惶，难诉苦况。丹溪谓：上升之气自肝而出。况先厥后热，亦是肝病。用紫雪(黄金、寒水石、石膏、滑石、磁石、升麻、元参、甘草、犀角、羚羊角、沉香、木香、丁香、朴硝、硝石、辰砂、麝香。编者注)芳香走窜，勿使里邪结闭耳。汤药用饮子煎法，取轻清不滞，仅解在膈上之蕴热，议用景岳玉女煎。

鲜生地、知母、竹叶、风米、麦冬、石膏、生草。(《眉寿堂方案选存·卷上·疟疾》)

🍵　营阴暗耗，心阳不宁，怔忡渐至。

生地、龙骨、丹参、天冬、茯神、柏仁。(《未刻本叶天士医案·保元方案》)

🍵　袁。头旋目暗心悸，不渴不饥，勉强进食，二便自通，不致胀阻，病经卧床一月。东垣云：久病不知饥饱，不见皮枯毛瘁，乃痰饮为患，当阳气上升时令，恐延痰厥。

炒焦熟半夏、枳实、高粱米、茯苓、姜汁。(《种福堂公选医案·痰饮》)

🍵　张，六六。情志连遭郁勃，脏阴中热内蒸。舌绛赤糜干燥，心动悸，若饥，食不加餐。内伤情怀起病，务以宽怀解释。热在至阴，咸补苦泄，是为医药。

鸡子黄、清阿胶、生地、知母、川连、黄柏。(《临证指南医案·卷六·郁·肝肾郁热》)

🍵　诊脉软，心悸不耐烦，营虚气怯甚矣。

淮小麦、茯神、炙草、炒白芍、枣仁、建莲。(《未刻本叶天士医案·保元方案》)

🍵　周。情志易生嗔怒，肝胆木火上攻胃脘，心悸忽嘈，手抚动跃。夫动皆阳化，沉香、肉桂辛热，肝有摧捍恶燥之累，非入理也。

柏子仁、归须、桃仁、大麻仁、南楂肉。(《叶天士晚年方案真本·杂症》)

🍵 周。大寒土旺节候，中年劳倦，阳气不藏，内风动越，令人麻痹。肉𥆧心悸，汗泄烦躁，乃里虚欲暴中之象。议用封固护阳为主，无暇论及痰饮他歧。

人参、黄芪、附子、熟术。（《临证指南医案·卷一·中风·阳虚卫疏》）

🍵 左脉弦涩，心营暗耗，心阳不宁，寤多寐少，心悸怵惕，静养为主。

淮小麦、柏子仁、丹参、酸枣仁、建莲子。（《未刻本叶天士医案·方案》）

胸痹心痛

【临证表现】

心痛，心痛如绞，心下痛甚，心痛引背，胸胁痹痛引背，胸背痹痛，胃痛彻背，午后为甚，胸膈痹痛，胸脘阻痹，胸痹引痛，胸脘痹痛欲呕，痛极昏厥，咳呛痰黏，怔忡，咳嗽头胀，形寒，肢冷，痞满，知饥不食，呕吐，便秘，泄泻，形瘦液枯。舌白，脉弦，脉沉而微，阳明脉衰，脉涩伏，脉数大。

【临证经验】

叶桂门人龚商年总结叶氏治疗厥心痛经验说，厥心痛一证，古人辨论者，多且精矣，兹不复赘。但厥心痛与胃脘痛，情状似一，而症实有别。世人因《内经》胃脘当心而痛一语，往往混而视之。不知厥心痛，为五脏之气厥而入心胞络，而胃实与焉，则心痛与胃痛，不得不各分一门。今先生案中，闻雷被惊者，用逍遥散去柴胡，加钩藤、丹皮治之，以其肝阳上逆，不容升达，为之养血以平调也。积劳损阳者，用归、鹿、姜、桂、桃仁、半夏治之，以其劳伤血痹，无徒破气，为之通络以和营也。脾厥心痛者，用良姜、姜黄、茅术、丁香、草果、厚朴治之，以其脾寒气厥，病在脉络，为之辛香以开通也。重按而痛稍衰者，用人参、桂枝、川椒、炙草、白蜜治之，以其心营受伤，攻劫难施，为之辛甘以化阳也。

方案虽未全备，然其审病之因，制方之巧，无不一一破的。果能举一反三，其义宁有尽乎？(《临证指南医案·卷八·心痛·营络伤急心痛》)

叶桂门人华玉堂总结叶氏治疗胸痹心痛经验说，胸痹与胸痞不同。胸痞有暴寒郁结于胸者，有火郁于中者，有寒热互郁者，有气实填胸而痞者，有气衰而成虚痞者，亦有肺胃津液枯涩，因燥而痞者，亦有上焦湿浊弥漫而痞者。若夫胸痹，则但因胸中阳虚不运，久而成痹。《内经》未曾详言，惟《金匮》立方，俱用辛滑温通。所云寸口脉沉而迟，阳微阴弦，是知但有寒证，而无热证矣。先生宗之，加减而治，亦惟流运上焦清阳为主。莫与胸痞、结胸、噎膈、痰食等证混治，斯得之矣。(《临证指南医案·卷四·胸痹·血络痹痛》)

【用药特色】

叶桂治疗胸痹心痛，临床常用茯苓、半夏、桂枝、生姜、薤白、瓜蒌、杏仁、桃仁、人参、柏子仁、当归、甘草、枇杷叶、白酒、陈皮、厚朴、桔梗、白芍、贝母、川楝子、干姜、延胡索、蜜、阿胶、葱、大枣、冬瓜子、防己、高良姜、钩藤、胡麻、粳米、黄连、牡丹皮、麦门冬、吴茱萸、枳壳、枳实、栀、紫石英、紫苏子、紫菀等。其中茯苓应用20次，半夏应用18次，桂枝、生姜应用16次，薤白应用12次，瓜蒌、杏仁应用9次，桃仁应用8次，人参应用7次，柏子仁、当归、甘草、枇杷叶应用6次，白酒、陈皮、厚朴、桔梗应用5次，白芍、贝母、川楝子、干姜、延胡索应用4次，蜜应用3次，阿胶、葱、大枣、冬瓜子、防己、高良姜、钩藤、胡麻、粳米、黄连、牡丹皮、麦门冬、吴茱萸、枳壳、枳实、栀、紫石英、紫苏子、紫菀应用2次，巴豆霜、薄荷、槟榔、补骨脂、苍术、草豆蔻、草果、川芎、丁香、豆豉、茯神、枸杞子、瓜蒌、桂圆、黑芝麻、红花、花椒、姜黄、降香、橘叶、梨、鹿角、鹿茸、麻仁、牡蛎、牛膝、糯米、青蒿、肉苁蓉、肉桂、桑叶、神曲、石斛、檀香、乌梅、乌药、夏枯草、香附、旋覆花、郁金、泽泻子、猪苓等只应用1次。

【小方医案】

🍵 高年少腹气冲脘下，心肋时痛，舌底流涎，得甜味或静卧少瘥，知饥不食，大小便日窒，此皆阴液内枯，阳气结闭。喻西昌有滋液救焚之议，然衰老关格病，苟延岁月而已，医药仅堪图幸。

大麻仁、柏子仁、枸杞子、肉苁蓉、紫石英、炒牛膝。(《叶氏医案存真·卷一》)

🍵 顾，五十。阳明脉衰，形寒，痞，饥不食，心痛，洞泄兼呕。

人参、吴萸、茯苓、半夏、生姜、炒黄粳米。(《临证指南医案·卷三·木乘土·肝胃》)

🍵 郭，二四。产后下元阴分先伤，而奇经八脉皆丽于下，肝肾怯不固，八脉咸失职司。经旨谓阳维脉病苦寒热，阴维脉病苦心痛。下损及胃，食物日减。然产伤先伤真阴，忌用桂、附之刚。温煦阴中之阳，能入奇经者宜之。

人参、鹿茸、紫石英、当归、补骨脂、茯苓。(《临证指南医案·卷九·产后·下损及胃奇脉虚》)

🍵 胡，四六。脉沉而微，微则阳气不足，沉乃寒水阴凝。心痛怔忡，渐及两胁下坠。由阳衰不主运行，痰饮聚气欲阻。致痛之来，其心震之谓，亦如波撼岳阳之义。议用外台茯苓饮(外台茯苓饮：茯苓、人参、白术、枳实、橘皮、生姜。编者注)合桂苓方。

人参、茯苓、半夏、枳实、桂枝、姜汁。(《临证指南医案·卷五·痰饮·脾胃阳虚》)

🍵 胡。心痛如饥，口吐腻涎浊沫，值经来甚多。因惊动肝，阳化内风，欲厥之象。治以咸苦，佐以微辛，使入阴和阳。

阿胶二钱、牡蛎三钱、川楝子一钱、小川连三分、川芎二分、当归一钱。

又 和阳固阴，诸病大减。因经漏阴伤，阳易浮越。心怔悸，肢末痛，内风未息。药以甘柔，使胃汁日充，则砥柱中流矣。

人参、阿胶、麦冬、生白芍、炙草、茯神。(《临证指南医案·卷九·崩漏·阴虚阳亢》)

🍵 华，四六。因劳，胸痹阳伤，清气不运，仲景每以辛滑微通其阳。

薤白、瓜蒌皮、茯苓、桂枝、生姜。(《临证指南医案·卷四·胸痹·胸脘清阳不运》)

🍵 黄，嘉兴，五十三岁。情志内郁，心痛如绞，形瘦液枯，不可气燥热药。

炒桃仁、柏子仁、延胡、炒丹皮、小胡麻、钩藤。(《叶天士晚年方案真本·杂症》)

🍵 嘉兴，五十三。情志内郁，心痛如绞，形瘦液枯，不可气燥热药。

炒桃仁、柏子仁、小胡麻、炒丹皮、延胡索、钩藤。(《叶氏医案存真·卷三》)

🍵 江。脉数右大，郁久热生，目障心痛。

夏枯草花、小生香附、金石斛、半夏曲、茯苓、橘红。(《临证指南医案·卷八·目·木火上郁》)

🍵 粮船，四十。气塞填胸阻喉，不饥不食。问病起嗔怒，寅卯病来，临晚病减。凡气与火，必由少阳之木而升，故上午为剧。

瓜蒌皮、黑栀皮、薄荷梗、神曲、新会皮、青蒿梗。(《叶氏医案存真·卷三》)

🍵 刘，淮安，廿六岁。有物有形之滞，从胃入肠，当心胸之下，皆阳气游行之所，因初起停食几年，疑惑其实，阳不旋转，而致结痹。

薤白白酒汤。(《叶天士晚年方案真本·杂症》)

🍵 马，五一。初起胸痹呕吐，入夏跗臁少腹悉肿，食谷不运，溲短不利。此阳气式微，水谷之湿内蕴，致升降之机失司。当开太阳，姑走湿邪。

猪苓三钱、桂枝木八分、茯苓皮三钱、泽泻一钱、防己一钱半、厚朴一钱。四帖。(《临证指南医案·卷三·肿胀·湿浊凝滞小溲不行当开太阳》)

🍵 脉数无序，上焦肺气燥矣！胸臆隐隐痹痛，怕其咳吐痰血。

枇杷叶、蒌皮、杏仁、北梨汁、苏子、川贝。(《未刻本叶天士医案·方案》)

🫖 脉弦,胸胁痹痛引背,曾吐瘀,食下拒纳此属血格。

红花、桃仁、旋覆花、橘红、生葱管、柏子仁。(《未刻本叶天士医案·保元方案》)

🫖 某,二六。肺卫窒痹,胸膈痹痛,咳呛痰黏。苦辛开郁为主,当戒腥膻。

瓜蒌皮、炒桃仁、冬瓜子、苦桔梗、紫菀、川贝母。(叶桂《临证指南医案·卷四·胸痹·胸脘清阳不运》)

🫖 某,廿。脉弦,色鲜明,吞酸胸痹,大便不爽。此痰饮凝沍,清阳失旷,气机不利。法当温通阳气为主。

薤白、杏仁、茯苓、半夏、厚朴、姜汁。(《临证指南医案·卷四·胸痹·胸脘清阳不运》)

🫖 某,六五。脉弦,胸脘痹痛欲呕,便结。此清阳失旷,气机不降,久延怕成噎格。

薤白三钱、杏仁三钱、半夏三钱、姜汁七分、厚朴一钱、枳实五分。(《临证指南医案·卷四·胸痹·胸脘清阳不运》)

🫖 某,三八。气阻胸痛。

鲜枇杷叶、半夏、杏仁、桔梗、橘红、姜汁。(《临证指南医案·卷四·胸痹·胸脘清阳不运》)

🫖 某。痛久入血络,胸痹引痛。

炒桃仁、延胡、川楝子、木防己、川桂枝、青葱管。(《临证指南医案·卷四·胸痹·血络痹痛》)

🫖 某氏。厥属肝病,几番病发,都因经水适来。夫血海贮聚既下,斯冲脉空乏,而风阳交动,厥之暴至之因由也。咸寒濡润,亦和阳泄内风之义,治之未应。下焦独冷,喉呛胸痹。思冲脉乃阳明所属,阳明虚则失阖,厥气上犯莫遏。《内经》治肝不应,当取阳明,制其侮也。暂用通补入腑,取乎腑以通为补。

小半夏汤(半夏、生姜。编者注)加白糯米。(《临证指南医

案·卷七·痉厥·肝逆胃虚》)

🫖 浦。中阳困顿，浊阴凝冱。胃痛彻背，午后为甚。即不嗜饮食，亦是阳伤。温通阳气，在所必施。

薤白三钱、半夏三钱、茯苓五钱、干姜一钱、桂枝五分。(《临证指南医案·卷四·胸痹·胸脘清阳不运》)

🫖 气不宣达，胸痹，大便不行。

枇杷叶、紫菀、枳壳、土瓜蒌皮、杏仁、桔梗。(《未刻本叶天士医案·方案》)

🫖 气郁痰滞，胸痹不舒。

枳壳、槟榔、檀香、乌药，四味磨汁。(《未刻本叶天士医案·保元方案》)

🫖 食下气噎胸痛，脉涩。此血阻气痹，乃高年噎格之渐，未易调理。

苏子、枇杷叶、土瓜蒌皮、桃仁、广橘红、降香浓汁。(《未刻本叶天士医案·方案》)

🫖 宋。脉左涩伏，心下痛甚，舌白，不能食谷，下咽阻膈，痛极昏厥，此皆积劳损阳。前者曾下瘀血，延绵经月不止，此为难治。

生鹿角、当归须、姜汁、官桂、桃仁、炒半夏。(《临证指南医案·卷八·心痛·劳伤血滞》)

🫖 孙，廿二岁。胸中乃清阳游行之所，少年气弱，操持经营皆扰动神机，病名胸痹。仲景轻剂，通上焦之阳。

薤白、桂枝、半夏、生姜、茯苓、白酒。(《叶天士晚年方案真本·杂症》)

🫖 谭，三五。心痛引背，口涌清涎，肢冷，气塞脘中。此为脾厥心痛，病在络脉，例用辛香。

高良姜、片姜黄、生茅术、公丁香柄、草果仁、厚朴。(《临证指南医案·卷八·心痛·脾寒厥》)

🫖 同里，四十五。心痛得食而缓，是积劳营虚，大忌辛通破气。

桃仁、归身、柏子仁、桂圆肉、炒黑芝麻。(《叶氏医案存真·卷三》)

汪，五十七岁。胸痹是上焦清阳不为舒展，仲景以轻剂通阳。

桂枝栝楼薤白汤。(《叶天士晚年方案真本·杂症》)

王，廿。脉右虚，左虚弦数。腹痛两月，胸痹咽阻，冷汗，周身刺痛，寒栗。此属内损，有经闭成劳之事。

桂枝汤(桂枝、白芍、炙草、生姜、大枣。编者注)加茯苓。

又 照前方加当归、肉桂。

又 内损，情怀少畅，非偏寒偏热可以攻病。方中温养气血，以便条达，非因寒投热之谓。开怀安养为宜，勿徒恃药。继此可进养营法。

归桂枝去姜，加茯苓。(《临证指南医案·卷九·调经·郁损营阴》)

王，三三。始于胸痹，六七年来，发必呕吐甜水黄浊，七八日后渐安。自述病发秋月，意谓新凉天降，郁折生阳。甘味色黄，都因中焦脾胃主病。仿《内经》辛以胜甘论。

半夏、淡干姜、杏仁、茯苓、厚朴、草蔻。

姜汁法丸。(《临证指南医案·卷四·胸痹·脾胃阳虚》)

王，五七。气逆自左升，胸脘阻痹，仅饮米汤，形质不得下咽。此属胸痹，宗仲景法，栝楼薤白汤(瓜蒌实、薤白、白酒。编者注)。

又 脉沉如伏，痞胀格拒，在脘膈上部，病人述气壅，自左觉热。凡木郁达之，火郁发之，患在上宜吐之。

巴豆霜一分制、川贝母三分、桔梗二分。

为细末服，吐后，服凉水即止之。(《临证指南医案·卷四·胸痹·胸脘清阳不运》)

王。胸前附骨板痛，甚至呼吸不通，必捶背稍缓。病来迅速，莫晓其因。议从仲景胸痹证，乃清阳失展，主以辛滑。

薤白、川桂枝尖、半夏、生姜，加白酒一杯同煎。(《临证指南

医案·卷四·胸痹·胸脘清阳不运》)

🍵 吴。脉左数，右濡，气塞心痛。养胃平肝。

半夏、茯苓、炒麦冬、柏子仁、川楝子、青橘叶。(《临证指南医案·卷三·木乘土·肝胃》)

🍵 小产后，肌肉似乎丰腴，是阳气发泄，即外有余内不足。病样甚多，何堪缕治？在女科莫重于调经，气血逆乱，扰动肝脾，心胸痛发而呕，述遇怒着冷痛甚，胃阳已衰，厥浊易逆，先理胃阳，用《金匮》法。

人参、吴茱萸、茯苓、半夏、良姜(《叶氏医案存真·卷二》)

🍵 谢。冲气至脘则痛，散漫高突，气聚如瘕。由乎过劳伤阳。

薤白、桂枝、茯苓、甘草。临服冲入白酒一小杯。(《临证指南医案·卷四·胸痹·胸脘清阳不运》)

🍵 胸痹。

薤白、白茯苓、生姜汁、半夏、杏仁。(《未刻本叶天士医案·方案》)

🍵 徐，六一。胸痹因怒而致，痰气凝结。

土瓜蒌、半夏、薤白、桂枝、茯苓、生姜。(《临证指南医案·卷四·胸痹·胸脘清阳不运》)

🍵 血瘀胸痹，恐暴涌汗泄则脱。

半夏、茯苓、闽姜、延胡索。(《未刻本叶天士医案·方案》)

🍵 阳失流行，胸背痹痛。

桂枝、茯苓、姜汁、白蜜。(《未刻本叶天士医案·方案》)

🍵 叶，四三。郁怒致病，心胸映背痛甚，至气阻咽喉，呼吸有音，吐涎沫，又不热渴。由肝病蔓延，所伤非一经矣。先理上焦，与苦辛轻剂。

鲜枇杷叶、香豉、苦杏仁、郁金、瓜蒌皮、黑山栀。(《种福堂公选医案·郁怒伤肝》)

🍵 张氏。肝病犯胃，心痛，干呕不能纳食，肢冷泄泻，腑经阳失流展，非虚寒也。

金铃子散加川连、乌梅、桂枝、生姜。(《临证指南医案·卷三·木乘土·肝胃》)

🍵 中年饱食，虚里穴痛胀，引之吐出，痛胀势减，必起寒热，旬日乃已。夫脾主营，胃主卫。因吐动中，营卫造偏周行，脉中脉外参差，遂致寒热。且纳物主胃，运化在脾，皆因阳健失司，法当暖中，用火生土意，再以脉沉弦细参论，都系阴象，有年反胃格胀，清阳渐弱，浊阴僭窃为多。症脉属虚，温补宜佐宣通，守中非法。

生淡干姜、茯苓、人参、熟半夏、白粳米。(《叶氏医案存真·卷一》)

🍵 朱。重按痛势稍衰，乃一派苦辛燥，劫伤营络，是急心痛症。若上引泥丸，则大危矣。议用《金匮》法。

人参、桂枝尖、川椒、炙草、白蜜。(《临证指南医案·卷八·心痛·营络伤急心痛》)

胸闷/胸满

【临证表现】

胸脘痞闷，胸痞，胸膈不爽，胸闷时作时止，痰涎甚多。纳谷恶心，不饥不食，鼻窍干黑，泄泻，下利必先腹痛。头胀，身痛肢疼，胁肋痛，腰痛，肢体浮肿。舌白，舌灰白，脉大右涩，脉涩。

【临证经验】

饥饱忧劳太过，阳气不行，则浊阴锢结胸中，气机不畅；酒家，谷少中虚，酒肉助阴，聚湿成痰，阻遏清阳转旋，痰气交织，湿痰上阻，胃逆不降，胸中不爽，胸闷欲吐，胸中痞塞，胸胀引背。治疗顾护中焦脾胃，除湿化痰，宣畅气机，升清降浊，理气开胸。

【用药特色】

叶桂治疗胸闷胸满，临床常用茯苓、杏仁、陈皮、半夏、枇杷叶、瓜蒌皮、厚朴、人参、生姜、薏苡仁、郁金、黄连、麦门冬、通草、白芍、白术、贝母、大枣、甘草、干姜、桂枝、滑石、藿香、桔梗、桑叶、生地黄、石斛、浮小麦、栀子、枳壳、枳实、紫苏子等。其中茯苓应用 16 次，杏仁应用 14 次，陈皮应用 11 次，半夏应用 10 次，枇杷叶应用 6 次，瓜蒌皮、厚朴、人参、生姜、薏苡仁、郁金应用 4 次，黄连、麦门冬、通草应用 3 次，白芍、白术、贝母、大枣、甘草、干姜、桂枝、滑石、藿香、桔梗、桑叶、生地黄、石斛、浮小麦、栀子、枳壳、枳实、紫苏子应用 2 次，白豆蔻、白蔻仁、柏子仁、荜茇、苍术、大麦仁、丹参、当归、丁香、豆豉、茯神、花椒、黄芩、降香、鹿茸、稆豆皮、麻仁、蜜、佩兰、茜草、桃仁、煨姜、五味子、小茴、泽泻、竹叶应用 1 次。

【小方医案】

🍵 陈，妪。泻痢两月，肢体浮肿，高年自属虚象。但胸脘痞闷，纳谷恶心，每利必先腹痛。是夏秋暑热，郁滞于中。虚体挟邪，焉有补涩可去邪扶正之理？恐交节令变症，明是棘手重症矣。

人参、茯苓、川连、淡干姜、生白芍、枳实。（《临证指南医案·卷七·痢·暑湿热》）

🍵 肺气不宣，阳明少降，胸闷时作时止，所谓上焦如雾耳。

杏仁肉、米仁、广橘红、白豆蔻、茯苓、枇杷叶。（《未刻本叶天士医案·方案》）

🍵 冯，三一。舌白头胀，身痛肢疼，胸闷不食，溺阻。当开气分除湿。

飞滑石、杏仁、白蔻仁、大竹叶、炒半夏、白通草。（《临证指南医案·卷五·湿·湿阻上焦肺不肃降》）

🍵 郭。风温入肺，气不肯降，形寒内热，胸痞，皆膹郁之象。辛凉佐以微苦，手太阴主治。

黑山栀、香豉、杏仁、桑叶、瓜蒌皮、郁金。（《临证指南医案·卷五·风温·风温伤肺》）

🍵 脉大右涩，舌白，鼻窍干黑，不饥不食。由暑湿内伏，新凉外来成疟。汗泄表解，伏气未罢，填塞胸臆，余热结于气分。思得肺化，如秋冬天降，则清肃令行，况初病身痛，亦湿热阻气之象，诸家不及道此。

瓜蒌皮、杏仁、黑栀、郁金、川贝、枇杷叶。(《眉寿堂方案选存·卷上·疟疾》)

🍵 脉涩阴弱，气郁络痹，胸臆不爽，失血，养阴佐以辛润，与胃无碍。

柏仁、生地、稽豆皮、茜草、丹参、茯神片。(《未刻本叶天士医案·保元方案》)

🍵 毛，六十。温邪热入营中，心热闷，胁肋痛。平素痰火与邪胶结，致米饮下咽皆胀。老年五液已涸，忌汗忌下。

生地、麦冬、杏仁、郁金汁、炒川贝、橘红。(《临证指南医案·卷五·温热·热入心营》)

🍵 某，四一。恶寒，泄泻悉减，胸脘仍闷。余暑未尽，胃气未苏故耳。

大麦仁四钱、佩兰叶三钱、新会皮一钱、半夏曲炒，一钱半、金斛一钱半、茯苓三钱。(《临证指南医案·卷四·痞·暑邪阻气》)

🍵 疟发三日，三月不止。邪留在阴，热解无汗，气冲胸闷，痰涎甚多。问寒起腰髀及背部，议从督脉升阳。

人参、炒黑川椒、鹿茸、茯苓、炒黑小茴、炒当归。(《叶氏医案存真·卷一》)

🍵 气痹不宣，胸膈不爽。

枇杷叶、桑叶、苏子、化橘红、杏仁、瓜蒌皮。(《未刻本叶天士医案·方案》)

🍵 气郁胸闷。

枇杷叶、橘红、杏仁、土蒌皮、桔梗、通草。(《未刻本叶天士医案·保元方案》)

🍵 气阻，胸闷，脘痛。

枇杷叶、枳壳、橘红、杏仁、桔梗、茯苓。(《未刻本叶天士医案·保元方案》)

🍵 舌白胸闷。

杏仁、藿香、半夏、厚朴、橘白、滑石。(《未刻本叶天士医案·保元方案》)

🫖 舌灰白，胸痞，疟来欲呕，昏厥，热时渴饮，此暑热不解，邪欲深陷，议泻心法。

黄连、黄芩、厚朴、半夏、杏仁、姜汁。(《眉寿堂方案选存·卷上·疟疾》)

🫖 湿痰上阻，胃逆不降，胸闷欲吐。

金斛、茯苓、枳实、半夏、橘白、杏仁。(《未刻本叶天士医案·保元方案》)

🫖 施。阳明之阳已困，胸胀引背，动怒必发，医药无效。

人参、熟半夏、生白蜜、姜汁、茯苓。(《叶天士晚年方案真本·杂症》)

🫖 魏，花溪，三十五岁。胸中是清阳转旋之所，凡饥饱忧劳太过，阳气不行，则浊阴锢结，非有积聚之比，酒肉助阴聚湿，永不能愈。

荜茇、厚朴、茯苓、公丁香柄、茅术、米仁。(《叶天士晚年方案真本·杂症》)

🫖 温热后肝阳乘胃，涎沫自出，胸满如闷咽中间，或气促，潮热时作，四肢微冷。虑其厥逆，进息风和阳法。

淮小麦、炒半夏、甜杏仁、炒麦冬、南枣。

又方 人参、麦冬、淮小麦、茯苓、南枣、炙甘草。(《叶氏医案存真·卷二》)

🫖 胸闷妨食，战栗肢寒，气弱，伏暑之候，且以和法。

茯苓、煨姜、杏仁、半曲、橘白、藿梗。(《未刻本叶天士医案·保元方案》)

🫖 胸中不爽，是痰气之阻，仿小青龙法，开太阳为主。盖少阴逆，太阳气化不至也。

五味、炙草、茯苓、杏仁、泡淡姜、生白芍。(《叶氏医案存真·卷三》)

🫖 阳困失旷，胸闷腰痛。

苓姜术桂汤。(《未刻本叶天士医案·方案》)

🍵 叶, 皋桥, 五十一岁。过劳瘀从上下溢, 胸闷格呕, 先以辛润宣通血中之气。

炒桃仁、降香末、茯苓、苏子、大麻仁、蜜炒橘红。(《叶天士晚年方案真本·杂症》)

🍵 郁气不宣, 胸闷噫气。

郁金、枇杷叶、半曲、枳壳、广橘红、茯苓。(《未刻本叶天士医案·方案》)

🍵 张, 二七。酒家, 谷少中虚。常进疏散表药, 外卫之阳亦伤。其痰饮发时, 胸中痞塞, 自述或饥遇冷病来, 其为阳气受病何疑? 不必见痰搜逐, 但护中焦脾胃, 使阳气健运不息, 阴浊痰涎, 焉有窃踞之理?

生於术、川桂枝、茯苓、淡姜渣、苡仁、泽泻。

姜枣汤法丸。(《临证指南医案·卷五·痰饮·脾阳不运》)

🍵 张, 六一。此湿蕴气中, 足太阴之气不为鼓动运行, 试以痞结胸满, 仲景列于"太阴篇"中, 概可推求其理矣。

半夏醋炒、茯苓、川连、厚朴, 通草汤煎。(《临证指南医案·卷五·湿·湿郁脾阳》)

不 寐

【临证表现】

不寐, 夜不成寐, 寤不成寐, 难寐, 寤烦不肯寐, 竟夕但寤不寐, 终夕不寐, 少寐, 寝少, 寤多寐少, 寤寐未宁, 夜寐易醒, 夜不熟寐, 寝食不安, 头迷, 头眩目花, 目痛头岑, 易惊恐, 心悸, 暮热, 痰饮咳嗽, 心中热辣, 不饥不食, 食不知味, 食减, 呕吐, 神倦, 口燥, 渴不能饮, 脘痞或胀满, 噫气, 嗳噫, 心嘈, 溏泄, 汗泄, 肉瞤, 四肢麻痹, 肌腠如刺如虫行, 遗精, 形色虚衰。舌干, 舌白, 舌涸赤绛, 舌心辣痛, 脉迟小涩, 脉濡弱, 脉弦。

【临证经验】

叶桂门人邵新甫总结叶氏诊治不寐经验说，不寐之故，虽非一种，总是阳不交阴所致。若因外邪而不寐者，如伤寒、疟疾等暴发，营卫必然窒塞，升降必然失常。愁楚呻吟，日夜难安。当速去其邪，攘外即所以安内也。若因里病而不寐者，或焦烦过度，而离宫内燃，从补心丹及枣仁汤法。或忧劳愤郁，而耗损心脾，宗养心汤及归脾汤法。或精不凝神，而龙雷震荡，当壮水之主，合静以制动法。或肝血无藏而魂摇神漾，有咸补甘缓法。胃病则阳跷穴满，有《灵枢》半夏秫米汤法。胆热则口苦心烦，前有温胆汤，先生又用桑叶、丹皮、山栀等轻清少阳法。营气伤极，人参、人乳并行；阳浮不摄，七味、八味可选。余如因惊宜镇，因怒宜疏，饮食痰火为实，新产病后为虚也。(《临证指南医案·卷六·不寐》)

【用药特色】

叶桂治疗不寐，临床常用茯苓、半夏、人参、陈皮、生地黄、茯神、白芍药、知母、天门冬、麦门冬、牡蛎、枳实、阿胶、干姜、黄连、玄参、浮小麦、柏子仁、贝母、甘草、黄芩、五味子、白术、川楝子、大枣、厚朴、连翘、莲子、牡丹皮、熟地黄、酸枣仁、乌梅、栀子、草果、丹参、当归、灯心草、丁香、豆豉、枸杞子、龟甲、黄柏、稽豆皮、金银花、龙骨、麻仁、人中白、桑叶、山药、生姜、秫米、煨姜、杏仁、益智仁、郁金、竹茹、竹叶等。其中茯苓应用17次，半夏应用13次，人参应用13次，陈皮、生地黄应用12次，茯神应用11次，白芍、知母、天门冬应用7次，麦门冬、牡蛎、枳实应用6次，阿胶、干姜、黄连、玄参应用5次，浮小麦、柏子仁、贝母、甘草、黄芩、五味子应用4次，白术、川楝子、大枣、厚朴、连翘、莲子、牡丹皮、熟地黄、酸枣仁、乌梅、栀子、草果、丹参、当归、灯心草、丁香、豆豉、枸杞子、龟甲、黄柏、稽豆皮、金银花、龙骨、麻仁、人中白、桑叶、山药、生姜、秫米、煨姜、杏仁、益智仁、郁金、竹茹、竹叶应用2次，白扁豆、白薇、菖蒲、赤石脂、赤小豆、川芎、葱白、淡菜、附子、钩藤、谷芽、瓜蒌皮、桂枝、何首乌、黑豆皮、花椒、滑石、藿香、鹿角霜、绿豆皮、麋角、蜜、木瓜、牛膝、女贞子、枇杷叶、桑椹、沙参、砂仁、山茱萸、松子仁、通草、吴茱萸、夏枯草、血余胶、薏苡仁、禹余粮、泽泻、朱砂、猪胆汁、紫苏子应用1次。

【小方医案】

🫖 艾。自半月前，寒热两日，色脉愈弱，食减寝少，神不自持，皆虚脱之象。议固之涩之，不及理病。

人参、生龙骨、牡蛎、桂枝、炙草、南枣肉。

又 脉神稍安，议足三阴补方。

人参、砂仁末炒熟地、炒黑杞子、茯神、五味、牛膝炭。（《临证指南医案·卷三·脱·阴阳并虚》）

🫖 悲哀太过，心脾交伤，奇经遂尔失护，带下赤白，心悸少寐。

鹿角霜、建莲、血余胶、白茯苓、白薇、桑椹子。（《未刻本叶天士医案·方案》）

🫖 蔡。恶进谷食，舌干龈胀，不饥，不知味，寤多寐少。皆由疟汗呕逆，都令诸阳交升。胃气不降则不食，阳不下潜则无寐，肝风内震则火升心热。法当和胃阳，平肝气。肝平胃醒，必谷进能寝矣。

知母、北沙参、麦冬、新会皮、乌梅肉，新谷露冲。（《临证指南医案·卷六·疟·肝胃》）

🫖 曹，四五。劳倦嗔怒，呕吐身热，得汗热解，而气急，不寐不饥，仍是气分未清。先以上焦主治，以肺主一身气化也。

杏仁、郁金、山栀、香豉、橘红、瓜蒌皮。（《临证指南医案·卷四·呕吐·肝火刑金》）

🫖 陈。热病后，不饥能食，不寐。此胃气不和。

香豉、黑山栀、半夏、枳实、广皮白。（《临证指南医案·卷五·温热·病退胃不和》）

🫖 程。娠八月，形寒气逆，神烦倦无寐，乃肝阳乘中之征。拟进息风和阳法。

黄芩、当归、生白芍、生牡蛎、橘红、茯神。

又　肝风眩晕，麻痹少寐。

熟首乌、炒黑杞子、白芍、女贞子、茯神、黑穞豆皮。（《临证指南医案·卷九·胎前·肝风》）

🫖　程。暑久入营，夜寐不安，不饥微痦。阴虚体质，议理心营。

鲜生地、元参、川连、银花、连翘、丹参。（《临证指南医案·卷五·暑·暑入心营》）

🫖　春夏阳升，肝木乘胃，呕吐，吐不已，寝食减废，气失下降，肠中不通，病乃怀抱抑郁。两月之久，不敢再以疏泄为治。

人参、川连、乌梅、川楝肉、生白芍。（《叶氏医案存真·卷三》）

🫖　方，四四。形质颓然，脉迟小涩，不食不寐，腹痛，大便窒痹。平昔嗜酒，少谷中虚，湿结阳伤，寒湿浊阴鸠聚为痛。

炒黑生附子、炒黑川椒、生淡干姜、葱白。调入猪胆汁一枚。（《临证指南医案·卷五·湿·湿阻中焦阳气》）

🫖　方。脉形濡弱，形寒汗出，频吐涎沫，三日来宿不能寐。此胃中虚冷，阳气困惫，法当温中，佐以运通。宣导寒凉，断勿轻投。

丁香皮、益智仁、半夏、茯苓、广皮、煨姜。（《种福堂公选医案·胃阳虚》）

🫖　瓜果水寒，暴凉迅风，内外两因，舌白，渴不能饮，脘中胀满，烦不肯寐，身无热，头不疼，微呕，此足太阴中寒。已经冷汗肢厥，脉弱濡伏，医犹以疲敝方药，正如隔靴搔痒矣。

生草果、生於术、藿梗、淡干姜、厚朴、丁香柄。（《叶氏医案存真·卷二》）

🫖　寒热后不能寐，舌干，胃气不和耳。

竹茹、茯苓、木瓜、半夏、金斛、知母。（《未刻本叶天士医案·保元方案》）

🫖　积劳伤阳，哀戚动脏，重重内损，其夏秋伏邪，已深在重围。此从阴经而来，朱汉老非治时邪，病人服药而安，温药助阳

115

也。考三阴而投温补扶正，正谓托邪。知母入咽即呃，阳明之阳几渐，不饥不食不寐，阳不流行，三焦困，脾胃惫矣。肛坠属阴伤气陷，难任纯刚之剂。

人参、当归米炒、厚朴、麋角酒浸烘、炮姜、草果。（《眉寿堂方案选存·卷上·疟疾》）

☕ 金。热止，津津汗出，伏暑已解。只因病魔日久，平素积劳，形色脉象虚衰，深虑变病。今饮食未进，寤寐未宁，议以敛液补虚。

人参、茯神、麦冬、五味、炒白芍。块辰砂一两，绵裹同煎。

又 热久，胃汁被劫，不饥不便，亦病后常事耳。古人论病，必究寝食。今食未加餐，难寐，神识未清，为病伤元气，而热病必消烁真阴。议用三才汤意。

人参、天冬、生地、麦冬、五味子。（《临证指南医案·卷五·暑·暑病久延伤液》）

☕ 据述久有胃痛，当年因痛吐蛔，服资生丸，消补相投；用八味丸，温润不合。凭脉论症，向时随发随愈。今病发一月，痛止，不纳，口味酸浊。假寐未久，忽躁热，头汗淋漓，口不渴饮。凡肝痛，必犯胃府，且攻涤寒热等药，必先入胃以分布。药不对病，更伤胃气。胃司九窍，清浊既乱于中，焉有下行为顺之理？上下不宣，状如关格，但关格乃阴枯阳结，圣贤尤以为难。今是胃伤困乏，清阳不司旋运，斯为异岐。不必以寒之不应而投热，但主伤在无形，必图清气宣通，则为善治程法。金匮大半夏汤。

大半夏汤（半夏、人参、白蜜。编者注）。（《叶天士医案》）

☕ 孔。心中热，不饥不寐，目黄自利，湿热内伏。

淡黄芩、连翘、炒杏仁、白通草、滑石、野赤豆皮。（《临证指南医案·卷五·湿·湿阻上焦肺不肃降》）

☕ 《灵枢经》云：人身阳气不纳入阳跷穴，则寤不得寐。饮以半夏汤，今宗之。

半夏、秫米。（《叶氏医案存真·卷一》）

☕ 娄，二八。思虑太过，心阳扰动，吸伤肾阴，时时茎举。

此失血皆矫阳独升，夜不得寐。归家谈笑，怡情可安。

人中白、龟腹甲、知母、黄柏。(《临证指南医案·卷二·吐血·阴虚阳升》)

🍵 卢。痢症湿热，皆是夏令伏邪，但以攻消，大伤胃气，不能去病。今微呕，不饥不寐，大便欲解不通。是九窍六腑不和，总是胃病。

人参一钱、吴萸炒川连四分、泡淡生干姜五分、茯苓三钱、川楝子肉一钱、生白芍一钱半。(《临证指南医案·卷七·痢·暑湿热》)

🍵 脉沉弦，脘胀噫气，口燥不寐，宜和肝胃。

川黄连、茯苓、枳实、淡干姜、半夏、橘白。(《未刻本叶天士医案·方案》)

🍵 脉左数，下重。热入血中，恐胎难保。暮夜烦躁无寐，亦是阴伤。太仆所云：寒之不寒为无水，当益其阴。今衄血又来，应减气辛耗散。仿苦寒佐以咸寒为治。

黄芩、川连、人中白、白芍、知母、元参。(《眉寿堂方案选存·卷上·暑》)

🍵 某。肝阳不降，夜无寐。进酸枣仁法。

枣仁、知母、炙草、茯神、小麦、川芎。(《临证指南医案·卷六·不寐·胆液亏阳升虚烦》)

🍵 某。脉左弦，少寐，气从左升。泄肝和胃。

生左牡蛎五钱、川楝子肉一钱、化州橘红一钱半、茯苓三钱、泽泻一钱。(《临证指南医案·卷三·木乘土·肝胃》)。

🍵 某。少年频频遗精，不寐心嘈。乃属肾中有火，精得热而妄行，日后恐有肾消之累。

焦黄柏、生地、天冬、茯苓、煅牡蛎、炒山药。(《临证指南医案·卷三·遗精·阴虚阳动》)

🍵 某。舌赤，浊呕，不寐不饥。阳邪上扰，治以苦辛，进泻心法。

淡黄芩、川连、炒半夏、枳实、姜汁。(《临证指南医案·卷四·呕吐·热邪内结》)

🍵 倪。多痛阳升，阴液无以上注，舌涠赤绛，烦不成寐。当益肾水以制心火。

鲜生地、元参、麦冬、绿豆皮、银花、竹叶心。(《临证指南医案·卷六·不寐·心火》)

🍵 疟起四肢，扰及中宫，脾胃独受邪攻，清气已伤，不饥不食，胃中不和，夜寤不寐，小溲赤浊，即经言：中气不足，溲溺为变。须疟止之期，干支一周，经腑乃和。明理用药，疏痰气，补脾胃，清气转旋，望其纳谷。

熟半夏、生益智、人参、厚朴、茯苓、广皮。

临服入姜汁三分。(《叶氏医案存真·卷一》)

🍵 潘，十四。戒饮，浊减十四，略可加谷。近日竟夕无寐，目珠赤痛，阳升不交于阴。暂停妙香散。

桑叶、丹皮、夏枯草、黑山栀、川贝、苡仁。(《临证指南医案·卷八·目·木火上郁》)

🍵 颇。病已半年，夜寐易醒，汗泄，自觉元海震动，腹鸣晨泻。年岁望六，不仅经营烦劳伤阳，肾真亦渐散越，仍议固下一法。

人参、赤石脂、禹余粮、五味子、泡淡干姜。(《种福堂公选医案·泄泻》)

🍵 沈。年岁壮盛，脘有气瘕，嗳噫震动，气降乃平。流痰未愈，睾丸肿硬。今入夜将寐，少腹气冲至心，竟夕但寤不寐，头眩目花，耳内风雷，四肢麻痹，肌肤如刺，如虫行。此属操持怒劳，内损乎肝，致少阳上聚为瘕，厥阴下结为疝。冲脉不静，脉中气逆混扰，气燥热化，风阳交动，营液日耗，变乱种种。总是肝风之害。非攻消温补能治，惟以静养，勿加怒劳，半年可望有成。

阿胶、细生地、天冬、茯神、陈小麦、南枣肉。(《临证指南医案·卷一·肝风·怒劳伤肝结疝瘕》)

🍵 食减，少寐。

谷芽、枣仁、半曲、茯苓、建莲、橘红。(《未刻本叶天士医案·保元方案》)

🍵 暑侵少寐，心阳不宁耳。

辰砂拌麦冬、酸枣仁、灯心、细根小生地、鲜莲肉、茯神。（《未刻本叶天士医案·保元方案》）

🍵 暑邪成疟，热结三焦，脘痞有形，烦渴喜冷饮，从河间法主治。暑热未尽，清窍不利，自言神识如迷，夜不成寐。

竹叶、元参、连翘心、菖蒲、郁金、川贝。（《叶氏医案存真·卷二》）

🍵 嗽减不寐，心中热。

温胆汤（陈皮、半夏、茯苓、甘草、枳实、竹茹。编者注）。（《未刻本叶天士医案·方案》）

🍵 痰饮咳嗽，终夕不寐，面浮如盘。昔徽宗宠妃病此，治用真蚌粉，新瓦上炒红，入青黛少许，用淡薑水，滴麻油数滴，调服二钱。（《叶氏医案存真·卷二》）

🍵 痰饮乃浊阴所化，阻遏阳气，不入于阴，阴跷空，夜不熟寐。《灵枢经》用半夏秫米汤，谓通阳交阴，饮邪不聚。"天王补心丹"一派寒凉阴药，与浊阴树帜。中年必以护阳为要，即《金匮》所言必以温药和之也。

半夏、秫米、茯苓。（《叶天士医案》）

🍵 汤，四十五岁。阳升颠顶，上虚下细。心有狐疑动多。阳不下潜，入夜心事交集，寤不成寐。潜阳益阴主治。

淮小麦、炙草、知母、生地、茯苓、丹参。（《叶天士晚年方案真本·杂症》）

🍵 唐。胃中不和，不饥少寐，肝风震动，头迷，溏泄，高年经月未复。两和厥阴阳明。

炒半夏、人参、枳实、茯苓、炒乌梅肉。（《临证指南医案·卷六·泄泻·肝犯胃》）

🍵 汪，三十三岁。肝血内乏，则阴虚于下，阳愈上冒，变风化燥。凡脚气筋挛骨痛，无脂液濡养，春夏阳浮举发，最是阳不入交于阴，必上及诸清窍，目痛头岑，坐不得寐，治宜润燥养津，引阳下降。

鲜生地、淡天冬、清阿胶、大麻仁、柏子仁、肥知母。（《叶天

士晚年方案真本·杂症》)

🍵 吴。少阳郁火，不寐。

丹皮、半夏、钩藤、桑叶、茯苓、橘红。(《临证指南医案·卷六·不寐·胆火》)

🍵 徐，二八。产后未经旬，长途驱驰以劳形神。归值母丧，悲哀哭泣，伤及情志。述肉瞤，易惊恐，少寐。产伤阴分起见，肌肉悉热如焚，乃阴不摄阳。

熟地炭、萸肉、龙骨、茯神、淮小麦、南枣肉。(《种福堂公选医案·产后阴伤神怯》)

🍵 阳不交阴，寤不成寐，内风乘颠，髓出鼻窍腥浊，必绝欲经年，可以却病。乃下焦病根，归脾汤永无效期，仿丹溪法。

淡菜、阿胶、熟地、龟甲、茯神、天冬。(《叶氏医案存真·卷一》)

🍵 阳浮不潜，寤多寐少，神烦汗泄。

生地、茯苓、天冬、川斛、牡蛎、柏仁。(《未刻本叶天士医案·保元方案》)

🍵 阴亏阳浮不潜，暮热不寐。

生地、柏仁、左牡蛎、阿胶、茯苓、料豆壳。(《未刻本叶天士医案·方案》)

🍵 寅卯少阳内动，络中血溢，寒热呕逆，骤然泄泻，不能卧。盖阳木必犯阴土，胆汁无藏，少寐多寤，土脏被克，食减无味。宜补上疏木。

人参、山药、炙草、白术、扁豆、丹皮。(《叶天士医案》)

🍵 用泻白散(桑皮、地骨皮、甘草、粳米。编者注)颇效，但不能寐，舌心辣痛，阴亦亏矣。

生地、川贝、元参、麦冬、茯神、灯心。(《未刻本叶天士医案·方案》)

🍵 张，四十九岁。平昔劳形伤阳，遭悲忧内损脏阴，致十二经脉逆乱，气血混淆，前后痛欲捶摩，喜其动稍得流行耳。寝食不安，用药焉能去病？悲伤郁伤，先以心营肺卫立法。

川贝、枇杷叶、松子仁、柏子仁、苏子、麻仁。(《叶天士晚年方案真本·杂症》)

🍵 朱,四九。烦劳太过,阳伤,痰饮日聚。阳跷脉空,寤不成寐。卫阳失护,毛发自坠,乃日就其衰夺矣。初进通饮浊以苏阳,接服外台茯苓饮(茯苓、人参、白术、枳实、橘皮、生姜。编者注)。(《临证指南医案·卷五·痰饮·脾胃阳虚》)

🍵 朱,妪。心中热辣,寤烦不肯寐,皆春令地气主升,肝阳随以上扰。老年五液交枯,最有痫痉之虑。

生地、阿胶、生白芍、天冬、茯神、小黑穞豆皮(《临证指南医案·卷一·肝风·肝肾阴虚》)

神昏/神迷

【临证表现】

神昏,谵语,昏谵,神昏乱语,神识如蒙,心神迷惑,胸中懊侬,昏乱无神,神气如迷,舌不能言,舌缩言謇,音低,不饥不食,面赤,耳聋,四肢牵引,牙关不紧,微痉。舌色白,舌边赤,舌绛黄苔,舌心黄,舌边赤苔有刺。鼻煤唇裂舌腐,脉弱,脉细促。

【临证经验】

神昏/神迷原因颇多,暑湿气蒸,湿郁气结,三焦弥漫,以致神昏。伏暑夹湿化疟,热蒸迫以伤津,胃汁不复。春温上受,热邪上结,温邪已入血分,渐入心包络,神烦谵语,渴欲冷饮。阳虚挟湿,邪热内陷,阴阳不相交合,神识如蒙。热病以存阴为先,治宜先清上焦,清胃生津,育阴息风,议用泻心法。

【用药特色】

叶桂治疗神昏/神迷,临床常用人参、麦门冬、生地黄、竹叶、连翘、阿胶、茯神、黄连、玄参、郁金、白芍、菖蒲、甘草、黄芩、金银花、龙骨、天门冬、杏仁、栀子等。其中人参应用7次,竹叶应用6次,麦门冬、生地黄应用5次,连翘应用4次,阿胶、茯神、黄连、玄参、郁金应用3次，白芍、菖蒲、甘草、黄芩、金银花、龙骨、天门冬、五味子、杏仁、栀子应用2次，白术、半夏、贝母、蚕沙、牡丹皮、淡菜、灯心草、豆豉、茯苓、附子、干姜、瓜蒌皮、寒水石、黄芪、鸡子黄、粳米、莲子、牡蛎、大枣、牛黄、山茱萸、射干、石膏、石斛、熟地黄、蜀漆、天竺黄、小麦、远志、云母、皂荚、知母、枳壳、枳实、朱砂、猪苓、竹沥应用1次。

【小方医案】

🍵 包。老年下虚，春温上受，痰潮昏谵，舌绛黄苔，面赤微痉。先清上焦。

天竺黄、金银花、竹叶心、连翘、竹沥。(《临证指南医案·卷五·温热·热邪闭窍神昏》)

🍵 鼻煤唇裂舌腐。频与芩连，热不肯已，此病轻药重，致流行之气结闭不行，郁遏不通，其热愈甚。上则不嗜饮纳食，小便虽利，便必管痛。三焦皆闭，神昏痉厥有诸矣。

竹叶、杏仁、川贝母、连翘、射干、鲜石菖蒲汁。(《眉寿堂方案选存·卷上·春温》)

🍵 蔡。阳虚挟湿，邪热内陷，所以神识如蒙。议用泻心法。

人参、生干姜、黄芩、川连、枳实、生白芍。(《临证指南医案·卷五·湿·湿热内陷》)

🍵 蔡。仲景云：小便不利者，为无血也；小便利者，血证谛也。此证是暑湿气蒸，三焦弥漫，以致神昏，乃诸窍阻塞之兆。至小腹硬满，大便不下，全是湿郁气结。彼夯医犹然以滋味呆钝滞药，与气分结邪相反极矣。议用甘露饮法。

猪苓、浙茯苓、寒水石、晚蚕沙、皂荚子去皮。(《临证指南医案·卷五·湿·湿邪弥漫三焦》)

🍵 此暑热逼入胞络，神昏乱语，心中热。

竹卷心、川黄连、鲜莲子、赤麦冬、白茯神、白灯心。(《未刻本叶天士医案·保元方案》)

🍵 苦辛过服，大泻心阳，心虚热收于里。三疟之来，心神迷惑，久延恐成痼证。考诸《金匮》，仲景每以蜀漆散为牝疟治法。

云母石、蜀漆、生龙骨。为末开水调服二钱。（《叶天士医案》）

🔖 劳复，虚寒泄下，加以绝谷胃损，络血洞下，昏乱无神。脉诊三五参差，阴阳已属脱根，恐坏于子丑二时，真气不相维续。勉用大封固一法。

人参、熟附子、生芪、五味子、於术。（《叶氏医案存真·卷一》）

🔖 劳倦伏邪，初起即用柴胡、紫苏，三阳混散，津液被劫。热邪上结，胸中懊侬，神烦谵语，渴欲冷饮，诊得脉无神，舌色白，病在上焦气分。阅医药不分上下气血，况冬温聘泄，老人积劳，七日未见病退机关，此属重症。岂可藐视轻谈。

瓜蒌皮、黑栀子、白杏仁、郁金、香豉、枳壳汁。（《叶氏医案存真·卷一》）

🔖 乐，二九。热多昏谵，舌边赤，舌心黄，烦渴，脉弱，是心经热疟。医投发散消导，津劫液涸，痉厥至矣。

犀角、竹叶、连翘、玄参、麦冬、银花。（《临证指南医案·卷六·疟·心经疟》）

🔖 脉大不敛，神迷呓语，阴阳不相交合，为欲脱之象。救阴无速功，急宜镇固阴阳，冀其苏息。

生龙骨、生牡蛎、人参、阿胶、茯神、淮小麦。（《叶氏医案存真·卷三》）

🔖 脉数右大，渴饮神迷，闻声若在瓮中，舌边赤苔有刺。伏暑必夹湿化疟，热蒸迫以伤津，胃汁不复，脘中常闷。夫热病以存阴为先，疟已半月，须参里症。议清胃生津，若景岳玉女煎之属。

鲜生地、麦冬、竹叶、生石膏、知母、甘草。（《眉寿堂方案选存·卷上·疟疾》）

🔖 某女。渴不欲饮，阴不上承。况寐醒神识不静，易惊汗出。法当敛补。

人参、熟地炭、萸肉炭、茯神、五味、炒远志。（《临证指南医案·卷一·虚劳·阴虚》）

🍵 热缓神昏，咳痰呕逆，舌不能言。余邪渐入心包络，恐着瘛疭，进芳香入络法。

万氏牛黄丸（黄连、黄芩、山栀、郁金、辰砂、西牛黄。编者注）。（《叶氏医案存真·卷二》）

🍵 胃津既伤，肝风上扰，神迷肢震，面浮欲喘，病势危险，勉拟救胃阴方。

人参、麦冬、生甘草、白粳米、炒半夏、南枣。（《叶氏医案存真·卷二》）

🍵 吴。连朝骤热，必有暑气内侵。头热目瞑，吸短神迷，此正虚邪痹，清补两难。先与益元散三四钱，用嫩竹叶心二钱，煎汤凉用三。四小杯。常用绿豆煎汤服。（《临证指南医案·卷五·暑·暑伤气分上焦闭郁》）

🍵 吴。神气如迷，不饥不食，乃苦辛消导发散，劫夺胃津所致。盖温邪手经为病，今世多以足六经主治，故致此。

细生地、竹叶心、麦冬、元参心、连翘心、郁金。（《临证指南医案·卷五·温热·误治伤胃津液》）

🍵 许。温邪已入血分，舌赤音低，神呆潮热，即发斑疹，亦是血中热邪。误汗消食，必变昏厥。

犀角、细生地、元参、丹皮、郁金、石菖蒲。（《临证指南医案·卷五·温热·热陷血分》）

🍵 余。脉细促，神迷，舌缩言謇，耳聋，四肢牵引，牙关不紧，病已月余。乃温邪劫液，阳浮独行，内风大震，变幻痉厥危疴。议以育阴息风法。必得痉止神清，方有转机。

阿胶二钱、鸡子黄一枚、人参（秋石拌烘）一钱、天冬一钱、细生地二钱、白芍一钱半。

又 神气稍苏，脉来敛静。五液交涸，风阳尚动。滋液救其焚燎，清补和阳去热，用药全以甘寒。津液来复，可望向安。

阿胶、人参、淡菜、鲜生地、天冬、川斛。（《临证指南医案·卷七·痉厥·温邪劫液风阳上逆》）

厥　证

【临证表现】

晕厥，暴厥，厥逆昏冒，忽爽忽迷，清神受蒙为厥，先厥后热，四肢厥冷，四肢俱冷，四肢冷汗，四肢冰冷，四肢逆冷，身麻肢冷，自汗体冷，冷汗，肢厥不肯回阳，四肢麻木，周身麻木，肢节酸楚，形神疲瘁，头晕目眩，头胀，耳聋，四肢牵引，牙关不紧，气喘，胸腹胀闷，烦渴，恶心，干呕，呕吐，呕逆不食，知饥少纳，食入即饱，吞酸，胸满，下利，大便不通等。脉微，脉细弱，脉细促，左脉小濡，脉伏，脉紧。

【临证经验】

叶桂门人邵新甫总结叶氏诊治厥证经验说，厥者，从下逆上之病也。痉者，明其风强之状也。所以二字每每并言，原与伤寒门所载者有间。想是证，总由气血日偏，阴阳一并而成。譬如风雷之猛烈，郁极而发也。若发而渐复者，犹可转危为安。若发而转逆者，必至直拔根荄乃已。斯存亡之机，在乎命脏之盈亏耳。考方书之名目不一，致病之因由亦繁。大抵可吐者，如痰食填塞于胸中，用瓜蒂散之类，及烧盐探引方法。可清可折者，如厥阳壮火升逆而莫制，用玉女煎，及宣明龙荟丸法。可开可降者，如气厥、薄厥而形气暴绝，有五磨饮子，及蒲黄酒法。秽浊蒙神而昏乱无知，有牛黄、至宝，及苏合香丸之两法。飞尸卒厥，先宜酒醴以引导，并可按穴而施针法及灸法。若从虚而论者，如内夺而厥，则为喑痱，有地黄饮子之通摄下焦法。烦劳阳张，令人煎厥。有人参固本，加入金箔、方诸水，为壮水制火法。血厥而阳腾络沸，参乎从阴从阳法。色厥而精脱于下，急与大剂挽元法。肾厥，宗许学士之椒附以通阳。蛔厥，有仲景之安蛔法。阳极用救阴峻剂，阴极有扶阳方法。种种规模，已为全备。及参案中，先生于是证独重在肝。盖肝者，将军之官，善干他脏者也。要知肝气一逆，则诸气皆逆，气逆则痰生，遂火沸风旋，神迷魂荡，无所不至矣。若犯于上者，不免凌金烁液，有门冬汤及琼玉膏之补金柔制法。若犯于中，而为呕为胀者，用六君去术，加木瓜、姜、芍之类，及附子粳米汤加人参，为补胃凝肝法。若震及心脾，而为悸为消者，用甘麦大枣汤，合龙、蛎之属，为缓急重镇法。若挟少阳之威而乘颠摇络者，用羚羊、钩藤、元参、连翘之剂，为息风清络法。若本脏自病，而体用失和者，以椒、梅、桂、芍之类，为益体宣用法。若因母脏之虚，而扰及子脏之位者，用三才（天冬、熟地、人参。编者注）配合龟、甲、磁、朱，及复脉减辛、味，复入鸡黄之属，为安摄其子母法。至于痿厥之治，尤觉神奇，取血肉介类，改汤为膏，谓其力味重实，填隙止厥最速。此岂非补前人之未备，开后学之法门者乎？参是案者，幸毋忽诸。（《临证指南医案·卷七·痉厥》）

【用药特色】

叶桂治疗厥证，临床常用茯苓、生地黄、人参、阿胶、白芍药、干姜、天门冬、半夏、陈皮、附子、玄参、吴茱萸、生姜、石斛、熟地黄、麦门冬、粳米、乌梅、黄连、白术、鳖甲、菖蒲、川楝子、淡菜、茯神、甘草、枸杞子、龟甲、黄芪、鸡子黄、菊花、牡蛎、知母、枳实等。其中茯苓应用12次，生地黄应用12次，人参应用11次，阿胶应用9次，白芍药应用8次，干姜、天门冬应用6次，半夏、陈皮、附子应用5次，玄参、吴茱萸、生姜、石斛、熟地黄应用4次，麦门冬、粳米、乌梅、黄连应用3次，白术、鳖甲、菖蒲、川楝子、淡菜、茯神、甘草、枸杞子、龟甲、黄芪、菊花、牡蛎、知母、枳实应用2次，白扁豆、柏子仁、蚌、草果、石斛、大枣、谷精草、桂枝、何首乌、厚朴、花椒、金箔、桔梗、橘核、连翘、穞豆皮、牛膝、佩兰、青黛、青木香、秋石、肉苁蓉、山铅、煨姜、五味子、小茴香、杏仁、延胡索、远志、泽泻、珍珠、栀子、枳壳、猪胆汁、竹叶、紫石英应用1次。

【小方医案】

💊 程。厥邪热深，生姜性辛温，大泄肝阴，阳遂上冒，心热晕厥。但阴虚热炽，苦寒不可多进，以滋阴却热为稳。

生鳖甲、鲜生地、生白芍、知母、山栀、橘红。（《临证指南医

案·卷七·痉厥·厥阴热邪》)

🍵 此肝风夹阳，上逆为厥，得之恼怒惊忧，属七情之病。厥阴肝脉，贯膈乘胃，是以脘中不饥，不思纳谷，木犯土位也。其头晕目眩，亦肝风独行至高之地，而精华之血不得营矣。前用苦降、酸泄、辛宣，病有半月不愈，议兼重镇主之。

川连、炒吴萸、白芍、乌梅、淡干姜、生牡蛎。(《叶氏医案存真·卷一》)

🍵 此厥证也，缘情怀失旷，肝胆郁勃，阳气直上无制。夫肝脉贯肠入胃，循绕咽喉。今病发由脘至咽，四肢逆冷。所云上升之气，自肝而出，中夹相火，其病为甚。法以苦降、辛宣、酸泄之治，使阳和气平之后，接续峻补阳明，此病必发稀。以胃土久受木戕，土虚则木易乘克也。

川连、生芍、吴萸、乌梅、橘红、杏仁。(《叶氏医案存真·卷一》)

🍵 顾，三一。产后真阴不复，阳越风动，四肢麻木，先厥后热。

熟地、阿胶、炒杞子、生白芍、茯苓、菊花炭。(《临证指南医案·卷九·产后·产后阴虚阳浮发厥》)

🍵 顾。此痿厥也，盖厥阴风旋，阳冒神迷则为厥。阳明络空，四末不用而为痿厥。午后黄昏，乃厥阴、阳明旺时，病机发现矣。凡此皆属络病，《金匮》篇中有之。仲景云：诸厥宜下，下之利不止者死。明不下降之药，皆可止厥。但不可硝、黄再伤阴阳耳。但积年沉疴，非旦夕速效可知矣。

活鳖甲、真阿胶、方诸水、鲜生地、元参、青黛。

又　照前方去元参，加天冬。

又　阴络空隙，厥阳内风掀然鼓动而为厥。余用咸味入阴和阳，介类有情之潜伏，颇见小效。但病根在下深远，汤剂轻浮，焉能填隙？改汤为膏，取药力味重以填实之，亦止厥一法。

鲜鳖甲、败龟甲、猪脊髓、羊骨髓、生地、天冬、阿胶、淡菜、黄柏。

熬膏，早服七钱，午服四钱。(《临证指南医案·卷七·痉厥·

肝风》)

🍵 黄，嘉兴，三十九岁。向年戊亥时发厥，是以肝肾阴虚，阴火内风蒙神，治逾五载。迄今左目流泪，至暮少明，胃脘中隙痛。经谓：肝脉贯膈入胃，肝窍在目，此皆精血内亏不足之象。若云平肝，是疏克攻治，乃相反矣。

天冬、熟地、杞子、元参、浙菊花、谷精珠。（《叶天士晚年方案真本·杂症》）

🍵 脉右虚左弦，身麻肢冷，胎中胀闷，不饥吞酸，由中虚肝气内动之因，五六月当脾胃司胎，又体质不受苦寒，非清火酸泄气分之法所宜。

人参、炒半夏、枳壳、桔梗、姜汁。（《叶氏医案存真·卷二》）

🍵 某，二一。脉细弱，自汗体冷，形神疲瘁，知饥少纳，肢节酸楚。病在营卫，当以甘温。

生黄芪、桂枝木、白芍、炙草、煨姜、南枣。（《临证指南医案·卷三·汗·营卫虚》）

🍵 某。冷自足上贯于心，初起周身麻木，今则口鼻皆有冷气。病起惊恐，内伤肝肾为厥。冲脉隶于肝肾，二脏失藏，冲气沸乱，其脉由至阴而上，故多冷耳。

淡苁蓉、熟地炭、五味子、紫石英、茯苓、牛膝。（《临证指南医案·卷七·痉厥·肝肾虚冲气逆》）

🍵 某。热甚而厥，其热邪必在阴分，古称热深厥深。病中遗泄，阴伤邪陷。发表攻里，断难施用。和正托邪，是为正法。

草果、知母、人参、半夏、姜汁、乌梅。（《临证指南医案·卷七·痉厥·疟厥》）

🍵 某。阳气暴张，精绝，令人煎厥。

细生地一两、阿胶三钱、出山铅打薄五钱。

调珍珠末一钱。

又 煎厥者，下焦阴液枯燥，冲气上逆为厥。议用咸寒降逆，血肉填阴。

细生地、元参、龟胶、阿胶、淡菜、蚌水。

又　液涸消渴，都是脏阴为病。前议填阴，药汁浓腻不能多进。但胃口不醒，生气何以再振？阳明阳土，非甘凉不复，况肝病治胃，自来有诸。

人参、麦冬、川斛、新会皮、白粳米、干佩兰叶。(《临证指南医案·卷七·痉厥·煎厥》)

🥣　怒劳阳升暴厥。苦降和阳，使清神不为浊蒙，便可清爽。此论平时调理，养肝肾之阴，宜至静之剂，从经旨下虚上盛主治。

生地、熟地、龟甲、菖蒲、远志、茯苓。(《叶氏医案存真·卷三》)

🥣　潘，二八。肝阳化风，上冒为厥。风阳内烁，脂液涸而作痛。此非实证，刚燥忌用。

生地、阿胶、牡蛎、天冬、茯神、生白芍。(《临证指南医案·卷七·痉厥·肝风》)

🥣　钱。肝藏魂，因怒则诸阳皆动，所见病情，皆属阳动化风而为厥，故凡属厥证，都隶厥阴。考《内经》治肝之法，不外辛以理用，酸以治体，甘以缓急。今肝阴素亏之体，骤加暴怒，病已浃旬，液涸阳亢，急急镇固收摄，犹虑弗及。阅所服诸方，仅以泄肝、抑肝、平肝为事，肤浅庸劣，一致于此。不知补法，都以子母相生同治。盖壮水则木得滋荣，阴充则风阳自息。医不师古，尚敢称虚道实耶。

生地、阿胶、麦冬、人参、金箔、生鸡子黄。(《种福堂公选医案·厥》)

🥣　秦。老年肿胀，四肢俱冷，皆阳气衰惫，浊阴僭踞。盖脾阳主运，肾阳司纳，今食入愈胀，二便不爽，中下之阳消乏，岂可小视此病？

炮黑附子、淡干姜、生白术、生厚朴、茯苓、泽泻。(《种福堂公选医案·肿胀》)

🥣　太阳开，小水自利。阳明伤，则失其阖，浊上逆。四肢冷汗，气喘，胸腹胀闷，都是阳微欲脱，脉绝厥逆，勉与通脉四逆汤（即四逆汤加葱白。编者注），回阳驱阴以挽之。

淡干姜、泡附子、人参、猪胆汁。服药后，脉微继者生，暴出者死。（《叶氏医案存真·卷一》）

🫖 汪。胃阳伤残，浊气上攻，将为痛厥。当治阳明之阳。

吴茱萸、姜汁、半夏、茯苓、粳米。

又 照前方去吴萸，加广皮。（《临证指南医案·卷七·痉厥·痛厥》）

🫖 王，四一。经云：烦劳则张，精绝，辟积于夏，令人煎厥。夫劳动阳气弛张，则阴精不司留恋其阳，虽有若无，故曰绝。积之既久，逢夏季阳正开泄，五志火动风生，若煎熬者然，斯为晕厥耳。治法以清心益肾，使肝胆相火，内风不为暴起，然必薄味静养为稳。

连翘心、元参心、竹叶心、知母、细生地、生白芍。（《临证指南医案·卷七·痉厥·煎厥》）

🫖 王。右脉已伏，左小紧。四肢冰冷，干呕烦渴，厥阴浊泛，胃阳欲绝，此属痛厥。姑以辛热，泄浊通阳。

泡淡吴萸、制附子、川楝子、延胡索、淡干姜、茯苓。

又 脉微为无阳，下利，冷汗，呕逆不食，肢厥不肯回阳。一团浊阴阻蔽，却有闭脘之危。议四逆之属，护阳驱浊。

人参、淡附子、枳实、茯苓、生淡干姜。

又 肢厥，恶心，吞酸，胸满，大便不通有六日。

川连、淡干姜、人参、枳实、陈皮、半夏、茯苓。（《临证指南医案·卷七·痉厥·厥阴寒厥》）

🫖 夏，十九。少腹气攻有形，呕吐头胀。阴脉不至头，而厥阴脉上至颠顶。四肢逆冷，即厥象也，不是疝母宿冷。肝脉环绕阴器，为遗泄。

炒黑川椒、川楝子、炒橘核、青木香、小茴香、茯苓。（《临证指南医案·卷七·痉厥·厥阴寒厥》）

🫖 血伤骤加惊恐，气郁热升风旋，清神受蒙为厥。凡厥皆隶厥阴，今左股麻痹，忽爽忽迷，皆肝胆中相火、内风未得宁静。病延数日，左脉小濡。热胜津液暗伤，不宜纯与攻涤苦寒，经旨以肝为刚脏，与胃腑对待。柔缓濡润，阳和液复，可免病证。

鲜生地、石菖蒲、柏子仁、阿胶、天冬、茯神。(《叶氏医案存真·卷一》)

🦋 血液已空，肝风翻越，产后大虚之体，厥逆昏冒，皆是肝阴欲绝，阳气夹内风上蒙清窍。昨议镇肝息风，旦日颇安，暮夜再厥，阴气枯槁已露，最难调摄何疑？

制首乌、天冬、生地、黑穭豆皮、茯苓、川斛。(《眉寿堂方案选存·卷下·女科》)

🦋 余。脉细促，神迷，舌缩言謇，耳聋，四肢牵引，牙关不紧，病已月余。乃温邪劫液，阳浮独行，内风大震，变幻痉厥危病。议以育阴息风法。必得痉止神清，方有转机。

阿胶二钱、鸡子黄一枚、人参（秋石拌烘）一钱、天冬一钱、细生地二钱、白芍一钱半。

又 神气稍苏，脉来敛静。五液交涸，风阳尚动。滋液救其焚燎，清补和阳去热，用药全以甘寒。津液来复，可望向安。

阿胶、人参、淡菜、鲜生地、天冬、川斛。(《临证指南医案·卷七·痉厥·温邪劫液风阳上逆》)

🦋 赵，廿三岁。当年厥证，用填精固摄乃愈，知少壮情念内萌，阴火突起，乱其神明。今夏热食减厥发，继而淋浊，热入伤阴，苟不绝欲，未必见效。

人参、茯苓、扁豆、炙草、炒麦冬、川石斛。(《叶天士晚年方案真本·杂症》)

🦋 朱，三六。脉微汗淋，右胁高突而软，色痿足冷，不食易饥，食入即饱。此阳气大伤，卫不拥护，法当封固。

人参、黄芪、制川附子、熟於术。(《临证指南医案·卷三·汗·卫阳虚》)。

痫 证

【临证表现】

痫厥昏迷日发，遂令卒倒无知，痫厥屡发，笑则痫厥病发，昼少夜多，痫证四肢皆震，头痛动摇，手足搐搦牵掣，肢强，神呆，面青，口吐涎沫，倏尔叫喊，舌缩不伸，语言不甚明了，语寂然。每遇经来紫黑，痫疾必发。脉濡，脉沉。

【临证经验】

叶桂门人龚商年总结叶氏诊治痫证经验说，天地，一阴阳也，阴阳和则天清地宁，一有偏胜，遂有非常之变。人身亦一阴阳也，阴阳和则神清气定，一有偏胜，自致不测之疴。故《内经》曰：重阳者狂，重阴者癫。痫与癫，其原则同也。古人集癫、痫、狂辨，以为阳并于阴，阴并于阳，此诚不刊之论。言乎现症，狂则少卧不饥，妄言妄笑，甚则上屋逾垣，其候多躁而常醒。癫则或歌或哭，如醉如痴，甚至不知秽洁，其候多静而常昏。痫则发作无时，卒然昏仆，筋脉瘛疭，口中作声，后人因其声似，分马痫、牛痫、猪痫、羊痫、鸡痫五名，其候经时而必止。推其病因，狂由大惊大怒，病在肝、胆、胃经，三阳并而上升，故火炽则痰涌，心窍为之闭塞。癫由积忧积郁，病在心、脾、胞络，三阴蔽而不宣，故气郁则痰迷，神志为之混淆。痫病或由惊恐，或由饮食不节，或由母腹中受惊，以致内脏不平，经久失调，一触积痰，厥气内风，猝焉暴逆，莫能禁止，待其气反然后已。至于主治，察形证，诊脉候，以辨虚实。狂之实者，以承气、白虎直折阳明之火，生铁落饮重制肝胆之邪。虚者当壮水以制火，二阴煎之类主之。癫之实者，以滚痰丸开痰壅闭，清心丸泄火郁勃。虚者当养神而通志，归脾、枕中之类主之。痫之实者，用五痫丸以攻风，控涎丸以劫痰，龙荟丸以泻火。虚者当补助气血，调摄阴阳，养营汤、河车丸之类主之。狂、癫、痫三证治法，大旨不越乎此。今如肝风痰火者，苦辛以开泄。神虚火炎者，则清补并施。肝胆厥阳化风旋逆者，以极苦之药折之。神志两虚者，用交心肾法。劳神太过者，宗静以生阴意，为敛补镇摄。方案虽未详备，而零珠碎玉，不悉堪为世宝哉！医者惟调理其阴阳，不使有所偏胜，则郁逆自消，而神气得反其常焉矣。（《临证指南医案·卷七·癫痫·木火郁血滞》）

俞震在《古今医案按》评述汪机诊治痫证医案时说，痫证案虽少而法颇备，能细阅之，已可长进学问。《临证指南》痫案仅四条，皆用豁痰清火、苦泄肝胆、辛通心络，以治实证则可，若予生平所见，多系虚证，河车六味丸、人参定志丸、天王补心丹、龟鹿二仙胶，服者疾发之期远，势亦渐轻，因不敢浪用克代药。盖痫与癫狂，虚实不同。癫狂实者八九，痫证虚者八九也。又常见患痫之人，少年多夭折；中年得此病者，亦无高寿，其为虚也可知矣。（俞震《古今医案按·卷第六·痫》）

【用药特色】

叶桂治疗痫证，包括成人和儿童，临床常用黄连、白芍、菖蒲、远志、陈皮、栀子、阿胶、胆南星、当归、生地黄、茯神、黄芩、龙胆草、芦荟、半夏、白附子、茯苓、琥珀、黄柏、鸡子黄、羚羊角、牡蛎、人参、乌梅、郁金、枳实、醋等。其中黄连应用8次，白芍应用7次，菖蒲、远志应用6次，陈皮、栀子应用5次，阿胶、胆南星、当归、生地黄应用4次，茯神、黄芩、龙胆草、芦荟应用3次，半夏、白附子、茯苓、琥珀、黄柏、鸡子黄、羚羊角、牡蛎、人参、乌梅、郁金、枳实、醋应用2次，白术、茺蔚子、川楝子、磁石、丹参、甘草、干姜、钩藤、龟甲、桂枝、胡黄连、花椒、黄柏、连翘、莲子、龙骨、牡丹皮、牛黄、枇杷叶、芡实、青黛、青皮、全蝎、肉苁蓉、生姜、生铁落、天麻、天门冬、天竺黄、通草、蜈蚣、五味、小麦、杏仁、玄参、羊腰子、薏苡仁、栀子、朱砂、猪胆汁、竹茹、竹叶应用1次。

【小方医案】

枫桥，廿七。眩晕呕水，心中热，神迷若痫，皆操持运机，君相升举，蒙冒清神。生姜辛可通神，但气温先升，佐入凉降剂中乃可（《叶天士晚年方案真本·杂症》也录有本案，且有姓名，姓雍。编者注）。

温胆汤（陈皮、半夏、茯苓、甘草、枳实、竹茹。编者注）。（《叶氏医案存真·卷三》）

陆。面青，头痛动摇，手足搐搦牵掣。惊吓恼怒，病从肝起。如饥求食，昼夜无寐。都是肝风盘旋鼓舞，渐为痫厥，此乃五志之病。

阿胶、牡蛎、生地、天冬、小麦、生白芍。(《临证指南医案·卷七·痉厥·肝风》)

🍵 胎殒阴损于下，厥阳上泛，久有呄病痫证，心营肺卫，最易蒙蔽，是神志或昏或清，皆夹杂风疾。恶露自行，岂是瘀痹？姑用轻法，以开上隔。

枇杷叶、薏苡仁、杏仁、通草、云苓。(《叶氏医案存真·卷三》)

🍵 虚体惊恐，遂成痫厥，议镇肝息风，养阴平阳法。

生龙骨、生地、生白芍、生牡蛎、阿胶、乌梅肉。(《眉寿堂方案选存·卷下·女科》)

惊恐肉惕

【临证表现】

易惊恐畏惧，陡然惊恐，惊恐，肉筋惕，心惕，易惊，惊惕头摇，心空易惊，难鸣苦况。惊恐悲哀，寐中惊惕，夜必惊惕而醒，寐多惊恐，寐醒神识不静，假寐惊跳，欲寐惊惕，惊惶忿怒，惊惕汗泄，疾走惊惶，筋惕肌麻，心悸头晕，面热汗出，汗多，寒热，暮热，气上撞心，四肢逆冷，腹痛，泄泻，消渴，肢震，脊椎尾闾骨凸，肌瘪，经闭，瘝䐃。脉虚细无力，脉右大。

【临证经验】

叶桂门人华岫云总结叶氏诊治惊恐肉惕经验说，经云：惊则伤胆，恐则伤肾。大凡可畏之事，猝然而至者谓之惊。若从容而至，可以宛转思维者，谓之恐。是惊急而恐缓也。夫惊证，大人亦有之，小儿最多，因其神志未坚，胆气未充，故每遇稍异之形声，即陡然而惊矣。惊之所伤，由心猝及乎胆，由胆即及乎肝，遂致心主君火，兼肝胆中相火风木，骤然而起。症现搐溺瘈疭，神昏谵妄，肢冷厥逆，吐乳身热，目窜口噤。种种所患，无非心、肝、胆之现症，而实毫无外感之风邪。此因外受之惊，而动内之木火风也。故但当以一惊字立为病名，斯乃切当。因其内风沸起，遂加一风字，因病来迅速，又加一急字，故遂有急惊风之病名，此已属牵强附会矣。至于今之混称为急惊风者，更属背谬。总因小儿阴气未充，外感之风温、风热、风火，以及寒邪化热，并燥火诸证，最易伤阴。阴伤则血不营筋，液伤则脉络滞涩。热盛亦能使内之木火风相继而起，所现之症，与受惊者类亦相同。然实非因受惊而起，其所治之法，大有区别。如果因惊者，治宜安养心神，镇惊定怯，甘凉清内热，柔润息肝风，或少佐芳香，通其窍络，舒其结闭。至于刚热燥涩，表散之药，概不可用。若无惊而但感外邪者，有宜于凉散，有宜于温散，有宜于苦寒清火，有宜于甘温扶阳，或补或泻，自当按六淫之邪而施治，与惊字毫无关涉。奈今之医者，每遇非惊之证，因不能辨明六气中所伤何气，却定不出病名，遂强将一惊字混入，藉口漫称为急惊风证，掩饰欺人。病家亦酷信之，以为小儿防范难周，焉有无惊之理。其所订之方，错杂游移，不知治惊总以心、肝、胆为主。若治时邪，须兼肺、胃、脾、肾、三焦、营卫、经络而论，大不相同也。更有一种称慢惊风之病名者，尤属怪诞不经，必当亟为驳正。有论在幼科吐泻之后，宜合观之。(《临证指南医案·卷七·惊》)

【用药特色】

叶桂治疗惊恐肉惕，临床常用生地黄、人参、茯苓、茯神、甘草、浮小麦、龙骨、阿胶、柏子仁、当归、麦门冬、熟地黄、石斛、牡蛎、山茱萸、桃仁、五味子、白芍、大枣、桂枝、黄芪、蒺藜、金箔、牛膝、玄参、远志、知母、竹叶。其中生地黄应用8次、人参应用6次、茯苓、茯神、甘草、浮小麦、龙骨应用5次，阿胶、柏子仁、当归、麦门冬、熟地黄应用4次，石斛、牡蛎、山茱萸、桃仁、五味子应用3次，白芍、大枣、桂枝、黄芪、蒺藜、金箔、牛膝、玄参、远志、知母、竹叶应用2次，车前子、葱、丹参、牡丹皮、杜仲、钩藤、枸杞子、黑豆皮、稆豆皮、黑芝麻、黄柏、黄精、火麻仁、建兰根、金银花、金汁、菊花、连翘、莲子、羚羊角、麻仁、女贞子、秋石、人乳、肉苁蓉、肉桂、桑螵蛸、桑叶、桑枝、沙参、山楂、生姜、天门冬、天花粉、童便、菟丝子、新绛、旋覆花、延胡索、郁李仁、酸枣仁、泽兰、泽泻、紫苏子应用1次。

【小方医案】

㊀ 八脉空虚，冲阳上逆，上热下冷，肉筋惕，带下变色，晨必瘕泄，非滋清阴润所宜。

桑螵蛸、生杜仲、湖莲、菟丝子、沙蒺藜、茯苓。(《眉寿堂方案选存·卷下·女科》)

㊀ 产后自乳阴伤，即是亡血虚象。陡然惊恐，内动肝肾，脊椎尾间骨凸，肌瘰，自脏阴损及奇脉矣。先冷后热，厥冷见症，良由骨枯髓竭，草根树皮，何能济事？

常用人乳热饮，日二三次。(《眉寿堂方案选存·卷下·女科》)

㊀ 陈，二九。心中若烟雾，暖则气散，少顷即聚。易惊恐畏惧，呕逆不渴，自述难鸣苦况。泻后亡阴，热药劫阴，前议和胃不应，主以镇之摄之。

炙甘草、淮小麦、大枣、枣仁、青龙骨。(《临证指南医案·卷七·惊·脏躁阳浮》)

㊀ 程，二七。吐血数发，肢震，面热汗出，寐中惊惕。盖阳明脉络已虚，厥阴风阳上炽，饮食不为肌肤，皆消烁之征也。

生黄芪、北沙参、生牡蛎、麦冬、小麦、南枣。(《临证指南医案·卷二·吐血·胃阴虚》)

㊀ 范，廿五岁。惊恐悲哀，伤于情怀，内因络病，当以血药宣润，不必苦辛气燥。

炒桃仁、黑芝麻、归须、柏子仁、苏子、冬桑叶。(《叶天士晚年方案真本·杂症》)

㊀ 风动液亏，腹痛肠红，经闭，暮热惊恐，治在肾肝。

熟地炭、萸肉炭、炙草、五味子、白茯神、白芍。(《眉寿堂方案选存·卷下·女科》)

㊀ 胡，三一。形质伟然，吸气不入，是肾病。自言心绪少适，六七年久药无效。近来纳食不运，夜必惊惕而醒。先以两安心肾，镇怯理虚。

人参、茯苓、龙骨、小麦、炙草、金箔。(《种福堂公选医案·虚劳》)

🏺 惊忧恼怒，肝失其用，遂成淋闭。

当归身、柏仁、车前、郁李仁、牛膝、黄柏。(《眉寿堂方案选存·卷下·女科》)

🏺 渴不欲饮，阴不上乘。况寐醒神识不静，易惊汗出。法当敛补。

人参、萸肉炭、熟地、五味、茯神、远志。(《临证指南医案·卷七·痉厥·奇脉虚风阳动》)

🏺 李氏。脉细小如无，素多郁怒，经来即病。冬月胃痛，随有咯血不止，寒战面赤，惊惕头摇。显是肝阳变风，络血沸起。四肢逆冷，真气衰微。《内经》有肝病暴变之文，势岂轻渺。议用景岳镇阴煎法，制其阳逆，仍是就下之义。

熟地炭、牛膝炭、肉桂、茯神、生白芍、童便。

又 经来血止，肝病何疑。

炒楂肉、当归、炒延胡、泽兰、桃仁、茯苓。(《临证指南医案·卷二·吐血·肝胃不和》)

🏺 脉虚细无力，热止后汗多，心悸头晕，寐多惊恐，舌红营阴受伤，理宜和阳存阴。

生地、麦冬、淮小麦、阿胶、人参、炒麻仁。(《叶氏医案存真·卷二》)

🏺 某，五三。下元水亏，风木内震。肝肾虚，多惊恐，非实热痰火可攻劫者。

生地、清阿胶、天冬、杞子、菊花炭、女贞实。(《临证指南医案·卷一·肝风·肝肾阴虚》)

🏺 某。惊恐伤神，不语。

建兰根汁、姜汁、金汁。

共和一处，隔汤炖，徐徐服。(《临证指南医案·卷七·惊·痰火阻窍》)

🏺 某。惊则气逆，阳泄为汗。用重镇压惊。

川桂枝木五分、黄芪（去心）二钱、人参一钱、龙骨一钱半、左顾牡蛎一钱半。（《临证指南医案·卷七·惊·气逆阳泄》）

潘。不饥不食，假寐惊跳。心营热入，胃汁全亏。调摄十日可愈。

鲜生地、麦冬、知母、竹叶心、火麻仁、银花。（《临证指南医案·卷四·不食·胃阴虚》）

七年沉痼，心惕热迷，咬牙嚼舌，阴火失守，阳乃鸱张。前方理厥阴、阳明，以和阳主治；继方以咸味纯阴，填水源以生木。病究竟未能却。自述每每遗泄，其病随发。春夏两时发病甚频，况五更寅卯，少阳气振，阳冒病来，更兼操持不已。《内经》胆藏汁三合，肾藏液三合。精遗则肾液少，操劳则胆汁亏，欲望春阳不动，安可得耶？

熟地、肉苁蓉、五味子、龙骨、茯苓。（《叶天士医案》）

王，五十。惊恐恼怒动肝，内风阳气沸腾。脘痹咽阻，筋惕肌麻，皆风木过动，致阳明日衰。先以镇阳息风法。

阿胶、细生地、生牡蛎、川斛、小麦、茯神。（《临证指南医案·卷一·肝风·惊怒动肝》）

颜。入夏阳升，疾走惊惶，更令诸气益升。饮酒，多食樱桃，皆辛热甘辣，络中血沸上出。议消酒毒和阳。

生地、阿胶、麦冬、嘉定花粉、川斛、小黑稽豆皮。（《临证指南医案·卷二·吐血·木火升逆扰动阳络》）

杨，二七。食入即饥，心空易惊，经水或歇或至。病起产后，逾年不复，自述多食生冷。据理肝阴久损，不宜骤用温补。

人参、茯神、炙草、黄精、龙骨、金箔。（《种福堂公选医案·疮疡瘰疬》）

杨。惊惶忿怒，都主肝阳上冒，血沸气滞，瘀浊宜宣通以就下。因误投止塞，旧瘀不清，新血又瘀络中，匝月屡屡反复。究竟肝胆气血皆郁，仍宜条达宣扬。漏疡在肛，得体中稍健设法。

旋覆花、新绛、青葱管、炒桃仁、柏子仁。(《临证指南医案·卷六·郁·经络气血郁痹》)

🍵 叶氏。脉右大，热升风动，郁冒为厥。宗陈无择羚羊角散方。

羚羊角、小生地、元参、丹参、连翘、黑豆皮。

又　厥后惊惕汗泄，阳风无制，都缘阴枯不主恋阳。议用六味，益阴和阳。

炒六味（干地黄、山茱萸、山药、丹皮、茯苓、泽泻。编者注）去山药，加人参、秋石。(《临证指南医案·卷七·痉厥·奇脉虚风阳动》)

🍵 阴泄阳冒频遗，骫骳寒热消渴，气上撞心，欲寐惊惕，饮多呕逆，两足如坠，茎中凝窒。《金匮》谓阴气先伤，阳乃独发。见症厥阴经疟，与上焦治异。

鲜生地、知母、生甘草梢、元参、川斛、竹叶。(《眉寿堂方案选存·卷上·疟疾》)

🍵 骤然惊骇，经府气乱，有失常度之流行，是以肿胀无定所，饮食如常，病不在里，何得纷纷杂治？调其气血，以俟营卫宣通。

桑枝、远志、归身、桂枝、钩钩、白蒺藜。(《叶氏医案存真·卷三》)

第三节　脾胃病

胃脘痛

【临证表现】

胃痛，脘痛如束，脘痛引及背胁，心下痛，呕吐吞酸，饱食动怒痛发，得呕痛发，脘痛映背，胀痛不休，脘痛有形攻触，脘痛暮盛，胸脘痛发，得食自缓，入暮脘痛喜按，手按少缓，胃痛拒格，涌噫酸水，脘闷不爽，纳食不甘，嗳噫欲呕，吐出酸水，泄泻，久泄不止，便秘，大便如油，烦躁，面赤，形寒身疼，汗出，肢冷，少腹痛，目黄舌肿，惊惕头摇，脘中不爽且痛，早食呕吐酸水浊涎，心口痛引腰胯，遗精，咳嗽。胃痛夏秋不发，当冬寒骤加。舌白稍渴，舌底流涎，脉弦，脉右弦，脉细弦，脉左微弱右弦，脉右关弦，脉虚涩，脉细而涩，脉涩，脉沉，脉细。

【临证经验】

叶桂门人邵新甫总结叶氏诊治胃脘痛经验，认为阳明乃十二经脉之长，其作痛之因甚多。盖胃者汇也，乃冲繁要道，为患最易。虚邪贼邪之乘机窃发，其间消长不一。习俗辛香温燥之治，断不容一例而漫施。然而是病，其要何在？所云初病在经，久痛入络，以经主气，络主血，则可知其治气治血之当然也。凡气既久阻，血亦应病，循行之脉络自痹，而辛香理气，辛柔和血之法，实为对待必然之理。又如饱食痛甚，得食痛缓之类，于此有宜补不宜补之分焉。若素虚之体，时就烦劳，水谷之精微不足以供其消磨，而营气日虚，脉络枯涩，求助于食者，甘温填补等法，所宜频进也。若有形之滞堵塞其中，容纳早已无权，得助而为实实，攻之逐之等剂，又不可缓也。寒温两法，从乎喜暖喜凉；滋燥之殊，询其便涩便滑。至于饮停必吞酸，食滞当嗳腐。厥气乃散漫无形，瘀伤则定而有象。蛔虫动扰，当频痛而吐沫；痰湿壅塞，必善吐而脉滑。营气两虚者，不离乎嘈辣动悸。肝阳冲克者，定期烦渴而呕逆。阴邪之势，其来必速。郁火之患，由渐而剧也。（《临证指南医案·卷八·胃脘痛》）

叶桂门人龚商年鉴别了厥心痛与胃脘痛，认为厥心痛一证，古人辨论者多且精矣，兹不复赘。但厥心痛与胃脘痛，情状似一，而症实有别。世人因《内经》胃脘当心而痛一语，往往混而视之。不知厥心痛，为五脏之气厥而入心胞络，而胃实与焉，则心痛与胃痛，不得不各分一门。今先生案中，闻雷被惊者，用逍遥散去柴胡，加钩藤、丹皮治之，以其肝阳上逆，不容升达，为之养血以平调也。积劳损阳者，用归、鹿、姜、桂、桃仁、半夏治之，以其劳伤血痹，无徒破气，为之通络以和营也。脾厥心痛者，用良姜、姜黄、茅术、丁香、草果、厚朴治之，以其脾寒气厥，病在脉络，为之辛香以开通也。重按而痛稍衰者，用人参、桂枝、川椒、炙草、白蜜治之，以其心营受伤，攻劫难施，为之辛甘以化阳也。方案虽未全备，然其审病之因，制方之巧，无不一一破的。果能举一反三，其义宁有尽乎？（《临证指南医案·卷八·心痛》）

【用药特色】

叶桂治疗胃脘痛，临床常用茯苓、半夏、延胡索、桃仁、生姜、桂枝、川楝子、陈皮、当归、香附子、人参、干姜、柏子仁、高良姜、附子、吴茱萸、黄连、枳实、甘草、乌头、白芍、茯神、厚朴、麦芽、大枣、煨姜、栀子、草果、桂圆、花椒、黄芩、青皮、山楂、生地黄、郁金、远志、紫苏梗、葱、豆豉、瓜蒌、藿香、姜黄、蜜、牛膝、肉桂、天门、五灵脂、新绛、杏仁、阿胶、白蔻、白术、荜茇、丁香、莪术、枸杞子、黑芝麻、粳米、硫黄、麻子仁、牡丹皮、蒲黄、石斛、乌梅、益智仁、泽兰、枳壳等。其中茯苓应用46次，半夏应用41次，延胡索应用27次，桂枝应用25次，桃仁应用24次，生姜应用22次，陈皮应用21次，川楝子应用18次，当归应用17次，香附子、人参应用13次，干姜应用12次，柏子仁、高良姜、附子、吴茱萸应用10次，黄连、枳实应用8次，甘草、乌头应用7次，白芍、茯神、厚朴、麦芽应用6次，大枣、煨姜、栀子应用5次，草果、桂圆、花椒、黄芩、青皮、山楂、生地黄、杏仁、郁金、远志、紫苏梗应用4次，葱、豆豉、瓜蒌、藿香、姜黄、蜜、新绛应用3次，牛膝、肉桂、天门冬、阿胶、白蔻、白术、荜茇、丁香、莪术、枸杞子、黑芝麻、粳米、硫黄、麻子仁、牡丹皮、石斛、蒲黄、乌梅、益智仁、泽兰、枳壳应用2次，白及、柴胡、菖蒲、赤石脂、大黄、丹参、淡菜、冬葵子、钩藤、海浮石、黑豆皮、红豆蔻、红花、红枣、胡芦巴、茴香、鸡子黄、降香、韭白汁、梨、连翘、莲子、漏芦、鹿角、鹿霜、麦门冬、木瓜、木香、糯稻根、枇杷叶、芡实、秦椒、秦皮、肉苁蓉、肉豆蔻、桑叶、熟地、童便、菟丝子、五灵脂、小茴、薤白、玄参、旋覆花、郁李仁、竹沥、紫石英、紫苏子、紫石英应用1次。

【小方医案】

🍵 半产后，冲任虚，瘕聚，少腹痛，胃痛形寒身疼。

桂枝加桂、当归、茯苓，去姜。（《眉寿堂方案选存·卷下·女科》）

🍵 曹，四七。早食颇受，晚食必胃痛呕吐。阳气日微，浊阴聚则有形，夜痛至晓，阴邪用事乃剧。

半夏、姜汁、淡干姜、秦椒、厚朴、茯苓。（《临证指南医案·卷四·呕吐·胃阳虚浊阴上逆》）

🍵 陈，六二。酒湿热气，气先入胆，湿著胃系，痰聚气窒，络血瘀痹，痛在脘，忽映少腹，气血交病。先和少阳阳明之阳，酒客恶甜，治以苦辛寒。

土萎皮、半夏、枳实、川连、生姜。（《种福堂公选医案·胃痛》）

🍵 陈。宿病冲气胃痛，今饱食动怒痛发，呕吐，是肝木侵犯胃土，浊气上踞，胀痛不休，逆乱不已。变为先寒后热，烦躁，面赤，汗泄，此为厥象。厥阴肝脏之现症，显然在目。夫痛则不通，通字须究气血阴阳，便是看诊要旨矣。议用泻心法。

干姜、川连、人参、枳实、半夏、姜汁。（《临证指南医案·卷八·胃脘痛·肝犯胃》）

🍵 戴，三九。始于伤阴，继则阳损。脘痛似乎拘束，食物超时不运。当理中焦，健运二阳，通补为宜，守补则谬。

桂枝木、茯苓、生姜渣、炒焦远志、炒黄半夏、生益智仁。（《临证指南医案·卷八·胃脘痛·阳虚》）

🍵 丁。脉右弦，脘痛映背，得呕痛发，气鸣痛缓，乃胃气少降。寒暄七情，皆令痛发，病属肝胃，议河间金铃子散。

金铃子、延胡、炒半夏、姜汁、茯苓、橘红。（《种福堂公选医案·脘痛映背》）

🍵 董氏。产后三年，经水不转。胃痛，得食必呕，汗出形寒，腰左动气闪烁，大便七八日始通。脉细弦，右涩，舌白稍渴，脘中响动，下行痛缓。病属厥阴顺乘阳明，胃土久伤，肝木愈横。法当辛酸两和厥阴体用，仍参通补阳明之阳。俾浊少上僭，痛有缓期。

人参同煎一钱、开口吴萸（滚水泡洗十次）一钱、生白芍三钱、良姜七分、熟半夏（醋炒焦）二钱、云茯苓（切块）三钱。（《临证指南医案·卷八·胃脘痛·肝犯胃》）

🍵 动怒肝气上逆，脘痛有形攻触。

川楝、麦芽、茯苓、青皮、香附、橘红。（《未刻本叶天士医案·方案》）

🍵 费，二九。劳力气泄阳伤，胸脘痛发，得食自缓，已非质滞停蓄。然初病气伤，久泄不止，营络亦伤，古谓络虚则痛也。攻痰破气，不去病即伤胃，致纳食不甘，嗳噫欲呕，显见胃伤阳败。当以辛甘温方。

人参、桂枝、茯苓、炙草、煨姜、南枣。（《临证指南医案·卷八·胃脘痛·营络胃阳兼虚》）

🍵 冯。悬饮流入胃中，令人酸痛，涌噫酸水。当辛通其阳以驱饮。

桂枝木、半夏、茯苓、炒黑川椒、姜汁。

又　照前方加淡附子。（《临证指南医案·卷五·痰饮·悬饮》）

🍵 伏暑间疟，脘闷不爽。

藿香、半夏、杏仁、厚朴、橘白、生姜。（《未刻本叶天士医案·保元方案》）

🍵 服理中后，胃痛泄泻转加，心热渴不欲饮，必有暑湿内结，暂用酸苦泄热。

川连、淡黄芩、炒广皮、乌梅、生白芍、木瓜。（《眉寿堂方案选存·卷上·暑》）

🍵 甘，五三。脉左微弱，右弦。前议入夜反胃脘痛，是浊阴上攻。据说食粥不化，早食至晚吐出，仍是不变之形。火土不生，不司腐熟，温药一定至理。第气攻膈中，究泻不得爽，必肠间屈曲隐处，无以旋转机关，风动则鸣。议用半硫丸（半夏、硫黄。编者注）。（《临证指南医案·卷四·便闭·虚风便闭》）

🍵 肝积攻逆，脘痛肢冷。

吴萸、桂枝、小青皮、茯苓、麦芽、川楝子。(《未刻本叶天士医案·方案》)

🍵 肝逆犯胃，呕恶脘痛。

川楝子、吴萸、半夏、桂枝木、黄连、茯苓。(《未刻本叶天士医案·方案》)

🍵 肝逆脘痛，右关独弦。

川楝子、茯苓、半夏、香附汁、良姜、青皮。(《未刻本叶天士医案·方案》)

🍵 高，五十。素多郁怒，阳气窒痹，浊饮凝沍。汤饮下咽，吐出酸水，胃脘痛痹，已经三载，渐延噎膈。先与通阳彻饮，俾阳气得宣，庶可向安。

半夏、枳实皮、桂枝木、茯苓、淡干姜。

又 脉右弦，不饥，纳谷不运，吞酸。浊饮尚阻，阳仍不宣。

半夏、良姜、桂枝木、茯苓、延胡、淡干姜。(《临证指南医案·卷八·胃脘痛·阳虚阴浊凝阻》)

🍵 高。脉虚涩，胃痛久。治在血分。

桃仁、当归、桂枝、茯神、远志、炙草。(《临证指南医案·卷八·胃脘痛·血络瘀痹》)

🍵 高年少腹气冲脘下，心肋时痛，舌底流涎，得甜味或静卧少瘥，知饥不食，大小便日窒，此皆阴液内枯，阳气结闭。喻西昌有滋液救焚之议，然衰老关格病，苟延岁月而已，医药仅堪图幸。

大麻仁、柏子仁、枸杞子、肉苁蓉、紫石英、炒牛膝。(《叶氏医案存真·卷一》)

评点： 镇逆不必用石药，且紫石英也不切。(《评点叶案存真类编·卷上·胃脘痛》)

🍵 顾，五十。清阳失职，脘中痹痛，得暖旷达。当辛以通之。

薤白、半夏、桂枝、茯苓、干姜。(《临证指南医案·卷八·胃脘痛·阳虚》)

🍵 顾，五一。脉弦，胃脘痹痛，子后清水泛溢，由少腹涌起，显是肝厥胃痛之证。

吴萸五分、川楝子一钱、延胡一钱、茯苓三钱、桂枝木五分、高良姜一钱。（《临证指南医案·卷三·木乘土·肝胃》）。

🍵 顾，五一。营虚胃痛，进以辛甘。

当归一钱半、甜桂枝一钱、茯苓三钱、炙草五分、煨姜一钱半、南枣肉二钱。（《临证指南医案·卷八·胃脘痛·营络胃阳兼虚》）

🍵 顾氏。阅病原是劳损，自三阴及于奇经。第腹中气升胃痛，暨有形动触。冲任脉乏，守补则滞，凉润则滑。漏疡，久泻，寒热，最为吃紧。先固摄下焦为治。

人参、炒菟丝饼、芡实、湖莲、茯神、赤石脂。（《临证指南医案·卷六·泄泻·脾肾阳虚》）

🍵 何，三六。脉沉，目黄舌肿，周身四肢疹发，胃痛，肢末皆肿强，遇冷饮凉即病。此久伏湿邪，阳气伤损。议温气分以通周行之脉。

川乌头、生白术、桂枝木、茯苓、半夏、姜汁。（《临证指南医案·卷七·痹·寒湿》）

🍵 华，南京，廿岁。胃痛已久，呕水，大便结燥，药已不可用。

桃仁、姜汁、茯苓、延胡、半夏、广皮白。（《叶天士晚年方案真本·杂症》）

🍵 怀抱抑郁，营血受伤，入暮脘痛喜按，乃伤阴络，非实痛也。

柏仁、桂圆、茯神、远志、广皮。（《叶氏医案存真·卷三》）

🍵 黄，六十九岁。凡食腥油浊物，胃脘必痛。老人营运之阳已衰，浊味皆阴凝内痛，必以取气阳药。沉香、白蔻破泄真气，误用则剌其凶。

人参、小熟附子、生姜、白蜜、桂枝、茯苓。（《叶天士晚年方案真本·杂症》）

🍵 积着于胃，脘中痹痛，高年宜和不宜攻。

姜渣、麦芽、茯苓、厚朴、延胡、半曲。（《未刻本叶天士医

案·方案》)

⚕ 金，三十六岁。脐间冲气上逆，自觉垒攻及脘中，痛胀兼作。若响动下行，痛胀始缓，嗳多呕沫，大便艰涩。十年宿病，图效颇难。

桃仁、延胡、郁李仁、川楝、火麻仁、冬葵子。(《叶天士晚年方案真本·杂症》)

⚕ 据述久有胃痛，当年因痛吐蛔，服资生丸，消补相投；用八味丸，温润不合。凭脉论证，向时随发随愈。今病发一月，痛止，不纳，口味酸浊。假寐未久，忽躁热，头汗淋漓，口不渴饮。凡肝痛，必犯胃府，且攻涤寒热等药，必先入胃以分布。药不对病，更伤胃气。胃司九窍，清浊既乱于中，焉有下行为顺之理？上下不宣，状如关格，但关格乃阴枯阳结，圣贤尤以为难。今是胃伤困乏，清阳不司旋运，斯为异岐。不必以寒之不应而投热，但主伤在无形，必图清气宣通，则为善治程法。金匮大半夏汤。

大半夏汤（半夏、人参、白蜜。编者注）。(《叶天士医案》)

⚕ 厥逆初平，胃口下脘，触着便痛，小便自利，大便黑黏不爽。前者经来暴止，血海恐有凝瘀。议以轻缓通血方法。

丹皮、泽兰、桃仁、料豆皮、小生地、姜汁。(《叶氏医案存真·卷一》)

⚕ 劳伤胃痛。

熟桃仁、延胡索、柏子仁、当归尾、炒丹皮、漏芦。(《叶氏医案存真·卷三》)

⚕ 冷物伤中，脘痛脉沉。

杏仁、藿梗、半夏、厚朴、枳壳、橘白。(《未刻本叶天士医案·方案》)

⚕ 冷物伤中，脘痛呕恶，大便如油。

丁香柄、半夏、吴萸、淡附子、茯苓、干姜。(《未刻本叶天士医案·方案》)

⚕ 李氏。脉细小如无，素多郁怒，经来即病。冬月胃痛，随有咯血不止，寒战面赤，惊惕头摇。显是肝阳变风，络血沸起。四肢逆冷，真气衰微。《内经》有肝病暴变之文，势岂轻渺。议用景岳镇阴煎法，制其阳逆，仍是就下之义。熟地炭、牛膝炭、肉桂、茯神、生白芍、童便。

又　经来血止，肝病何疑。

炒楂肉、当归、炒延胡、泽兰、桃仁、茯苓。（《临证指南医案·卷二·吐血·肝胃不和》）

🍵　李氏。舌白胸痞，脘痛如束，干呕便难。气阻凝痰聚膈，当以泄降宣剂。若竟攻荡，当夏热土旺，伤及太阴，恐滋胀满之忧。

醋炒半夏、川楝子、延胡、橘红、杏仁、厚朴。（《临证指南医案·卷八·胃脘痛·肝犯胃》）

🍵　间门。中焦痛起，四末逆冷，汗出呕涎及食物，此属脾厥。

炒黑附子、粗桂枝、草果仁、延胡索、片姜黄。（《叶氏医案存真·卷三》）

🍵　吕，同里，四十五岁。心痛得食反缓，是积劳营虚，大忌破降气药。

桃仁、桂圆肉、炒黑芝麻、当归身、柏子仁。（《叶天士晚年方案真本·杂症》）

🍵　脉涩胃痛，此营阴枯槁，络气不疏使然。

柏仁、新绛、延胡、桃仁、青葱、麦芽。（《未刻本叶天士医案·保元方案》）

🍵　脉细，脘痛暮盛，吐出食物未化。此胃阳受戕，失宣降之司，所谓痛则不通是也。良由得之饥饱烦劳使然，以脉论之，日久恐有关格大患，未可不早为图之。

人参、开花吴茱萸、淡附子、茯苓、真四川花椒、淡干姜。（《未刻本叶天士医案·保元方案》）

🍵　脉细而涩，脘痛，食下拒纳，乃血格之候，症重。

枇杷叶、苏子、桃仁、郁金汁、橘红、茯苓。（《未刻本叶天士医案·方案》）

🍵　脉弦，舌白，吐涎，食入膈上即涌出。自述由动怒得之，春病至霜降不愈，心中反痛。以肝病犯胃治法。

金铃子、延胡索、良姜、茯苓、炒半夏、砂仁壳。（《叶氏医案存真·卷一》）

🏮 脉弦，胃痛年久，病在于络。

桃仁、归须、闽姜、茯神、柏仁、延胡。（《未刻本叶天士医案·保元方案》）

🏮 毛氏。旧有胃痛、脘痹、呕吐之病，秋前举发，已得小安。近痛呕复来，身体焮热。宿病未罢，而暑热秽气上窍侵入，三焦混淆，恐内闭变现痉厥。

川连、淡黄芩、半夏、姜汁、黑山栀、枳实汁。（《临证指南医案·卷四·呕吐·暑秽内结》）

🏮 苗，三十六岁。痛起寒月，胃脘贯及右胁，腹鸣攻至少腹，少腹气还攻胃口，呕吐酸浊，或食或不食，三年之久。病由胃络逆走入肝，肝木复来乘胃土。主以辛热，佐以苦降。

吴萸、良姜、茯苓、川楝、延胡、蓬术。（《叶天士晚年方案真本·杂症》）

🏮 某，二九。脉左弦右涩，中脘痛及少腹，病在肝胃。

川楝子、青皮、生香附、小茴、茯苓、南枣。（《临证指南医案·卷三·木乘土·肝胃》）

🏮 某，女。形寒脘痛，得食甚，手按少缓，非有余客邪病。拟进和营卫法。

归桂枝去芍，加茯苓。（《临证指南医案·卷八·胃脘痛·营络胃阳兼虚》）

🏮 某，三六。经闭两月，脘痹呕恶。此气窒不宣，胃阳碍钝使然。当用和中为主。

半夏曲、老苏梗、茯苓、广皮、枳壳、川斛。（《临证指南医案·卷九·调经·胃阳不运》）

🏮 某，三六。舌白脘痛，呕恶腹鸣。此湿阻气分，胃痹成痛，是不通之象。

炒半夏三钱、高良姜一钱、广藿香一钱、橘红一钱、乌药一钱、

香附—钱半。(《临证指南医案·卷四·痞·湿阻气分》)

　　🫖　某，三五。劳力，气阻胃痛。川楝子、延胡、炒半夏、乌药、橘红、生香附汁。(《临证指南医案·卷八·胃脘痛·肝犯胃》)

　　🫖　某。积滞久着，胃腑不宣，不时脘痛，已经数载。阳伤奚疑。

　　炒半夏、淡干姜、荜茇、草果、广皮、茯苓。(《临证指南医案·卷八·胃脘痛·阳虚》)

　　🫖　某。味淡短气，脘中微痛。

　　人参、淡附子、桂枝、炒远志、煨姜。(《临证指南医案·卷八·胃脘痛·阳虚》)

　　🫖　某。胁痛入脘，呕吐黄浊水液。因惊动肝，肝风震起犯胃。平昔液衰，难用刚燥。议养胃汁以息风方。

　　人参、茯苓、半夏、广皮白、麦冬、白粳米。(《临证指南医案·卷八·胃脘痛·肝风犯胃液虚》)

　　🫖　某氏。经半月一至，夜嘈痛。

　　生地、阿胶、天冬、茯神、白芍、丹参。(《临证指南医案·卷六·嘈·肝阴虚》)

　　🫖　某氏。胃痛引胁。

　　川楝子、柴胡、黑山栀、钩藤、半夏、橘红。(《临证指南医案·卷八·胃脘痛·肝郁化火犯胃》)

　　🫖　疟后湿热未净，脘中不爽且痛，味甜。

　　金斛、麦芽、半夏片、茯苓、橘白、枳实皮。(《未刻本叶天士医案·保元方案》)

　　🫖　潘氏。脉弦涩，经事不至，寒热，胃痛拒格，呕恶不纳。此因久病胃痛，瘀血积于胃络。议辛通瘀滞法。

　　川楝子、延胡、桂枝木、五灵脂、蒲黄、香附。(《临证指南医案·卷八·胃脘痛·血络瘀痹》)

　　🫖　钱，二二。壮年肌柔色黯，脉小濡涩，每食过不肯运化，食冷物脐上即痛。色脉参合病象，是胃阳不旺，浊阴易聚。医知腑阳宜通，自有效验。

良姜、草果、红豆蔻、厚朴、生香附、乌药。(《临证指南医案·卷三·脾胃·胃阳虚》)

🫖 钱，三六。酒肉滞气胃痛，乡人称为穿心箭风，方书所无，不可稽考。苦辛泄降可效。

延胡、川楝子、桃仁、蒲黄、五灵脂。(《临证指南医案·卷八·胃脘痛·血络瘀痹》)

🫖 秦，廿二岁。据述久逗客邸，情志不适，致脘中两胁按之而痛。大便久不爽利，脉形弦坚，面色不华，纳食已少，虚中有滞，以宣通腑络。

熟桃仁、海石、土瓜蒌、熟半夏、橘红、枳实皮。(《叶天士晚年方案真本·杂症》)

🫖 上燥治气，下燥治血，此为定论。今阳明胃汁之虚，因久痛呕逆，投以香燥破气，津液劫伤，胃气不主下行，肠中传送开合，皆失其职司。经云：六腑以通为补。岂徒理燥而已，仍议清补胃阴为法。

鲜生地、甜梨肉、天冬肉、人参、生白蜜。(《叶氏医案存真·卷二》)

🫖 沈，二一。初起形寒寒热，渐及胁肋脘痛，进食痛加，大便燥结。久病已入血络，兼之神怯瘦损。辛香刚燥，决不可用。

白旋覆花、新绛、青葱管、桃仁、归须、柏子仁。(《临证指南医案·卷八·胁痛·血络瘀痹》)

🫖 盛，三六。胃痛喜得暖食，肠中泄气则安。数年痛必入络，治在血中之气。

桂枝木、桃仁、韭白汁、归须、茯苓块。

又 阳微胃痛。

当归、桂枝木、桃仁、炙甘草、煨姜、南枣。(《临证指南医案·卷八·胃脘痛·血络瘀痹》)

🫖 食物失宜，冷着于中。胃痛复作，先宜理之。

半夏、茯苓、麦芽、煨姜、橘红、苏梗。(《未刻本叶天士医案·方案》)

🫖 双林巷，廿六。早食呕吐酸水浊涎，心口痛引腰胯。此阳微浊阴犯络，例以辛热。

川乌头、高良姜、延胡索、川楝子、白豆蔻、茯苓。(《叶氏医案存真·卷三》)

🫖 痰饮内阻，清阳失旷，脘痛拒纳，乃噎格之象，开怀为要。

半夏、吴萸、茯苓、干姜。(《未刻本叶天士医案·保元方案》)

🫖 脘痛得热饮则止，胃阳困耳。

高良姜、延胡索、红枣皮煎汤丸。(《未刻本叶天士医案·方案》)

🫖 脘痛脉弦。

吴萸、桂枝、延胡索、茯苓、白芍、川楝子。(《未刻本叶天士医案·方案》)

🫖 汪，妪。脉小涩，久因悒郁，脘痛引及背胁，病入血络，经年延绵。更兼茹素数载，阳明虚馁，肩臂不举。仓卒难于奏效，是缓调为宜。议通血络润补，勿投燥热劫液。

归须、柏子仁、桂枝木、桃仁、生鹿角、片姜黄。(《临证指南医案·卷八·诸痛·血络瘀痹》)

🫖 王，北濠，廿五岁。中焦痛起，四肢逆冷，汗出，呕涎及食物，此属脾厥。

极黑附子、草果仁、粗桂皮、片姜黄、延胡索。(《叶天士晚年方案真本·杂症》)

🫖 王，山塘，廿四岁。八日间痛发一次，日来不饥，大便不爽。凡痛呕出黄浊，水难下咽。浊气自下上涌，即有呕吐之状，肠中滞气不行，胃中涎沫不泻。

半硫丸（半夏、硫黄。编者注），每服一钱二分。(《叶天士晚年方案真本·杂症》)

🫖 王，双林，廿六岁。早食呕吐酸水浊涎，心口痛引腰胯，此阳微浊阴犯络，例以辛热。

乌头、良姜、延胡、川楝、红豆蔻、茯苓。(《叶天士晚年方案

真本·杂症》)

☙ 王，四三。劳伤胃痛，明是阳伤，错认箭风，钓药敷贴，更服丸药。心下坚实，按之痛，舌白烦渴，二便涩少，喘急不得进食。从痞结论治。

生姜汁、生淡干姜、泡淡黄芩、枳实、姜汁炒川连、半夏。（《临证指南医案·卷四·痞·寒热客邪互结》）

☙ 王，四三。胃脘痛，高突而坚，呕清涎血沫，滴水不能下咽，四肢冷，肌肤麻木。捶背脊，病势略缓。此属肝厥犯胃。

开口吴萸、金铃子、炒延胡、生香附、高良姜、南山楂。（《临证指南医案·卷三·木乘土·肝胃》）

☙ 王，妪。温热十三日，舌黄，心中闷痛。初病手经，不当用足经方。老人怕其液涸，甘寒醒胃却热。

鲜生地、竹叶心、麦冬、郁金、川斛、菖蒲根。（《临证指南医案·卷五·温热·误治伤胃津液》）

☙ 王氏。气逆填胸阻咽，脘痹而痛。病由肝脏厥气，乘胃入膈，致阳明经脉失和。周身掣痛，夜甚昼缓者，戌亥至阴，为肝旺时候也。此症多从惊恐嗔郁所致，失治变为昏厥。

半夏、姜汁、金铃子、延胡、杏仁、瓜蒌皮、香豉、白蔻。

又 痛缓，夜深复炽，前后心胸板掣，脉左数，病在血络中。

金铃子、延胡、桃仁、归须、郁金、白蔻仁。（《临证指南医案·卷八·胃脘痛·肝犯胃》）

☙ 胃痛四年，因郁怒而起。经落不调，瘕聚腹胀，欲呕便泻。久病入络，兼理血分。

金铃子肉、桃仁、五灵脂、炒延胡索、生蒲黄、生香附。（《眉寿堂方案选存·卷下·女科》）

☙ 吴，三八。胃痛三月不止，茹素面黄，产后吞酸少食。中焦阳惫，岂宜再加攻泄？与辛补血络方。

桃仁、归须、公丁香皮、川桂枝、半夏、茯苓。（《临证指南医案·卷九·产后·阳虚胃痛血络瘀滞》）

☙ 吴，三十九岁。夏季用苦润，通小肠火腑。病人说大便仍不爽，肛门下坠，里急后重，始而脐旁，渐及胃脘，按之而痛，食入胀加，遇嗔怒病甚，姑以解郁和中之药。

生香附、乌药、苏梗、茯苓、新会皮、生益智。（《叶天士晚年方案真本·杂症》）

🫖 吴，通关坊，四十四岁。劳伤治不以法，反受药伤，络血涸而为痛。食入痛来，病在胃络，以甘缓肝急以救胃。

桂圆肉、炒桃仁。（《叶天士晚年方案真本·杂症》）

🫖 吴。脉小涩，脘中隐痛，呕恶吞酸，舌绛，不多饮。此高年阳气结于上，阴液衰于下，为关格之渐。当开痞通阳议治。

川连、人参、姜汁、半夏、枳实汁、竹沥。（《临证指南医案·卷四·噎膈反胃·阳结于上阴衰于下关格》）

🫖 吴氏。气火郁，胃痛。

川楝子、橘红、炒楂肉、郁金、黑山栀、香附。（《临证指南医案·卷八·胃脘痛·气火郁》）

🫖 严，廿。胃痛半年，干呕。

金铃子、延胡、半夏、茯苓、山栀、生香附。（《临证指南医案·卷八·胃脘痛·肝犯胃》）

🫖 营枯气阻，胃痛。

当归、新绛、柏子仁、延胡、桃仁、桂圆肉。（《未刻本叶天士医案·保元方案》）

🫖 右关沉涩，左脉弦劲。此木火内亢，阳明络泣，脘痛，嘈杂，头旋。

桑叶、桃仁、黑芝麻、柏仁、红花、大淡菜。（《未刻本叶天士医案·方案》）

🫖 瘀浊久留，脾胃络中，黑粪自下，肌色变黄，纳食渐减，脘中时痛，不易运化，中宫阳气日伤，新血复为瘀阻。夫脾脏主统血，而喜温暖，逐瘀鲜效。读仲圣太阴九条，仅仅温下一法，但温后必以温补醒阳，否则防变中满。

浔桂心、煨木香、生桃仁、制大黄。（《叶氏医案存真·卷一》）

🫖 俞，齐门，廿八岁。气自少腹攻至心下则痛，气渐下归而散。问惊恐为病，由肝肾之厥逆。仲景厥阴例，不以纯刚。

乌梅、白及、川椒、川楝、桂枝、淡干姜。（《叶天士晚年方案真本·杂症》）

☕ 俞，五五。酒湿郁伤，脘中食阻而痛。治以辛苦寒。

小川连、半夏、姜汁、枳实、茯苓、香豉。（《临证指南医案·卷五·湿·湿阻中焦阳气》）

☕ 脉涩，经事先期，脘痛引及腰髀，不时寒热，此二维为病也，良由营血不足耳。

鹿霜、当归、茯苓、杞子、紫英、茴香。（《未刻本叶天士医案·保元方案》）

☕ 张，包衙前，四十五岁。自胃痛起，咽食又噎，近加涌泛黏涎，经营劳瘁伤阳，清气不转旋，上不知饥，大便不爽，九窍不和，都属胃病。

人参、熟半夏、茯苓、胡芦巴、荜茇、老姜汁。（《叶天士晚年方案真本·杂症》）

☕ 张，二四。上年产后，至今夏经转寒凛，遂结气瘕，自少腹攻至胃脘，脘痛气结宜开，先用金铃子散。

延胡、金铃子、青葱管、山楂、生香附、蓬莪术。（《种福堂公选医案·癥瘕》）

☕ 张，四八。阳微浊凝，胃下疼。

炒黑川椒（去目）一钱、炮黑川乌三钱、炮黑川附子三钱、炮淡干姜一钱半。（《临证指南医案·卷八·胃脘痛·阳虚阴浊凝阻》）

☕ 张。老年郁勃，肝阳直犯胃络，为心下痛，久则液枯气结成格。

金铃子、延胡、黑山栀、淡豆豉炒香。（《临证指南医案·卷八·胃脘痛·肝郁化火犯胃》）

☕ 张。阳微不司外卫，脉络牵掣不和。胃痛，夏秋不发，阴内阳外也。当冬寒骤加，宜急护其阳，用桂枝附子汤（桂枝、附子、甘草、生姜、大枣。编者注）。

桂枝、附子、炙草、煨姜、南枣。（《临证指南医案·卷八·胃

脘痛·阳虚》)

🍵 中脘痛痹，不时有形攻逆，且频频遗泄，此营虚气结络痹，法宜益虚和之。

当归、桂心、炙草、茯苓、白芍、新会。（《未刻本叶天士医案·方案》）

🍵 中阳困顿，湿饮内阻，脘痛，飧泄，咳嗽，法宜温阳。

苓桂术姜汤。（《未刻本叶天士医案·保元方案》）

🍵 朱，五二。未老形衰，纳谷最少，久有心下忽痛，略进汤饮不安。近来常吐清水，是胃阳日薄，噎膈须防。议用大半夏汤补腑为宜。

人参、半夏、茯苓、白香粳米、姜汁。河水煎。（《临证指南医案·卷四·噎膈反胃·胃阳虚》）

🍵 朱。痛固虚寒，吐痰泄气稍缓。当通阳明，勿杂多歧。

人参、半夏、姜汁、淡附子、茯苓、淡干姜。（《临证指南医案·卷八·胃脘痛·阳虚痰滞》）

🍵 邹，五三。酒客食管窄隘，向有脘痛，今多食即反胃。气阻日久必致瘀凝，食物宜淡薄，以上中二焦宣通气血治。

桃仁、蒲黄、降香末、苏梗、香附、橘红。（《种福堂公选医案·噎膈反胃》）

痞 满

【临证表现】

脘中痞胀，脘痞胀不爽，脘中胀满，脘闷，痞闷，胀闷，中痞，心腹窒塞，自胃脘胀至少腹，脘胁痞胀，脘胀噫气，食下腆胀，虚气痞结，脘闷不饥，纳谷恶心，漾漾欲吐，味酸，吞酸，口中味甜，减食不适，便溏，大便干涩，心烦，不寐，色黄，头重，头胀，耳目昏眩，咳嗽，身痛，腹痛，胁痛，肌腠瘙痒。舌白，舌干，舌微黄，舌黄，舌绛，舌苔腻；脉小缓涩，脉沉，脉弦，脉数弦，脉沉弦，脉弦涩，脉弦虚。

【临证经验】

叶桂门人姚亦陶总结叶氏诊治痞满经验说，案中六淫外侵，用仲景泻心汤。脾胃内伤，用仲景等姜桂甘法。即遵古贤治痞之以苦为泄，辛甘为散二法。其于邪伤津液者，用苦辛开泄，而必资酸味以助之。于上焦不舒者，既有枳、桔、杏、蒌开降，而又用栀、豉除热化腐，疏畅清阳之气，是又从古人有形至无形论内化出妙用。若所用保和化食，白金驱痰，附姜暖中，参苓养胃，生脉敛液，总在临证视其阴阳虚实，灵机应变耳。（《临证指南医案·卷四·痞》）

【用药特色】

叶桂治疗痞满，临床常用茯苓、陈皮、半夏、杏仁、厚朴、人参、生姜、黄连、枳实、白豆蔻、藿香、郁金、白芍药、枳壳、桂枝、黄芩、桔梗、栀子、白术、草果、香附、附子、麦门冬、木瓜、竹叶、紫苏梗、柏子仁、当归、枇杷叶、石斛、桃仁、玄参、益智仁、甘草、贝母、谷芽、瓜蒌、连翘、青皮、桑叶、生地黄、乌梅、吴茱萸、紫苏子、川楝子、麦芽、牡丹皮、神曲、通草、菖蒲、钩藤、滑石、降香、蜜、沙参、砂仁、豆豉、花椒、金银花、粳米、芦荟、牡蛎、木香、肉桂、桑皮、山楂、旋覆花、薏苡仁、茵陈蒿、泽泻、阿胶、荜茇、大腹皮、大枣、代赭石、防己、干姜、荷叶、蒺藜、绿豆皮、马兜铃、青蒿、丝瓜叶、知母。其中茯苓应用 71 次，陈皮应用 67 次，半夏应用 62 次，杏仁应用 43 次，厚朴应用 32 次，人参应用 25 次，生姜应用 19 次，黄连应用 17 次，枳实应用 16 次，白豆蔻、藿香、郁金应用 13 次，白芍药、枳壳应用 12 次，桂枝、黄芩、栀子应用 10 次，白术、草果、桔梗应用 9 次，附子、麦门冬、木瓜、香附子、竹叶应用 8 次，柏子仁、当归、枇杷叶、石斛、桃仁、玄参、益智仁、紫苏梗应用 7 次，甘草、贝母、谷芽、瓜蒌、连翘、青皮、桑叶、生地黄、乌梅、吴茱萸、紫苏子应用 6 次，川楝子、麦芽、牡丹皮、通草应用 5 次，菖蒲、钩藤、滑石、降香、蜜、沙参、砂仁、神曲应用 4 次，豆豉、花椒、金银花、粳米、芦荟、牡蛎、木香、肉桂、桑皮、山楂、旋覆花、薏苡仁、茵陈蒿应用 3 次，泽泻、阿胶、荜茇、大腹皮、大枣、代赭石、防己、干姜、荷叶、蒺藜、绿豆皮、马兜铃、青蒿、丝瓜叶、知母应用2次，阿魏、白扁豆、白芥子、鳖甲、槟榔、芜蔚子、葱汁、大黄、地骨皮、丁香、冬瓜子、冬葵子、莪术、茯神、胡芦巴、胡麻、茴香、鸡子白、菊花、莱菔子、硫黄、龙骨、芦根、马勃、芒硝、玫瑰、麋茸、牛膝、炮姜、桑叶、麝香、蜀漆、酸枣仁、檀香、天门冬、天花粉、菟丝子、煨姜、乌梅、五加皮、西瓜翠衣、香橼、新绛、玉竹、郁李仁、泽兰、蔗、芝麻、猪苓、竹茹应用1次。

【小方医案】

🫖 不饥脘闷，漾漾欲吐。原属少阴空虚，刻下宜和中焦。

谷芽、半曲、川斛、茯苓、木瓜、广皮。(《未刻本叶天士医案·方案》)

🫖 产后下虚，血病为多，今脘中痞胀，减食不适，全是气分之病，但调气宽中，勿犯下焦为稳(《眉寿堂方案选存·卷下·女科》也录有本案，编者注)。

生香附汁、苏梗、神曲、豆蔻、桔梗、茯苓。(《叶氏医案存真·卷一》)

🫖 陈，东仓，三十三岁。脉小缓涩，自胃脘胀至少腹，大便已溏泄。肝苦辛，小效不愈，少壮形色已衰。法当理阳宣通，虑其肿浮腹大。

人参、木瓜、广皮、炮姜、益智、茯苓。(《叶天士晚年方案真本·杂症》)

🫖 陈，二七。吐血八日，脘闷胁痛，肢冷。络伤气窒，先与降气和血。

苏子、郁金、杏仁、茯苓、桃仁、降香。(《临证指南医案·卷二·吐血·血络痹胸胁痛》)

🫖 陈，妪。痰饮挟气火上踞，脘痞胀不爽。宜理气热。

半夏、茯苓、瓜蒌皮、黑栀皮、橘红、郁金。(《临证指南医案·卷五·痰饮·气火不降》)

🫖 陈，妪。泻痢两月，肢体浮肿，高年自属虚象。但胸脘痞闷，纳谷恶心，每利必先腹痛。是夏秋暑热，郁滞于中。虚体挟邪，焉有补涩可去邪扶正之理？恐交节令变症，明是棘手重症矣。

人参、茯苓、川连、淡干姜、生白芍、枳实。(《临证指南医案·卷七·痢·暑湿热》)

程，三六。暑风必挟湿，湿必伤于气分。断疟疮发，即湿邪内发之征。湿伏热蕴，致气壅塞咽底脘中。及至进谷无碍，二便通调，中下无病显然。

白通草、西瓜翠衣、活水芦根、苡仁。(《临证指南医案·卷五·暑·暑伤气分上焦闭郁》)

程，四二。秽热由清窍入，直犯募原，初头痛肌胀，今不饥痞闷。以苦辛寒法。

杏仁、半夏、厚朴、橘红、竹叶、黄芩、滑石。

又 脉虚，舌赤消渴。伏暑热气，过卫入营，治在手厥阴。

竹叶、犀角、生地、麦冬、元参。(《临证指南医案·卷五·暑·暑热阻气中痞不运》)

程，四六。少阳络病，必犯太阴。脾阳衰微，中焦痞结。色痿如瘁，便后有血。论脾乃柔脏，非刚不能苏阳。然郁勃致，温燥难投。议补土泄木方法。

人参、当归、枳实汁、炒半夏、桑叶、丹皮。

参、归养脾之营，枳、半通阳明之滞，桑、丹泄少阳之郁。(《临证指南医案·卷七·便血·郁怒木火犯土》)

邓，廿七岁。精损在下，奇经久空，阳维脉络空隙，寒热已历几月，相沿日久，渐干中焦，能食仍有痞闷便溏。阴伤已入阳位，是虚损大证。俗医无知，惟有寒热滋降而已。

人参、麋茸、生菟丝子、炒黑川椒、茯苓、炒黑茴香。(《叶天士晚年方案真本·杂症》)

伏暑成疟，舌苔浊腻，中脘不爽，恶心恶风。

藿香、厚朴、白豆蔻、杏仁、半夏、广皮白。(《未刻本叶天士医案·保元方案》)

复受客邪，身痛脘闷。

苏梗、半夏、枳壳、橘红、杏仁、麦芽。(《未刻本叶天士医案·方案》)

🍵 肝郁不疏,味酸脘闷。

左金丸。(《未刻本叶天士医案·保元方案》)

🍵 顾,五十。阳明脉衰,形寒,痞,饥不食,心痛,洞泄兼呕。

人参、吴萸、茯苓、半夏、生姜、炒黄粳米。(《临证指南医案·卷三·木乘土·肝胃》)

🍵 瓜果水寒,暴凉迅风,内外两因,舌白,渴不能饮,脘中胀满,烦不肯寐,身无热,头不疼,微呕,此足太阴中寒。已经冷汗肢厥,脉弱濡伏,医犹以疲敝方药,正如隔靴搔痒矣。

生草果、生於术、藿梗、淡干姜、厚朴、丁香柄。(《叶氏医案存真·卷二》)

🍵 寒起四末,舌白脘闷,温其脾阳。

草果仁、制附子、生姜、白茯苓、乌梅肉、广皮。(《未刻本叶天士医案·方案》)

🍵 寒热却,脘中闷,疏其肝胃。

香附、茯苓、青皮、大麦芽、半曲、新会。(《未刻本叶天士医案·保元方案》)

🍵 寒湿损伤脾阳,遂成中满之证,乃淡泊不堪所致。

附子、干姜、茯苓、白芍、胡芦巴。(《叶氏医案存真·卷三》)

🍵 何,三七。烦劳之人,卫气少固,雾露雨湿,伤其流行清肃,疮痹外涸,脘胁反痹。乃经脉为病,无关腑脏。

钩藤、生白蒺、郁金、白蔻仁、桑叶、橘红。

又 气窒热郁,仍治上可以通痹。

杏仁、郁金、香附、瓜蒌皮、黑山栀、苏梗。(《临证指南医案·卷四·痞·痰热内闭》)

🍵 黄。体虚,温邪内伏。头汗淋漓,心腹窒塞,上热下冷,舌白烦渴。春阳升举为病,犹是冬令少藏所致。色脉参视,极当谨慎。

阿胶、生地、麦冬、生牡蛎、生白芍、茯苓。(《临证指南医案·卷五·温热·气血两伤》)

☕ 秽气混于募原，脘闷恶心。

藿香、杏仁、枳壳、厚朴、半夏、广皮。(《未刻本叶天士医案·方案》)

☕ 秽浊未清，中焦气痹。

杏仁、藿香、广橘白、厚朴、半夏、生香附。(《未刻本叶天士医案·保元方案》)

☕ 间疟脘闷。

草果、半夏、生姜、厚朴、苓皮、乌梅。(《未刻本叶天士医案·保元方案》)

☕ 蒋，三五。晨泻数年，跗肿足冷。长夏土旺初交，知饥，痞闷妨食。述两三次半产不育，下焦气撒不固，任督交空。本病当以肝肾奇脉设法，今议先以胃药，以近日雨后暑湿乘隙侵犯耳。

人参、茯苓、益智仁、砂仁壳、炒扁豆、木瓜。

又 连年半产不育，瘕泄，足跗浮肿。前用养胃和肝，非治本病，因暑湿伤而设。议固下焦之阴，益中宫之阳。

人参、禹粮石、紫石英、五味子、菟丝饼、砂仁。

用蒸饼为丸。(《种福堂公选医案·产后》)

☕ 金，关上，四十九岁。凡痞胀治在气，燥实治在血，四者全见，攻之宜急。此证肝络少血，木火气上膈而痛，辛润柔降，得以止痛，通大便。厥是肝阳化风，燥升受热，动怒必来，不在医药中事。

芝麻、柏子仁、天冬、生地、苏子。(《叶天士晚年方案真本·杂症》)

☕ 金氏。肺疟，脘痞。

黄芩、白蔻仁、杏仁、橘红、青蒿梗、白芍。(《临证指南医案·卷六·疟·肺疟》)

☕ 久虚劳损，几年不复。当春深阳气发泄，温邪乘虚入阴，寒热汗出，不纳谷食，脘中痞闷不舒，胃乏气运，侧眠咳痰。病势险笃，恐难万全。

人参、覆花、木瓜、茯苓、赭石、炒粳米。(《眉寿堂方案选存·卷上·春温》)

🫖 李，三四。能食知味，食已，逾时乃胀，小便不利，气坠愈不肯出，大便四日一通。治在小肠火腑。

先用滋肾丸（黄柏、知母、肉桂。编者注），每早服三钱，淡盐汤送。(《临证指南医案·卷四·便闭·火腑不通》)

🫖 李，寿星桥，五十七岁。寒湿伤阳，痞满妨食，脉沉色黄，是脾胃病。议辛温通中焦之阳。

生益智、荜茇、檀香末、姜汁、茯苓、炒焦半夏。(《叶天士晚年方案真本·杂症》)

🫖 李。据云两次服辛温药，瘀浊随溢出口，此必热瘀在肝胃络间，故脘胁痞胀，大便阻塞不通。芦荟苦寒通其阴，仅仅更衣，究竟未能却瘀攻病。有年久恙，自当缓攻，汤药荡涤，理难于用。议以桃仁承气汤（桃仁、桂枝、大黄、芒硝、甘草。编者注）为丸。(《临证指南医案·卷四·便闭·血结》)

🫖 李。脉左弦，呕吐，发热后脘中痞闷不爽。宜慎口腹，清肃上中二焦，不致再延成疟。进苦辛法。

杏仁、郁金、山栀、豆豉、白蔻、枳壳。(《临证指南医案·卷六·疟·痞》)

🫖 陆。疟截，虚气痞结，成身痛。

桂枝、炒焦半夏、姜汁、广皮白、当归、茯苓。(《临证指南医案·卷六·疟·痞》)

🫖 罗，十八。因左脉坚搏，两投柔剂和阳益阴，血未得止，而右胸似痞，左胁中刺痛。此少阳络脉经由之所，夫胆为清净之腑，阴柔滋养，未能宣通络中，是痛咳未罢。议以辛润宣畅通剂。

桃仁、丹皮、归须、柏子仁、泽兰、降香末。

又　照前方去降香末、泽兰，加黑山栀皮。

又　辛润，痛嗽皆减，略进苦降，胁右皆痛。不但络空，气分亦馁。古人以身半以上为阳，原无取乎沉苦。

161

桃仁、柏子仁、鲜生地、玄参、鲜银花。(《临证指南医案·卷二·吐血·血络痹阻》)

🍵 脉沉弦，脘胀噫气，口燥不寐，宜和肝胃。

川黄连、茯苓、枳实、淡干姜、半夏、橘白。(《未刻本叶天士医案·方案》)

🍵 脉渐阴浊上僭，与真武法，减术换参。

真武(茯苓、白芍、白术、附子、生姜。编者注)法两日，脘中有知饥意，与阳渐结瘕无疑。阴浊得泄，即当温养太阴，使脾阳鼓动健运，冀其纳谷安然，用治中法。

人参、益智仁、淡干姜、茯苓、广皮白、木瓜。(《眉寿堂方案选存·卷上·暑》)

🍵 脉弦胃减，是以脘闷，食下䐜胀，便溏不爽。良由脾阳呆钝，不能默运水谷之湿滞。脾主升，胃主降，升降之机得宜，湿滞自宣，中脘自爽，莫谓体弱即投以腻滞补药。

人参、茯苓、橘白、半曲、厚朴、谷芽。(《未刻本叶天士医案·保元方案》)

🍵 脉弦如刃，烦渴脘瘕，呕吐，蛔虫上升。此胃气已虚，暑热复入，三焦不行，客气逆乘，况病后调理失宜，本虚标实，姑进安蛔降逆，冀得呕逆缓，气道稍顺，再议。

川连、乌梅肉、枳实汁、川椒、生白芍、生姜。(《眉寿堂方案选存·卷上·疟疾》)

🍵 脉弦涩，舌苔腻，湿邪阻于中焦，木火不能疏泄，湿火内蒸，升降之机失职，为之胀满，法宜疏之。

香附汁、广皮、藿梗、小青皮、茯苓、川连。(《未刻本叶天士医案·保元方案》)

🍵 脉左右弦，身麻肢冷，脘中胀闷，不饥吞酸，由中虚肝气内动之故。五六月当脾胃司胎，又体质不受苦寒，非清火破泄气分之治所宜。

人参、枳壳、生姜汁、半夏、桔梗。(《眉寿堂方案选存·卷下·女科》)

🍵 冒暑伏热，引饮过多，脾胃既受寒湿，阳气郁遏，不主转旋，遂痞结欲呕。古人以大顺散温中下气为治。

杏仁、炙甘草、茯苓、炒干姜、肉桂心、半夏。（《眉寿堂方案选存·卷上·暑》）

🍵 莫，无锡，四十六岁。易怒，气火逆行，脘中微窒，气阻妨食，先开上痹，瘦人脉数弦，勿投香燥。

枇杷叶、降香末、黑栀皮、土蒌皮、杜苏子、新会皮去白。（《叶天士晚年方案真本·杂症》）

🍵 某，二八。努力伤络，失血面黄，口中味甜，脘中烦闷冲气，病在肝胃。勿以失血，治以滋腻。

🍵 旋覆花、代赭石、半夏、淡干姜、块茯苓、南枣肉。（《临证指南医案·卷二·吐血·劳力伤》）

🍵 某，二八。舌微黄，痕逆，脘胸悉胀，当和肝胃。

桂枝木、干姜、青皮、吴萸、川楝子、炒半夏。（《临证指南医案·卷三·肿胀·肝胃不和》）。

🍵 某，二二。不耐烦劳是本虚，脘闷便泄属湿邪。先治湿，后治本。

藿香梗、广皮、茯苓、大腹皮、厚朴、谷芽。（《临证指南医案·卷五·湿·湿阻中焦阳气》）

🍵 某，六一。舌黄，脘闷，头胀，口渴，溺短，此吸受秽气所致。

飞滑石三钱、白蔻仁七分、杏仁三钱、厚朴一钱半、通草一钱半、广皮白一钱半。（《临证指南医案·卷五·暑·暑热阻气中痞不运》）

🍵 某，三六。阳微体质，湿痰内聚，便溏脘闷，肌麻舌干，清理湿邪，气机升降自安。

金石斛、茯苓、半夏、广皮白、钩藤、白蒺藜。（《临证指南医案·卷五·湿·湿阻中焦阳气》）

🍵 某，三四。咳缓痰少，脘中不爽，肌腠瘙痒。皆湿邪未尽，痰饮窃踞之象。当用六安法。

杏仁、白芥子、炒半夏、茯苓、淡干姜、橘红。（《临证指南医

案·卷五·痰饮·寒饮浊邪上冲膻中》)

🍵 某，五一。脘痹咳嗽。

鲜枇杷叶三钱、叭哒杏仁三钱、桔梗一钱、川贝二钱、冬瓜子三钱、蜜炙橘红一钱。(《临证指南医案·卷二·咳嗽·燥》)

🍵 某。产后下虚，血病为多。今脘中痞胀，减食不适，全是气分之羔。但调气宽中，勿动下焦为稳。

香附、神曲、苏梗、白蔻仁、茯苓、桔梗。(《临证指南医案·卷九·产后·气滞脘痞胀》)

🍵 某。风温从上而入，风属阳，温化热，上焦近肺，肺气不得舒转，周行气阻，致身痛，脘闷不饥。宜微苦以清降，微辛以宣通。医谓六经，辄投羌、防，泄阳气，劫胃汁。温邪忌汗，何遽忘之？

杏仁、香豉、郁金、山栀、瓜蒌皮、蜜炒橘红。(《临证指南医案·卷五·风温·风温伤肺》)

🍵 某。脉不清，神烦倦，中痞恶心，乃热邪里结。进泻心法。

炒半夏、黄芩、黄连、干姜、枳实、杏仁。(《临证指南医案·卷四·痞·热邪里结》)

🍵 某。脉弦虚，食已漾漾欲吐，咽阻，中痞有痰。

人参、吴萸、茯苓、半夏、广皮、姜汁。(《临证指南医案·卷四·呕吐·肝犯胃》)

🍵 某。气阻脘痹，饮下作痛，当开上焦。

枇杷叶、大杏仁、苏子、降香汁、白蔻仁、橘红。(《临证指南医案·卷四·痞·肺气不降胸脘痹阻》)

🍵 某。舌白脘闷，中焦阳气不宣。

半夏、草果、厚朴、广皮、茯苓、藿香梗。(《临证指南医案·卷四·痞·中阳不运》)

🍵 某。食后脘中痞阻，按之辘辘有声，手麻胁痛，心烦，耳目昏眩。是气不流行，痰饮内聚中焦。用桂苓丸(肉桂、茯苓。蜜丸。编者注)，竹沥、姜汁法丸。

又　桂枝、人参、茯苓、半夏、广皮、炙草。(《临证指南医案·卷五·痰饮·脾阳不运》)

🍵 某。长夏外受暑湿，与水谷之气相并，上焦不行，下脘不通。气阻，热从湿下蒸逼，不饥不食，目黄舌白，气分之结。

厚朴、杏仁、广皮、茯苓、半夏、姜汁。(《临证指南医案·卷五·湿·湿阻中焦阳气》)

🍵 倪，妪。湿热脚气，上攻心胸，脘中满胀，呕逆，乃湿上甚为热化。与苦辛先平在上之满胀，用泻心法。

川连、黄芩、枳实、半夏、姜汁、杏仁。(《临证指南医案·卷三·肿胀·湿热脚气》)

🍵 疟发六七十候，寒热邪聚，必交会于中宫。脾胃阳气消乏，致痞胀不能纳食运化，三年不愈，正气未复。诊脉沉微，阳伤必浊阴盘踞，但以泄气宽胀，中州愈困愈剧。必温通，浊走阳回，是久病治法。

生淡干姜、生益智、厚朴、茯苓、人参、泡淡附子。(《叶氏医案存真·卷一》)

🍵 疟伤脾阳，脘闷少运，脉细，法宜温理中焦。

焦术、神曲、广皮、茯苓、谷芽、煨姜。(《未刻本叶天士医案·方案》)

🍵 疟由四末，必犯中焦，胃独受其侮克，故烦渴脘痞不饥。今日舌绛便溏，阴气先伤，阳邪未尽，宜芩、芍和里，益以泻木邪，救胃阴。

黄芩、丹皮、白蔻仁、白芍、青蒿、乌梅肉。(《眉寿堂方案选存·卷上·疟疾》)

🍵 疟止太早，邪热未尽，脘痞不饥，口渴自利，防有滞下。

川连、黄芩、半夏、枳实、白芍、橘白。(《眉寿堂方案选存·卷上·疟疾》)

🍵 脾经疟邪，必由四末扰中。仲景论太阴经几条，深戒攻下，谓脾为孤脏，体阴而用阳，喜暖而恶寒。不饥、痞胀、嗳气，阳伤则运动无枢，滞浊弥漫矣。昔贤制方，阳伤取药之气，阴伤取药之味。奈何不究病之阴阳，不分药之气味，便窒则攻下，痞闷则开泄？药不对病，脾胃受伤，数年沉痼。如脾胃，论莫详于东垣，苟能玩读，焉有此等混治？

炒半夏、淡吴萸、生益智、荜茇、干姜、茯苓。（《叶天士医案》）

🍵 脾弱少运，食下䐜胀。

焦术、广木香、人参、茯苓、广皮、砂仁壳。（《未刻本叶天士医案·方案》）

🍵 濮，七十。七旬有年，纳食脘胀，大便干涩，并不渴饮。痰气凝遏阻阳，久延关格最怕。

川连、枇杷叶、半夏、姜汁、杏仁、枳壳。（《临证指南医案·卷四·噎膈反胃·阳结于上阴衰于下关格》）

🍵 气钝失运，食下则胀，大便不爽。

香砂枳术丸。（《未刻本叶天士医案·方案》）

气弱少运，食减脘闷。

生谷芽、半曲、木瓜、茯苓片、广皮、川斛。（《未刻本叶天士医案·保元方案》）

🍵 气郁脘痹。

苏梗汁、香附汁、枳壳汁、桔梗汁。（《未刻本叶天士医案·保元方案》）

🍵 气郁脘闷噫气，病在肝胃。

竹茹、熟半夏、橘红、枳实、白茯苓、川连_{吴萸泡汤拌炒}。（《未刻本叶天士医案·保元方案》）

🍵 气郁脘闷。

枇杷叶、橘红、郁金、苦杏仁、枳壳、茯苓。（《未刻本叶天士医案·保元方案》）

🍵 气郁脘闷。

香附、青皮、郁金、麦冬、茯苓、橘红。（《未刻本叶天士医案·保元方案》）

🍵 气阻，脘痹，不饥。

枳壳、炒麦芽、半夏曲、橘红、老苏梗、白茯苓。（《未刻本叶

天士医案·方案》)

🫖 气阻，脘痹。

枳壳、茯苓、厚朴、半夏、橘白、杏仁。(《未刻本叶天士医案·方案》)

🫖 钱。食入腹胀，已五十日，且痛必有形攻动，头中微痛。夫痞满属气，痛因气滞，二便既通，其滞未必在乎肠胃。从太阴脾阳伤，以辛温开泄主之。

桂枝、生白芍、淡干姜、厚朴。

又 照方去白芍，加生益智仁、茯苓。(《临证指南医案·卷三·肿胀·脾阳虚》)

🫖 秦。老年肿胀，四肢俱冷，皆阳气衰惫，浊阴僭踞。盖脾阳主运，肾阳司纳，今食入愈胀，二便不爽，中下之阳消乏，岂可小视此病？

炮黑附子、淡干姜、生白术、生厚朴、茯苓、泽泻。(《种福堂公选医案·肿胀》)

🫖 热秽上加，头胀脘痞，宜蔬食清上。

竹叶心、桑叶、黄芩、连翘、花粉、杏仁。(《眉寿堂方案选存·卷上·暑》)

🫖 热退脘痹，不饥不大便。

杏仁、半夏、连皮茯苓、厚朴、橘白、炒熟麦芽。(《未刻本叶天士医案·保元方案》)

🫖 色晦，脘闷腹痛。此冷湿内着，阳气怫郁使然。

杏仁、藿香、茵陈、厚朴、茯苓、橘白。(《未刻本叶天士医案·保元方案》)

🫖 疟后肢冷汗泄，浊阴上干，阳乃伤矣。是以妨食脘闷，大便不行，从火虚治。

半硫丸（半夏、硫黄。编者注）。(《未刻本叶天士医案·保元方案》)

🫖 舌白，头胀，脘闷，渴饮，此暑热上阻耳。

丝瓜叶、桑皮、杏仁肉、飞滑石、通草、白蔻仁。(《未刻本叶

天士医案·保元方案》）

🍵 舌白脘闷，寒起四末，渴喜热饮。此湿邪内蕴，脾阳不主宣达，而成湿疟。

厚朴一钱半、杏仁一钱半、草果仁一钱、半夏一钱半、茯苓三钱、广皮白一钱半。（《临证指南医案·卷六·疟·湿疟》）

🍵 舌绛口渴，夜热神烦，大便不实，胸中痞闷。乃伏暑入里，非表散可解，进开心胞一法。

竹叶、犀角、细叶菖蒲、川连、元参、郁金。（《眉寿堂方案选存·卷上·暑》）

🍵 沈。产后未复，加以暑热上干。暑必伤气，上焦先受，头胀，微微呕恶，脘闷不晓饥饱，暮热早凉，汗泄不已，经水连至，热迫血络妄动。盖阴虚是本病，而暑热系客气。清上勿得碍下，便是理邪。勿混乱首鼠，致延藄损不复矣。

卷心竹叶、生地、炒川贝、连翘心、元参、地骨皮。（《临证指南医案·卷九·产后·暑伤上焦气分》）

🍵 沈。此产后阴虚疟疾，鼻煤，喉燥舌干，脘痞不饥，大便窒塞不通。乃阳明津枯，不上供肺，下少滋肠。风阳游行，面肿耳聋。仲景谓阴气先绝，阳气独发。后人以饮食消息，取义甘寒，则知辛温逐瘀之谬。

人参、炒麦冬、枣仁、乌梅肉、蜜水炒黄知母。

又 酸味泄肝，胃气乃降，大便通后，汗大出，心中刺痛。皆营液内耗，阳气冲突，仲景三病之郁冒见端矣。虽痰吐咯，无苦燥耗气之理。

人参、阿胶、生地、麦冬、生白芍、炙草。（《临证指南医案·卷九·产后·郁冒》）

🍵 肾阳虚则乏纳气之权，浊阴凝痞，少腹渐觉有形为胀。脾阳虚则健运失司，食少易滞。受病既属内伤，固以理脏真为最要。益火暖土，使中下之阳得安，迄今图治。至冬至一阳来复，必获全效。

川椒、附子、白芍、茯苓、甘草。（《叶氏医案存真·卷三》）

🍵 湿疟，头重脘闷，疟来神惯。由正弱邪盛耳。

茵陈、厚朴、半夏、杏仁、菖根、橘白。(《未刻本叶天士医案·保元方案》)

🍵 湿痰内阻，脘闷不爽，大便溏泄。

益智、广皮、广木香、茯苓、厚朴、砂仁末。(《未刻本叶天士医案·方案》)

🍵 湿阻气痹，脘闷不爽，身痛。

杏仁、半夏、茯苓、桂枝、干姜、木防己。(《未刻本叶天士医案·方案》)

🍵 食物不调，脘胀噫气。

杏仁、厚朴、苏子、枳壳、麦芽、橘白。(《未刻本叶天士医案·方案》)

🍵 食物失宜，脘闷便溏，发热。

枳壳、半曲、桑皮、黄芩、桔梗、橘红。(《未刻本叶天士医案·方案》)

🍵 食下拒纳，胠痛脘胀。

川楝子、半夏、川连、吴萸、茯苓、青皮汁。(《未刻本叶天士医案·方案》)

🍵 史，四十。湿郁温邪，总是阻遏肺气。呕咳脘痞，即"病形篇"中诸呕喘满，皆属于肺。不明口鼻受侵阻气之理，清中疏导，乃过病所，伐其无病之地矣。

鲜枇杷叶、杏仁、象贝、黑山栀、兜铃、马勃。

又 轻浮苦辛治肺，咳呛颇减。咽痛红肿，皆邪窒既久，壅而成毒。嗌干不喜饮，舌色淡不红。仍清气分，佐以解毒。

鸡子白、麦冬、大沙参、金银花、绿豆皮、蔗浆。(《临证指南医案·卷二·咳嗽·热郁成毒》)

🍵 暑风入肺为痹疟，《金匮》为阳气独发。嘉言云：体中阴液素虚，所伏热气日久，混入血分，阴虚阳冒，上焦清气皆蒙，胃阳失和，不纳易痞，究竟伏邪未去。凡苦辛疏泄，皆属禁例。夫上实下虚，有客邪留著，镇降不应，仿徐子才轻可去实之例，分别气血，以宣之，以逐之。

犀角、连翘、元参、通草、竹叶、荷叶。（《叶天士医案》）

🍵 暑风湿邪夏郁，怯风脘胀。

藿香、杏仁、茯苓、厚朴、半夏、陈皮。（《未刻本叶天士医案·保元方案》）

🍵 烦躁暑热未退，胃气已虚，蛔逆中痞，呕吐涎沫，是厥阴犯胃，胃气有欲到之象，进安胃法。

进安胃法呕逆稍缓，夜寐神识不安，辰前寒战畏冷，是寒热反复，阴阳并伤，有散失之势，拟救逆法，镇摄阴阳，得安其位，然后病机可减。

龙骨、桂枝木、人参、牡蛎、生白芍、蜀漆。（《眉寿堂方案选存·卷上·疟疾》）

🍵 暑湿内伏，阳气怫郁，肢冷头汗，脘闷噫气。

杏仁、半夏、藿梗、豆蔻、茯苓、橘白。（《未刻本叶天士医案·保元方案》）

🍵 暑湿上阻，头重脘闷，脉模糊，病势正在方张。

藿香、杏仁、丝瓜叶、连翘、厚朴、广橘红。（《未刻本叶天士医案·保元方案》）

🍵 暑邪成疟，热结三焦，脘痞有形，烦渴喜冷饮，从河间法主治。暑热未尽，清窍不利，自言神识如迷，夜不成寐。

竹叶、元参、连翘心、菖蒲、郁金、川贝。（《叶氏医案存真·卷二》）

🍵 孙。寒热由四末以扰胃，非药从口入以扰胃，邪热、津液互胶成痰，气不展舒，阻痹脘中。治法不但攻病，前议停药，欲谬药气尽，病自退避三舍耳。

人参、川连盐水炒、枳实、半夏、郁金、石菖蒲。（《临证指南医案·卷四·痞·痰热内闭》）

🍵 痰多，恶心，脘闷。

白旋覆花、钩藤、黑栀、瓜蒌仁霜、茯苓、橘红。（《未刻本叶天士医案·方案》）

170

🫖 唐。积劳内伤，脘闷胁胀，呕吐格拒，眩晕不得卧。阳挟内风暴张，恐其忽然瘛厥。议通胃平肝法。

小川连、姜汁、半夏、牡蛎、川楝子、生白芍。(《临证指南医案·卷三·木乘土·肝胃》)

🫖 头重脘闷，脉弦。

桑叶、橘白、半曲、茯苓、菊花、川斛。(《未刻本叶天士医案·方案》)

🫖 脘闷不爽，不时头胀发热，此木火内郁，升降之机不泄，肝胃同治。

丹皮、半夏曲、钩藤、茯苓、黑山栀、橘红。(《未刻本叶天士医案·方案》)

🫖 脘痞不饥，脉沉弦，味酸苦，疟后致此，宜苦辛开泄。

川连、人参、枳实、干姜、茯苓、半夏。(《未刻本叶天士医案·保元方案》)

🫖 脘痞呕恶，吐涎沫，水饮内结，中阳不宜使然。

川连、半夏、枳实、干姜、茯苓、橘白。(《未刻本叶天士医案·保元方案》)

🫖 脘下胀及少腹，疏肝平胃，不应；肾气，加辛香，又不应。食物仍进，二便仍利。病既非停著有形之滞，自属阳微气结。议与通阳润剂。

阿魏、麝香。

丸服。(《叶天士医案》)

🫖 汪，二三。左脉弦数，咽痛脘闷。阴亏体质，不耐辛温，当以轻药暂清上焦。

桑叶、生绿豆皮、白沙参、川贝、元参、川斛。(《临证指南医案·卷八·咽喉·肺燥热》)

🫖 汪，三三。舌黄脘闷，秽湿内著，气机不宣。如久酿蒸，必化热气，即有身热之累。

杏仁、藿香、茯苓皮、滑石、厚朴、广皮白。(《临证指南医案·卷五·湿·湿阻中焦阳气》)

🍵 汪。脉沉，中脘不爽，肢冷。

人参七分、淡干姜一钱、炒半夏一钱半、川熟附七分、茯苓三钱、草果仁八分。（《临证指南医案·卷四·痞·中阳不运》）

🍵 王，三一。居经三月，痞闷膨胀，无妊脉发现。询知劳碌致病，必属脾胃阳伤，中气愈馁，冲脉乏血贮注，洵有诸矣。

大腹皮绒、半夏曲、老苏梗、橘红、炒山楂、茺蔚子。

又 经停，腹满便秘。

郁李仁、冬葵子、柏子仁、当归须、鲜杜牛膝。（《临证指南医案·卷九·调经·气血虚滞兼湿》）

🍵 王氏。入夏呛血，乃气泄阳升。幸喜经水仍来，大体犹可无妨。近日头胀，脘中闷，上午烦倦。是秋暑上受，防发寒热。

竹叶、飞滑石、杏仁、连翘、黄芩、荷叶汁。（《临证指南医案·卷二·吐血·暑热》）

🍵 痿躄，食下呕恶，脘闷，当理阳明。

金石斛、茯苓、橘白、半夏曲、木瓜、谷芽。（《未刻本叶天士医案·方案》）

🍵 温邪成疟，脘闷。

草果、厚朴、杏仁、半夏、广白、茵陈。（《未刻本叶天士医案·保元方案》）

🍵 温邪未净，脘闷，咳嗽。

杏仁、白茯苓、桑皮、半夏、广橘红、米仁。（《未刻本叶天士医案·方案》）

🍵 吴，三十四岁。操家烦冗，兼有嗔怒，肝脾不和，腹胀由胁至脘，木犯中土，必妨食不饥。理气舒郁，和其中宫。

南楂肉、生香附、神曲、茯苓、钩藤、橘红。（《叶天士晚年方案真本·杂症》）

🍵 吴，三四。形畏冷，寒热，左胁有宿痞，失血咳嗽，曾骤劳力。经年尪羸，药不易效。

旋覆花、新绛、归须、炒桃仁、柏子仁、茯神。（《临证指南医案·卷二·吐血·血络痹阻》）

🍵 席。积劳气血凝遏，脘闷胁痹食减，治以宣通脉络。

桃仁、当归须、郁金、柏子仁、小胡麻、桑叶。

桑芽膏丸。（《种福堂公选医案·痹》）

🍵 夏秋内伏暑湿，皆是阴邪久疝，渐致食入痞满。形寒脉小，当温中醒阳，莫以清凉治疝。

米仁、生白术、薄肉桂、茯苓、五加皮、猪苓。（《眉寿堂方案选存·卷下·外科》）

🍵 徐，三九。攻痞变成单胀，脾阳伤极，难治之症。

生白术、熟附子、茯苓、厚朴、生干姜。（《临证指南医案·卷三·肿胀·脾阳虚》）

🍵 徐。目黄脘闷，汗多呕吐，湿胜，症属脾疟。

厚朴、炒半夏、草果、藿香根、白蔻仁。（《种福堂公选医案·湿热脾疟》）

🍵 徐氏。经候适来，肢骸若撤，环口肉瞤蠕动，两踝臂肘常冷。夫冲脉血下，跷维脉怯不用，冲隶阳明，厥阴对峙。因惊肝病，木乘土位，以致胃衰。初则气升至咽，久则懒食脘痞。昔人有治肝不应，当取阳明。阳明不阖，空洞若谷，厥气上加，势必呕胀吞酸。然阳明胃腑，通补为宜。刚药畏其劫阴，少济以柔药，法当如是。

人参二钱、半夏姜汁炒三钱、茯苓三钱、淡附子七分、白粳米五钱、木瓜二钱。（《临证指南医案·卷三·木乘土·肝胃》）

🍵 阳困不宣，脘胀少运，二便不爽，法宜温理中阳。

厚朴、橘白、生干姜、半夏、茯苓、大枳实。（《未刻本叶天士医案·方案》）

🍵 阳微饮阻，脘闷恶心。

於术、半夏、橘红、茯苓、干姜、枳实。（《未刻本叶天士医案·方案》）

🍵 阳郁形凛，脘闷身疼。

杏仁、厚朴、广皮、桂枝、防己、泽泻。（《未刻本叶天士医案·保元方案》）

☙ 杨，廿二岁。心事闷萦，胸膈痞痹，多嗳吐涎。述脐左及小腹有形而坚，按之微痛，大便亦不爽适，此属小肠部位，腑病宜通。

枳实、桔梗、蓬术、青皮、槟榔、芦荟。

葱汁泛丸。（《叶天士晚年方案真本·杂症》）

☙ 杨，四一。肝风化热犯胃，恶心痞闷，食入作胀，口渴，议养胃制肝。

人参、金石斛、乌梅肉、麦冬、新会皮。（《种福堂公选医案·肝风犯胃》）

☙ 姚。老年伏气温邪，五十日不解，脘痞不饥，心中胁内独热，药下咽则呕，痰多呃逆，舌焦微渴，四末微冷。此胃伤已极，久乏谷气，致津液不复，气机郁闷，用药须忌苦燥辛温妨胃，先议芳香轻清，兼以谷气开醒上中。

香粳（指藿香粳。编者注）露、香橼露、玫瑰露、银花露、米浆。（《种福堂公选医案·呕吐大便不通》）

☙ 叶，廿。阳气郁勃，腑失传导，纳食中痞，大便结燥。调理少进酒肉坚凝，以宣通肠胃中郁热可效。

川连、芦荟、莱菔子、炒山楂、广皮、川楝子、山栀、厚朴姜汁炒、青皮。

又 热郁气阻，三焦通法。

杏仁、郁金、厚朴、广皮白、芦荟、川楝子。（《临证指南医案·卷四·便闭·大便闭郁热燥结》）

☙ 叶。风温入肺，肺气不通，热渐内郁，如舌苔，头胀，咳嗽，发疹，心中懊憹，脘中痞满，犹是气不舒展，邪欲结痹。宿有痰饮，不欲饮水。议栀豉合凉膈方法。

山栀皮、豆豉、杏仁、黄芩、瓜蒌皮、枳实汁。（《临证指南医案·卷五·风温·风温伤肺》）

☙ 阴疟脉沉，渐背寒肢冷，脘中食入痞满。此属阳气伤极，春深木旺，恐变浮肿胀病，宜理中兼理下焦，勿得驱邪治疟。

附子桂枝人参汤，加块茯苓、生姜、大枣。（《眉寿堂方案选

存·卷上·疟疾》）

🍵 阴弱湿疟，心中热，脘中闷。

鳖甲、草果、知母、生姜、乌梅、青皮。（《未刻本叶天士医案·保元方案》）

🍵 俞，女。脘痹身热，当开气分。

杏仁、瓜蒌皮、枇杷叶、广皮、枳壳汁、桔梗。（《临证指南医案·卷四·痹·肺气不降胸脘痹阻》）

🍵 张，六一。此湿蕴气中，足太阴之气不为鼓动运行，试以痞结胸满，仲景列于"太阴篇"中，概可推求其理矣。

半夏醋炒、茯苓、川连、厚朴、通草，汤煎。（《临证指南医案·卷五·湿·湿郁脾阳》）

🍵 张，五二。胃寒涌涎，中痞。

泡淡吴萸、干姜、茯苓、半夏、橘红、川楝子。（《临证指南医案·卷四·痞·胃寒》）

🍵 张。呕吐胀闷，虚中气滞。

人参、茯苓、砂仁。（《临证指南医案·卷四·呕吐·中阳虚》）

🍵 章。暴冷外加热气内郁，肺窒不降，脘闷如饥，水饮欲呕，头痛寒热，当治上焦。

桔梗、象贝、橘红、兜铃、北沙参、杏仁。（《叶氏医案存真·卷二》）

🍵 长夏外受暑湿，与水谷之气相并，气阻蒸迫，上焦不行，下脘不通，不嗜饮食，目黄，舌白，邪结气分。

杏仁、厚朴、茯苓、蔻仁、炒半夏、姜汁。（《叶氏医案存真·卷二》）

🍵 胀后成痞，清阳失旷，饮邪内阻耳。

苓姜术桂汤。（《未刻本叶天士医案·保元方案》）

🍵 赵，五四。胸腹胀满，久病痰多。

生白术二两、茯苓二两、厚朴一两、肉桂五钱。姜汁丸。（《临证指南医案·卷三·肿胀·脾胃阳虚》）

🍵 诊脉百至，左小涩结，右部弦大。缘高年中焦清阳已微，浊阴渐阻，致脘中窒塞日盛，物不能纳。下焦阴液枯槁，肠中气痹，溺少便涩。虞花溪（指明代著名医学家虞抟，字天民，著有《医学正传》等。编者注）云：噎膈反胃，阴枯阳结为多。衰老之象，最难调理，诚情志偏胜，无形之伤也。若夫痰气瘀血积聚，亦有是病，有形有象即易为力矣；惟无形致伤，以有形之药饵施治，鲜有奏效。当以阴阳二气推求，在上为阳，在下为阴，通则流通，守则呆钝，古人成法，宜遵其言。居恒颐养，不在药饵中矣。议宣通之味，以冀小效。

大半夏汤（半夏、人参、白蜜。编者注）加枳实、姜汁、川连。（《叶天士医案》）

🏮 朱，廿二岁。夏热秋燥，伤于气分，胸痞多嗳，大便燥结。凡上燥清肺，不取沉腻滋降。

大沙参、玉竹、苏子、桑叶、麦冬汁、蜜炒橘红。（《叶天士晚年方案真本·杂症》）

嘈 杂

【临证表现】

晨夕嘈杂，嘈杂如饥，善饥，心嘈嗔怒，心中嘈辣，心中烦杂，吞酸，食少无味，下脘如纳粗物，夜嘈痛，脘痛，痰涌音哑，四肢无力，汗出，心中烦热，头胀，头晕，不寐，饥不纳食，遗精，溏泻，肛中气坠，如欲大便，形容日瘦。舌白带灰黑色，脉缓，脉数。

【临证经验】

叶桂门人华岫云总结叶氏诊治嘈杂经验说，嘈有虚实真伪，其病总在于胃。经云：饮入于胃，游溢精气，上输于脾，脾气散精，上归于肺。又云：脾与胃以膜相连耳。又云：脾主为胃行其津液者也。由此观之，脾属阴，主乎血；胃属阳，主乎气。胃易燥，全赖脾阴以和之；脾易湿，必赖胃阳以运之。故一阴一阳互相表里，合冲和之德，而为后天生化之源也。若脾阴一虚，则胃家饮食游溢之精气，全输于脾，不能稍留津液以自润，则胃过于燥而有火矣。故欲得食以自资，稍迟则嘈杂愈甚，得食则嘈可暂止。若失治，则延便闭、三消、噎膈之证。治当补脾阴，养营血，兼补胃阴，甘凉濡润，或稍佐微酸，此乃脾阴之虚而致胃家之燥也。更有一切热病之后，胃气虽渐复，津液尚未充，亦有是证。此但以饮食调之，可以自愈。此二种，乃为虚嘈证。所谓实者，年岁壮盛，脾胃生发之气与肾阳充旺，食易消磨，多食易饥而嘈，得食即止。此非病也，不必服药。以上皆是真嘈证。所云伪者，因胃有痰火，以致饮食输化不清，或现恶心、吞酸、微烦、眩晕、少寐，似饥非饥，虽饱食亦不能止。此乃痰火为患，治宜清胃，稍佐降痰。苦寒及腻滞之药，不宜多用。又有胃阳衰微，以致积饮内聚，水气泛溢，似有凌心之状，凄凄戚戚，似酸非酸，似辣非辣，饮食减少。此属脾胃阳虚，治宜温通，仿痰饮门而治之。此二种乃似嘈之伪证，若夫所云心嘈者误也。心但有烦而无嘈，胃但有嘈而无烦，亦不可不辨明之。今先生之法，仅有四案，倘好善之士更能搜采补入，则幸甚。（《临证指南医案·卷六·嘈·肝阴虚》）

【用药特色】

叶桂治疗嘈杂，临床常用生地黄、茯神、麦门冬、石斛、阿胶、白芍、茯苓、天门冬、栀子、白扁豆、柏子仁、桂圆、琥珀、鸡子黄、人参、香附等。其中生地黄应用 10 次，茯神、石斛应用 5 次，茯苓、麦门冬、天门冬应用 4 次，阿胶、白芍、柏子仁、栀子应用 3 次，白扁豆、大枣、甘草、桂圆、琥珀、鸡子黄、金银花、牡丹皮、牡蛎、人参、香附子、玄参应用 2 次，半夏、苍术、沉香、陈皮、川芎、丹参、当归、地榆、附子、浮小麦、枸杞子、槐花、黄柏、黄连、藿香、鸡子黄、粳米、木瓜、牛膝、山药、神曲、柿饼、石决明、熟地黄、桃仁、延胡索、郁金、远志、泽兰、朱砂、竹叶应用 1 次。

【小方医案】

🫖 顾，二八。病起经阻，形容日瘦，嘈杂刻饥，心腹常热。此乃悲惋离愁，内损而成劳。阴脏受伤，阳脉不流，难治之证。必得怡悦情怀，经来可挽。但通经败血，断不可用。

生地、人参、茯苓、沉香汁、琥珀末调入。（《临证指南医案·卷九·调经·郁劳阴虚》）

🍵 何，三七。左乳傍胁中常似针刺，汗出，心嘈能食，此少阳络脉阳气燔灼。都因谋虑致伤，将有络血上涌之事。议清络宣通，勿令瘀着。

生地、丹皮、泽兰叶、桃仁、郁金、琥珀末。

又 服通络方，瘀血得下，新血亦伤。嘈杂善饥，阳亢燔灼，营阴不得涵护也。仍以和阳息风方法。

阿胶、鸡子黄、生地、麦冬、生甘草、生白芍。（《临证指南医案·卷二·吐血·血络痹阻》）

🍵 经云：脾气散精，上输于肺，地气上升也；肺主治节，通调水道，下输膀胱，天气下降也。愤郁戕肝，肝气拂逆；忧思伤肺，肺气失降。左右二藏即乖，上下不交而否象成，中宫亦不和畅，至晨夕嘈杂。食少无味，下脘如纳粗物，病久胃汁枯，四肢无力，显然脾病。右胁少腹作痛，升降有声，寅卯病进，午后病退，是清阳之气闭结。若仍勤劳家政，深秋关格是虑。

香附、延胡索、黑山栀、归身、柏子霜、桂圆肉。（《叶天士医案》）

🍵 某。少年频频遗精，不寐心嘈。乃属肾中有火，精得热而妄行，日后恐有肾消之累。

焦黄柏、生地、天冬、茯苓、牡蛎、炒山药。（《临证指南医案·卷三·遗精·阴虚阳动》）

🍵 某。心中烦热，头上汗泄，汗止自安。易嘈。

淮小麦、柏子仁、茯神、炙草、南枣、辰砂。（《临证指南医案·卷六·嘈·心阳热》）

🍵 某氏。经半月一至，夜嘈痛。

生地、阿胶、天冬、茯神、白芍、丹参。（《临证指南医案·卷六·嘈·肝阴虚》）

🍵 木火郁于中焦，脘痛，嘈杂。

越鞠丸（香附、苍术、川芎、神曲、山栀。编者注）。（《未刻本叶天士医案·方案》）

☙ 少阴空虚，厥阳少涵上冒，头胀嘈杂，当乙癸同治。

生地、牡蛎、鸡子黄、茯神、天冬、真阿胶。（《未刻本叶天士医案·方案》）

☙ 沈，丁家巷，六十五岁。痔血与肠风不同，心中嘈辣，营分有热，非温蒸补药矣。

生地、白芍、柿饼炭、槐花、银花、地榆。（《叶天士晚年方案真本·杂症》）

☙ 沈，五十三岁。吞酸嘈杂，不化食味。

藿香、橘白、川连、金石斛、茯苓、黑栀皮。（《叶天士晚年方案真本·杂症》）

☙ 夏，五二。中年以后，阳气日衰。是下焦偏冷，阳不及护卫周身。气分更虚，右肢如痿。当春地气上升，身中肝风大震，心嘈嗔怒，痰涌音哑，乃厥象也。皆本气自病，最难见效。

熟地、熟淡附子、牛膝炭、炒麦冬、远志炭、茯苓。（《临证指南医案·卷七·痉厥·肝风》）

☙ 谢，葑门，三十四岁。上下失血，头胀，口渴，溏泻。若是阴虚火升，不应舌白色黄。饥不纳食，忽又心嘈五十日，病中吸受暑气热气。察色脉，须清心养胃。

人参、竹叶心、麦冬、木瓜、生扁豆、川石斛。（《叶天士晚年方案真本·杂症》）

☙ 徐方鹤。脉缓舌白带灰黑色，心中烦热，汗多渴饮，嘈杂如饥，肛中气坠，如欲大便。平昔苦于脱肛，病虽夹湿热，寒凉清湿热之药味难投，拟进和中法。

炒麦冬、粳米、川斛、半夏、南枣（《叶氏医案存真·卷二》）

☙ 杨。血液仅仅养胎，春阳升举，上焦易燥，喉呛心嘈，皆液亏阳亢。

鲜生地、茯神、白扁豆、元参心、川斛。（《临证指南医案·卷九·胎前·热伤肺阴》）

赵，五十七岁。头晕心嘈廿年，向老年岁，血耗阳化内热，近来减食。不必偏寒偏热，以甘柔缓热息风，无燥热戕胃之累。

桂圆、枸杞、天冬、生地、茯神、柏子仁。（《叶天士晚年方案真本·杂症》）

朱，十七。脉数，阴亏阳升，头晕，心中烦杂，鼻衄。

生地、元参、金银花、川斛、丹皮、石决明。（《临证指南医案·卷八·衄·阴虚阳冒》）

嗳 气

【临证表现】

嗳噫陈腐酸浊之气，或嗳气甚多，或状如呃忒。食入不化，腹微痛，大便涩少不畅，或溏泄，色悴不华。脉象右涩左微，或脉弦长。

【临证经验】

《内经》止有噫字，而无嗳字，故经云：五气所病，心为噫。又云：寒气客于胃，厥逆从下上散，复出于胃，故为噫。夫噫嗳一症，或伤寒病后，及大病后，多有此症。盖以汗、吐、下后，大邪虽解，胃气弱而不和，三焦因之失职，故清无所归而不升，浊无所纳而不降，是以邪气留连，嗳酸作饱，胸膈不爽，而为心下痞硬，噫气不除，乃胃阳虚而为阴所格阻。阳足则充周流动，不足则胶固格阻矣。仲景立旋覆代赭汤，用人参、甘草养正补虚，姜、枣以和脾养胃，所以安定中州者至矣。更以旋覆花之力，旋转于上，使阴中格阻之阳，升而上达。又用代赭石之重镇坠于下，使恋阳留滞之阴，降而下达。然后参、甘、大枣，可施其补虚之功，而生姜、半夏，可奏其开痞之效。而前贤治噫嗳一症，无出仲景上矣。故先生于胃虚客气上逆，及胃阳虚脾胃不和，肺气不降而为噫嗳者，每宗仲景法加减出入，或加杏仁、桔梗以开肺，智仁、朴、术以散满，甘草、白芍以和胃，靡不应手取愈，可谓得仲景心法矣。（《临证指南医案·卷四》）

【用药特色】

叶桂治疗呃逆，临证常用茯苓、干姜、生姜、人参、半夏、橘红、陈皮、枇杷叶、砂仁、生益智仁等，多从脾胃论治。其中茯苓应用10次，干姜应用7次，生姜应用6次，人参应用5次，半夏、橘红、陈皮各应用4次，枇杷叶各应用3次，生益智仁、砂仁、桔梗、胡芦巴、吴茱萸、杏仁、炙甘草应用2次，白芍、菖蒲、代赭石、谷芽、桂枝、厚朴、粳米、萎皮、木瓜、南枣、檀香、香附子、旋覆花、薏苡仁、郁金、栀子、枳壳汁、竹茹、紫苏子应用1次。

【小方医案】

🍵 枫桥，十八。春正月，寒威未去，吸受寒气，先伤胸膈胃脘之阳。食已，嗳噫陈腐酸浊之气，是清阳不为转旋。忌进黏腻厚味，暂用蔬食数日。

荜茇、益智仁、砂仁壳、土萎皮、生姜（《叶氏医案存真·卷三》）

🍵 服威喜丸（茯苓、猪苓、黄蜡。编者注）稍安，用凉润剂不适。想过进辛寒，辛则伤肺，寒则伤胃，食入不化，嗳气甚多，咯痰气闭欲痛，大便涩少不畅，流行既钝，必清阳转旋，得向愈之理。

蜜炙生姜、茯苓、炙甘草、南枣、桂枝、米仁。（叶桂《叶氏医案存真·卷一》）

🍵 郭，谈家巷。凡滋味食下不化，嗳出不变气味。盖在地所产粱肉，成形者皆阴类。宜食飞翔之物，以质轻无油膘浊凝。医用妙香，谓香能醒脾，不致燥烈伤肾。

人参、茯苓、茯神、石菖蒲、檀香末、生益智。（《叶天士晚年方案真本·杂症》）

🍵 脉右涩左微，色悴不华，食减不能健运，嗳呕溏泄，此中宫阳气欲寂。法宜辛温通补，失治酿成中满难调。

人参、泡茱萸、茯苓、泡淡姜、胡芦巴。（《叶氏医案存真·卷三》）

◎ 某。嗳气，腹微痛，脾胃未和。

人参、焦白芍、茯苓、炙甘草。(《临证指南医案·卷四·噎嗳·脾胃不和》)

◎ 疟止，脾气未振，知饥少运，嗳气。

生谷芽、半曲、新会皮、宣木瓜、茯苓、砂仁壳。(《未刻本叶天士医案·保元方案》)

◎ 四十二岁。右脉涩，左脉微，饮食不能健运，嗳呕，间或溏泄，此中宫阳气欲寂，当用辛温以补之。

人参、干姜、茯苓、淡吴萸、胡芦巴。(《叶氏医案存真·卷三》)

◎ 王，二二。初用辛通见效，多服不应。想雨湿泛潮，都是浊阴上加，致胃阳更困。仿仲景胃中虚，客气上逆，嗳气不除例。

人参、旋覆花、代赭石、半夏、茯苓、干姜。(《临证指南医案·卷四·噎嗳·胃虚客气上逆》)

◎ 王。脉搏劲，舌干赤，嗳气不展，状如呃忒。缘频吐胃伤，诸经之气上逆，填胸聚脘，出入几逆，周行脉痹，肌肉着席而痛转加。平昔辛香燥药不受，先议治肺经，以肺主一身之气化耳。

枇杷叶汁、杏仁共煎汤，冲桔梗、枳实汁。(《临证指南医案·卷四》)

◎ 徐。嗳气不爽，食后甚。

杏仁、半夏曲、橘红、厚朴、郁金、桔梗。(《临证指南医案·卷四》)

◎ 嗳气，脉弦长，此木火上逆刑金，清降之司失职，延久有噎格之患，开怀为主。

枇杷叶、黑山栀、橘红、杜苏子、香附子、茯苓。(《未刻本叶天士医案·方案》)

◎ 嗳气，嗽逆，当降肺胃。

枇杷叶、半夏、广橘红、青竹茹、茯苓、白粳米。(《未刻本叶天士医案·方案》)

恶　心

【临证表现】

漾漾欲吐，闻谷干呕，食入欲呕，食下呕恶，食已漾漾欲吐，不食，减食，不饥脘闷，不易饥，不思食，呕恶妨食，心中热，痞闷，中痞有痰，食入作胀，腹痛，身痛，便溏，大便不爽，日见色夺肉消。脉虚无神，脉弦虚，脉弦。

【临证经验】

体质阴虚，肝阴久虚，阳独上炽；阴精走泄，重亡津液，致阳暴升，胃气上逆；冷湿伤胃，痰饮内阻，阳失流行，浊阴上逆；肝气犯胃，肝风化热犯胃，胃中不和，冲气欲呕。

【用药特色】

叶桂治疗恶心，临床常用茯苓、陈皮、半夏、人参、白芍药、干姜、乌梅、谷芽、石斛、吴茱萸、甘草、黄连、黄芩、藿香、牡蛎、木瓜、枳实、川楝子、茯神、附子、桂枝、厚朴、麦门冬、生姜。其中茯苓应用 14 次，陈皮应用 12 次，半夏应用 9 次，人参应用 8 次，白芍药、干姜、乌梅应用 5 次，谷芽、石斛、吴茱萸应用 4 次，甘草、黄连、藿香、牡蛎、木瓜、枳实应用 3 次，川楝子、茯神、附子、桂枝、厚朴、麦门冬、生姜应用 2 次，阿胶、白扁豆、白术、草豆蔻、大枣、钩藤、瓜蒌仁、黄芩、粳米、芡实、山药、山楂、神曲、熟地黄、酸枣仁、童便、五味子、杏仁、旋覆花、益智仁、郁金、泽泻、知母、栀子、竹茹应用 1 次。

【小方医案】

🫖 背寒复热，发于晡时，暮夜寐多惊惕，食入欲呕。此肝阴久虚，阳独上炽。风温乃是客气，多延渐为本虚矣。

泡淡黄芩、生牡蛎、乌梅肉、生白芍、桂枝木、大枣。

又 人参、炒阿胶、煅牡蛎、茯神、炒白芍、炒乌梅。（叶桂《眉寿堂方案选存·卷上·春温》）

🫖 不饥脘闷，漾漾欲吐。原属少阴空虚，刻下宜和中焦。

谷芽、半曲、川斛、茯苓、木瓜、广皮。(《未刻本叶天士医案·方案》)

🍵 陈。阴精走泄,复因洞泻,重亡津液。致阳暴升,胃逆,食入欲呕,神识不静无寐。议酸枣仁汤(酸枣仁、甘草、知母、茯苓、川芎。编者注)。

枣仁五钱、炙草五分、知母二钱、茯苓二钱。(《临证指南医案·卷六·不寐·胆液亏阳升虚烦》)

🍵 范。脉虚无神,闻谷干呕,汗出振寒。此胃阳大虚,不必因寒热而攻邪。

人参、茯苓、炒半夏、姜汁、乌梅、陈皮。

又 脉微细小,胃阳大衰,以理中兼摄其下。

人参、淡熟附子、茯苓、炒白粳米、炒黄淡干姜。

又 人参、茯苓、干姜、煨益智仁、广皮、生白芍。(《临证指南医案·卷四·呕吐·胃阳虚浊阴上逆》)

🍵 顾,三十三岁。体质是阴虚,夏季时热,必伤胃口,不易饥,进食恶心,皆胃口不和,不宜荤浊。

炒扁豆、茯苓、广藿香、生谷芽、广皮、金石斛。(《叶天士晚年方案真本·杂症》)

🍵 郭。脉弦,心中热,欲呕,不思食,大便不爽。乃厥阴肝阳顺乘胃口,阳明脉络不宣,身体掣痛。当两和其阳,酸苦泄热,少佐微辛。

川连、桂枝木、生牡蛎、乌梅、生白芍、川楝子。(《临证指南医案·卷三·木乘土·肝胃》)

🍵 某。冷湿伤胃,肝木上侮,冲气欲呕,腹痛。

淡吴萸、厚朴、草蔻、藿香梗、木瓜、茯苓。(《临证指南医案·卷四·呕吐·肝犯胃》)

🍵 某。脉弦虚,食已漾漾欲吐,咽阻,中痞有痰。

人参、吴萸、茯苓、半夏、广皮、姜汁。(《临证指南医案·卷四·呕吐·肝犯胃》)

🍵 某。浊阴上逆,恶心不食,冷汗烦躁,最防暴脱。不可但执恶露滞满，而专泻气攻血也。

人参、干姜、附子、泽泻。

冲入童便。(《临证指南医案·卷九·产后·阳虚欲脱》)

🏺 疟后呕恶，头肿，怕正虚难任。

藿香、杏仁、橘白、厚朴、半夏、茯苓。(《未刻本叶天士医案·保元方案》)

🏺 呕恶妨食，宜养胃气。

半夏曲、谷芽、麦冬、川石斛、茯神、广白。(《未刻本叶天士医案·方案》)

🏺 食下呕恶。

温胆汤(陈皮、半夏、茯苓、甘草、枳实、竹茹。编者注)。(《未刻本叶天士医案·保元方案》)

🏺 痰多，恶心，脘闷。

白旋覆花、钩藤、黑栀、瓜蒌仁霜、茯苓、橘红。(《未刻本叶天士医案·方案》)

🏺 痰饮内阻，阳失流行，晨起恶心，身痛，便溏。

於术、橘白、干姜、茯苓、半夏、枳实皮。(《未刻本叶天士医案·保元方案》)

🏺 唐。痞逆恶心，是肝气犯胃。食入卧着，痛而且胀，夜寐不安，亦是胃中不和。贵乎平肝养胃致其复，若见有形冲逆之状，攻伐竟进，有痞满成胀之患。

川连、神曲、吴萸、川楝子、楂肉、郁金。(《临证指南医案·卷三·木乘土·肝胃》)

🏺 胃逆不降，食下呕恶。

吴萸、茯苓、半夏、川连、枳实、干姜。(《未刻本叶天士医案·方案》)

🏺 许友官。幼年疡溃成漏，后天不能充长，其吐血后，嗽不止，夜热，晨汗热止，日见色夺肉消，减食恶心，便溏。乃劳怯阴阳，中下并伤，草木药饵，何能挽回生生真气？难效之症。

人参、山药、芡实、炙草、五味、熟地炭。(《叶氏医案存真·

卷三》）

    杨，四一。肝风化热犯胃，恶心痞闷，食入作胀，口渴，议养胃制肝。

    人参、金石斛、乌梅肉、麦冬、新会皮。（《种福堂公选医案·肝风犯胃》）

    左脉弦数，肝阴不足，切勿动怒，他日恐有失血之患。近今妨食恶心，暂和肝胃而已。

    生谷芽、茯苓、半曲、宣木瓜、白芍、陈皮。（《未刻本叶天士医案·保元方案》）

呕　吐

【临证表现】

食入呕吐，食已即吐，吐不已，哕逆，呕噫，呕噫吞酸，味酸，恶食，不饥，杳不纳谷，喜暖饮，寝食减废，身热，心中寒，喜得冷饮，懊憹不舒，脘中痞闷不爽，胀闷，䐜胀，脐下有形攻触，腹痛，头痛眩晕，头胀，不寐，泄泻，大便稀，便秘。舌粉白，舌白心黄，舌微红，舌赤，舌绛，舌生刺；脉弦，脉弦涩，脉微小，脉细，脉小无神，脉濡弱，脉濡，脉细小搏数，脉沉。

【临证经验】

叶桂门人华岫云总结叶氏辨治呕吐经验说，呕吐症，《内经》与《金匮》论之详矣。乃后人但以胃火胃寒，痰食气滞立论，不思胃司纳食，主乎通降，其所以不降而上逆呕吐者，皆由于肝气冲逆，阻胃之降而然也。故《灵枢·经脉》篇云：足厥阴肝所生病者，胸满呕逆。况五行之生克，木动则必犯土，胃病治肝，不过隔一之治，此理浅近易明，人乃不能察。而好奇之辈，反夸隔二、隔三之治，岂不见笑于大方也哉！试观安胃丸、理中安蛔丸，所用椒、梅，及胃虚客气上逆之旋覆代赭，此皆胃药乎？抑肝药乎？于此可省悟矣。今观先生之治法，以泄肝安胃为纲领，用药以苦辛为主，以酸佐之。如肝犯胃而胃阳不衰有火者，泄肝则用芩、连、楝之苦寒，如胃阳衰者，稍减苦寒，用苦辛酸热，此其大旨也。若肝阴胃汁皆虚，肝风扰胃呕吐者，则以柔剂滋液养胃，息风镇逆。若胃阳虚，浊阴上逆者，用辛热通之，微佐苦降。若但中阳虚而肝木不甚亢者，专理胃阳，或稍佐椒、梅。若因呕伤，寒郁化热，劫灼胃津，则用温胆汤加减。若久呕延及肝肾皆虚，冲气上逆者，用温通柔润之补下焦主治。若热邪内结，则用泻心法。若肝火冲逆伤肺，则用养金制木，滋水制火。总之，治胃之法，全在温通，虚则必用人参，药味皆属和平。至于治肝之法，药味错杂，或寒热互用，或苦辛酸咸并投，盖因厥阴有相火内寄，治法不得不然耳。但观仲景乌梅丸法，概可知矣。案辑六十有余，大半皆由肝邪为患，非先生之卓识，安能畅发此理乎哉？（《临证指南医案·卷四·呕吐·肝火刑金》）

【用药特色】

叶桂治疗呕吐，临床常用半夏、茯苓、人参、陈皮、干姜、生姜、黄连、白芍药、附子、吴茱萸、白术、川楝子、甘草、厚朴、黄芩、石斛、枳实、杏仁、生地黄、阿胶、花椒、桂枝、牡蛎、炮姜、乌梅、竹茹、大枣、枇杷叶、天门冬、延胡索、知母、栀子、草果、豆豉、浮小麦、钩藤、粳米、木瓜、桑叶、桃仁、郁金、紫苏梗、紫苏子、白豆蔻、荜茇、赤石脂、葱、代赭石、当归、丁香、防己、茯神、高良姜、胡芦巴、鸡子黄、降香、橘核、橘叶、硫黄、芦根、麻仁、麦门冬、蜜、青木香、青皮、土瓜蒌、五味子、香附子、小茴香、新绛、旋覆花、饴糖、益智仁、泽泻、枳壳等。其中半夏应用41次，茯苓应用40次，人参应用29次，陈皮、干姜应用21次，生姜应用20次，黄连应用17次，白芍药、吴茱萸应用15次、附子应用14次，白术、川楝子应用12次，甘草、厚朴应用11次，黄芩、石斛、枳实应用10次、杏仁应用9次，生地黄应用8次，阿胶、花椒应用7次，桂枝应用6次，牡蛎、炮姜、乌梅、竹茹应用5次，大枣、枇杷叶、天门冬、延胡索、知母、栀子应用4次，草果、豆豉、浮小麦、钩藤、粳米、木瓜、桑叶、桃仁、郁金、紫苏梗、紫苏子应用3次，白豆蔻、荜茇、赤石脂、葱、代

赭石、当归、丁香、防己、茯神、高良姜、胡芦巴、鸡子黄、降
香、橘核、橘叶、硫黄、芦根、麻仁、麦门冬、蜜、青木香、青
皮、土瓜蒌、五味子、香附、小茴香、新绛、旋覆花、饴糖、益智
仁、泽泻、枳壳应用2次，草豆蔻、菖蒲、常山、车前子、葱、丹
参、独活、莪术、谷芽、瓜蒌皮、瓜蒌仁、黑豆皮、红豆蔻、滑
石、火麻仁、藿梗、椒目、韭白根、梨、莲子、两头尖、鹿角、蒲
黄、青蒿、秋石、肉桂、桑螵蛸、沙参、砂仁、山药、山楂、秫
米、天麻、乌药、五灵脂、细辛、玄参、薏苡仁、猪胆汁、竹叶、
紫河车、紫石英应用1次。

【小方医案】

🍵 病始足胫，乃自下焦肝肾起病，其形不肿，则非六气湿
邪，当从内损门痿躄推求。黄、地滋滞，久服胃伤，食减呕逆，皆
因浊味滞气而然。经年不复，损者愈损，脏真不能充沛，奇经八脉
不司其用。经云：冲脉为病，男子内结七疝，女子带下瘕聚。夫冲
脉即血海，男子藏精，女子系胞。今精沥内结有形，是精空气结，
亦犹女子之瘕聚也。凡七疝治法，后人每宗张子和，但彼悉用辛
热，与今之精空气结迥殊。久病形消肉脱，议以精血有情，涵养
生气。

鲜河车一具，水煮捣烂，入山药、建莲末拌匀，丸如桐子大，
清晨人参汤送下。（《叶氏医案存真·卷一》）

🍵 卜。有年冬藏不固，春木萌动，人身内应乎肝。水弱木失
滋荣，阳气变化内风，乘胃为呕，攻胁为痛。仲景以消渴心热属厥
阴，《内经》以吐涎沫为肝病。肝居左而病炽偏右，木犯土位之征。
经旨谓肝为刚脏，非柔不和。阅医药沉、桂、黄、连，杂以破泄气
分，皆辛辣苦燥，有刚以治刚之弊，倘忽厥逆瘛疭奈何？议镇阳息
风法。

生牡蛎、阿胶、细生地、丹参、淮小麦、南枣。

又 内风阳气鼓动变幻，皆有形无质，为用太过。前议咸苦入阴
和阳，佐麦、枣以和胃制肝获效。盖肝木肆横，胃土必伤，医治既
僻，津血必枯。唇赤，舌绛，咽干，谷味即变酸腻，显是胃汁受

劫，胃阴不复。夫胃为阳明之土，非阴柔不肯协和，与脾土有别故也。

生牡蛎、阿胶、细生地、小麦、炒麻仁、炒麦冬、炙草。(《临证指南医案·卷三·木乘土·肝胃》)

蔡，妪。凡论病，先论体质、形色、脉象，以病乃外加于身也。夫肌肉柔白属气虚，外似丰溢，里真大怯，盖阳虚之体，为多湿多痰。肌疏汗淋，唇舌俱白，干呕胸痞，烦渴引饮。由乎脾胃之阳伤触，邪得僭踞于中，留蓄不解，正衰邪炽。试以脉之短涩无神论之，阳衰邪伏显然。况寒凉不能攻热清邪，便是伤及胃阳之药。今杳不纳谷，大便渐稀，若不急和胃气，无成法可遵，所谓肥人之病，虑虚其阳。参拟一方，仍候明眼采择。

人参、半夏、生於术、枳实、茯苓、生姜。(《临证指南医案·卷四·呕吐·胃阳虚邪伏不食》)

曹，廿一岁。声出于肺，全赖元海之气旺，俾阳中之阴，承载于上，而声音自扬。据吃柿饼遂呕，考其性甘寒而清肺热，久嗽气散不受，参、芪、甘温，亦有见效者。若五旬男子，下元日亏，金水同出一源，形色黄萎少泽，全是下虚上实，所幸纳谷，不致骤凶，经年累月，焉有速功？

阿胶、天冬、黑豆皮、鸡子黄、大生地。

廿剂后服六味加五味、川斛。(《叶天士晚年方案真本·杂症》)

曹，四五。劳倦嗔怒，呕吐身热，得汗热解，而气急，不寐不饥，仍是气分未清。先以上焦主治，以肺主一身气化也。

杏仁、郁金、山栀、香豉、橘红、瓜蒌皮。(《临证指南医案·卷四·呕吐·肝火刑金》)

褚，二二。清涎上涌，食物吐出，乃饥饱伤及胃中之阳。禁鲜荤冷滑，经年可安。

半夏、厚朴、生益智、姜汁、生白术、茯苓。(《临证指南医案·卷四·呕吐·胃阳虚浊阴上逆》)

春夏阳升，肝木乘胃，呕吐，吐不已，寝食减废，气失下降，肠中不通，病乃怀抱抑郁。两月之久，不敢再以疏泄为治。

人参、川连、乌梅、川楝肉、生白芍。(《叶氏医案存真·卷三》)

🫖 哕逆脉弦，胃虚木乘使然。

半夏、木瓜、川石斛、茯苓、谷芽、广皮白。(《未刻本叶天士医案·方案》)

🫖 凡久病必入络脉，医但写药凑方，不明入络之理，药由咽入，过胃至肠而已。此症由肝络而来，过膈入胃，胃翻呕吐。致吐致胀之由，从肝而出也。偏胜病起，务以急攻。用药如用兵，直捣中坚，使病溃散，然非入络之方，弗能效矣。议于病发之时，疏理肝木。病缓再安胃上。

人参、厚朴、茯苓、熟半夏。

磨入蓬莪术五分。(《叶氏医案存真·卷二》)

🫖 费。脐下有形攻触，气上则呕吐，降下则失气胀消，胀中必有浊滞阻塞。椒附难投，仅能开无形阴浊。老年阳衰，不可速投攻下，用半硫丸（半夏、硫黄。编者注）一钱，仰腑阳流通，滞浊自去。(《种福堂公选医案·呕吐》)

🫖 风温阳逆呕噫。

枇杷叶、白杏仁、金石斛、桑叶、大沙参、茯苓。(《眉寿堂方案选存·卷上·春温》)

🫖 枫桥，汪，四十。胁膈左右，懊忱不舒，呕逆带血。凡人脏腑之外，必有脉络拘拌，络中乃聚血之地。中年操持，皆令耗血，血不和气，气攻入络，病状难以自明。宣通血分以和络，俾不致瘀着，可免噎膈反胃。

新绛、青葱管、橘叶、桃仁、瓜蒌仁、钩勾。(《叶氏医案存真·卷三》)

🫖 顾，五八。脉微小，溃疡半月，余肿未消，脓水清稀，浮肿汗出，呕恶恶食。此胃阳垂败，痈毒内攻欲脱。夫阳失煦，则阴液不承；元气撒，则毒愈弥漫。清解苦寒，究竟斫伐生阳。议甘温胃受，培植其本，冀陷者复振。余非疡医，按色脉以推其理耳。

加桂理中汤（人参、甘草、白术、干姜。编者注）。(《临证指南医案·卷八·疮疡·溃疡》)

🍵 顾。脉濡弱，左胁下久有聚气，纳食酿积于胃脘之中，两三日呕噫吞酸，积物上涌吐出。此皆怫怒动肝，肝木犯胃，胃中阳伤，不能传及小肠，遂变化失司，每七八日始一更衣，为胃气不主下行故也。法当温胃阳，制肝逆。宿病纠缠，恐多反复。

淡附子、淡干姜、姜汁、生白芍、淡吴萸、白粳米。(《临证指南医案·卷四·呕吐·肝犯胃》)

🍵 郭，四十岁。咽中气阻至脘，物与气触则呕，病及一年，大便由渐窒塞。夫气降通行，全在乎肺，气阻必津液不流。上枯下燥，肺在上焦主气，当清气分之燥。

枇杷叶、土蒌皮、桑叶、赤苏子、苦杏仁、黑山栀。(《叶天士晚年方案真本·杂症》)

🍵 韩，三一。冷酒水湿伤中，上呕食，下泄脂液。阳气伤极，再加浮肿作胀则危。

人参、茯苓、熟附子、生於术、生白芍、生姜。

又 酒湿类聚，例以分利。诊脉微，阳气已败。湿壅生热，至胃痛脓。清热则阳亡即死，术、苓运中祛湿，佐附迅走气分，亦治湿一法。

茯苓、熟附子、生白术、左牡蛎、泽泻、车前子。(《临证指南医案·卷五·湿·酒湿伤阳郁生胃痛》)

🍵 何。寒热呕吐，胸中格拒，喜暖饮，怕凉。平昔胃阳最虚，热邪内结，体虚邪实，最防痉厥。

人参、黄芩、炒半夏、姜汁、川连、枳实。(《临证指南医案·卷四·呕吐·热邪内结》)

🍵 黄氏。《灵枢经》云：中气不足，溲便为变。是崩淋、泄泻，皆脾胃欲败之现症。今汤水下咽，少顷倾囊涌出，岂非胃阳无有，失司纳物乎？奈何业医者中怀疑惑，但图疲药，待其自安，怕遭毁谤耳。此症一投柔药，浊升填塞，必致胀满。仲景于阳明满实，致慎攻下者，恐以太阴之胀误治耳。今舌微红，微渴，皆是津液不肯升扬，脾弱不主散精四布。世岂有面色如白纸，尚不以阳气为首重也耶？

人参、熟於术、炙甘草、炮姜、茯神、南枣。(《临证指南医案·卷四·呕吐·中阳虚》)

🫖 江。拒按为实，患目，病来属肝。痛必多呕，大便秘涩，肝病及胃。当苦辛泄降，少佐酸味。

小川连、生淡干姜、半夏、枳实、黄芩、生白芍。(《临证指南医案·卷三·木乘土·肝胃》)

🫖 姜，盐城，五十七岁。胁膈左右懊憹不舒，有呕逆带血，凡人脏腑之外，必有脉络拘绊。络中聚血，皆令耗血。气攻入络，必有难以自明其病状之苦况。宜宣通血分以和络，俾不致瘀着，可免噎膈反胃。

新绛、青葱、橘叶、桃仁、钩藤、土萎皮。(《叶天士晚年方案真本·杂症》)

🫖 蒋，三二。脉沉，食入呕吐，忌冷滞食物。

吴萸、半夏、姜汁、茯苓、公丁香柄、广皮白。(《临证指南医案·卷四·呕吐·肝犯胃》)

🫖 厥阴犯胃，则阳明空虚。仲景云：入谷则哕，与吴茱萸汤。泄肝救胃，即史书围韩救赵同旨。

吴茱萸、淡干姜、炒白芍、云茯苓、人参(《叶氏医案存真·卷一》)

🫖 厥阴之阳上冲，呕逆腹痛，防胎上攻，以苦寒清泄法。

川连、黄芩、川楝肉、青皮、白芍、郁金。(《眉寿堂方案选存·卷下·女科》)

🫖 李。脉左弦，呕吐，发热后脘中痞闷不爽。宜慎口腹，清肃上中二焦，不致再延成疟。进苦辛法。

杏仁、郁金、山栀、豆豉、白蔻、枳壳。(《临证指南医案·卷六·疟·痞》)

🫖 陆，二四。饱食则哕，是为胃病。两足骨骱皆痛，阳明胃脉不司束，筋骨攻痛。议转旋阳气法。

苓姜术桂汤。(《临证指南医案·卷八·腰腿足痛·足痛》)

🫖 陆，十七。食已即吐，病在胃也。用辛以通阳，苦以清降。

半夏、川连、厚朴、茯苓、姜汁。(《临证指南医案·卷四·呕吐·胃阳虚浊阴上逆》)

🍵 间门，三十四。舌粉白，心中寒，呕酸不止，理胃阳必佐泄肝逆。

吴茱萸、川楝子、生炒黑附子、高良姜、延胡索、云茯苓。(《叶氏医案存真·卷三》)

🍵 脉弦呕恶，肝胃同治。

旋覆花、半夏、川连、代赭石、茯苓、干姜。(《未刻本叶天士医案·保元方案》)

🍵 脉形细小搏数，舌刺肌燥，津液告涸。呕逆烦冤，食粥乃定，胃气已虚。虑有变证，清热安胎为主，更兼养胃。

川连、竹茹、知母、元参、麦冬、条芩。(《眉寿堂方案选存·卷上·暑》)

🍵 某，三六。经闭两月，脘痹呕恶。此气窒不宣，胃阳碍钝使然。当用和中为主。

半夏曲、老苏梗、茯苓、广皮、枳壳、川斛。(《临证指南医案·卷九·调经·胃阳不运》)

🍵 某，五二。诊脉左弦右弱，食粥脘中有声，气冲涌吐。此肝木乘胃，生阳已薄，皆情怀不适所致。大半夏汤(半夏、人参、白蜜。编者注)。(《临证指南医案·卷四·呕吐·胃阳虚浊阴上逆》)

🍵 某，五一。食谷不运，膜胀呕恶，大便不爽，脉弦色黄。此胃阳式微，升降失司使然。法当温通阳气。

吴萸八分、半夏三钱、荜茇一钱、淡干姜一钱、生姜汁五分、广皮白一钱半。(《临证指南医案·卷三·肿胀·胃阳虚》)

🍵 某。肝风犯胃，呕逆眩晕。苦降酸泄和阳，佐微辛以通胃。

川连、黄芩、乌梅、白芍、半夏、姜汁。(《临证指南医案·卷四·呕吐·肝犯胃》)

某。脉濡，面黄舌白，脘中格拒，汤水皆呕，三日疟一至。据色脉诊，乃足太阴阳微饮结，当以温药和之。

半夏、荜茇、丁香柄、草蔻、厚朴、姜汁。(《临证指南医案·卷六·疟·脾阳虚》)

某。呕黑绿苦水，显属下焦浊邪犯胃。

人参、川椒、乌梅、茯苓、紫石英、桑螵蛸。(《临证指南医案·卷四·呕吐·肝犯胃》)

某。呕逆吐涎，冲气攻心，足大踇趾硬强而痛。

淡吴萸、熟附子、独活、北细辛、当归、汉防己。(《临证指南医案·卷八·腰腿足痛·足痛》)

某。上燥治气，下燥治血，此为定评。今阳明胃腑之虚，因久病呕逆，投以辛耗破气，津液劫伤，胃气不主下行，致肠中传送失司。经云：六腑以通为补。半月小效，全在一通补工夫，岂徒理燥而已。议甘寒清补胃阴。

鲜生地、天冬、人参、甜梨肉、生白蜜。(《临证指南医案·卷五·燥·胃阴虚》)

某。舌赤浊呕，不寐不饥。阳邪上扰，治以苦辛，进泻心法。

淡黄芩、川连、炒半夏、枳实、姜汁。(《临证指南医案·卷四·呕吐·热邪内结》)

某。郁热阻饮痹呕，有年最虑噎膈。

半夏、金斛、姜汁、茯苓、杏仁、广皮白。(《临证指南医案·卷四·呕吐·热邪内结》)

某。中焦火衰，食下不运，作酸呕出。

炒黄干姜一钱、川椒炒三分、半夏一钱（炒）、茯苓块三钱、炒饴糖四钱。(《临证指南医案·卷四·呕吐·中阳虚》)

某氏。脉微肢冷，呕吐清水，食不下化，带下，脊髀酸软。阳气素虚，产后奇脉不固。急扶其阳，用附子理中汤。

附子、人参、生白术、炮姜、炙草。

又 暖胃阳以劫水湿，带下自缓。

照前方加胡芦巴。

又　脉象稍和，已得理中之效。议用养营法。

养营去远志、黄芪、五味。即作丸方。(《临证指南医案·卷四·呕吐·中阳虚》)

🍵　某妪。夏月进酸苦泄热，和胃通隧，为阳明厥阴治甚安。入秋凉爽，天人渐有收肃下降之理。缘有年下亏，木少水涵，相火内风旋转，熏灼胃脘，逆冲为呕，舌络被熏则绛赤如火。消渴便阻，犹剩事耳。凡此仍属中厥根萌，当加慎静养为宜。

生鸡子黄一枚、阿胶一钱半、生白芍三钱、生地三钱、天冬去心一钱、生川连一分。

上午服。(《临证指南医案·卷一·中风·肾阴虚肝风动》)

🍵　呕恶，气乱于胸，如梗不爽。议苦辛开泄。

枇杷叶、白蔻、半夏、橘皮白、杏仁、茯苓。(《未刻本叶天士医案·保元方案》)

🍵　潘。血液护胎，尚且不固，心中如饥空洞，食不能纳，况又战栗呕逆。凡内外摇动，都是动胎。从来有胎而病外感，麻、桂、硝、黄等剂，必加四物，是治病保胎第一要法。

小生地、白芍、阿胶、知母、黄芩、青蒿梗。(《临证指南医案·卷九·胎前·热邪伤阴》)

🍵　潘氏。脉弦涩，经事不至，寒热，胃痛拒格，呕恶不纳。此因久病胃痛，瘀血积于胃络。议辛通瘀滞法。

川楝子、延胡、桂枝木、五灵脂、蒲黄、香附。(《临证指南医案·卷八·胃脘痛·血络瘀痹》)

🍵　钱，嘉善，三十六岁。情志不和，病起于内，由痛吞酸呕吐，卧着气冲，必是下起，议泄木安土。

吴萸泡、人参、茯苓、川楝肉、干姜、半夏炒。(《叶天士晚年方案真本·杂症》)

🍵　钱，三七。脉细，右坚大，向有气冲，长夏土旺，呕吐不纳食，头胀脘痹，无非厥阳上冒。议用苦辛降逆，酸苦泄热。不加嗔怒，胃和可愈。

川连、半夏、姜汁、川楝子皮、乌梅、广皮白。(《临证指南医案·卷四·呕吐·肝犯胃》)

🫖 钱，五一。中年食入，涎沫上壅吐食，此属反胃。姑以淡薄滋味，清肃上气，平昔饮酒恶甜，药不宜重以损胃。

鲜枇杷叶、杜苏子、降香、橘红、芦根、苡仁。(《种福堂公选医案·噎膈反胃》)

🫖 任，三八。此情志不遂，肝木之气逆行犯胃，呕吐膈胀。开怀谈笑可解，凝滞血药，乃病之对头也。

延胡、川楝子、苏梗、乌药、香附、红豆蔻。(《临证指南医案·卷三·木乘土·肝胃》)

🫖 疝攻上触，必倾囊呕物，此胃中得食气壅，肝邪无以泄越，得吐而解，盖木郁达之也。此番病发，原自怒起，其为肝厥何疑。

炒黑川椒、炒小茴香、川楝子、橘核、青皮汁、青木香。(《叶氏医案存真·卷一》)

🫖 少年面色青黄，脉小无神，自幼频有呕吐之症，明是饮食寒暄不调，以致中气不足。咳嗽非外感，不宜疏泄。小建中汤主之。

小建中汤(白芍、桂枝、炙草、生姜、大枣、饴糖。编者注)。(《叶天士医案》)

🫖 舌白心黄，湿着太阴，食不运，呕吐。

杏仁、广皮白、草果仁、藿梗、厚朴、半夏。(《眉寿堂方案选存·卷上·暑》)

🫖 沈，东山，廿九岁。食入吐，久不化，胃中无阳，浊气逆攻，不贯注入肠，大便坚痹。

用半硫丸(半夏、硫黄。编者注)一钱半。(《叶天士晚年方案真本·杂症》)

🫖 食下拒纳，必呕出完谷方爽，味酸，二便不爽。此肝邪上逆，阳明不降使然。

人参、茯苓、干姜、半夏、枳实、川连。(《未刻本叶天士医案·方案》)

🍵 食下呕恶。

温胆汤（陈皮、半夏、茯苓、甘草、枳实、竹茹。编者注）。（《未刻本叶天士医案·保元方案》）

🍵 宋，三四。阳微不运，水谷悍气聚湿，致食入即呕，周身牵掣不和，乃阳明之脉不用事也。久延恐致肿胀。

苓姜术桂汤加厚朴、椒目。（《临证指南医案·卷四·呕吐·胃阳虚浊阴上逆》）

🍵 孙氏。胃虚，肝风内震，呕痰咳逆，头痛眩晕，肢麻，汗出寒热。

二陈汤（半夏、陈皮、茯苓、甘草、生姜。编者注）加天麻、钩藤。（《临证指南医案·卷一·肝风·肾虚痰滞》）

🍵 唐氏。动气肝逆，痰性凝寒滞胃，卒然大痛呕涎，乃逆滞上攻也。治肝厥以通例。

炒黑川椒、乌梅肉、生干姜、川桂枝木、人参、白芍。（《临证指南医案·卷四·呕吐·肝犯胃》）

🍵 外寒内热，温邪气逆为呕。

嫩苏梗、杏仁、黄芩、冬桑叶、橘红、厚朴。（《眉寿堂方案选存·卷上·春温》）

🍵 王，五五。哕逆举发，汤食皆吐，病在胃之上脘，但不知起病之因由。据云左胁内结瘕聚，肝木侮胃，明系情怀忧劳，以致气郁结聚。久病至颇能安谷，非纯补可知。泄厥阴以舒其用，和阳明以利其腑，药取苦味之降，辛气宣通矣。

川楝子皮、半夏、川连、姜汁、左牡蛎、淡吴萸。（《临证指南医案·卷三·木乘土·肝胃》）

🍵 王。脉濡，不渴，呕痰不饥，是太阴脾疟。当辛温以理中焦之阳。

生於术、半夏、草果、紫厚朴、茯苓、姜汁。

又　太阴脾疟，必有寒湿凝阻其运动之阳，所防久虚变幻浮肿腹胀。人参未能多用，权以生术代之，但与络方少逊，佐以通药则无碍。

生於术、桂枝木、炒常山、茯苓、生鹿角、生姜汁。(《临证指南医案·卷六·疟·脾疟》)

🫖 王。胃虚少谷，肝来乘克，呕吐不能受纳，盖脏厥象也。

人参、川连、附子、黄芩、干姜、枳实。(《临证指南医案·卷四·呕吐·肝犯胃》)

🫖 王。诊脉右濡左弦，舌白不饥，瘀血上吐下泻。胃阳大伤，药饵下咽则涌。前医用大半夏汤不应，询知所吐皆系酸水痰沫，议以理阳方法。

人参、茯苓、川椒、干姜。(《临证指南医案·卷四·呕吐·胃阳虚浊阴上逆》)

🫖 胃逆不降，食下呕恶。

吴萸、茯苓、半夏、川连、枳实、干姜。(《未刻本叶天士医案·方案》)

🫖 吴，六十。味酸，食不化，涌吐。述少腹厥气上冲，下有宿疝，以肝浊攻胃。经云：食出完谷，是无阳也。

生炮黑附子、生淡干姜、猪胆汁、吴萸、川楝子。(《临证指南医案·卷八·疝·肝疝犯胃》)

🫖 吴，五五。酒家湿胜，变痰化火，性不喜甜，热聚胃口犯肺，气逆吐食。上中湿热，主以淡渗，佐以苦温。

大杏仁、金石斛、飞滑石、紫厚朴、活水芦根。(《临证指南医案·卷五·湿·湿阻上焦肺不肃降》)

🫖 吴。两番探吐，脘痛立止。气固宣畅，胃津未能无损。风木来乘，外冷里热。诊脉右大，并不搏指。当少少进谷以养胃，多噫多下泄气，调和中焦为宜。

炒竹茹、半夏、川斛、橘红、黑山栀、香豉。(《临证指南医案·卷四·呕吐·呕伤胃中邪热劫津》)

🫖 夏，十九。少腹气攻有形，呕吐头胀。阴脉不至头，而厥阴脉上至颠顶。四肢逆冷，即厥象也，不是疟母宿冷。肝脉环绕阴器，为遗泄。

炒黑川椒、川楝子、炒橘核、青木香、小茴香、茯苓。(《临证

指南医案·卷七·痉厥·厥阴寒厥》)

🫖 心中热，舌生刺。暑夜烦躁觉热，呕逆触动少腹，一团热气炽甚。阴伤，胎元未能稳保。频频叮咛，主家视参如毒奈何？与王先生再议他法。

生地炭、天冬、知母、阿胶、川斛、茯神。(《眉寿堂方案选存·卷上·暑》)

🫖 徐，四六。气冲偏左，厥逆欲呕，呕尽方适。伏饮在于肝络，辛以通之。

吴萸泡淡八分、半夏三钱、茯苓块三钱、淡干姜一钱、代赭石三钱、旋覆花二钱。(《临证指南医案·卷四·呕吐·厥阴浊逆》)

🫖 许，四一。暑湿皆气窒成疟，初起舌白呕吐，乃太阴脾病误用寒凉滋柔阴药，助其湿邪，引邪入营。舌赤不喜饮水，何从气分开其结，逐其湿？仿古贤治疟，务在通阳。

茯苓一两、囵囵厚朴、草果仁、半夏、新会皮、高良姜。

冲入姜汁五分。(《种福堂公选医案·疟》)

🫖 阳微，呕吐，不饥。

人参、半夏、茯苓、白芍、淡附子。(《叶氏医案存真·卷三》)

🫖 杨，五十二岁。气从左升，自肝而出，酸水涌上，食入呕出。胃中乏阳营运，木来克土。当此年岁，反胃妨食，乃大症也。

人参、茯苓、吴萸、干姜、胡芦巴、炒黑川椒。(《叶天士晚年方案真本·杂症》)

🫖 姚。寒热呕吐，胁胀脘痹，大便干涩不畅。古云：九窍不和，都属胃病。法当平肝木，安胃土。更常进人乳、姜汁，以益血润燥宣通。午后议用大半夏汤（半夏、人参、白蜜。编者注）。

人参、半夏、茯苓、金石斛、广皮、菖蒲。(《临证指南医案·卷三·木乘土·肝胃》)

🫖 叶，皋桥，五十一岁。过劳瘀从上下溢，胸闷格呕，先以辛润宣通血中之气。

炒桃仁、降香末、茯苓、苏子、大麻仁、蜜炒橘红。(《叶天士晚年方案真本·杂症》)

🍵 阴虚淋闭未减，近日腹痛吐泻，喜得冷饮，必有暑湿内着太阴脾脏，与本病两途，先宜分消调中，俟痛泻平再议。

黄芩、益智仁、黑山楂、白芍、陈皮、白木瓜。(《眉寿堂方案选存·卷下·女科》)

🍵 阴虚之体，冷热失调，为疟寒热，重伤胃汁为呕吐，夏至后病暑，宜生津和阳以安胃口，勿徒消克。

嫩竹叶、金石斛、广橘红、知母、制半夏、木瓜。(《眉寿堂方案选存·卷上·疟疾》)

🍵 饮逆呕恶。

半夏、干姜、茯苓。(《未刻本叶天士医案·方案》)

🍵 袁。脉濡，面赤，呃，呕吐自利。此太阴脾阳受伤，浊阴逆侮。高年不可纯消，拟用理中法。

人参、炒黄干姜、厚朴姜汁炒、炒半夏。

又 中下阳微，呕呃下利，温中不应，恐延衰脱。夫阳宜通，阴宜守，此关闸不致溃散。春回寒谷，生气有以把握，候王先生主议。

人参、附子、炮姜、炒粳米、赤石脂、生白芍。(《种福堂公选医案·痢》)

🍵 阅病原，望色萎黄，参脉微细，此中阳困顿之候也，是以烦劳病呕尤甚，法宜温之。

人参、吴萸、熟附子、半夏、茯苓、淡干姜。(《未刻本叶天士医案·方案》)

🍵 张。呕吐胀闷，虚中气滞。

人参、茯苓、砂仁。(《临证指南医案·卷四·呕吐·中阳虚》)

🍵 张氏。勉强攻胎，气血受伤而为寒热，经脉乏气而为身痛，乃奇经冲任受病，而阳维脉不用事也。《内经》以阳维为病苦寒热。维者，一身之刚维也。既非外感，羌、苏、柴、葛，三阳互发，世无是病。又芩、栀、枳、朴之属，辛散继以苦寒，未能中病。胃口屡伤，致汤饮皆哕出无余，大便不通，已经半月。其吐出形色青绿涎沫，显然肝风大动，将胃口翻空，而肠中污水，得风翔如浪决，东西荡漾矣。息风镇胃，固是定理，但危笃若此，明理以邀天眷耳。

淮小麦_{百粒}、火麻仁_{一钱}、阿胶_{二钱}、生地_{二钱}、秋石拌人参_{一钱}、南枣肉_{一钱}。（《临证指南医案·卷四·呕吐·肝犯胃》）

🍵 张氏。用镇肝逆，理胃虚方法，脉形小弱，吐涎沫甚多，仍不纳谷，周身寒凛，四肢微冷。皆胃中无阳，浊上僭踞，而为膜胀。所谓食不得入，是无火也。

人参、吴萸、干姜、附子、川连、茯苓。（《临证指南医案·卷三·肿胀·肝犯胃阳虚》）

🍵 章。伏饮阴浊上干，因春地气主升而发。呕吐不饥，自然脾胃受伤。六君子宣补方法，未尝不妙。今诊得吸气甚微，小溲晨通暮癃，足跗浮肿。其腑中之气，开阖失司，最虑中满。夫太阳司开，阳明司阖，浊阴弥漫，通腑即是通阳。仿仲景开太阳一法。

牡蛎、泽泻、防己、茯苓、五味、干姜。（《临证指南医案·卷五·痰饮·肾阳虚膀胱气化不通降》）

🍵 赵氏。呕吐眩晕，肝胃两经受病。阳气不交于阴，阳跷穴空，寤不肯寐。《灵枢》方半夏秫米汤主之。

又 接用人参温胆汤。（《临证指南医案·卷六·不寐·阳跷脉虚》）

🍵 朱。七疝在肝，《内经》谓冲脉为病。但冲脉隶于阳明，肝木必乘克胃土。胃翻涌逆，致吐蛔呕涎，汤饮不入，呃忒不止。皆逆乱无已，为脏厥危疴矣。肝体本刚，相火内寄。一派热燥药饵，以刚济刚，竟有缺折之虞。欲泄其浊，拟用朱南阳法。

韭白根、两头尖、金铃子、延胡、归须、肉桂心。（《临证指南医案·卷八·疝·肝疝犯胃》）

🍵 朱。胃中不和，食入呕吐。怒动而病，必先制肝。温胆（即温胆汤：陈皮、半夏、茯苓、甘草、枳实、竹茹。编者注）合左金为宜，去甘草茯苓加姜汁。（《临证指南医案·卷四·呕吐·肝犯胃》）

不 饥

【临证表现】

不饥脘闷，不饥不饱，不饥妨食，寒热不饥，漾漾欲吐，吞酸形寒。舌微黄，舌黄，舌上白腻，脉缓。

【临证经验】

少阴空虚，营运之阳已微弱，饮酒及食物，气滞而湿聚，脉络不行；热气由四末乘至中焦，胃中津液为热劫铄干枯，胃阴受伤，五味不美，而不饥妨食。

【用药特色】

叶桂辨治不饥，临床常用半夏、陈皮、茯苓、谷芽、木瓜、石斛、益智仁等。其中，半夏、陈皮、茯苓应用5次，谷芽、木瓜、石斛、益智仁应用2次，白术、荜茇、大豆黄卷、大麦仁、甘草、干姜、桂枝、厚朴、黄连、藿梗、麦门冬、人参、生姜、知母应用1次。

【小方医案】

🍵 不饥脘闷，漾漾欲吐。原属少阴空虚，刻下宜和中焦。

谷芽、半曲、川斛、茯苓、木瓜、广皮。（《未刻本叶天士医案·方案》）

🍵 陈，同里，五十三岁。瘦人多燥，瘅疟，热气由四末乘至中焦，胃中津液，为热劫铄干枯，不饥不饱，五味不美，是胃阴伤也。

麦冬汁、人参、知母、生甘草。（《叶天士晚年方案真本·杂症》）

🍵 莫，五十。今年夏四月，寒热不饥，是时令潮渗气蒸，内应脾胃。夫湿属阴晦，必伤阳气，吞酸形寒，乏阳运行。议鼓运转旋脾胃一法。

苓姜术桂汤。（《临证指南医案·卷五·湿·湿阻中焦阳气》）

🍵 舌黄脉缓，脾胃之气呆钝，湿邪未净，故不饥。

益智、半夏、橘白、厚朴、茯苓、干姜。（《未刻本叶天士医案·方案》）

🫖 湿热未净，不饥妨食。

藿梗、谷芽、半曲、川连、木瓜、陈皮。（《未刻本叶天士医案·保元方案》）

🫖 时病后，不饥妨食，舌微黄，宜和胃气，以泄余邪。

大麦仁、半夏曲、大豆黄卷、金石斛、白茯苓、广橘皮白。（《未刻本叶天士医案·方案》）

🫖 尹，织造府前，五十八岁。望六，营运之阳已微弱，饮酒及食物，气滞而湿聚，脉络不行，不饥，气攻触痛，舌上白腻，以辛温开气痹，分湿理痰。

半夏、茯苓、荜茇、生姜、生益智、新会皮。（《叶天士晚年方案真本·杂症》）

食　少

【临证表现】

食减，纳食减半，知饥少纳，不饥少纳，食减肉瘦，减食不适，谷减不欲食，食少无味，下脘如纳粗物，干呕味酸，晨夕嘈杂，脘闷痞胀，食减腹膨，腹胀，腹痛，少腹痛，口渴，气短促，气弱神倦，形倦力疲，神困神衰，形神疲瘁，形瘦，形肌日瘁，形瘦色黄，咳嗽，身动喘急，背寒，大便时结时溏，便溏不实，自利，下坠，便秘，粪坚若弹丸，便血，衄血，自汗盗汗，肢冷潮热，肉腠麻木，腰脊酸痛，肢节酸楚，五心皆热，音低气馁，浮肿。舌绛，脉虚，脉细弱，脉小，脉沉濡小涩，脉虚芤，脉缓涩，脉弦，脉数。

【临证经验】

食少原因颇多，病机复杂，或积劳气伤，劳伤阳气，影响脾胃；或烦动嗔怒，木犯胃土；或忧思伤肺，肺气失降，影响脾胃；或苦寒损胃，脾失健运；或中焦虚寒，肾阳衰惫，难化水谷；或酒家嗜饮，肥甘厚味，甘腻滋柔，妨碍胃纳；或病后胃气不苏，运化乏力；或湿泛为饮，浊阴犯胃，升降失常；或暑伤元气，中焦受困。治疗应以甘温益气，调气宽中，疏泄肝木，和肝安胃，疏胃益脾，充养胃阴，甘酸固涩，培植下焦，固护下元。

【用药特色】

叶桂治疗食少，临床常用茯苓、甘草、人参、陈皮、白芍药、白术、半夏、石斛、茯神、木瓜、麦门冬、当归、桂枝、谷芽、莲子、山药、五味子、益智仁、柏子仁、大枣、附子、生姜、煨姜、熟地黄、阿胶、干姜、厚朴、麻子仁、桑叶、沙参、乌梅、黄芪、牡丹皮、芡实、生地黄、香附子、白扁豆、鳖甲、钩藤、狗脊、枸杞子、胡芦巴、花椒、黄连、牛膝、人中白、肉苁蓉、桃仁、饴糖、泽泻、栀子、枳实、紫河车等。其中茯苓应用35次，甘草应用28次，人参应用26次，陈皮应用18次，白芍药应用16次，白术应用13次，半夏应用12次，石斛应用10次，茯神、木瓜应用9次，麦门冬应用8次，当归、桂枝应用7次，谷芽、莲子、山药、五味子、益智仁应用6次，柏子仁、大枣、附子、生姜、煨姜、熟地黄应用5次，阿胶、干姜、厚朴、麻子仁、桑叶、沙参、乌梅应用4次，黄芪、牡丹皮、芡实、生地黄、香附子应用3次，白扁豆、鳖甲、钩藤、狗脊、枸杞子、胡芦巴、花椒、黄连、牛膝、人中白、肉苁蓉、桃仁、饴糖、泽泻、栀子、枳实、紫河车应用2次，贝母、荜茇、草薢、补骨脂、苍术、赤石脂、川楝子、大黄、大麦仁、胆南星、冬葵子、豆蔻、独活、杜仲、防风、防己、覆盆子、桂圆、旱莲草、何首乌、荷叶边、黑豆皮、胡桃、蒺藜、降香、粳米、桔梗、坎气、羚羊角、牡蛎、木香、藕、秋石、人乳粉、桑螵蛸、山茱萸、神曲、省头草、柿饼、松子仁、天门冬、菟丝子、威灵仙、夏枯草、仙灵脾、杏仁、延胡索、薏苡仁、禹粮石、玉竹、蔗浆、紫苏梗、紫苏子、紫菀应用1次。

【小方医案】

🍵 便后纯血，食减力疲，脉左坚，是中年阴亏。

熟地、炒白芍、当归、柿饼炭、炙草。(《叶氏医案存真·卷一》)

🍵 病始足胫，乃自下焦肝肾起病，其形不肿，则非六气湿

204

邪，当从内损门痿躄推求。萸、地滋滞，久服胃伤，食减呕逆，皆因浊味滞气而然。经年不复，损者愈损，脏真不能充沛，奇经八脉不司其用。经云：冲脉为病，男子内结七疝，女子带下瘕聚。夫冲脉即血海，男子藏精，女子系胞。今精沥内结有形，是精空气结，亦犹女子之瘕聚也。凡七疝治法，后人每宗张子和，但彼悉用辛热，与今之精空气结迥殊。久病形消肉脱，议以精血有情，涵养生气。

鲜河车一具，水煮捣烂，入山药、建莲末拌匀，丸如桐子大，清晨人参汤送下。（《叶氏医案存真·卷一》）

🍵　蔡，三八。脉濡小，食少气衰，春季便血，大便时结时溏。思春夏阳升，阴弱少摄。东垣益气之属升阳，恐阴液更损。议以甘酸固涩，阖阳明为法。

人参、炒粳米、禹粮石、赤石脂、木瓜、炒乌梅。（《临证指南医案·卷七·便血·阳明不阖》）

🍵　产后下损，治嗽肺药是上焦药，药不对症，先伤脾胃，此食减腹膨𫏋肿所由来也。

人参、沙苑、杜仲、茯神、螵蛸、枸杞。（《眉寿堂方案选存·卷下·女科》）

🍵　产后下虚，血病为多，今脘中痞胀，减食不适，全是气分之病，但调气宽中，勿犯下焦为稳。

生香附汁、苏梗、神曲、豆蔻、桔梗、茯苓。（《叶氏医案存真·卷一》）

🍵　程，六十二岁。形神衰，食物减，是积劳气伤，甘温益气，可以醒复。男子六旬，下元固虚，若胃口日疲，地味浊阴，反伤中和。

异功散（人参、茯苓、白术、甘草、陈皮。编者注）。（《叶天士晚年方案真本·杂症》）

🍵　程，五二。操家，烦动嗔怒，都令肝气易逆，干呕味酸，木犯胃土，风木动，乃晨泄食少，形瘦脉虚。先议安胃和肝。

人参、半夏、茯苓、木瓜、生益智、煨姜。（《临证指南医案·

卷三·木乘土·肝胃》）

🍵 管，四十三岁。食减肉瘦，食已不运，诊关前沉濡小涩，尺中虚芤。脾阳宜动，肾阳宜藏，见此脉症，未老早衰。内损以调偏，莫言攻邪。

人参、茯苓、萆薢、胡芦巴、生益智、生姜。（《叶天士晚年方案真本·杂症》）

🍵 胡。胸臆不爽，食入内胀，粪后便血，病已二年。诊脉左小涩，右微弦，食减形瘦，是内伤悒郁，初病在气，久延血络，而瘀腐色鲜，血液皆下，从怒劳血郁治。

桃仁、杏仁、柏子仁、归尾、紫菀、冬葵子。（《种福堂公选医案·便血》）

🍵 嘉兴，十八。阴火必从晡暮而升，寐中呻吟，是浮阳不易归窟。形瘦，食少，盗汗，摄固其下为是。

六味（六味地黄丸。编者注）加阿胶、人中白。（《叶氏医案存真·卷三》）

🍵 金，三十五岁。便泻下血多年，延及跗肿腹膨，食少色夺，无治痰嗽凉药之理。

九蒸熟白术、淡熟附子。（《叶天士晚年方案真本·杂症》）

🍵 经云：脾气散精，上输于肺，地气上升也；肺主治节，通调水道，下输膀胱，天气下降也。愤郁戕肝，肝气拂逆；忧思伤肺，肺气失降。左右二藏即乖，上下不交而否象成，中宫亦不和畅，至晨夕嘈杂。食少无味，下脘如纳粗物，病久胃汁枯，四肢无力，显然脾病。右胁少腹作痛，升降有声，寅卯病进，午后病退，是清阳之气闭结。若仍勤劳家政，深秋关格是虑。

香附、延胡索、黑山栀、归身、柏子霜、桂圆肉。（《叶天士医案》）

🍵 究属肾病，肾为胃关，是以食少形倦，自宜温纳下焦为主。但右脉弦而有力，虚之实，未必无是理也，先宜疏胃益脾。

人参、广皮、谷芽、半夏曲、厚朴、姜渣。（《未刻本叶天士医案·保元方案》）

🫖 溃疡未合，频进培养，反昼夜渐寒潮热，食物日减，形神日损，近热甚衄血，口渴舌绛，肉腠麻木。本虚之体，夹杂暑热，虑液涸昏厥，拟用复脉汤。菀悖阳生，血气紊乱，遂成痈疡。溃脓以来，进参、芪内托，益气生肌，虽为正治，但中上两焦补法，阳愈升腾，肝木震动，烁筋袭络，致有偏枯麻痹。诊面色油光，平居大便久溏，酒家虚中，有湿不受甘腻温柔，议以苦降和阳，佐以息风。其平时调理方法，俟再斟酌。

金石斛、陈胆星、人参、橘红、乌梅肉、茯苓。(《眉寿堂方案选存·卷下·外科》)

🫖 劳怯形肌日瘁，食减自利，腹痛寒热，由阴虚已及脾胃。无治嗽清滋之理，姑以戊己汤加五味，摄阴为议，是难愈之证。

炒白芍、炙甘草、北五味。(《叶氏医案存真·卷一》)

🫖 劳伤阳气，食减腹膨。

生於术、茯苓、广皮、半曲、厚朴、煨姜。(《未刻本叶天士医案·方案》)

🫖 陆，廿。知饥少纳，胃阴伤也。

麦冬、川斛、桑叶、茯神、蔗浆。(《临证指南医案·卷三·脾胃·肺胃阴虚》)

🫖 马，四一。饮酒少谷，中气久虚，晨泄，下部冷，肾阳脾阳两惫，知饥少纳，法当理阳。酒家性不喜甘腻滋柔之药。

茯苓、覆盆子、生益智、炒菟丝饼、补骨脂、芡实。(《临证指南医案·卷六·泄泻·脾肾阳虚》)

🫖 脉数经迟，面起痱疹。肝阳内风，冲逆上升，胃减少食。

清阿胶、炙甘草、柏子仁、小生地、白茯神、火麻仁。(《眉寿堂方案选存·卷下·女科》)

🫖 脉弦，不饥少纳，湿痰阻于中焦耳。

半夏、干姜、橘红、茯苓、枳实皮、厚朴。(《未刻本叶天士医案·保元方案》)

🫖 脉小，利止，食少。

益智仁、煨姜、谷芽、半夏曲、茯苓、木瓜。(《未刻本叶天士

医案·保元方案》）

🍵 毛。疝发已过，肢冷潮热，其纳食减半。浊阴内迫犯胃，无发汗攻表之理。议泄厥阴，以安阳明。

人参、炒黑川椒、附子、茯苓、川楝子、胡芦巴。（《临证指南医案·卷八·疝·肝疝犯胃》）

🍵 眉心痛，心中热，腰脊酸痛，五心皆热。自产后半载，肉消减食，乃下焦阴液大耗，而肝风夹阳震动矣。病自内损，服药无益。阅医虽曰养阴，半投芎、柴，不知何意？

生地、炙草、阿胶、羚羊角汁、麦冬、白芍、麻仁。（《眉寿堂方案选存·卷下·女科》）

🍵 某，二四。病后胃气不苏，不饥少纳，姑与清养。

鲜省头草三钱、白大麦仁五钱、新会皮一钱、陈半夏曲一钱、川斛三钱、乌梅五分。（《临证指南医案·卷三·脾胃·胃阴虚不饥不纳》）。

🍵 某，二一。脉细弱，自汗体冷，形神疲瘁，知饥少纳，肢节酸楚。病在营卫，当以甘温。

生黄芪、桂枝木、白芍、炙草、煨姜、南枣。（《临证指南医案·卷三·汗·营卫虚》）。

🍵 某。积劳，神困食减，五心热，汗出。是元气虚，阴火盛。宜补中。

生脉四君子汤。（《临证指南医案·卷一·虚劳·中虚》）

🍵 某。久劳，食减，便溏不爽，气短促。

异功（即异功散。编者注）加五味子。（《临证指南医案·卷一·虚劳·脾肾兼虚》）

🍵 某。脉数，形疲，咳，经闭半年，已经食减，便溏，浮肿。无清漱通经之理，扶持中土，望其加谷。

四君子汤。（《临证指南医案·卷九·调经·脾胃阳虚》）

🍵 某。长夏腹胀减食，微痛，是暑伤在气分。东垣每调和脾胃，疏泄肝木，最属近理。若守中之补，及腻滞血药皆左。

人参、广皮、白芍、茯苓、谷芽、生益智仁。（《临证指南医

案·卷八·腹痛·暑伤中气》)

🫖　某。左脉如刃，右脉缓涩。阴亏本质，暑热为疟。水谷湿气下坠，肢末遂成挛痹。今已便泻，减食畏冷，阳明气衰极矣。当缓调，勿使成疾。

生白术、狗脊、独活、茯苓、木防己、仙灵脾、防风、威灵仙。

又　湿痹，脉络不通，用苦温渗湿小效。但汗出形寒，泄泻，阳气大伤，难以湿甚生热例治。通阳宣行，以通脉络，生气周流，亦却病之义也。

生於术、附子、狗脊、苡仁、茯苓、萆薢。(《临证指南医案·卷七·痹·寒湿》)

🫖　年高表疏，海氛风毒侵入阳位，盘踞闭塞隧道，发为痈疡，中下两焦受困。今津竭便难，无味食减，内风日炽，节过春半，恐有病加之虑，宜润补。

淡苁蓉、枸杞、柏仁、牛膝、当归、麻仁。(《眉寿堂方案选存·卷下·外科》)

🫖　钮，荡口，廿四岁。六年前产儿，自乳年余，乳汁涸。病起延绵至今，食少如饥，仍不加餐。经水不调，色黑微痛。盖病根全在乳尽亡血，形瘦，火升失血，劳怯阴伤。

人参、阿胶、白芍、细生地、炙甘草、桂枝。(《叶天士晚年方案真本·杂症》)

🫖　气弱少运，食减脘闷。

生谷芽、半曲、木瓜、茯苓片、广皮、川斛。(《未刻本叶天士医案·保元方案》)

🫖　气弱神倦，食减。

谷芽、半曲、新会、茯苓、木瓜、煨姜。(《未刻本叶天士医案·方案》)

🫖　气弱神倦，食少。

人参、北五味、茯神、麦冬、鲜莲子、霍斛。(《未刻本叶天士医案·保元方案》)

🫖　钱。胃虚少纳，土不生金，音低气馁，当与清补。

麦冬、生扁豆、玉竹、生甘草、桑叶、大沙参。(《临证指南医案·卷三·脾胃·胃阴虚不饥不纳》)

🫖 沈,十九。用力失血,无非阳乘攻络。疟热再伤真阴,肌消食减。自述夏暑汗泄,头颠胀大,都是阴虚阳升。清火皆苦寒,未必能和身中之阳也。

鳖甲、生白芍、天冬、首乌、炙草、茯神。(《临证指南医案·卷六·疟·阴虚热伏血分》)

🫖 沈,十七。兀坐目注针黹,少阳气火上升。

阳明气血因热怫逆,遂有结瘿瘰疬之累,前医不明解郁两和肝胃之治,致病日加增。今每日寒热,心躁若裂,经水较前已少,须虑热炽血干,且纳谷大减,难投重剂清寒。

生鳖甲、牡丹皮、川贝母、香附、谷芽、夏枯草花。(《种福堂公选医案·疮疡瘰疬》)

🫖 肾阳虚则乏纳气之权,浊阴凝痞,少腹渐觉有形为胀。脾阳虚则健运失司,食少易滞。受病既属内伤,固以理脏真为最要。益火暖土,使中下之阳得安,迄今图治。至冬至一阳来复,必获全效。

川椒、附子、白芍、茯苓、甘草。(《叶氏医案存真·卷三》)

🫖 暑热伤气,神倦食减。

川连、木瓜、荷叶边、半曲、茯苓、广皮白。(《未刻本叶天士医案·保元方案》)

🫖 孙,三五。脉小弦,血去食减。服地黄柔腻,反觉呆滞,且不喜肥甘。议两和肝胃。

苏子、茯苓、金石斛、降香、钩藤、黑山栀。(《临证指南医案·卷二·吐血·肝胃不和》)

🫖 王,二四。脉如数,垂入尺泽。病起肝肾下损,延及脾胃。昔秦越人云:自下焦损伤,过中焦则难治。知有形精血难复,急培无形之气为旨。

食少便溏,与钱氏异功散(人参、茯苓、白术、甘草、陈皮。编者注)。(《临证指南医案·卷一·虚劳·脾肾兼虚》)

🍵 王，二五。冷湿损阳，经络拘束，形寒。酒家少谷，劳力所致。

桂枝、淡干姜、熟附子、生白术。(《临证指南医案·卷五·湿·湿阻中焦阳气》)

🍵 王，淮安，廿九岁。平昔好饮，脾气已伤，醉后便溏不实。夫酒性湿而动血，聚湿必伤脾胃之阳，三年失血，食大减少，恶酒如仇，全是脾胃受困。世俗医者，见血见嗽，以滋降清肺治法，滋必滞腻，理嗽清寒，此中阳久困不苏，坠入劳损矣。

异功散。(《叶天士晚年方案真本·杂症》)

🍵 王，十八。冲年形瘦，腹胀食减便溏。自上秋失血以来，日加孱弱，脉左坚右涩。虽阴虚起见，而中焦为急，此非小恙。

人参、茯苓、炙草、白芍、广皮、厚朴。(《临证指南医案·卷二·吐血·劳伤中气虚》)

🍵 王，十七。少年阴火直升直降，上则失血咳逆，下坠肛疡延漏，皆虚劳见端。食减至半，胃关最要。非可见热投凉，以血嗽泥治。

熟地炭、建莲、霍石斛、茯神、炒山药、芡实。(《临证指南医案·卷二·吐血·下损及中》)

🍵 王，四一。酒家牙宣，衄血痰血，形寒内热，食少。阴药浊味姑缓。

小黑豆皮、人中白、旱莲草、川斛、左牡蛎、泽泻。(《临证指南医案·卷八·牙·阴虚火炎》)

🍵 王。乱药杂投，胃口先伤。已经减食便溏，何暇纷纷治嗽。急急照顾身体，久病宜调寝食。

异功（即异功散：人参、茯苓、白术、甘草、陈皮。编者注）去白术，加炒白芍、炒山药。(《临证指南医案·卷二·咳嗽·中气虚》)

🍵 吴。诊脉，肝胆独大，尺中动数。先天素弱，水亏，木少滋荣。当春深长夏，天地气机泄越，身中烦倦食减，皆热伤元气所致。进以甘酸，充养胃阴，少俟秋肃天降，培植下焦，固纳为宜。

炒麦冬、木瓜、北沙参、生甘草、乌梅。(《临证指南医案·卷五·暑·烦劳伤暑胃虚》)

🍵 吴氏。脉弦，背中冷，左偏微痛，食少欲呕，四肢牵强，此饮邪内结。议通阳气。

桂枝、茯苓、半夏、姜汁、炙草、大枣。(《临证指南医案·卷五·痰饮·脾胃阳虚》)

🍵 泄泻食减，经水不来，而寒热咳嗽，日无间断。据说嗔怒病来，其象已是劳怯。郁劳经闭，最为难治之症。

人参、蒸冬术、炙草、茯苓、广皮、白芍。(《眉寿堂方案选存·卷下·女科》)

🍵 徐，二七。虚损四年，肛疡成漏，食物已减十三，形瘦色黄。当以甘温培中固下，断断不可清热理嗽。

人参、茯苓、山药、炙草、芡实、莲肉。(《临证指南医案·卷一·虚劳·中虚》)

🍵 许，十九。善嗔，食减无味，大便溏泻。三年久病，内伤何疑。但清内热，润肺理嗽。总是妨碍脾胃。思人身病损，必先阴阳致偏。是太阴脾脏日削，自然少阳胆木来侮。宗《内经》补脏通腑一法。

四君子加桑叶炒丹皮。

又，虚劳三年，形神大衰，食减无味，大便溏泻，寒起背肢，热从心炽，每咳必百脉动掣，间或胁肋攻触。种种见症，都是病深传遍。前议四君子汤，以养脾胃冲和，加入桑叶、丹皮，和少阳木火，使土少侵，服已不应。想人身中二气致偏则病，今脉症乃损伤已极，草木焉得振顿。见病治病，谅无裨益。益气少灵，理从营议。食少滑泄，非滋腻所宜。暂用景岳理阴煎（熟地、当归、炙甘草、干姜，或加肉桂。编者注）法，参入镇逆固摄。若不胃苏知味，实难拟法。

又，人参、秋石、山药、茯苓。河车胶丸。(《临证指南医案·卷一·虚劳·阴阳并虚》)

🍵 许。实喘属肺，虚喘属肾。产后下虚最多，痰饮易于上泛，喘嗽食减，有浮肿、胀满、不得卧之忧，不可小视。

茯苓、生白芍、干姜、五味。(《临证指南医案·卷九·产后·下虚饮浊上逆》)

🫖 姚，二二。久嗽背寒，晨汗，右卧咳甚，经事日迟，脉如数而虚，谷减不欲食。此情志郁伤，延成损怯。非清寒肺药所宜。

黄芪、桂枝、白芍、炙草、南枣、饴糖。

肺为气出入之道，内有所伤，五脏之邪上逆于肺则咳嗽。此则久嗽，背寒晨汗，全是肺气受伤。而经事日迟，不但气血不流行，血枯肝闭，可想而知。脉数，虚火也，虚则不可以清寒，况谷减不欲食，中气之馁已甚，可复以苦寒损胃乎？与黄芪建中（即小建中汤加黄芪。编者注），损其肺者益其气，而桂枝、白芍，非敛阴和血之妙品乎？(《临证指南医案·卷九·调经》)

🫖 阴亏气燥，失血，食少。

熟地、鲜莲肉、藕、川斛、牛膝炭、茯神。(《未刻本叶天士医案·保元方案》)

🫖 阴亏气浮，失血，便溏，食减。

茯神、白芍、北沙参、炙草、麦冬、建莲肉。(《未刻本叶天士医案·保元方案》)

🫖 瘀浊久留，脾胃络中，黑粪自下，肌色变黄，纳食渐减，脘中时痛，不易运化，中宫阳气日伤，新血复为瘀阻。夫脾脏主统血，而喜温暖，逐瘀鲜效。读仲圣太阴丸条，仅仅温下一法，但温后必以温补醒阳，否则防变中满。

浔桂心、煨木香、生桃仁、制大黄。(《叶氏医案存真·卷一》)

🫖 稚年吐衄，热伤为多。今脉小肌松，食少胃虚，阳升已露一斑。进甘凉益胃方。

炒麦冬、生扁豆、北沙参、茯神、木瓜、炙草。(《叶氏医案存真·卷二》)

🫖 钟，四五。未及五旬，肉消食减，此未老已衰。身动喘急，足趺至晚必肿，皆是肾真不司收摄纳气，根本先拨。草木微功，难以恢复。

坎气、人乳粉、五味子、胡桃肉。

蜜丸，人参汤送下。（《种福堂公选医案·虚劳》）

🫖 周，三一。减食过半，粪坚若弹丸。脾胃病，从劳伤治。

当归、麻仁、柏子仁、肉苁蓉、松子肉。（《临证指南医案·卷四·便闭·血液枯燥》）

🫖 周，三一。蓐劳。下元先空，咳音不转，必致呕吐，是冲脉虚，气逆上攻，熏蒸肺脏。延及不饥减食，腹痛便溏，乃清内热泄肺医嗽之误。

炒当归、生白芍、炙草、南枣肉。（《种福堂公选医案·产后蓐劳》）

🫖 周，五九。酒热湿痰，当有年正虚，清气少旋，遂致结秘，不能容纳，食少，自述多郁易嗔。议从肝胃主治。

半夏、川连、人参、枳实、茯苓、姜汁。（《临证指南医案·卷三·木乘土·肝胃》）

🫖 朱。经月减食泄泻。下焦无力。以扶土泄木法。

人参、焦术、炒益智、茯苓、木瓜、广皮。（《临证指南医案·卷六·泄泻·肝犯胃》）

🫖 左关弦，来去躁疾，右细涩，食减，阳明困顿，血液暗耗。日久恐有偏枯之累，此刻当理阳明。

金斛、茯苓、半曲、橘红、钩藤、桑叶。（《未刻本叶天士医案·方案》）

不 食

【临证表现】

胃逆不纳食，不能食，知饥不纳，食下拒纳，不饥，恶心，味变酸苦，口渴，咽干，脘中紧闷，胃痛，胸满，腹胀，腹膨，腹痛，不寐，烦躁，心腹如焚，便秘，大便难，大便不行，便泻，平昔嗜酒，色萎黄，浮肿，或痰多。舌干白苔，舌黄边赤，舌赤，脉迟小涩，脉小涩，脉微而涩，脉微小弱，脉濡而缓，脉弦涩，脉弦而劲。

【临证经验】

叶桂门人华玉堂总结叶氏诊治不食经验说，有胃气则生，无胃气则死，此百病之大纲也。故诸病若能食者，势虽重而尚可挽救，不能食者，势虽轻而必致延剧。此理亦人所易晓也，然有当禁食与不当禁食之两途。如伤寒之邪传入阳明之腑，胃有燥热昏谵者，有干霍乱之上下不通，或正值吐泻之际，或痰痞未达于表，或瘟疫之邪客于募原，或疟邪交战之时，或初感六淫之邪，发热脘闷，邪气充塞弥漫，呕怒痞胀不饥，或伤食恶食等症，此虽禁其谷食可也。其余一切诸症不食者，当责之胃阳虚，胃阴虚，或湿热阻气，或命门火衰，其他散见诸门者甚多。要知此症，淡饮淡粥，人皆恶之，或辛或咸，人所喜也。或其人素好之物，亦可酌而投之，以醒胃气，惟酸腻甜浊不可进。至于案中治法，一览可尽，兹不重赘。（《临证指南医案·卷四·不食·上焦湿热阻气》）

【用药特色】

叶桂诊治不食，临床常用杏仁、陈皮、茯苓、人参、半夏、附子、干姜、生地黄、桂枝、石斛、郁金、紫苏子、白蔻仁、贝母、瓜蒌皮、黄连、麻子仁、木瓜、天花粉、泽泻、知母、紫菀、白芍、大麦仁、牡丹皮、当归、防己、茯神、甘草、厚朴、滑石、黄芩、生姜、金银花、麦门冬、桑叶、省头草、桃仁、童便、土瓜蒌皮、益智仁、枳实、竹茹等。其中，杏仁应用12次，陈皮应用11次，茯苓应用10次，人参应用8次，半夏、附子应用6次，干姜、生地黄应用5次，桂枝、石斛、郁金、紫苏子应用4次，白蔻仁、贝母、瓜蒌皮、黄连、麻子仁、木瓜、天花粉、泽泻、知母、紫菀应用3次，白芍、大麦仁、当归、防己、茯神、甘草、厚朴、滑石、黄芩、生姜、金银花、麦门冬、牡丹皮、桑叶、省头草、桃仁、童便、土瓜蒌皮、益智仁、枳实、竹茹应用2次，白及、白术、萆薢、鳖甲、蚕沙、草果仁、川楝子、葱白、大黄、丹参、豆豉、狗脊、谷芽、何首乌、荷叶、花椒、黄精、姜黄、降香、粳米、连翘、莲子、羚羊角、绿豆壳、枇杷叶、蒲黄、青蒿、檀香、天门冬、乌梅、五灵脂、香附、小茴、延胡、羊肉、薏苡仁、栀子、猪胆汁、紫石英应用1次。

【小方医案】

  🫖 鲍，妪。风泄已止，胃逆不纳食。

  人参、川连、乌梅、木瓜、川斛、橘红。(《临证指南医案·卷三·木乘土·肝胃》)

  🫖 陈，四一。产后四月，腰痛牵引少腹，冷汗不食。

  当归、羊肉、小茴、桂枝木、茯苓、紫石英。(《临证指南医案·卷九·产后·营络虚寒腰腹痛》)

  🫖 董。高年疟后，内伤食物，腑气阻痹，浊攻腹痛，二便至今不通，诊脉右部弦搏，渴思冷饮。昔丹溪，大小肠气闭于下，每每开提肺窍。《内经》谓肺主一身气化。天气降，斯云雾清，而诸窍皆为通利。若必以消食辛温，恐胃口再伤，滋扰变证。圣人以真气不可破泄，老年当遵守。

  紫菀、杏仁、瓜蒌皮、郁金、山栀、香豉。

  又 舌赤咽干，阳明津衰，但痰多，不饥不食，小溲不爽，大便尚秘。仿古人以九窍不利，咸推胃中不和论治。

  炒半夏、竹茹、枳实、花粉、橘红、姜汁。(《临证指南医案·卷四·肠痹·肺气不开降》)

  🫖 方，四四。形质颓然，脉迟小涩，不食不寐，腹痛，大便窒痹。平昔嗜酒，少谷中虚，湿结阳伤，寒湿浊阴鸠聚为痛。

  炒黑生附子、炒黑川椒、生淡干姜、葱白。

  调入猪胆汁一枚。(《临证指南医案·卷五·湿·湿阻中焦阳气》)

  🫖 顾。气闭久则气结，不饥，不食，不大便。

  川贝母、白蔻仁、郁金、杏仁、金银花、绿豆壳。

  又 气结必化热，乃无形之病，故徒补无益。

  鲜省头草、川斛、甜杏仁、川贝母、麻仁。(《临证指南医案·卷四·痞·痰热内闭》)

  🫖 横泾，三十。劳伤虚体，胀病初愈，因动怒气郁不食，二便皆阻，从肠痹定议。仿丹溪开肺法，以肺主一身之气化。

  杏仁、苏子、桑叶、紫菀、姜皮、桃仁。(《叶氏医案存真·卷三》)

🫖 湖州，三十八。太阴腹胀，是久劳阳不饥，不能食，二便不通畅，温以通阳，苦温疏滞。

熟附子、熟大黄、草果仁、生厚朴、生姜、广陈皮。(《叶氏医案存真·卷三》)

🫖 溃疡营损不能食，便泻复闭。

四君子汤，加当归、白芍。(《眉寿堂方案选存·卷下·外科》)

🫖 李，积劳伤阳，腹膨仍软，脉弦无胃气，形衰废食，理中宫阳气之转旋，望其进食。延久无能却病矣。

人参、淡附子、谷芽、茯苓、益智、广皮。(《叶天士晚年方案真本·杂症》)

🫖 陆，二一。时病后，脉弦而劲，知饥不纳。胃气未和，当静处调养。

鲜省头草、鲜莲子、茯神、大麦仁、川斛、炒知母。(《临证指南医案·卷四·不食·胃阴虚》)

🫖 某。风湿气痹，不饥。

杏仁、滑石、土蒌皮、连翘、橘红、郁金。(《临证指南医案·卷四·不食·上焦湿热阻气》)

🫖 某。脉微小弱，是阳气已衰。今年太阴司天，长夏热泄气分，不食不运，味变酸苦，脾胃先受困也。稍涉嗔怒，木乘土中，益加不安。从东垣培土制木法人。

人参、广皮、茯苓、益智、木瓜、淡姜渣。(《临证指南医案·卷三·木乘土·肝胃》)

🫖 某。清阳日结，腹窄不能纳谷，阴液渐涸，肠失润，大便难。

桂枝、川连、半夏、姜汁、杏仁、茯苓。(《临证指南医案·卷四·噎膈反胃·阳结于上阴衰于下关格》)

🫖 某。浊阴上逆，恶心不食，冷汗烦躁，最防暴脱。不可但执恶露滞满，而专泻气攻血也。

人参、干姜、附子、泽泻。

冲入童便。(《临证指南医案·卷九·产后·阳虚欲脱》)

潘。不饥不食，假寐惊跳。心营热入，胃汁全亏。调摄十日可愈。

鲜生地、麦冬、知母、竹叶心、火麻仁、银花。（《临证指南医案·卷四·不食·胃阴虚》）

潘氏。脉弦涩，经事不至，寒热，胃痛拒格，呕恶不纳。此因久病胃痛，瘀血积于胃络。议辛通瘀滞法。

川楝子、延胡、桂枝木、五灵脂、蒲黄、香附。（《临证指南医案·卷八·胃脘痛·血络瘀痹》）

邱。脉濡而缓，不饥不食。时令之湿与水谷相并，气阻不行，欲作痞结。但体质阳微，开泄宜轻。

炒半夏、茯苓、杏仁、郁金、橘红、白蔻仁。（《临证指南医案·卷四·痞·湿阻气分》）

王，廿。酒肉之湿助热，内蒸酿痰，阻塞气分。不饥不食，便溺不爽，亦三焦病。先论上焦，莫如治肺，以肺主一身之气化也。

杏仁、瓜蒌皮、白蔻仁、飞滑石、半夏、厚朴。（《临证指南医案·卷五·湿·湿阻上焦肺不肃降》）

胃逆不降，食下拒纳，大便不行。

熟半夏、川黄连、枳实、白茯苓、橘皮白、干姜。（《未刻本叶天士医案·方案》）

翁，二二。夏季温热上受，首先入肺，河间主三焦极是。今世医者，初用非发散即消食，散则耗气，消则劫胃，究竟热蕴未除，而胃汁与肺气皆索，故不饥不食不便，上脘似格似阻。酸浊之气，皆是热化。病延多日，苦寒难以骤进。先拟开提上焦气分。

苏子、杏仁、土瓜蒌皮、枇杷叶、黄芩、降香。（《临证指南医案·卷四·不食·上焦湿热阻气》）

徐，十九。长夏湿胜气阻，不饥不食，四肢痹痛，痛甚于午后子前，乃阳气被阴湿之遏。色萎黄，脉小涩。以微通其阳，忌投劫汗。

茯苓、萆薢、木防己、晚蚕沙、泽泻、金毛狗脊。（《临证指南

医案·卷七·痹·寒湿》)

🍵 杨氏。胃伤恶食，络虚风动，浮肿。先与荷米煎。

人参、新会皮、檀香泥、炒粳米、炒荷叶蒂。(《临证指南医案·卷四·不食·胃阳虚》)

🍵 姚，曹家巷，四十四岁。心腹如焚，肌腠寒冷，知饥不甘纳食，大便久溏，此属劳怯。医案见嗽，清肺清热，损者愈损，未必用药能除病。

黄精、白及、米仁、炙草。(《叶天士晚年方案真本·杂症》)

🍵 俞天音。脉左大，舌干白苔，肿痛流走四肢，此行痹。喘急不食廿日外矣。

羚羊角、木防己、白芍、桂枝、杏仁、姜黄。(《叶氏医案存真·卷三》)

🍵 张，横泾，三十七岁。劳伤虚质，胀病初愈，因动怒气郁不食，二便皆阻。论肠痹，从丹溪开肺法。

杏仁、紫菀、蒌皮、苏子、桑叶、桃仁。(《叶天士晚年方案真本·杂症》)

🍵 张。产后十三朝，舌黄边赤，口渴，脘中紧闷，不食不饥，不大便。此阴分已虚，热入营中，状如疟证，大忌表散清克。议滋清营热，救其津液为要。

细生地、天冬、生鳖甲、丹皮、丹参、茯神。

又 产后血络空虚，暑邪客气深入，疟乃间日而发。呕恶，胸满，口渴，皆暑热烁胃津液也。此虚人夹杂时气，只宜和解，不可发汗腻补。

青蒿梗、淡黄芩、丹皮、郁金、花粉、川贝、杏仁、橘红。

又 脉缓热止，病减之象。但舌色未净，大便未通。产后大虚，不敢推荡。勿进荤腻，恐滞蒸化热。蔬粥养胃，以滋清润燥，便通再议补虚。

生首乌、麻仁、麦冬、蜜水炒知母、苏子、花粉。(《临证指南医案·卷九·产后·暑伤营阴》)

🍵 知饥不纳，宜摄胃气。

大麦仁、茯苓、广皮、金石斛、半曲、木瓜。(《未刻本叶天士医案·保元方案》)

呃 逆

【临证表现】

气逆呃忒，嗳气不展，形瘦面青，咽喉皆痛，肌肉着席而痛，胁痛，面赤，下利，自利。舌白，舌白胎厚，舌干赤；脉濡，脉微弱，脉细劲，脉小，脉转劲。

【临证经验】

叶桂门人邹时乘总结叶氏辨治呃逆经验说，呃逆一证，古无是名，其在《内经》本谓之哕，因其呃呃连声，故今人以呃逆名之。观《内经》治哕之法，以草刺鼻嚏，嚏而已，无息而疾迎引之立已，大惊之亦可已。然历考呃逆之证，其因不一。有胃中虚冷，阴凝阳滞而为呃者，当用仲景橘皮汤、生姜半夏汤。有胃虚虚阳上逆，病深声哕者，宜用仲景橘皮竹茹汤。有中焦脾胃虚寒，气逆为呃者，宜理中汤加丁香，或温胃饮（人参、白术、炮姜、扁豆、当归、陈皮、炙草。编者注）加丁香。有下焦虚寒，阳气竭而为呃者，正以元阳无力，易为抑遏，不能畅达而然，宜用景岳归气饮（熟地、茯苓、扁豆、炮姜、丁香、藿香、炙草、陈皮。编者注），或理阴煎加丁香。有食滞而呃者，宜加减二陈加山楂、乌药之属，或大和中饮（陈皮、枳实、砂仁、麦芽、厚朴、山楂、泽泻。编者注）加干姜、木香。凡此诸法，不过略述其端，其中有宜有不宜，各宜随症施治，不可以此为不易之法。故先生谓肺气有郁痹，及阳虚浊阴上逆，亦能为呃，每以开上焦之痹，及理阳驱阴，从中调治为法，可谓补前人之不逮。丹溪谓呃逆属于肝肾之阴虚者，其气必从脐下直冲，上出于口，断续作声，必由相火炎上，挟其冲气，乃能逆上为呃，用大补阴丸峻补真阴，承制相火。东垣尝谓阴火上冲，而吸气不得入，胃脉反逆，阴中伏阳即为呃，用滋肾丸（黄柏、知母、肉桂。编者注）以泻阴中伏热。二法均为至当，审证参

用，高明裁酌可也。(《临证指南医案·卷四·呃·阳虚浊阴上逆》)

【用药特色】

叶桂辨治呃逆，临床常用人参、茯苓、干姜、附子、丁香、半夏、粳米、枇杷叶、柿蒂、枳壳等。其中，人参应用 7 次，茯苓、干姜应用 6 次，附子应用 5 次，丁香应用 4 次，半夏应用 3 次，粳米、枇杷叶、柿蒂、枳壳应用 2 次，阿胶、白芍、陈皮、赤石脂、川楝子、代赭石、淡菜、当归、龟甲、厚朴、花椒、鸡子黄、韭白根、桔梗、两头尖、炮姜、肉桂、生姜、童便、杏仁、旋覆花、延胡应用 1 次

【小方医案】

  顾。平昔肠红，阴络久伤，左胁下宿瘕，肝家风气易结。形瘦面青，阴虚阳气易冒，血络不得凝静，诸阳一并遂为厥。冲气自下犯胃为呃，证似蓄血为狂。奈脉细劲，咽喉皆痛，真阴枯槁之象。水液无有，风木大震。此刚剂强镇，不能息其厥冒耳。

生鸡子黄一枚、真阿胶二钱、淡菜（泡洗）五钱、龟甲五钱，冲入热童便一杯。(《临证指南医案·卷七·痉厥·肝风》)

  黄。脉小舌白，气逆呃忒，畏寒微战。胃阳虚，肝木上犯。议用镇肝安胃理阳。

人参、代赭石、丁香皮、茯苓、炒半夏、淡干姜。

又 舌白苔厚，胃阳未醒，厥逆，浊阴上干为呃。仍用通法。

人参、淡附子、丁香皮、淡干姜、茯苓。

又 照方加姜汁柿蒂。

又 人参、炒川椒、附子、茯苓、淡干姜、炒粳米。(《临证指南医案·卷四·呃·阳虚浊阴上逆》)

  脉转劲，舌干赤，嗳气不展，状如呃忒。缘频吐胃伤，诸经之气上逆，填胸聚脘，出入机逆。周行脉痹，肌肉着席而痛，转加平昔辛香燥药不受，先议治肺经，以肺主一身之气化耳。

炒香枇杷叶、苦杏仁去皮，炒。

二味水煎一杯许，冲入桔梗、枳壳汁。(《叶氏医案存真·卷一》)

🫖 气逆呃忒，宜降肺胃。

茯苓、半夏、枇杷叶、橘白、枳壳、旋覆花。（《未刻本叶天士医案·方案》）

🫖 王。脉微弱，面亮戴阳，呃逆胁痛，自利。先曾寒热下利，加以劳烦伤阳，高年岂宜反覆，乃欲脱之象。三焦俱有见症，议从中治。

人参、附子、丁香皮、柿蒂、茯苓、生干姜。（《临证指南医案·卷四·呃·阳虚浊阴上逆》）

🫖 袁。脉濡，面赤，呃，呕吐自利。此太阴脾阳受伤，浊阴逆侮。高年不可纯消，拟用理中法。

人参、炒黄干姜、厚朴_{姜汁炒}、炒半夏。

又 中下阳微，呕呃下利，温中不应，恐延衰脱。夫阳宜通，阴宜守，此关闸不致溃散。春回寒谷，生气有以把握，候王先生主议。

人参、附子、炮姜、炒粳米、赤石脂、生白芍。（《种福堂公选医案·痢》）

🫖 朱。七疝在肝，《内经》谓冲脉为病。但冲脉隶于阳明，肝木必乘克胃土。胃翻涌逆，致吐蛔呕涎，汤饮不入，呃忒不止。皆逆乱无已，为脏厥危疴矣。肝体本刚，相火内寄。一派热燥药饵，以刚济刚，竟有缺折之虞。欲泄其浊，拟用朱南阳法。

韭白根、两头尖、金铃子、延胡、归须、肉桂心。（《临证指南医案·卷八·疝·肝疝犯胃》）

吞酸／吐酸

【临证表现】

吞酸，嘈杂，呕逆，不饥，脘中隐痛，痰多，恶心呕吐，泄泻，神倦，泄泻，身麻，肢冷形寒，遗精，饮酒。舌光赤，舌绛，脉右虚左弦，脉小涩。

【临证经验】

木火内郁，阳明受戕，热郁胃逆，饮酒中虚，浊阴凝聚。法宜清泻郁火，温补中焦，疏肝解郁，旋转脾胃，调理升降。

【用药特色】

叶桂辨治吞酸/吐酸，临床常用茯苓、黄连、半夏、人参、陈皮、干姜、生姜、栀子、白术、附子、藿香、石斛、吴茱萸、枳实等。其中，茯苓、黄连应用 6 次，半夏应用 5 次，人参应用 4 次，陈皮、干姜、生姜、栀子应用 3 次，白术、附子、藿香、石斛、吴茱萸、枳实应用 2 次，白蔻仁、白芍、苍术、川芎、桂枝、诃子、胡芦巴、黄芩、桔梗、桔梗、牡丹皮、枇杷叶、神曲、乌梅、香附子、薏苡仁、枳壳、竹沥应用 1 次。

【小方医案】

💊 此木郁也！扰阳明则吞酸呕逆，法宜疏之。

越鞠丸（香附、苍术、川芎、神曲、山栀。编者注）。（《未刻本叶天士医案·保元方案》）

💊 胡，廿二岁。肾虚遗精，上年秋冬，用填阴固摄而效。自交春夏遗发，吞酸不饥，痰多呕吐，显然胃逆热郁，且以清理。

川连、桔梗、广藿梗、薏苡仁、橘白、白蔻仁。（《叶天士晚年方案真本·杂症》）

💊 江宁，廿一。食已夕顷，酸水涌呕，饥时不食，又不安适。此久病胃虚，而阳乏运行，浊阴凝聚使然。春季以辛温开导气分不效，思虚中挟滞，泄浊温通必佐养正。苟不知避忌食物，焉能取效？

吴茱萸、淡干姜、茯苓、熟川附、小川连、熟半夏。（《叶氏医案存真·卷三》）

💊 脉出鱼际，吞酸神倦，此木火内郁，阳明受戕，所谓壮火食气是也。

川黄连、茯苓、枳实、吴茱萸、半夏、干姜。（《未刻本叶天士医案·方案》）

💊 脉右虚左弦，身麻肢冷，胎中胀闷，不饥吞酸，由中虚肝气内动之因，五六月当脾胃司胎，又体质不受苦寒，非清火酸泄气分之法所宜。

人参、炒半夏、枳壳、桔梗、姜汁。(《叶氏医案存真·卷二》)

🍵 某。脘痛已止，味酸，乃肝郁也。

金石斛、黑山栀、丹皮、半夏曲、橘红、枇杷叶。(《临证指南医案·卷六·郁·肝郁》)

🍵 沈，五十三岁。吞酸嘈杂，不化食味。

藿香、橘白、川连、金石斛、茯苓、黑栀皮。(《叶天士晚年方案真本·杂症》)

🍵 吴。脉小涩，脘中隐痛，呕恶吞酸，舌绛，不多饮。此高年阳气结于上，阴液衰于下，为关格之渐。当开痞通阳议治。

川连、人参、姜汁、半夏、枳实汁、竹沥。(《临证指南医案·卷四·噎膈反胃·阳结于上阴衰于下关格》)

🍵 吴。阳虚恶寒，恶心，吞酸，泄泻。乃年力已衰，更饮酒中虚。治法必以脾胃扶阳。

人参、茯苓、附子、白术、干姜、胡芦巴。(《临证指南医案·卷六·泄泻·脾胃阳虚》)

🍵 朱。消渴干呕，口吐清涎，舌光赤，泄泻。热病四十日不愈，热邪入阴。厥阳犯胃，吞酸不思食。久延为病伤成劳。

川连、乌梅、黄芩、白芍、人参、诃子皮。(《临证指南医案·卷六·泄泻·肝犯胃》)

噎　膈

【临证表现】

食入为噎，咽食又噎，食下格拒，食下噎格，食下脘中噎阻，食下拒纳，脘中窒塞，纳食不易过膈，食下欲噎，酒家食管窄隘，咽喉如梗，食管渐渐窄隘，喉咽管似乎隘窄，脘窄不能纳物，噎阻不舒，上不知饥，知饥恶食，食入即吐，食入涎沫迎涌，涌泛黏涎，脘中隐痛，脘痛，完谷少运，背胁气逆而痛，咽燥，痰多咳逆，大便不爽，便溏溺少，昼日溺少，肢浮，营液枯槁。舌黄，舌绛，脉细，脉缓，脉小涩，脉涩左大脉弦，脉弦涩。

【临证经验】

叶桂门人邹滋九总结叶氏辨治噎膈经验说，经云：三阳结谓之膈。又云：一阳发病，其传为膈。仲景云：朝食暮吐，暮食朝吐，宿谷不化，名曰反胃。丹溪谓：噎膈反胃，名虽不同，病出一体，多因气血两虚而成。然历观噎膈、反胃之因，实有不同。大抵饮食之际，气急阻塞，饮食原可下咽，如有物梗塞之状者，名曰噎。心下格拒，饥不能食，或直到喉间，不能下咽者，名曰膈。食下良久复出，或隔宿吐出者，名曰反胃。夫噎膈一证，多因喜、怒、悲、忧、恐五志过极，或纵情嗜欲，或恣意酒食，以致阳气内结，阴血内枯而成。治宜调养心脾，以舒结气，填精益血，以滋枯燥。夫反胃乃胃中无阳，不能容受食物，命门火衰，不能熏蒸脾土，以致饮食入胃，不能运化，而为朝食暮吐，暮食朝吐。治宜益火之源，以消阴翳，补土通阳，以温脾胃。故先生于噎膈反胃，各为立法以治之。其阳结于上，阴亏于下，而为噎膈者，用通阳开痞，通补胃腑，以及进退黄连、附子泻心诸法，上热下寒为治。其肝阴胃汁枯槁，及烦劳阳亢，肺胃津液枯而成者，用酸甘济阴，及润燥清燥为主。其液亏气滞，及阳衰血瘀而成噎膈者，用理气逐瘀，兼通血络为主。其胃阳虚而为噎膈反胃，及忧郁痰阻而成者，用通补胃腑，辛热开浊，以及苦降辛通，佐以利痰清膈为主。其肝郁气逆而为噎膈者，两通厥阴阳明为治。其酒热郁伤肺胃，气不降而为噎膈者，用轻剂清降，及苦辛寒开肺为主。而先生于噎膈反胃治法，可谓无遗蕴矣。张景岳云：治噎膈大法，当以脾肾为主。其理甚通，当宗之。又有饮膈、热膈，及优、气、患、食、寒之膈，其主治各载本门，兹不复赘。

叶桂门人姚亦陶也阐发说，是证每因血枯气衰致此，凡香燥消涩之药，久在禁内。案中虽有一二仿用辛热，而亦必谛审其为阳微浊踞者。其余或苦辛泄滞而兼润养，或酸化液而直滋清，或郁闷于气分而推扬谷气，或劳伤于血分而宣通瘀浊，总以调化机关，和润血脉为主。阳气结于上，阴液衰于下二语，实为证之确切论也。

（《临证指南医案·卷四·噎膈反胃·胃阳虚》）

【用药特色】

叶桂辨治噎膈，临床常用半夏、茯苓、生姜、枇杷叶、人参、枳实、陈皮、竹沥、紫苏子、附子、干姜、黄连、降香、豆豉、瓜蒌皮、桔梗、蜜、桃仁、香附子、杏仁、薏苡仁等。其中，半夏应用15次，茯苓应用13次，生姜应用13次，枇杷叶应用8次，人参应用7次，枳实应用6次，陈皮、竹沥、紫苏子应用4次，附子、干姜、黄连、降香应用3次，豆豉、瓜蒌皮、桔梗、蜜、桃仁、香附子、杏仁、薏苡仁应用2次，白术、柏子仁、贝母、荜茇、菖蒲、大枣、代赭石、甘草、胡芦巴、滑石、粳米、连翘、麻仁、牛蒡子、蒲黄、桑叶、秫米、天花粉、煨姜、吴茱萸、旋覆花、郁金、栀子、紫苏梗应用1次。

【小方医案】

包衙前，四十五。自胃痛起，咽食又噎，近加涌泛黏涎。中年经营，劳瘁阳伤，清气不司转旋，上不知饥，大便不爽，九窍不和，都属胃病。

人参、熟半夏、胡芦巴、荜茇、茯苓、老姜汁。(《叶氏医案存真·卷三》)

毕，五四。夏间诊视，曾说难愈之疴，然此病乃积劳伤阳，年岁未老，精神已竭，古称噎膈反胃，都因阴枯而阳结也。秋分后复诊，两脉生气日索，交早咽燥，昼日溺少。五液告涸，难任刚燥阳药，是病谅非医药能愈。

大半夏汤(半夏、人参、白蜜。编者注)加黄连、姜汁。(《临证指南医案·卷四·噎膈反胃·阳结于上阴衰于下关格》)

陈，乍浦，五十岁。咽食物有形不觉痛，若咽水必有阻塞。此内应肺之气分，肺象空悬，主呼出之气，气窒生热，法当清肃气分。

连翘心、滑石块、大力子、生甘草、南花粉、枇杷叶。(《叶天士晚年方案真本·杂症》)

程。舌黄微渴，痰多咳逆，食下欲噎，病在肺胃。高年姑以轻剂清降。

鲜枇杷叶、杏仁、郁金、瓜蒌皮、山栀、淡香豉。(《临证指南医案·卷四·噎膈反胃·肺胃气不降》)

🍵 戴，枫桥，五十二岁。喉咽管似乎隘窄，一身气降，全在于肺。由胃热升，肺失司，年纪日多，气结痹阻，薄味整肃上焦，用药以气轻理燥。

枇杷叶、苏子、米仁、桑叶、降香、茯苓。(《叶天士晚年方案真本·杂症》)

🍵 冯，六七。有年阳微，酒湿厚味酿痰阻气，遂令胃失下行为顺之旨。脘窄不能纳物，二便如昔，病在上中。议以苦降辛通，佐以养胃，用大半夏汤。

半夏、人参、茯苓、姜汁、川连、枳实。

又　胃属腑阳，以通为补。见症脘中窒塞，纳食不易过膈。肤浅见识，以白豆蔻、木香、沉香、麝，冀获速功。不知老人日衰，愈投泄气，斯冲和再无复振之理。故云岐子九法，后贤立辨其非。夏季宜用外台茯苓饮加菖蒲，佐以竹沥、姜汁，辛滑可矣。(《临证指南医案·卷四·噎膈反胃·胃阳虚》)

🍵 脉细，食下格拒，宜理阳明。

小半夏汤（半夏、生姜。编者注）。(《未刻本叶天士医案·保元方案》)

🍵 脉弦涩，阴液渐次枯槁，清阳势欲上结，脘肠不利。咽喉如梗，乃噎格之象，切勿动怒。

枇杷叶、半夏、姜汁。(《未刻本叶天士医案·保元方案》)

🍵 某。脉涩左大，食入为噎，是属液亏。先宜理气，后用润剂。

半夏、云茯苓、枇杷叶、枳实、竹沥。(《临证指南医案·卷四·噎膈反胃·液亏气滞》)

🍵 某。忧思郁结，凝痰阻碍，已属噎塞之象。当怡情善调。

炒半夏一钱半、茯苓五钱、秫米三钱、枳实一钱炒、姜汁三小匙，冲。(《临证指南医案·卷四·噎膈反胃·忧郁痰阻》)

🍵 偶，关上，五十九岁。瘦人液枯，烦劳动阳，气逆冲气，渐如噎膈衰老之象，安闲可久。

枇杷叶、杜苏子、柏子仁、火麻仁、炒桃仁。（《叶天士晚年方案真本·杂症》）

🫖 气火上郁，食下噎格。

枇杷叶、瓜蒌皮、橘红、桔梗汁、杜苏子、米仁。（《未刻本叶天士医案·方案》）

🫖 沈。格拒食物，涎沫逆气自左上升，此老年愊郁所致。必使腑通浊泄，仅可延年。议两通阳明厥阴之法。

半夏、苦杏仁、茯苓、橘红、竹沥、姜汁。（《临证指南医案·卷四·噎膈反胃·肝郁气滞》）

🫖 食下拒纳，此属噎格。

小半夏汤（半夏、生姜。编者注）。（《未刻本叶天士医案·方案》）

🫖 食下拒纳，完谷少运。

吴茱萸、淡川附、干姜、茯苓。（《未刻本叶天士医案·保元方案》）

🫖 食下脘中噎阻，背胁气逆而痛，脉右寸独大。据述由嗔怒致病，当与清金制木，形瘦津少，勿用破气燥血。

枇杷叶、桔梗、紫降香汁、川贝、苏子、生香附汁。（《叶氏医案存真·卷一》）

🫖 吴。脉小涩，脘中隐痛，呕恶吞酸，舌绛，不多饮。此高年阳气结于上，阴液衰于下，为关格之渐。当开痞通阳议治。

川连、人参、姜汁、半夏、枳实汁、竹沥。（《临证指南医案·卷四·噎膈反胃·阳结于上阴衰于下关格》）

🫖 噎格脉弦，胃气空也。乏力用参，如之何图功？

半夏、煨姜、旋覆花、茯苓、南枣、代赭石。（《未刻本叶天士医案·方案》）

🫖 噎膈难治。

半夏、茯苓、生姜汁。（《未刻本叶天士医案·方案》）

🫖 尤。脉缓，右关弦，知饥恶食，食入即吐，肢浮，便溏溺少，不渴饮。此胃阳衰微，开合之机已废。老年噎膈反胃，乃大症也。

人参、茯苓、淡附子、淡干姜、炒粳米、姜汁。

又　通胃阳法服。腑病原无所补，只以老年积劳伤阳之质，所服之剂，开肺即是泄气。芩、连苦寒劫阳，姜汁与干姜、附子并用，三焦之阳皆通耳。若枳、朴仍是泄气，与前义悖矣。

人参、茯苓、淡附子、淡干姜。（《临证指南医案·卷四·噎膈反胃·胃阳虚》）

🍵俞。酒热郁伤，脘中食阻而痛。治以苦辛寒。

小川连、半夏、香豉、枳实、茯苓、姜汁。

又　苦辛化燥，噎阻不舒，而大便不爽。治手太阴。

鲜枇杷叶、紫菀、苏子、杏仁、桃仁、郁金。（《临证指南医案·卷四·噎膈反胃·酒热郁伤肺胃》）

🍵周，六十岁。气血已衰，噎膈反胃，每每中年以后。盖操家劳瘁，必伤心脾之营，营液日枯，清气日结，而食管渐渐窄隘，郁久痰涎内聚，食入涎沫迎涌，而致反胃，此乃气分之结。萸地、枸杞滋养肝肾，胃先觉其腻滞，焉得肝肾有益？

大半夏汤（半夏、人参、白蜜。编者注）。（《叶天士晚年方案真本·杂症》）

🍵邹，五三。酒家食管窄隘，向有脘痛，今多食即反胃。气阻日久必致瘀凝，食物宜淡薄，以上中二焦宣通气血治。

桃仁、蒲黄、降香末、苏梗、香附、橘红。（《种福堂公选医案·噎膈反胃》）

腹　痛

【临证表现】

腹痛有形，少腹攻逆，少腹常痛，痛即大便，胁中刺痛，腹痛得食则安，腹胀减食，食减，不饥不食，心中漾漾，咽干欲呕，便溏，下利，大便燥结不润，小溲不爽，二便不通，寤多寐少，夜热汗出，形体畏寒，痰多，遗精，面少华色，形肌日瘁。脉缓，脉弦涩，脉右部弦搏，脉数右大，脉左弦涩，脉芤涩。

【临证经验】

叶桂门人邵新甫总结叶氏辨治腹痛经验说，腹处乎中，痛因非一。须知其无形及有形之为患，而主治之机宜，已先得其要矣。所谓无形为患者，如寒凝火郁，气阻营虚，及夏秋暑湿痧秽之类是也。所谓有形为患者，如蓄血、食滞、癥瘕、蛔蛲、内疝，及平素偏好成积之类是也。审其痛势之高下，辨其色脉之衰旺，细究其因，确从何起。大都在脏者以肝脾肾为主，在腑者以肠胃为先。夫脏有贼克之情，非比腑病而以通为用也。此通字，勿执攻下之谓。古之建中汤、理中汤、三物厚朴汤及厚朴温中汤，各具至理。考先生用古，若通阳而泄浊者，如吴茱萸汤及四逆汤法。清火而泄郁者，如左金丸及金铃散法。开通气分者，如四七汤及五磨饮法。宣攻营络者，如穿山甲、桃仁、归须、韭根之剂及下瘀血汤法。缓而和者，如芍甘汤加减及甘麦大枣汤法。柔而通者，如苁蓉、柏子、肉桂、当归之剂及复脉加减法。至于食滞消之，蛔扰安之，癥瘕理之，内疝平之，痧秽之候，以芳香解之，偏积之类，究其原而治之，是皆先生化裁之法也。若夫疡科内痈，妇科四证，兼患是病者，更于各门兼参其法而用之，则无遗蕴矣。(《临证指南医案·卷八·腹痛·暑伤中气》)

【用药特色】

叶桂治疗腹痛，临床常用白芍、甘草、茯苓、陈皮、当归、人参、大枣、茯神、桂枝、厚朴、山楂、桃仁、香附、益智仁、柏子仁、川楝子、木瓜、肉桂、生姜、菟丝子、小茴香、杏仁、延胡索、枳实、白术、半夏、茺蔚子、谷芽、诃子、藿香、麦芽、牡丹皮、木香、青皮、砂仁、熟地黄、吴茱萸、五味子、紫石英等。其中，白芍应用16次，甘草应用15次，茯苓应用13次，陈皮、当归、人参应用8次，山楂应用6次，大枣、茯神、桂枝、厚朴、益智仁应用5次，木瓜、桃仁、香附子、枳实应用4次，柏子仁、川楝子、木香、肉桂、生姜、菟丝子、五味子、小茴香、杏仁、延胡索应用 3 次，白术、半夏、茺蔚子、谷芽、诃子、黄芩、藿香、麦芽、牡丹皮、青皮、砂仁、熟地黄、吴茱萸、紫石英应用 2 次，巴戟天、贝母、荜茇、鳖甲、槟榔、菠菜、补骨脂、草豆蔻、柴胡、菖蒲、陈仓米、赤石脂、大黄、大茴香、丁香、冬葵子、豆豉、枸杞子、瓜蒌皮、胡黄连、琥珀、鸡内金、桔梗、梨、连翘、莲子、龙骨、麦门冬、牡蛎、炮姜、芡实、山药、山茱萸、射干、神曲、生地黄、天花粉、煨姜、乌梅、香橼、羊肉、益母草、郁金、郁李仁、泽兰、蔗浆、栀子、厚朴、竹茹、竹叶、紫菀应用 1 次。

【小方医案】

🫖 冲疝里急腹痛，法宜温养，但脉来弦涩，寤多寐少，营阴颇亏，偏于辛热不宜。

当归、巴戟、紫石英、茯苓、桂心、柏子仁。（《未刻本叶天士医案·方案》）

🫖 董。高年疟后，内伤食物，腑气阻痹，浊攻腹痛，二便至今不通，诊脉右部弦搏，渴思冷饮。昔丹溪，大小肠气闭于下，每每开提肺窍。《内经》谓肺主一身气化。天气降，斯云雾清，而诸窍皆为通利。若必以消食辛温，恐胃口再伤，滋扰变症。圣人以真气不可破泄，老年当遵守。

紫菀、杏仁、瓜蒌皮、郁金、山栀、香豉。

又 舌赤咽干，阳明津衰，但痰多，不饥不食，小溲不爽，大便尚秘。仿古人以九窍不利，咸推胃中不和论治。

炒半夏、竹茹、枳实、花粉、橘红、姜汁。（《临证指南医案·卷四·肠痹·肺气不开降》）

🫖 动怒忽心腹痛有形，此气聚成瘕。乃肝虚气逆，用辛补体用方。

人参、炙草、当归、川楝子皮、茯神、白芍、桃仁。（《眉寿堂方案选存·卷下·女科》）

🫖 动怒血吐成升，月余再吐，自述少腹常痛，夜必身热汗出。必经水得通，可免干血劳怯。

醋炙鳖甲、胡黄连、炒焦延胡、炒桃仁、芜蔚子、炒楂肉。（《眉寿堂方案选存·卷下·女科》）

🍵 风动液亏，腹痛肠红，经闭，暮热惊恐，治在肾肝。

熟地炭、黄肉炭、炙草、五味子、白茯神、白芍。（《眉寿堂方案选存·卷下·女科》）

🍵 腹痛得食则安，梦泄。

炙草、归身、茯神、白芍、南枣。（《未刻本叶天士医案·保元方案》）

🍵 顾。久损漏疡，胃减腹痛。议用戊己汤意。

人参、茯神、白芍、炙草、炒菟丝子。（《临证指南医案·卷八·疮疡·疡漏》）

🍵 劳怯形肌日瘁，食减自利，腹痛寒热，由阴虚已及脾胃。无治嗽清滋之理. 姑以戊己汤加五味，摄阴为议，是难愈之证。

炒白芍、炙甘草、北五味。（《叶氏医案存真·卷一》）

🍵 林。脉左弦涩，少腹攻逆，痛即大便。肝气不疏，厥阴滞积。

香附一钱半、鸡肫皮（炙）一钱半、茯苓一钱半、麦芽一钱、香橼皮八分、青皮五分、炒楂肉二钱、砂仁壳五分。

又 少腹瘕聚攻逆，身热，或噫，或浊气下泄则诸恙悉舒，恼怒病发。厥阴肝木郁遏不疏，显露一斑。

川楝子一钱、小茴五分、生牡蛎三钱、桂枝木五分、生白芍一钱、青皮一钱。（《临证指南医案·卷九·癥瘕·肝郁犯胃》）

🍵 某。潮热，自利，腹痛。

黄芩、生白芍、枳实、桔梗、槟榔汁、木香汁。（《临证指南医案·卷七·痢·湿热》）

🍵 某。冷湿伤胃，肝木上侮，冲气欲呕，腹痛。

淡吴萸、厚朴、草蔻、藿香梗、木瓜、茯苓。（《临证指南医案·卷四·呕吐·肝犯胃》）

🍵 某。三次两月胎漏而下，是厥阴失养。脉数右大，腹痛，恶露未尽。

柏子仁、炒楂肉、丹皮、泽兰叶、细生地。

调入琥珀末。(《临证指南医案·卷九·产后·肝虚血滞》)

🫖 某。长夏腹胀减食，微痛，是暑伤在气分。东垣每调和脾胃，疏泄肝木，最属近理。若守中之补，及腻滞血药皆左。

人参、广皮、白芍、茯苓、谷芽、生益智仁。(《临证指南医案·卷八·腹痛·暑伤中气》)

🫖 潘。入夜咽干欲呕，食纳腹痛即泻。此胃口大伤，阴火内风劫烁津液。当以肝胃同治，用酸甘化阴方。

人参一钱半、焦白芍三钱、诃子皮七分、炙草五分、陈仓米三钱。

又 去陈米，加南枣一枚。

又 咽干不喜汤饮，腹鸣溺浊。五液消烁，虚风内风扰于肠胃。

人参、木瓜、焦白芍、赤石脂、炙草。(《临证指南医案·卷六·泄泻·肝犯胃》)

🫖 脾阳困顿，飧泄腹痛。

丁香、荜茇、白茯苓、炮姜、广皮、益智仁。(《未刻本叶天士医案·方案》)

🫖 沈，四十。肢冷腹痛，有形为瘕，久泻。

当归炒黑、小茴炒黑、上肉桂、山楂炒黑、茯苓。

又 冷利有瘕，遇冷则呕。

吴萸、炒小茴、延胡、茯苓、川楝子、生香附。(《临证指南医案·卷九·癥瘕·厥阴寒滞呕泻》)

🫖 湿积，下利腹痛。

茆术、广皮、益智仁、茯苓、厚朴、广木香。(《未刻本叶天士医案·方案》)

🫖 湿积脾困，便溏腹痛。

厚朴、陈皮、砂仁壳、茯苓、麦芽、陈神曲。(《未刻本叶天士医案·方案》)

湿阻，下利腹痛。

厚朴、广皮、香附、藿香、茯苓。(《未刻本叶天士医案·保元方案》)

🍵 食滞，下利腹痛。

厚朴、谷芽、煨姜、陈皮、半曲、枳实。(《未刻本叶天士医案·方案》)

🍵 唐。未病形容先瘦，既病暮热早凉。犹然行动安舒，未必真正重病伤寒也。但八九日，病来小愈，骤食粉团腥面。当宗食谷发热，损谷则愈。仲景未尝立方。此腹痛洞泻，食滞阻其肠胃，大腑不司变化。究其病根，论幼科体具纯阳，瘦损于病前，亦阳亢为消烁。仲景谓：瘅疟者，单热不寒。本条云：阴气孤绝，阳气独发，热灼烦冤，令人消烁肌肉。亦不设方，但云以饮食消息主之。嘉言主以甘寒生津可愈，重后天胃气耳。洞泻既频，津液更伤。苦寒多饵，热仍不已。暮夜昏谵，自言胸中格拒，腹中不和。此皆病轻药重，致阴阳二气之残惫。法当停药与谷，谅进甘酸，解其烦渴，方有斟酌。

又 鼻煤，唇裂舌腐。频与芩、连，热不肯已。此病本轻，药重于攻击，致流行之气结闭不行，郁遏不通，其热愈甚。上则不嗜饮，不纳食，小溲颇利，便必管痛。三焦皆闭，神昏瘛疭有诸。

连翘心三钱、鲜石菖蒲汁一钱半、川贝母三钱、杏仁廿粒、射干二分、淡竹叶一钱半。

又 自停狠药，日有向愈之机。胃困则痞闷不欲食，今虽未加餐，已知甘美，皆醒之渐也。童真无下虚之理，溲溺欲出，尿管必痛，良由肺津胃汁，因苦辛燥热烈气味，劫夺枯槁，肠中无以营运。庸医睹此，必以分利。所谓泉源既竭，当滋其化源。九窍不和，都属胃病。

麦门冬二钱、甜杏仁四钱、甜水梨皮三钱、蔗浆一木勺。(《临证指南医案·卷六·疟·瘅疟》)

🍵 田，三八。久矣晨泄腹痛，近日有红积，此属肾虚。

补骨脂、大茴香、五味、茯苓、生菟丝。(《临证指南医案·卷七·便血·肾阳虚》)

🍵 王，廿。脉右虚，左虚弦数。腹痛两月，胸痹咽阻，冷汗，周身刺痛，寒栗。此属内损，有经闭成劳之事。

桂枝汤（桂枝、白芍、炙草、生姜、大枣。编者注）加茯苓。

又　照前方加当归、肉桂。

又　内损，情怀少畅，非偏寒偏热可以攻病。方中温养气血，以便条达，非因寒投热之谓。开怀安养为宜，勿徒恃药。继此可进养营法。

归桂枝去姜，加茯苓。（《临证指南医案·卷九·调经·郁损营阴》）

🍵　吴，十七。胁中刺痛，血逆，心中漾漾，随嗽吐出，兼有呕恶腹痛。此笄年情志郁勃，阳气多升，络血逆行，经水不下，恐延干血重症。

山楂、桃仁、柏子仁、丹皮、延胡、益母草。（《种福堂公选医案·吐血》）

🍵　吴，四二。腹痛下血，食荸荠、豆浆而愈，乃泄肺导湿之药。（《临证指南医案·卷七·便血·脾肾虚》）

🍵　席，东山，五十岁。血痹气滞，腹中不和，而大便燥结不润。夏季以柔药辛润，交霜降土旺，连次腹痛，目眦变黄，此非黄疸，湿热瘀留阻壅乃尔。

炒桃仁、郁李仁、芜蔚子、冬葵子、菠菜干。（《叶天士晚年方案真本·杂症》）

🍵　项，廿七岁。失血如饥腹痛，是烦劳致伤，见血投凉，希图降止，乃胃伤减食，其病日凶。

熟地炭、湖莲肉、山药、茯神、芡实、炙草。（《叶天士晚年方案真本·杂症》）

🍵　徐，六六。自春季胸胁肌腠以及腹中疼痛，从治肝小愈。腹鸣泄泻不止，久风飧泄，都因木乘土位。东垣云治脾胃必先制肝，仿此。

人参、焦术、炙草、木瓜、乌梅、炒菟丝饼。（《临证指南医案·卷六·泄泻·肝犯脾胃》）

🍵　徐，四十。疹发五六年，形体畏寒，病发身不大热，每大便，腹痛里急。此皆气血凝滞，当以郁病推求。

当归、酒制大黄、枳实、桂枝、炙草、白芍。(《临证指南医案·卷八·腹痛·郁伤肝脾络血凝瘀》)

🍵 姚，三十。面少华色，脉似数，按之芤涩。产后三年，从未经来，腹中有形，升逆则痛，肩背映胁，卒痛难忍。咳吐都是涎沫，着枕气冲欲坐，食减便溏，身动语言喘急。此乃蓐劳损极不复，谅非草木可以图幸。由下焦元海少振，惊恐馁弱，冲脉动，斯诸脉交动。拟益元气，充形骸，佐重镇以理怯，护持体质之义，非治病方药矣。

人参、杞子、白龙骨、茯苓、紫石英、羊肉。(《临证指南医案·卷九·产后，蓐劳》)

🍵 阴虚淋闭未减，近日腹痛吐泻，喜得冷饮，必有暑湿内着太阴脾脏，与本病两途，先宜分消调中，俟痛泻平再议。

黄芩、益智仁、黑山楂、白芍、陈皮、白木瓜。(《眉寿堂方案选存·卷下·女科》)

🍵 肢冷涌涎，脐上痛坠，泄泻而脉缓，此为脾厥。以辛香醒中，兼解少阳之郁。

生益智、香附汁、厚朴、柴胡、煨木香、陈皮。(《叶氏医案存真·卷一》)

🍵 周，三一。蓐劳。下元先空，咳音不转，必致呕吐，是冲脉虚，气逆上攻，熏蒸肺脏。延及不饥减食，腹痛便溏，乃清内热泄肺医嗽之误。

炒当归、生白芍、炙草、南枣肉。(《种福堂公选医案·产后蓐劳》)

腹胀/腹满

【临证表现】

脐上横梗，食下胀，䐜胀，腹膨，腹满，腹大脐突，腹中胀满，肠鸣腹鸣，胸臆不爽，气滞，食纳不适，不饥，不能食，废食，食少易滞，呕恶，泄泻，便溏，艰于大便，大便涩滞，大小便不利，二便不通畅，大便不爽，肛门下坠，呕噫，暮食饱胀，面黄白，色黄，夜寐不安，形色衰夺，削瘦无神，形衰大肉尽削，畏寒，肢冷足冷，肢肿，足肿，四肢肌肉麻木。舌黄，脉沉小，脉微而涩，脉弦；脉左小涩，右微弦；脉沉右小，左虚大。

【临证经验】

水谷之湿内着，脾阳不主默运，胃腑不能宣达。疏脾降胃，令其升降为要。肾阳虚则乏纳气之权，浊阴凝瘕，少腹渐觉有形为胀。脾阳虚则健运失司，食少易滞。受病既属内伤，固以理脏真为最要。益火暖土，使中下之阳得安。腹膨而不软，不但伤中宫之阳，中下浊阴凝结矣。惟膨而仍软，知阳虽伤而尚未阴凝。但理中宫之阳，俾得转旋斯愈矣。阳气在胸腹升降转旋，无一息之停，斯清浊分而上下治。(《徐批叶天士晚年方案真本·上卷》)

【用药特色】

叶桂治疗腹胀/腹满，临床常用茯苓、附子、厚朴、陈皮、人参、益智仁、白术、干姜、白芍、谷芽、泽泻、桂枝、生姜、草果、甘草、木瓜、砂仁、山楂、菟丝子、乌梅、吴茱萸、枳实、猪苓、半夏、川楝子、牡蛎、芦荟、青皮、香附子、杏仁、朱砂、柏子仁、萆薢、苍术、大黄、当归、冬葵子、杜仲、枸杞子、花椒、黄芩、鸡内金、椒目、牡丹皮、牛膝、炮姜、桑叶、沙苑、蜀漆、桃仁、香橼、小茴、薏苡仁、郁金、猪胆汁、紫菀等。其中，茯苓应用41次，陈皮应用19次，附子、厚朴应用各18次，人参应用17次，干姜应用16次，白术应用15次，白芍应用11次，益智仁应用10次，谷芽、泽泻应用8次，桂枝、生姜应用7次，草果、枳实应用5次，半夏、甘草、木瓜、砂仁、山楂、菟丝子、乌梅、吴茱萸、猪苓应用4次，川楝子、牡蛎、芦荟、青皮、香附子、杏仁、朱砂应用3次，柏子仁、萆薢、苍术、大黄、当归、冬葵子、杜仲、枸杞子、花椒、黄芩、鸡内金、椒目、牡丹皮、牛膝、炮姜、桑叶、沙苑、蜀漆、桃仁、香橼、小茴、薏苡仁、郁金、猪胆汁、紫菀应用2次，槟榔、柴胡、车前子、沉香、大腹皮、大麦芽、丁香、防己、茯神、海金沙、黑豆皮、胡芦巴、黄连、橘叶、鹿角、麦芽、茜草、秦皮、肉桂、桑螵蛸、神曲、生地黄、熟地黄、土瓜蒌皮、乌药、延胡索、栀子、紫石英、紫苏梗、紫苏子应用 1 次。

【小方医案】

🍵 产后下损，治嗽肺药是上焦药，药不对症，先伤脾胃，此食减腹膨跗肿所由来也。

人参、沙苑、杜仲、茯神、螵蛸、枸杞。（《眉寿堂方案选存·卷下·女科》）

🍵 陈，六二。老人脾肾阳衰，午后暮夜阴气用事，食纳不适，肠鸣䐜胀，时泄。治法初宜刚剂，俾阴浊不僭，阳乃复辟。

人参一钱半、淡附子一钱、淡干姜八分、茯苓三钱、炒菟丝三钱、胡芦巴一钱。（《临证指南医案·卷三·肿胀·肾胃阳虚》）

🍵 陈，五十。积劳，脾阳伤，食下胀，足肿。

生白术、茯苓、熟附子、草果仁、厚朴、广皮。（《临证指南医案·卷三·肿胀·脾阳虚》）

🍵 陈升葵弟。劳病先伤阴气，继而阳伤，夏季脾胃不和，䐜胀腹鸣，晨泄。凡阳虚外寒，阴虚热蒸，皆虚不肯复元之象，非草木可为。病人述腹中气通小愈，用药当宗此旨。

人参、谷芽、茯苓、白芍、炙草、新会皮。（《叶氏医案存真·卷三》）

🍵 程女。湿郁脾阳，腹满，肢冷，泄泻。

四苓散（猪苓、茯苓、泽泻、白术。编者注）加厚朴、广皮。（《临证指南医案·卷六·泄泻·寒湿》）

🍵 瘅胀，脾阳困顿，浊阴不泄。得之阴弱之体，最不易治。

茯苓、桂心、紫厚朴、姜渣、白芍、生白术。（《未刻本叶天士医案·方案》）

🍵 瘅胀陡然吐血，血后胀亦不减，此肝冲逆阳明胃腑受困，乃虚之实候也，难治。

青皮、香附、鸡肫皮、茯苓、大麦芽、香橼皮。（《未刻本叶天士医案·方案》）

🍵 瘅胀腹皮反热，下体怯冷，是阴盛格阳之象，饮必沸汤，稍温则腹中不适矣，大小便不利，正属阳气不得通行之义，阴邪弥满之势，症非轻小，其勿忽视。

泡淡川附子五钱、泡淡生干姜一钱五分，公猪胆汁一个冲入调服。（《未刻本叶天士医案·方案》）

🍵 荡口，四十六。面黄白削瘦无神，腹大脐突，足冷肿重，自言如著囊沙。曾经用药攻下，下必伤阴，而胀满不减，乃浊阴锢闭，阳伤见症。病在不治之条，但用药究宜温热，以冀通阳泄浊。

生川附、椒目、炒干姜、炒小茴、车前子。（《叶氏医案存真·卷三》）

🍵 伏暑深秋乃发，是属里证，虽经遗泄，系阴虚夹邪。忌用温散，再伤阴液。今自利口渴腹满，可与四逆散（柴胡、枳实、白芍、甘草。编者注）方法。

黄芩、枳实、六一散、生芍、广皮白。（《眉寿堂方案选存·卷上·暑》）

🍵 顾。脾肾瘕泄，腹膨肢肿。久病大虚，议通补中下之阳。

人参、川熟附、茯苓、泽泻、炒黄干姜。（《临证指南医案·卷六·泄泻·脾肾阳虚》）

🍵 胡，二六。疾走作劳，身前胁腹闪气，上下串痛。交正月，寒战气冲，呼吸皆阻，腹胀，脐上横梗，有形作痛。自痢已两月，思劳必伤阳，春令病加，是木旺侮土，中阳困惫，浊气充塞，正气全伤，大肉尽削。述食入逾时，必加呕噫，后天生化之源大困，议急理中土之阳。

人参、茯苓、公丁香柄、川椒、乌梅肉、炒黄干姜。（《种福堂公选医案·木乘土呕痢》）

🍵 胡。胸臆不爽，食入内胀，粪后便血，病已二年。诊脉左小涩，右微弦，食减形瘦，是内伤悒郁，初病在气，久延血络，而瘀腐色鲜，血液皆下，从怒劳血郁治。

桃仁、杏仁、柏子仁、归尾、紫菀、冬葵子。（《种福堂公选医案·便血》）

湖州，三十八。太阴腹胀，是久劳阳不饥，不能食，二便不通畅，温以通阳，苦温疏滞。

熟附子、熟大黄、草果仁、生厚朴、生姜、广陈皮。（《叶氏医案存真·卷三》）

金。腹胀气滞，久泻，产后五日。

於术、厚朴、茯苓、泽泻、南山楂、延胡。（《临证指南医案·卷九·产后·气滞胀泻》）

李，积劳伤阳，腹膨仍软，脉弦无胃气，形衰废食，理中宫阳气之转旋，望其进食。延久无能却病矣。

人参、淡附子、谷芽、茯苓、益智、广皮。（《叶天士晚年方案真本·杂症》）

脉沉小，久嗽足浮腹膨，少阴之阳已伤，故水饮欲泛。

茯苓、木防己、泽泻、牡蛎、薏苡仁、桂枝。（《未刻本叶天士医案·方案》）

脉沉右小，左虚大，脐上有动气，膜胀不嗜食，艰于大便。此中气大虚，肝气内变，忌用攻伐消导，宜泄肝和胃。

茯苓、益智仁、郁金、谷芽、乌梅。（《叶氏医案存真·卷三》）

某，四五。产后未满百日，胸胁骨节收引，四肢肌肉麻木，浮肿腹胀，早轻夜重，食减，畏寒，便溏，脉得右迟左弦。先与理中，健阳驱浊。

人参、炮姜、淡附子、焦白术、枳实、茯苓。（《临证指南医案·卷九·产后·阳虚肿胀》）

某，五一。食谷不运，膜胀呕恶，大便不爽，脉弦色黄。此胃阳式微，升降失司使然。法当温通阳气。

吴萸八分、半夏三钱、荜茇一钱、淡干姜一钱、生姜汁五分、广皮白一钱半。（《临证指南医案·卷三·肿胀·胃阳虚》）

某。腹中胀满，当通火腑。

更衣丸［朱砂五钱（研）、芦荟七钱（研），好酒和丸，编者注］一钱六分。（《临证指南医案·卷四·便闭·火腑不通》）

某。劳力烦心失血，早食则运，暮食饱胀，疏补调中方。

人参、茯苓、炙草、生谷芽、广皮、白芍。(《临证指南医案·卷二·吐血·劳伤中气虚》)

某。脉右弦，腹膨鸣响，痛泻半年不痊。此少阳木火郁伤脾土，久则浮肿胀满。法当疏通泄郁，非辛温燥热可治。

黄芩、白芍、桑叶、丹皮、柴胡、青皮。(《临证指南医案·卷六·泄泻·胆郁伤脾》)

某。脾肾虚寒多泻，由秋冬不愈，春木已动，势必克土。腹满，小便不利，乃肿病之根。若不益火生土，日吃疲药，焉能却病？

人参、白术、附子、生益智、菟丝子、茯苓。(《临证指南医案·卷三·肿胀·脾肾阳虚》)

某。食下䐜胀，舌黄，当治脾阳。

生白术一钱半、广皮一钱、茯苓三钱、厚朴一钱、木瓜五分、淡附子七分。(《临证指南医案·卷三·肿胀·脾阳虚》)。

某。长夏腹胀减食，微痛，是暑伤在气分。东垣每调和脾胃，疏泄肝木，最属近理。若守中之补，及腻滞血药皆左。

人参、广皮、白芍、茯苓、谷芽、生益智仁。(《临证指南医案·卷八·腹痛·暑伤中气》)

倪，廿。腹软膨，便不爽，腑阳不行。

生益智、茯苓、生谷芽、广皮、砂仁壳、厚朴。

又　六腑不通爽，凡浊味食物宜忌。

鸡肫皮、麦芽、山楂、砂仁、陈香橼。

又　脉沉小缓，早食难化，晚食夜胀，大便不爽。此腑阳久伤，不司流行，必以温药疏通，忌食闭气黏荤。

生白术、附子、厚朴、草果、茯苓、广皮白、槟榔汁。(《临证指南医案·卷三·肿胀·脾胃阳虚》)

努力络痰，入春气升激络，血欲外溢未泄，气还瘀凝，胠胀腹膨，心中烙热，古谓治血莫如理气，气宣血降，良有以也。

黑栀、苏子、牛膝、桃仁、丹皮、茜草。(《未刻本叶天士医案·方案》)

🍵 脾弱少运，腹鸣且胀。

益智、茯苓、大腹皮、青皮、广皮、砂仁壳。（《未刻本叶天士医案·保元方案》）

🍵 浦，四九。肾气丸，五苓散，一摄少阴，一通太阳，浊泄溺通，腹满日减，不为错误。但虚寒胀病而用温补，阅古人调剂，必是通法。盖通阳则浊阴不聚，守补恐中焦易钝。喻氏谓能变胃而不受胃变，苟非纯刚之药，曷胜其任？议于暮夜服玉壶丹（即扁鹊玉壶丸：硫黄八两、麻油八两。编者注）五分，晨进人参、半夏、姜汁、茯苓、枳实、干姜。（《徐批临证指南医案·卷三·肿胀》）

🍵 钱。食入腹胀，已五十日，且痛必有形攻动，头中微痛。夫痞满属气，痛因气滞，二便既通，其滞未必在乎肠胃。从太阴脾阳伤，以辛温开泄主之。

桂枝、生白芍、淡干姜、厚朴。

又 照方去白芍，加生益智仁、茯苓。（《临证指南医案·卷三·肿胀·脾阳虚》）

🍵 热病时疟，不分清理在气在血，以发散消导，劫伤胃汁，遂不饥不食。突遭惊骇，肝阳暴越，复令倏热倏凉，两足皆冷，腹胀不和。胁中有形触痛，由久病入络。阴阳不通，二便窒闭，先与更衣丸（朱砂五钱、芦荟七钱，好酒和丸，每服一钱二分。编者注）二钱，俟半日后，大便得通。次日用药，当以两和厥阴、阳明方法。

生牡蛎、柏子仁、生白芍、川楝肉、小黑豆皮、细根生地。（《眉寿堂方案选存·卷上·疟疾》）

🍵 色黄，腹膨，形寒。

谷芽、茯苓、米仁、半曲、新会、木瓜。（《未刻本叶天士医案·保元方案》）

🍵 沈，五二。三疟。腹胀，不渴呕水，邪在脾胃之络。温疏里邪，勿用表散。

草果、粗桂枝、生姜、厚朴、炒蜀漆、茯苓。

又　温脾通胃得效。

生於术、淡附子、川桂枝、炒黑蜀漆、厚朴、生姜。(《临证指南医案·卷六·疟·脾阳虚》)

🍵 肾阳虚则乏纳气之权，浊阴凝瘕，少腹渐觉有形为胀。脾阳虚则健运失司，食少易滞。受病既属内伤，固以理脏真为最要。益火暖土，使中下之阳得安，迄今图治。至冬至一阳来复，必获全效。

川椒、附子、白芍、茯苓、甘草。(《叶氏医案存真·卷三》)

🍵 食物失调，腹胀，下利。

生益智、茯苓、大泽泻、砂仁壳、广皮、生谷芽。(《未刻本叶天士医案·保元方案》)

🍵 食下䐜胀，饥则尤甚。

熟地、白茯苓、枸杞炭、沙苑、紫石英、牛膝炭。

临服磨入沉香汁。(《未刻本叶天士医案·保元方案》)

🍵 太阳开，小水自利。阳明伤，则失其阖，浊上逆。四肢冷汗，气喘，胸腹胀闷，都是阳微欲脱，脉绝厥逆，勉与通脉四逆汤(即四逆汤加葱白。更有随症加法。编者注)，回阳驱阴以挽之。

淡干姜、泡附子、人参、猪胆汁。服药后，脉微继者生，暴出者死。(《叶氏医案存真·卷一》)

🍵 脘积如覆杯，食下䐜胀吸气，邪在脾络耳，恐延中满。

生白术、干姜、厚朴、枳实、半夏、茯苓。(《未刻本叶天士医案·保元方案》)

🍵 汪介臣。鼻冷涕泪，腹胀仍空，形色衰夺，脉微而涩。阳气已惫，浊阴日聚，为胀满不食，危期至速，勉议通阳方法。

人参、茯苓、淡附子、淡干姜。(《叶氏医案存真·卷三》)

🍵 王，十八。冲年形瘦，腹胀食减便溏。自上秋失血以来，日加孱弱，脉左坚右涩。虽阴虚起见，而中焦为急，此非小恙。

人参、茯苓、炙草、白芍、广皮、厚朴。(《临证指南医案·卷二·吐血·劳伤中气虚》)

🍵 翁，四四。少腹有形，左胁䐜胀，内发必肌肉麻木，呕吐痰沫不爽，此属肝厥。由乎怀抱抑郁，不得条达，数载病不肯愈者为此。

淡吴萸、川楝子、生香附、南山楂、青橘叶、牡蛎。(《种福堂公选医案·痉厥》)

🍵 吴，三十九岁。夏季用苦润，通小肠火腑。病人说大便仍不爽，肛门下坠，里急后重，始而脐旁，渐及胃脘，按之而痛，食入胀加，遇嗔怒病甚，姑以解郁和中之药。

生香附、乌药、苏梗、茯苓、新会皮、生益智。(《叶天士晚年方案真本·杂症》)

🍵 吴，四三。食下䐜胀，便溏不爽，肢木不仁。此脾阳困顿，不能默运使然。温通中阳为主。

白术三钱、附子一钱、炮姜一钱半、桂枝木一钱、茯苓三钱、荜茇一钱。(《临证指南医案·卷三·肿胀·脾阳虚》)

🍵 夏廿。食下䐜胀，旬日得一更衣。肠胃皆腑，以通为用。丹溪每治肠痹，必开肺气，谓表里相应治法。

杏仁、紫菀、冬葵子、桑叶、土瓜蒌皮。

又 肠痹开肺不效，用更衣丸三钱。(《临证指南医案·卷四·肠痹·肺气不开降》)

🍵 徐，三九。攻痞变成单胀，脾阳伤极，难治之症。

生白术、熟附子、茯苓、厚朴、生干姜。(《临证指南医案·卷三·肿胀·脾阳虚》)

🍵 颜，六三。今年风木加临，太阴阳明不及，遂为䐜胀，小便不利，两跗皆肿，大便涩滞。治在腑阳，用分消汤方。

生於术、茯苓、泽泻、猪苓、厚朴、椒目。

海金沙汤煎。(《临证指南医案·卷三·肿胀·肝犯脾胃阳虚有湿》)

🍵 腰痛如束，腹膨欲胀，八脉为病。

鹿角、小茴、茯苓、杜仲、当归。(《眉寿堂方案选存·卷下·女科》)

🍵 张，妪。泄泻，脾肾虚，得食胀。

人参、炒菟丝子、炒黄干姜、茯苓、煨益智、木瓜。(《临证指南医案·卷六·泄泻·脾肾阳虚》)

🍵 张，妪。腹鸣䐜胀，清晨瘕泄。先以息肝风安脾胃方。

人参、茯苓、木瓜、炒乌梅、炒菟丝子。

又　泄肝醒胃方。

吴萸、生白芍、炒乌梅、人参、茯苓。(《临证指南医案·卷六·泄泻·肝犯脾胃》)

🍵 中脘胀而高凸，阳痹湿阻使然。

厚朴、杏仁、橘白、茯苓、枳实、干姜。(《未刻本叶天士医案·保元方案》)

🍵 周。湿伤脾阳，腹膨，小溲不利。

茅术、厚朴、茯苓、泽泻、猪苓、秦皮。

又　五苓散（猪苓、茯苓、泽泻、白术、桂枝。编者注）。

又　二术膏。(《临证指南医案·卷五·湿·湿郁脾阳》)

🍵 朱，湖州，三十八岁。太阴腹胀，是久劳伤阳，不饥不饱，二便不通爽，温以通阳，苦温疏滞。

制附子、熟大黄、草果、生厚朴、生姜、广皮。(《叶天士晚年方案真本·杂症》)

便　溏

【临证表现】

大便鹜溏，大便溏泄，大便频溏，大便如溏，大便微溏，大便久溏，大便溏泄不爽，嗳噫哕声不已，不欲纳谷，纳粥欲呕，食减，食减无味，知饥不甘纳食，恶心，痰多微呕，脘闷，腹痛，平昔好饮，遗精，形疲神倦，神力疲倦，气短促，形神大衰，面无华色，色白，腰痛无力，肌肉麻木，四肤浮肿腹胀，足肿，小便短涩浑浊。淡白，舌白，舌干，脉软，脉数，脉右弦左缓弱，脉右迟左弦。

【临证经验】

叶桂门人华岫云总结说，脾胃之论，莫详于东垣，其所著补中益气、调中益气、升阳益胃等汤，诚补前人之未备。察其立方之意，因以内伤劳倦为主，又因脾乃太阴湿土，且世人胃阳衰者居多，故用参、芪以补中，二术以温燥，升、柴升下陷之清阳，陈皮、木香理中宫之气滞，脾胃合治。若用之得宜，诚效如桴鼓。盖东垣之法，不过详于治脾，而略于治胃耳。乃后人宗其意者，凡著书立说，竟将脾胃总论，即以治脾之药笼统治胃，举世皆然。今观叶氏之书，始知脾胃当分析而论。盖胃属戊土，脾属己土，戊阳己阴，阴阳之性有别也。脏宜藏，腑宜通，脏腑之体用各殊也。若脾阳不足，胃有寒湿，一脏一腑，皆宜于温燥升运者，自当格遵东垣之法。若脾阳不亏，胃有燥火，则当遵叶氏养胃阴之法。观其立论云：纳食主胃，运化主脾，脾宜升则健，胃宜降则和。又云：太阴湿土，得阳始运；阳明阳土，得阴自安。以脾喜刚燥，胃喜柔润也。仲景急下存津，其治在胃。东垣大升阳气，其治在脾。此种议论，实超出千古。故凡遇禀质木火之体，患燥热之证，或病后热伤肺胃津液，以致虚痞不食，舌绛咽干，烦渴不寐，肌燥熇热，便不通爽。此九窍不和，都属胃病也，岂可以芪、术、升、柴治之乎？故先生必用降胃之法，所谓胃宜降则和者，非用辛开苦降，亦非苦寒下夺，以损胃气，不过甘平，或甘凉濡润，以养胃阴，则津液来复，使之通降而已矣。此义即宗《内经》所谓六腑者，传化物而不藏，以通为用之理也。今案中所分胃阴虚，胃阳虚，脾胃阳虚，中虚，饥伤，食伤，其种种治法，最易明悉，余不复赘。总之脾胃之病，虚实寒热，宜燥宜润，固当详辨。其于升降二字，尤为紧要。盖脾气下陷固病，即使不陷，而但不健运，已病矣。胃气上逆固病，即不上逆，但不通降，亦病矣。故脾胃之治法，与各门相兼者甚多，如呕吐、肿胀、泄泻、便闭、不食、胃痛、腹痛、木乘土诸门，尤宜并参，互相讨论，以明其理可也。（《临证指南医案·卷三·脾胃·食伤》）

【用药特色】

叶桂治疗便溏，临床常用茯苓、白术、人参、陈皮、甘草、附子、益智仁、干姜、泽泻、桂枝、白芍、半夏、厚朴、木瓜、山药、荜茇、防己、谷芽、黄柏、麦门冬、石斛、熟地黄、煨姜、茵陈、知母、枳实等。其中，茯苓应用 30 次，白术应用 20 次，人参应用 17 次，陈皮应用 15 次，甘草应用 9 次，附子应用 8 次，益智仁应用 7 次，干姜、泽泻应用 6 次，桂枝应用 5 次，白芍、半夏应用 4 次，厚朴、木瓜、山药应用 3 次，荜茇、防己、谷芽、黄柏、麦门冬、石斛、熟地黄、煨姜、茵陈蒿、知母、枳实应用 2 次，白及、川乌、大麦仁、大枣、当归、稻根须、防风、茯神、甘松、钩藤、龟甲、胡芦巴、黄精、黄芪、黄芩、蒺藜、姜灰、桔梗、稆豆皮、麦芽、牡丹皮、牡蛎、炮姜、秋石、肉桂、桑皮、桑叶、砂仁、山楂、神曲、生地黄、生姜、菟丝子、乌梅、五味子、薏苡仁、枳壳、猪胆汁、猪脊髓、紫河车应用 1 次。

【小方医案】

🫖 本质最虚，多忧积郁。春深入夏，阳气发泄，脾弱失运，纳谷渐减，土中阳渐，湿生气钝，肝木来克，肿胀日著。血败化水凝结，小便日加短涩。湿坠注肠，大便鹜溏。阳气不交于下，膝下寒冷不温。脉涩经闭，显然血蛊。浊气上干，必有喘急，夜坐不卧。见症险笃已极，勿得小视。以通阳腑理虚，冀阴浊不致闭锢。

人参、淡干姜、茯苓、淡附子、猪胆汁、泽泻。(《眉寿堂方案选存·卷下·女科》)

🫖 便溏，下血，议用理中法。阴弱失守，阳升牙宣。

大补阴汤（黄柏、知母、熟地、龟甲、猪脊髓。编者注）。(《未刻本叶天士医案·保元方案》)

🫖 陈，妪。久郁，伤及脾胃之阳，面无华色，纳粥欲呕，大便溏泄，气陷则跗肿，气呆则脘闷。有中满之忧，用治中法。

人参、生益智、煨姜、茯苓、木瓜、炒广皮。(《临证指南医案·卷三·肿胀·肝犯脾胃》)

🫖 程，四十七岁。肌色淡白，脉右弦左缓弱，大便久溏，嗳噫哕声不已。日前谓吐蛔起见，以苦和胃理肝，病人述用药不饥脘闷。乃中宫阳微，味多酸浊。酸苦属阴，不中病矣。议运行中焦之阳气，辛可以胜酸。

人参、茯苓、益智仁、生姜、胡芦巴、厚朴。(《叶天士晚年方案真本·杂症》)

🫖 肝血内耗，已成干血瘵疾，咽痛音哑，晡热便溏，最不易治。

生地、元稻根须、川斛、麦冬、穞豆干皮、茯神。(《未刻本叶天士医案·保元方案》)

🫖 戈。小便短涩浑浊，大便频溏，不欲纳谷。此伤食恶食也，当分消土。

生益智、广皮、茯苓、泽泻、炒白芍、炒山楂。(《临证指南医案·卷三·脾胃·食伤》)

🫖 霍乱后中气未和，大便如溏如结，苦药不宜。

人参、谷芽、木瓜、茯苓、煨姜、陈皮。(《未刻本叶天士医案·保元方案》)

🫖 劳伤阳气，神倦，便溏。

人参、於术、茯苓、附子、干姜。(《未刻本叶天士医案·保元方案》)

🫖 脉长弦数，阴亏阳不宁静，食下便溏，亦肾为胃关之义。

六味汤去萸加牡蛎。(《未刻本叶天士医案·方案》)

🫖 某，廿。色白，脉软，体质阳薄。入春汗泄，神力疲倦，大便溏泄不爽。皆脾阳困顿，不克胜举，无以鼓动生生阳气耳。刻下姑与和中为先。

益智仁八分、广皮一钱、姜灰七分、茯苓三钱、生谷芽三钱。(《临证指南医案·卷六·泄泻·脾阳虚》)

🫖 某，三六。阳微体质，湿痰内聚，便溏脘闷，肌麻舌干，清理湿邪，气机升降自安。

金石斛、茯苓、半夏、广皮白、钩藤、白蒺藜。(《临证指南医案·卷五·湿·湿阻中焦阳气》)

🫖 某，四五。产后未满百日，胸胁骨节收引，四肢肌肉麻木，浮肿腹胀，早轻夜重，食减，畏寒，便溏，脉得右迟左弦。先与理中，健阳驱浊。

人参、炮姜、淡附子、焦白术、枳实、茯苓。(《临证指南医案·卷九·产后·阳虚肿胀》)

🏮 某。便溏腰痛无力。

术菟丸(白术、菟丝子。编者注)方。(《临证指南医案·卷八·腰腿足痛·腰痛》)

🏮 某。久劳,食减,便溏不爽,气短促。

异功(即异功散:人参、茯苓、白术、甘草、陈皮。编者注)加五味子。(《临证指南医案·卷一·虚劳·脾肾兼虚》)

🏮 某。脉数,形疲,咳,经闭半年,已经食减,便溏,浮肿。无清漱通经之理,扶持中土,望其加谷。

四君子汤。(《临证指南医案·卷九·调经·脾胃阳虚》)

🏮 倪,六七。阳伤湿聚,便溏足肿。

粗桂枝、生白术、木防己、茯苓、泽泻。

又 脉紧,足肿便溏。阳微湿聚,气不流畅,怕成单胀。

照前方加茵陈。

又 晨泄肢肿。

生白术、桂枝木、淡附子、茯苓、泽泻。(《临证指南医案·卷六·泄泻·寒湿》)

🏮 年高体丰,暑湿为阴邪,肥人阳气不足,忽冷忽热,烦躁舌白,饮水不多,便溏溲数。此湿邪伤太阴脾土,阳气内郁,与邪相混,渐延昏痉呃逆之变。

生白术、半夏、茵陈、厚朴、橘红、茯苓。(《眉寿堂方案选存·卷上·暑》)

🏮 湿积脾困,便溏腹痛。

厚朴、陈皮、砂仁壳、茯苓、麦芽、陈神曲。(《未刻本叶天士医案·方案》)

🏮 食物失宜,脘闷便溏,发热。

枳壳、半曲、桑皮、黄芩、桔梗、橘红。(《未刻本叶天士医案·方案》)

🏮 痰饮内阻,阳失流行,晨起恶心,身痛,便溏。

於术、橘白、干姜、茯苓、半夏、枳实皮。(《未刻本叶天士医案·保元方案》)

🍵 汪。脉左小右虚，背微寒，肢微冷，痰多微呕，食减不甘。此胃阳已弱，卫气不得拥护。时作微寒微热之状，小便短赤，大便微溏，非实邪矣。当创建中气以维营卫。东垣云：骨为卫之本，营乃脾之源。偏热偏寒，犹非正治。

人参、归身米拌炒、桂枝木、白芍炒焦、南枣。(《临证指南医案·卷一·虚劳·营虚》)

🍵 王，二四。脉如数，垂入尺泽。病起肝肾下损，延及脾胃。昔秦越人云：自下焦损伤，过中焦则难治。知有形精血难复，急培无形之气为旨。

食少便溏，与钱氏异功散。(《临证指南医案·卷一·虚劳·脾肾兼虚》)

🍵 王，淮安，廿九岁。平昔好饮，脾气已伤，醉后便溏不实。夫酒性湿而动血，聚湿必伤脾胃之阳，三年失血，食大减少，恶酒如仇，全是脾胃受困。世俗医者，见血见嗽，以滋降清肺治法，滋必滞腻，理嗽清寒，此中阳久困不苏，坠入劳损矣。

异功散。(《叶天士晚年方案真本·杂症》)

🍵 王，三五。脉迟缓，饮酒便溏，遗精数年不已，近日腰髀足膝坠痛麻木。此湿凝伤其脾肾之阳，滋填固涩，决不应病。先议用苓姜术桂汤，驱湿暖土，再商后法。(《临证指南医案·卷八·腰腿足痛·腰膝痛》)

王。乱药杂投，胃口先伤。已经减食便溏，何暇纷纷治嗽。急急照顾身体，久病宜调寝食。

异功(即异功散。编者注)去白术，加炒白芍、炒山药。(《临证指南医案·卷二·咳嗽·中气虚》)

🍵 许，十九。善嗔，食减无味，大便溏泻。三年久病，内伤何疑。但清内热，润肺理嗽。总是妨碍脾胃。思人身病损，必先阴阳致偏。是太阴脾脏日削，自然少阳胆木来侮。宗《内经》补脏通腑一法。

四君子加桑叶炒丹皮。

又，虚劳三年，形神大衰，食减无味，大便溏泻，寒起背肢，热从心炽，每咳必百脉动掣，间或胁肋攻触。种种见症，都是病深传遍。前议四君子汤，以养脾胃冲和，加入桑叶、丹皮，和少阳木火，使土少侵，服已不应。想人身中二气致偏则病，今脉症乃损伤已极，草木焉得振顿。见病治病，谅无裨益。益气少灵，理从营议。食少滑泄，非滋腻所宜。暂用景岳理阴煎（熟地、当归、炙甘草、干姜，或加肉桂。编者注）法，参入镇逆固摄。若不胃苏知味，实难拟法。

又，人参、秋石、山药、茯苓。河车胶丸。（《临证指南医案·卷一·虚劳·阴阳并虚》）

🍵 阳浮气逆便溏，下焦阳伤矣。

茯苓、附子、白芍、干姜、白术。（《未刻本叶天士医案·方案》）

🍵 姚，曹家巷，四十四岁。心腹如焚，肌腠寒冷，知饥不甘纳食，大便久溏，此属劳怯。医案见嗽，清肺清热，损者愈损，未必用药能除病。

黄精、白及、米仁、炙草。（《叶天士晚年方案真本·杂症》）

🍵 阴亏咽痛，便溏。

滋肾丸（黄柏、知母、肉桂。编者注）。（《未刻本叶天士医案·保元方案》）

🍵 尹，三十六岁。此痿证也。诊脉小濡无力，属阳气不足，湿着筋骨。凡筋弛为热，筋纵为寒，大便久溏，为湿生五泄之征。汗易出，是卫外之阳不固。久恙不可峻攻，仿东垣肥人之病，虑虚其阳，固护卫阳，仍有攻邪，仍有宣通之用。世俗每指左瘫右痪，谓男子左属血，右属气者，非此。

生於术、川乌头、蜜炙黄芪、防风、生桂枝、熟附子。（《叶天士晚年方案真本·杂症》）

🍵 张，十九。食加便溏，胃醒脾不运也。方药当以太阴阳明是调。

异功散加甘松、益智。（《临证指南医案·卷三·脾胃·脾胃

阳虚》)

🫖 张，十九。阴伤成劳，因减食，便溏，寒热。姑从中治者，以脾为营，胃主卫也。

异功加五味子。(《临证指南医案·卷一·虚劳·阴阳并虚》)

🫖 周，四十。脉象窒塞，能食少运，便溏，当温通脾阳。

生白术一钱半、茯苓三钱、益智仁一钱、淡附子一钱、干姜一钱、荜茇一钱。

又 温通脾阳颇适，脉象仍然窒塞。照前方再服二剂，如丸方，当以脾肾同治着想。(《临证指南医案·卷三·脾胃·脾阳虚》)

🫖 朱，五十。半百已衰，多因神伤思虑。夏四月大气发泄，遂加便溏。长夏暑热，无有不大耗气分。寒热之来，乃本气先怯，而六气得以乘虚。今不思纳谷之因，皆寒热二气扰逆，胃脘清真受戕，所以致困莫苏。不烦不渴，胃阳虚也。凡醒胃必先制肝，而治胃与脾迥别。古称胃气以下行为顺，区区术、甘之守，升、柴之升，竟是脾药，所以鲜克奏效。

人参、茯苓、炒麦冬、大麦仁、木瓜、乌梅。(《临证指南医案·卷三·木乘土·肝胃》)

泄 泻

【临证表现】

痞闷呕逆，飧泄腹痛，腹满，䐜胀，腹膨，干呕味酸，食少，腹鸣下利，入夜咽干欲呕，食纳腹痛即泻，饮酒少谷，泻则胀减，烦躁，颠眩，腰酸，腹痛，肢冷，肢肿，耳鸣，夜寐易醒，肉筋惕，形寒，上热下冷，带下变色，形瘦厥逆，肉消形脱，肌肉微浮，形神衰弱。舌白，舌白似粉，舌白口腻，舌光赤；脉虚唇白，脉弦，脉沉，脉沉而迟，脉微而迟，脉虚，脉涩，脉细，脉缓。

【临证经验】

叶桂门人蒋式玉总结叶氏诊治泄泻经验说，泄泻，注下症也。经云："湿多成五泄，曰飧，曰溏，曰鹜，曰濡，曰滑。"飧泄之完谷不化，湿兼风也。溏泄之肠垢污积，湿兼热也。鹜溏之澄清溺白，湿兼寒也。濡泄之身重软弱，湿自胜也。滑泄之久下不能禁固，湿胜气脱也。是以胃风汤治有血之飧泄，清六丸疗肠垢之热溏。鹜溏便清溺白，中有硬物，选用理中治中。滑泄脉微气脱，洞下不禁，急投四柱、六柱饮。惟濡泄有虚有实，或以胃苓，或以术附。至于脾泄、胃泄、肾泄、大肠泄、小肠泄、大瘕泄、痰泄、郁泄、伤酒伤食泄，古方古法，条载甚详。其急则治标，必使因时随症，理固然也。及其缓则治本，惟知燥脾渗湿，义有未尽者乎？盖脾同坤土，本至静之体，而有乾健之用，生万物而役于万物。从水从火，为寒为热。历观协热下利者，十不得一二。从水之寒泄者，十常八九焉。言当然者，主治在脾。推所以然者，必求之水火。因思人身水火，犹权衡也，一胜则一负，火胜则水负，水胜则火负。五泄多湿，湿水同气，水之盛，则火之衰也。于是推少阳为三阳之枢，相火寄焉，风火扇胃，而熟腐五谷。少阴为三阴之枢，龙火寓焉，熏蒸脏腑，而转输糟粕。胃之纳，脾之输，皆火之运也。然非雷藏龙驯，何能无燥无湿？势有胃明燎上之眚。如果土奠水安，从此不泛不滥，定无清气在下之患类。吾故曰：五泄之治，平水火者清其源，崇堤土者塞其流耳。今观叶氏诊记，配合气味，妙在清新，纵横治术，不离规矩。依然下者升，滑者固，寒者温，热者清。脉弦治风，脉濡渗湿。总之长于辨证立方，因而投剂自能辄效。所谓读古而不泥于古，采方而不执于方，化裁之妙，人所难能者。余友吴子翼文，昔在叶氏门墙。曾言先生洞达人情，谙练时务，使之应世，一人杰也，以故小道居此盛名，又闻其应酬之暇，好读两汉，出辞自必高古。惜乎著作长案，不能一见，令人叹息不忘耳。（《临证指南医案·卷六·泄泻》）

【用药特色】

叶桂辨治泄泻，临床常用茯苓、人参、陈皮、白芍药、甘草、白术、生地黄、木瓜、附子、乌梅、菟丝子、五味子、半夏、干姜、红花、厚朴、补骨脂、赤石脂、黄芩、熟地、益智仁、薏苡仁、苍术、藿香、木香、莲子、茯神、谷芽、牡丹皮、炮姜、芡实、山药、吴茱萸、香附子等。其中，茯苓应用 63 次，人参应用 46 次，陈皮应用 35 次，甘草应用 31 次，白芍应用 27 次，白术应用 24 次，厚朴、生地黄应用 20 次，附子应用 17 次，木瓜、乌梅、菟丝子应用 16 次，五味子应用 13 次，干姜应用 12 次，半夏应用 11 次，补骨脂应用 9 次，黄芩、益智仁应用 8 次，赤石脂、熟地黄、薏苡仁应用 7 次，苍术、藿香、木香、莲子应用各 6 次，大枣、茯神、谷芽、牡丹皮、炮姜、芡实、山药、吴茱萸、香附、胡芦巴应用 5 次，荜茇、当归、防风、桂枝、诃子、荷叶、桑叶、砂仁、生姜、煨姜、禹余粮、枳实应用 4 次，白扁豆、滑石、黄连、芦根、肉豆蔻、砂仁、山楂、通草、泽泻应用 3 次，白豆蔻、柴胡、川乌、大腹皮、丁香、杜仲、黄芪、蒺藜、粳米、鹿角霜、麦芽、青皮、肉桂、沙参、升麻、石斛，西瓜翠衣、杏仁、猪胆汁、猪苓、竹叶应用 2 次，巴戟天、槟榔、仓米、草果、车前子、沉香、川芎、椿根皮、葱白、大茴香、淡竹叶、覆盆子、当归、葛根、龟甲、海桐皮、红花、胡桃、黄米、茴香、桔梗、蔻仁、鹿角、鹿茸、马兜铃、麦门冬、木通、女贞子、枇杷叶、羌活、青蒿、秋石、桑螵蛸、沙苑、童便、续断、郁金、泽兰、紫石英仅应用 1 次。

【小方医案】

　　八脉空虚，冲阳上逆，上热下冷，肉瞤筋惕，带下变色，晨必瘕泄，非滋清阴润所宜。

　　桑螵蛸、生杜仲、湖莲、菟丝子、沙蒺藜、茯苓。（《眉寿堂方案选存·卷下·女科》）

　　病后食物不节，下利。

　　益智仁、广皮、大腹皮、砂仁壳、茯苓、广藿香。（《未刻本叶天士医案·保元方案》）

　　产后几五十日，下利滑腻，痞闷呕逆。此阳结于上，阴撒于下，仿仲景独治阳明法。

　　人参、赤石脂、五味子、茯神、炮姜炭、炒黄米。（《眉寿堂方案选存·卷下·女科》）

　　陈升葵弟。劳病先伤阴气，继而阳伤，夏季脾胃不和，膜胀腹鸣，晨泄。凡阳虚外寒，阴虚热蒸，皆虚不肯复元之象，非草木可为。病人述腹中气通小愈，用药当宗此旨。

人参、谷芽、茯苓、白芍、炙草、新会皮。(《叶氏医案存真·卷三》)

〰️ 程，女。湿郁脾阳，腹满，肢冷，泄泻。

四苓散(猪苓、茯苓、泽泻、白术。编者注)加厚朴、广皮。(《临证指南医案·卷六·泄泻·寒湿》)

〰️ 程，五二。操家，烦动嗔怒，都令肝气易逆，干呕味酸，木犯胃土，风木动，乃晨泄食少，形瘦脉虚。先议安胃和肝。

人参、半夏、茯苓、木瓜、生益智、煨姜。(《临证指南医案·卷三·木乘土·肝胃》)

〰️ 程。久泻延虚，痛后而泻，气弱不司运行。病因小产而来，法当中下两调。

人参、炒菟丝子、木香、茯苓、炒白芍、炒补骨脂。(《临证指南医案·卷九·产后·阳气虚久泻》)

〰️ 程。胁下痛犯中焦，初起上吐下泻，春深寒热不止。病在少阳之络。

青蒿根、归须、泽兰、丹皮、红花、郁金。(《临证指南医案·卷八·胁痛·络脉血滞》)

〰️ 伏暑深秋乃发，是属里证，虽经遗泄，系阴虚夹邪。忌用温散，再伤阴液。今自利口渴腹满，可与四逆散(柴胡、枳实、白芍、甘草。编者注)方法。

黄芩、枳实、六一散、生芍、广皮白。(《眉寿堂方案选存·卷上·暑》)

〰️ 伏邪下利，脉弦，法宜和之。

藿梗、广皮、泽泻、麦芽、茯苓、香附、茯苓、腹皮。(《未刻本叶天士医案·保元方案》)

〰️ 腹痛脾阳困顿，飧泄腹痛。

丁香、荜茇、白茯苓、炮姜、广皮、益智仁。(《未刻本叶天士医案·方案》)

🍵 葛，疟久，舌白，泄泻，太阴脾伤，肌肉微浮。宜补中却邪，大忌消克发散。

人参、草果、白芍、茯苓、煨老姜、炙草。（《临证指南医案·卷六·疟·脾疟》）

🍵 顾。脾肾瘕泄，腹膨肢肿。久病大虚，议通补中下之阳。

人参、川熟附、茯苓、泽泻、炒黄干姜。（《临证指南医案·卷六·泄泻·脾肾阳虚》）

🍵 顾氏。阅病原是劳损，自三阴及于奇经。第腹中气升胃痛，暨有形动触。冲任脉乏，守补则滞，凉润则滑。漏疡，久泻，寒热，最为吃紧。先固摄下焦为治。

人参、炒菟丝饼、芡实、湖莲、茯神、赤石脂。（《临证指南医案·卷六·泄泻·脾肾阳虚》）

🍵 华，二八。劳损，加以烦劳，肉消形脱，潮热不息，胃倒泄泻，冲气上攻则呕。当此发泄主令，难望久延。

人参、诃子皮、赤石脂、蒸熟乌梅肉、新会皮、炒白粳米。（《临证指南医案·卷一·虚劳·胃虚呕泻》）

🍵 瘕泄下冷热升，议通摄任、督之散越。

鹿角霜三钱、熟地炭五钱、补骨脂（盐水先煎百沸）八分、败龟甲（刮光炙脱研）三钱、茯苓一钱半、石壳建莲（连壳勿研）十粒。（《眉寿堂方案选存·卷上·疟疾》）

🍵 久利，脉涩，腰酸。

鹿角霜、川续断、禹余粮、紫巴戟、赤石脂、椿根皮。（《未刻本叶天士医案·方案》）

🍵 据述产育频多，产后两年，经水至今未来。此为病根，已属下元阴亏。长夏初患泄泻，必天雨地湿，潮雾秽浊，气由口鼻吸受。原非发散消攻可去，只因体质甚薄，致秽浊蔓延，充布三焦。上则咳痰、不饥，下则二便涩少。非表有风寒，故无寒热见症。然气分壅塞，津化浊痰，入夜渴饮，胃汁消乏，求助于水，是本虚标实之病。夫肺位最高，与大肠相表里，清肃不行，小便不利矣。

芦根、米仁、通草、茯苓、桑叶、西瓜翠衣。

冲入白蔻末。

再诊：前议虚不受补，皆因夏令伏邪著于气分。夫肺主一身之气，既因气阻，清肃不行，诸经不能流畅，三焦悉被其蒙。前言攻邪不效，盖客邪由吸而受，与风寒感冒不同。乃氤氲虚空，聚则为殃耳。故取淡渗、无味、气薄之品，仅通其上，勿动中下，俾虚无伤，伏气可去；稍佐辛香，非燥也，仿辟秽之义。

经霜桑叶、鲜枇杷叶、茯苓、蔻仁、米仁、芦根。(《叶天士医案》)

🍵 溃疡营损不能食，便泻复闭。

四君子汤，加当归、白芍。(《眉寿堂方案选存·卷下·外科》)

🍵 劳复，虚寒泄下，加以绝谷胃损，络血洞下，昏乱无神。脉诊三五参差，阴阳已属脱根，恐坏于子丑二时，真气不相维续。勉用大封固一法。

人参、熟附子、生芪、五味子、於术。(《叶氏医案存真·卷一》)

🍵 李氏。脉沉，形寒，腰髀牵强，腹鸣，有形上下攻触，每晨必泻，经水百日一至。仿仲景意。

茯苓、炮淡干姜、生於术、肉桂。(《临证指南医案·卷六·泄泻·脾胃阳虚》)

🍵 刘，三一。濒海飓风潮湿，著于经脉之中，此为周痹。痹则气血不通，阳明之阳不主司事，食腥腻遂不化，为溏泻。病有六七年，正虚邪实。不可急攻，宜缓。

生白术、生黄芪、海桐皮、川桂枝木、羌活、防风。(《临证指南医案·卷七·痹·周痹》)

🍵 刘，山西。泄泻二年，食物不减。胃气未损，脾阳已弱，水湿阴浊不易输运。必须慎口，勿用寒滑厚味，议用暖中佐运法。

生茅术、生於术、炒菟丝子、茯苓。(《种福堂公选医案·泄泻》)

🍵 陆，太仓，三十二岁。阴损瘕泄，以酸收甘补。

人参、茯神、炒白芍、熟地炭、炙甘草、五味子。

山药浆丸。(《叶天士晚年方案真本·杂症》)

🫖 陆，五一。当脐动气，子夜瘕泄，昼午自止。是寒湿泣凝，腑阳不运，每泻则胀减，宜通不宜涩。

制川乌、生茅术、茯苓、木香、厚朴、广皮。(《临证指南医案·卷六·泄泻·寒湿》)

🫖 马，四一。饮酒少谷，中气久虚，晨泄，下部冷，肾阳脾阳两惫，知饥少纳，法当理阳。酒家性不喜甘腻滋柔之药。

茯苓、覆盆子、生益智、炒菟丝饼、补骨脂、芡实。(《临证指南医案·卷六·泄泻·脾肾阳虚》)

🫖 脉沉而迟，向有寒疝瘕泄，继而肠血不已，渐渐跗臁麻木无力，此因膏粱酒醴，酿湿内著。中年肾阳日衰，肝风肆横，阳明胃络空乏，无以束筋，流利机关，日加委顿，乃阳虚也。仿古劫胃水法。

生茅术、人参、厚朴、生炮附子、陈皮。(《叶氏医案存真·卷一》)

🫖 脉沉而微，沉为里寒，微为无阳。舌白似粉，泻起口渴。身体卧著，其痛甚厉。交夏阴气在内，其病日加。寅辰少阳升动，少缓。少腹至阴部位，浊阴凝聚，是为疝瘕。若读书明理之医，凡阴邪盘踞，必以阳药通之，归、地列于四物汤，护持血液。虽佐热剂，反与阴邪树帜。当以纯刚药，直走浊阴凝结之处。调摄非片言可尽也。

川附子、黑川乌、吴茱萸、干姜、猪胆汁。

再诊：阴寒盘踞少腹，非纯阳刚剂直入坚冰之地，阴凝不解。此如亚夫之师从天而降。医易肾气汤，阴多阳少，立见病加，反至不食，药不对症。仿通脉四逆汤（四逆汤加葱白。编者注）法。

附子、干姜、猪胆汁。(《叶天士医案》)

🫖 脉涩下利，少腹啾唧，此阳微积着使然，法当温通。

焦术、菟丝饼、肉桂心、胡芦巴、沉香汁。(《未刻本叶天士医案·保元方案》)

🫖 脉微，久泄，瘕聚。

四神丸（破故纸、五味、肉果、吴萸。编者注）。（《未刻本叶天士医案·方案》）

🫖 脉微，下利厥逆，烦躁，面赤戴阳，显然少阴证，格阳于上也。用白通去猪胆汁，以胆汁亦损真阳也。

泡生附子、干姜、葱白，煎好冲入人尿一杯。（《叶氏医案存真·卷二》）

🫖 脉微而迟，色衰萎黄。凡阳气不足，久利久泻，穷必伤肾。今浮肿渐起目下，是水失火而败，若非暖下，徒见泄泻有红，为脾胃湿热，必至中满败坏。

熟地炭、淡附子、茯苓、车前子、生茅术、干姜。（《叶天士医案》）

🫖 某，廿。先腹痛而后经至，气滞为多。晨泄腹鸣，亦脾胃之病，与下焦瘕泄则异。

川芎、当归、香附、煨广木香、楂肉、茯苓。（《临证指南医案·卷九·调经》）

🫖 某，三三。酒湿内聚痰饮，余湿下注五泄。常用一味茅术丸。

炒半夏、茯苓、苡仁、刺蒺藜、新会皮。（《临证指南医案·卷六·泄泻·湿热》）

🫖 某，五八。形寒便泻，舌白。

厚朴、广皮、半夏、茯苓皮、桂枝木、生姜。（《临证指南医案·卷六·泄泻·中阳湿滞》）

🫖 某。背部牵掣入胁。晨泻。苓桂术甘（苓桂术甘汤：茯苓、白术、桂枝、炙草。编者注）去甘加鹿角、姜、枣。（《临证指南医案·卷六·泄泻·脾肾阳虚》）

🫖 某。病后，阴伤作泻。

乌梅、白芍、炙草、广皮、茯苓、荷叶。（《临证指南医案·卷六·泄泻·肝犯胃》）

🫖 某。潮热，自利，腹痛。

黄芩、生白芍、枳实、桔梗、槟榔汁、木香汁。（《临证指南医案·卷七·痢·湿热》）

　　⚱ 某。腹鸣晨泄，颠眩脘痹，形质似属阳不足。诊脉小弦，非二神、四神温固之症。盖阳明胃土已虚，厥阴肝风振动内起，久病而为飧泄。用甘以理胃，酸以制肝。

　　人参、茯苓、炙草、广皮、乌梅、木瓜。(《临证指南医案·卷六·泄泻·肝犯胃》)

　　⚱ 某。汗多，身痛，自利，小溲全无，胸腹白疹，此风湿伤于气分。医用血分凉药，希冀热缓，殊不知湿郁在脉为痛，湿家本有汗不解。

　　苡仁、竹叶、白蔻仁、滑石、茯苓、川通草。(《临证指南医案·卷五·湿·湿郁经脉痛》)

　　⚱ 某。交节上吐下泻，况胎动不安，脉虚唇白。急用理中法。

　　附子、人参、於术、茯苓、白芍。(《临证指南医案·卷九·胎前·吐泻伤阳》)

　　⚱ 某。久泻，脉虚。

　　人参、五味、禹余粮石。(《临证指南医案·卷六·泄泻·脾肾阳虚》)

　　⚱ 某。脉右弦，腹膨鸣响，痛泻半年不痊。此少阳木火郁伤脾土，久则浮肿胀满。法当疏通泄郁，非辛温燥热可治。

　　黄芩、白芍、桑叶、丹皮、柴胡、青皮。(《临证指南医案·卷六·泄泻·胆郁伤脾》)

　　⚱ 某。肾虚瘕泄。

　　炒香菟丝子、生杜仲、炒焦补骨脂、茴香、云茯苓。

　　又 阳微，子后腹鸣，前方瘕泄已止。

　　人参、炒菟丝子、炒补骨脂、湖莲肉、芡实、茯苓。(《临证指南医案·卷六·泄泻·脾肾阳虚》)

　　⚱ 某。头痛损目，黎明肠鸣泄泻，烦心必目刺痛流泪。是木火生风，致脾胃土位日戕。姑议泄木安土法。

　　人参、半夏、茯苓、炙草、丹皮、桑叶。(《临证指南医案·卷六·泄泻·肝犯胃》)

潘。入夜咽干欲呕，食纳腹痛即泻。此胃口大伤，阴火内风劫烁津液。当以肝胃同治，用酸甘化阴方。

人参一钱半、焦白芍三钱、诃子皮七分、炙草五分、陈仓米三钱。

又　去陈米，加南枣一枚。

又　咽干不喜汤饮，腹鸣溺浊。五液消烁，虚风内风扰于肠胃。

人参、木瓜、焦白芍、赤石脂、炙草。（《临证指南医案·卷六·泄泻·肝犯胃》）

颜。病已半年，夜寐易醒，汗泄，自觉元海震动，腹鸣晨泻。年岁望六，不仅经营烦劳伤阳，肾真亦渐散越，仍议固下一法。

人参、赤石脂、禹余粮、五味子、泡淡干姜。（《种福堂公选医案·泄泻》）

气弱少运，耳鸣，便泄。

六君子汤（人参、茯苓、白术、甘草、陈皮、半夏。编者注）加木瓜、荷叶蒂。（《未刻本叶天士医案·保元方案》）

蓐劳下损，久则延及三焦，不独八脉。晨泻呕食，心热下冷，吸短胀痛，焉有寒凉止嗽清热之理。扶得胃口安谷，月事仍来，方得回春。

异功散（人参、茯苓、白术、甘草、陈皮。编者注），加南枣。（《眉寿堂方案选存·卷下·女科》）

舌白口腻，痰多自利，湿热未尽，中焦不运，防变胀满。

川连、人参、半夏、白芍、枳实、茯苓。（《眉寿堂方案选存·卷上·暑》）

湿积，下利腹痛。

茆术、广皮、益智仁、茯苓、厚朴、广木香。（《未刻本叶天士医案·方案》）

湿盛，飧泄便血。

茅术、炙草、茯苓、炮姜、木瓜、广皮。（《未刻本叶天士医案·保元方案》）

湿阻，下利腹痛。

厚朴、广皮、香附、藿香、茯苓。（《未刻本叶天士医案·保元

方案》）

🍵 时序湿热，与水谷内因之湿互异，况舌白下利，中阳已弱。脉缓，干呕而烦。夏暑最怕发痉昏厥，议通中焦之阳以驱湿。

杏仁、半夏、猪苓、茯苓、姜汁。（《眉寿堂方案选存·卷上·暑》）

🍵 食物失宜，下利更甚。

益智、胡芦巴、青皮、茯苓、炮老姜、荜茇。（《未刻本叶天士医案·方案》）

🍵 食下少运，便泄，少腹气坠，脉细。命门火虚，清阳下陷，日久有腹满气急之患。

鹿茸、菟丝子、胡芦巴、人参、白茯苓、补骨脂。（《未刻本叶天士医案·方案》）

🍵 食滞，下利腹痛。

厚朴、谷芽、煨姜、陈皮、半曲、枳实。（《未刻本叶天士医案·方案》）

🍵 瘦人阴虚，热邪易入于阴，病后遗精，皆阴弱不固摄也。泄泻在夏秋间，是暑湿内浸，其间有瓜果生冷，不能速行，是中寒下利，什中仅一。况此病因，遗泄患疟，病人自认为虚。医者迎合，以致邪无出路，辗转内攻加剧。夫患房劳而患客邪，不过比平常较胜，未必是阴病。近代名贤，讹传阴证伤人比比。总之遗泄阴亏与利后阴伤，均非刚剂所宜，当拟柔剂扶精气。

人参、山药、川斛、芡实、茯苓、生地炭。（《叶天士医案》）

🍵 暑湿内陷下利。

益智仁、砂仁壳、木瓜、广藿香、白茯苓、广皮。（《未刻本叶天士医案·保元方案》）

🍵 暑湿下利，左脉弦，鼻衄。

藿香、木瓜、炒扁豆、川连、赤苓、广陈皮。（《未刻本叶天士医案·保元方案》）

🍵 孙。脉左数，下利，腹不甚痛，暮夜微热。所伏暑热，乘阴虚下陷，是清热理脾不效。当摄阴升阳。

熟地炭 当归炭、山楂炭、炒黑麦芽、炙黑甘草、防风根、炒黑升麻。

又　照方去山楂、麦芽，加人参、焦白芍。

又　泻痢久必阴损液耗，此口渴微咳，非实火客邪。与甘酸化阴。

人参、山药、炙草、炒乌梅、木瓜、炒湖莲肉。（《临证指南医案·卷七·痢·痢伤阴液》）

🫖　泰兴，廿八。色脉是阴虚，其喉妨食纳，乃阴乏上承，热气从左上升，内应肝肾阴火。前议复脉法，大便滑泄，知胃气久为药伤，不受滋阴，必当安闲静室以调之，岂偏寒偏热药能愈？

人参、茯苓、扁豆、木瓜、石斛、北沙参。（《叶氏医案存真·卷三》）

🫖　田，三八。久矣晨泄腹痛，近日有红积，此属肾虚。

补骨脂、大茴香、五味、茯苓、生菟丝。（《临证指南医案·卷七·便血·肾阳虚》）

🫖　填补皆效，复大便频下。中气虚甚，乏力用参，奈何。

焦术、菟丝饼、芡实、山药、炙甘草、建莲。（《未刻本叶天士医案·保元方案》）

🫖　脘爽便泄，宜和中焦。

半曲、木瓜、谷芽、茯苓、广皮、香附。（《未刻本叶天士医案·方案》）

🫖　汪，长夏湿气，主伤脾胃中阳。湿是阴浊之气，不饥泄泻。湿滞气阻，升降不利，咳声震动而血溢。医知风寒火颇多，而明暑湿燥绝少。愈治愈穷，茫茫无效，到吴已易三方，病减及半，推原和中为要。

生谷芽、茯苓、白芍、炙草、米仁、北沙参。（《叶天士晚年方案真本·杂症》）

🫖　王，四五。阳结于上，阴泄于下，晨泄多因肾虚，阴伤及阳，胃口自衰。舌畏辛辣，不受桂附之猛烈。虚肿虚胀，先宜固剂。

人参、禹余粮、赤石脂、五味子、砂仁末。（《种福堂公选医

案·泄泻》)

　　🍵 王，五十。久痢久泻为肾病，下泻久而阴伤气坠。四神丸（破故纸、五味、肉果、吴萸。编者注）治脾肾晨泄，辛温香燥皆刚，佐入五味酸柔，不过稍制其雄烈。此肛坠尻酸，乃肾液内少而气陷矣。腥油肉食须忌。

　　熟地、禹余粮石、五味子。(《临证指南医案·卷七·痢·脾肾兼虚》)

　　🍵 王。过食泄泻，胃伤气陷。津不上涵，卧则舌干微渴。且宜薄味调摄，和中之剂，量进二三可安。

　　人参、葛根、生谷芽、炙甘草、广皮、荷叶蒂。(《临证指南医案·卷六·泄泻·食伤》)

　　🍵 王。霍乱后，痛泻已缓，心中空洞，肢节痿弱。此阳明脉虚，内风闪烁，盖虚象也。

　　异功（人参、茯苓、白术、甘草、陈皮。编者注）去参、术，加乌梅、木瓜、白芍。

　　又 上吐下泻之后，中气大虚，身痛肢浮，虚风内动。以补中为法。

　　异功散加木瓜、姜、枣。(《临证指南医案·卷六·泄泻·肝犯胃》)

　　🍵 王同里，廿七岁。向成婚太早，精未充先泄。上年起于泄泻，继加痰嗽，食纳较多，形肌日瘦，深秋喉痛，是肾精内乏，当冬令潜降，阴中龙雷闪烁，无收藏职司，谷雨万花开遍，此病必加反复。

　　秋石拌人参、紫衣胡桃肉、茯神、紫石英、女贞子、北五味子。(《叶天士晚年方案真本·杂症》)

　　🍵 胃主纳，脾主运。能食不化，泄泻，治在太阴脾脏。此脏为柔脏，阳动则能运，凡阴药取味皆静，归、地之属，反助病矣。

　　淡附子、淡干姜、生益智、生砂仁、人参、茯苓。(《叶氏医案存真·卷一》)

🍵 温邪内伏，潮热自利。暮甚于昼者，稚年阴气浅也。仲景于暮春瘟病，内应肝胆例，黄芩汤（黄芩、白芍、甘草、大枣。编者注）为主。

黄芩、杏仁、淡竹叶、白芍、甘草、木通。（《眉寿堂方案选存·卷上·春温》）

🍵 吴。阳虚恶寒，恶心，吞酸，泄泻。乃年力已衰，更饮酒中虚。治法必以脾胃扶阳。

人参、茯苓、附子、白术、干姜、胡芦巴。（《临证指南医案·卷六·泄泻·脾胃阳虚》）

🍵 下利，脉小而迟。食物不节，脾阳戕矣。

焦术、茯苓、荜茇、干姜、益智、新会。（《未刻本叶天士医案·保元方案》）

🍵 下利，身热。

藿香、防风、广皮、厚朴、茯苓、煨姜。（《未刻本叶天士医案·保元方案》）

🍵 下利半月，脉涩，此阴暑伤中。

荜茇、厚朴、茯苓、丁香、益智、广皮。（《未刻本叶天士医案·保元方案》）

🍵 下利日久，腰痛气坠。

鹿茸、菟丝饼、胡芦巴、人参、补骨脂、云茯苓。（《未刻本叶天士医案·方案》）

🍵 夏令伏邪，至秋深而发，发汗不解，继又泄泻。此伏里之证，与暴感不同，所以表散、和解不能取效。病有四旬，脉细搏如刃，面色消夺，犹里热口渴，舌色白，病中遗泄，此久热迫蒸，阴阳失守，苦药燥损，津液日枯，因热致病。医不以河间三时法则，分三焦以逐邪，昧于从事节庵陋习，宜乎淹淹不已。若不急调，久延虚怯一途，古人所谓因病致损也，慎之！

卷心竹叶、生地炭、生白芍、米炒麦冬、炒丹皮、乌梅肉。（《眉寿堂方案选存·卷上·暑》）

🍵 飧泄半载，脾阳困也。

焦术、木瓜、炮姜、菟丝子、益智、茯苓。(《未刻本叶天士医案·保元方案》)

🍵 泄泻食减，经水不来，而寒热咳嗽，日无间断。据说嗔怒病来，其象已是劳怯。郁劳经闭，最为难治之证。

人参、蒸冬术、炙草、茯苓、广皮、白芍。(《眉寿堂方案选存·卷下·女科》)

🍵 虚损泄泻，用异功理中，乃补脾胃以煦其阳气方法，无如失血遗精，金水久亏，阴乏上承，咽喉失音，而泻仍不已。长夏吸受暑湿之气，与身中浮越之气互为郁蒸，遂起疳蚀。气阻则妨纳食，是劳损为本而杂以暑湿，纯补决不应病。与轻淡气薄之剂，先清上焦，后议补益。

芦根、马兜铃、通草、米仁、滑石、西瓜翠衣。(《叶天士医案》)

🍵 徐，六六。自春季胸胁肌腠以及腹中疼痛，从治肝小愈。腹鸣泄泻不止，久风飧泄，都因木乘土位。东垣云治脾胃必先制肝，仿此。

人参、焦术、炙草、木瓜、乌梅、炒菟丝饼。(《临证指南医案·卷六·泄泻·肝犯脾胃》)

🍵 徐，五九。晨泄病在肾。少腹有瘕，亦是阴邪。若食荤腥浓味，病即顿发，乃阳气积衰。

议用四神丸（破故纸、五味、肉果、吴萸。编者注）。(《临证指南医案·卷六·泄泻·脾肾阳虚》)

🍵 叶，三一。病损不复，八脉空虚。不时寒热，间或便溏。虽步履饮食如常，周身气机尚未得雍和。倘调摄失慎，虑其反复。前丸药仍进，煎方宗脾肾双补法。

人参一钱、茯苓三钱、广皮一钱、炒沙苑一钱、益智仁（煨研）一钱、炒菟丝饼二钱。(《临证指南医案·卷一·虚劳·脾肾兼虚》)

🍵 阴虚淋闭未减，近日腹痛吐泻，喜得冷饮，必有暑湿内着太阴脾脏，与本病两途，先宜分消调中，俟痛泻平再议。

黄芩、益智仁、黑山楂、白芍、陈皮、白木瓜。(《眉寿堂方案选存·卷下·女科》)

🍵 寅卯少阳内动，络中血溢，寒热呕逆，骤然泄泻，不能卧。盖阳木必犯阴土，胆汁无藏，少寐多瘩，土脏被克，食减无味。宜补上疏木。

人参、山药、炙草、白术、扁豆、丹皮。(《叶天士医案》)

🍵 余。形神衰弱，瘕泄纯白，而痛疡疳蚀未罢，气喘痰升，总是损极。今胃虚纳减，倘内风掀动，惊厥立至，孰不知因虚变病也。

人参、炒粳米、茯神、炒广皮、炒荷叶蒂。(《临证指南医案·卷十·吐泻·胃阳虚》)

🍵 脏阴久耗，素多郁悖，厥阳化风，内燔扰土，为泄为热，宜用甘缓化风法。

炒焦白芍药、炙黑甘草片。(《未刻本叶天士医案·保元方案》)

🍵 张，五一。晨泄痢血属肾病，无痛坠等因。用黑地黄丸(苍术、熟地、五味、干姜。编者注)。(《临证指南医案·卷七·痢·久痢伤肾下焦不摄》)

🍵 张，妪。腹鸣䐜胀，清晨瘕泄。先以息肝风安脾胃方。

人参、茯苓、木瓜、炒乌梅、炒菟丝子。

又 泄肝醒胃方。

吴萸、生白芍、炒乌梅、人参、茯苓。(《临证指南医案·卷六·泄泻·肝犯脾胃》)

🍵 张，妪。泄泻，脾肾虚，得食胀。

人参、炒菟丝子、炒黄干姜、茯苓、煨益智、木瓜。(《临证指南医案·卷六·泄泻·脾肾阳虚》)

🍵 肢冷涌涎，脐上痛坠，泄泻而脉缓，此为脾厥。以辛香醒中，兼解少阳之郁。

生益智、香附汁、厚朴、柴胡、煨木香、陈皮(《叶氏医案存真·卷一》)

🍵 周，塘栖，廿五岁。湿是阴邪，肤腠中气升，瘿结病起，大便自泻，从太阴治。

生白术、淡熟小附子、细川桂枝尖、茯苓块。(《叶天士晚年方

案真本·杂症》）

🍵 周。病中怀妊泄泻。

焦术、炒白芍、炒黄芩、炒广皮。（《临证指南医案·卷九·胎前·泄泻》）

🍵 朱。经月减食泄泻，下焦无力，以扶土泄木法。

人参、焦术、炒益智、茯苓、木瓜、广皮。（《临证指南医案·卷六·泄泻·肝犯胃》）

🍵 朱。消渴干呕，口吐清涎，舌光赤，泄泻。热病四十日不愈，热邪入阴。厥阳犯胃，吞酸不思食。久延为病伤成劳。

川连、乌梅、黄芩、白芍、人参、诃子皮。（《临证指南医案·卷六·泄泻·肝犯胃》）

便　秘

【临证表现】

大便不通，大便秘阻，大便艰涩，大便秘涩，大便秘阻，大便结燥，大便不行，便阻，大便闭阻，风秘，不大便，大便燥，大便干燥，大便干涩，大便燥结不润，血少便艰，艰于大便，火升便难，大便三四日一通，大便四日一通，大便五六日更衣，六七日更衣，十余日大便不解，旬日犹未更衣，大便旬日始通，两旬外大便不通，更衣用力，大便窒塞不通，二便不通，腹中不和，腹满便秘，膜胀难便，粪坚若弹丸，渴饮，咽干喉燥，食减不肌，不饥，不欲食，不食，不能纳谷，无味食减，纳食脘胀，脘痞，胀满，痞闷膨胀，腹痛，形瘦。舌白，舌赤，舌缩，脉虚涩，脉左小数右弦，脉沉右小左虚大，脉右濡，脉大。

【临证经验】

叶桂门人华岫云总结叶氏诊治便秘经验说，大便燥结，本有承气汤、更衣等丸下之，外用猪胆蜜、煎润之，可谓无遗蕴矣。然竟有效有不效者，盖因燥粪未尝不至肛门，奈肛门如钱大，燥粪如拳大，纵使竭力努挣，而终不肯出，下既不得出，则上不能食而告危矣。余友教人先以胆汁或蜜煎导之，俟粪既至肛门，令病者亲手以中指染油，探入肛门内，将燥粪渐渐挖碎而出，中指须要有指甲者为妙。竟有大便一次，燥粪挖作百余块而出者。据云此法辗转授人，已救四五十人矣。若患此证者，切勿嫌秽而弃之。(《临证指南医案·卷四·便闭》)

华玉堂总结阐发说，肠痹本与便闭同类，今另分一门者，欲人知腑病治脏，下病治上之法也。盖肠痹之便闭，较之燥屎坚结，欲便不通者稍缓，故先生但开降上焦肺气，上窍开泄，下窍自通矣。若燥屎坚闭，则有三承气、润肠丸、通幽汤及温脾汤之类主之。然余谓便闭之症，伤寒门中当急下之条无几，余皆感六淫之邪，病后而成者为多。斯时胃气未复，元气已虚，若遽用下药，于理难进，莫若外治之法为稳，用蜜煎导法。设不通爽，虚者间二三日再导。余见有渐导渐去燥粪五六枚，或七八枚，直至二旬以外第七次，导去六十余枚而愈者，此所谓下不嫌迟也，学者不可忽诸。(《临证指南医案·卷四·肠痹·肺气不开降》)

【用药特色】

叶桂辨治便秘，临床常用当归、人参、半夏、柏仁、麻子仁、生地黄、桃仁、杏仁、陈皮、茯神、麦门冬、白芍、甘草、黄连、生姜、郁李仁、知母、枳实、茯苓、郁金、阿胶、贝母、瓜蒌、蜜、天门冬、芫蔚子、葱、冬葵子、牛膝、肉苁蓉、肉桂、石斛、乌梅、栀子、白蔻、川楝子、干姜、枸杞子、谷芽、桂枝、何首乌、黄柏、黄芩、硫黄、芦荟、山楂、天花粉、紫苏子、菠菜、菖蒲、大黄、大枣、淡菜、豆豉、附子、龟甲、厚朴、黄芪、姜黄、牡丹皮、枇杷叶、青皮、桑叶、沙苑、延胡索、远志、朱砂、紫菀等。其中，当归应用 14 次，人参应用 12 次，半夏应用 11 次，柏仁、麻子仁、生地黄应用 10 次，桃仁、杏仁应用 9 次，陈皮、茯神、麦门冬应用 8 次，白芍、甘草、黄连、生姜、郁李仁、知母、枳实、茯苓、郁金应用 6 次，阿胶、贝母、瓜蒌、蜜、天门冬应用 5 次，芫蔚子、葱、冬葵子、牛膝、肉苁蓉、肉桂、石斛、乌梅、栀子应用 4 次，白蔻、川楝子、干姜、枸杞子、谷芽、桂枝、何首乌、黄柏、黄芩、硫黄、芦荟、山楂、天花粉、紫苏子应用 3 次，菠菜、菖蒲、大黄、大枣、淡菜、豆豉、附子、龟甲、厚朴、黄芪、姜黄、牡丹皮、枇杷叶、青皮、桑叶、沙苑、延胡索、远志、朱砂、紫菀应用 2 次，鳖甲、大腹皮、丹参、黑芝麻、红花、滑石、茴香、姜黄、金银花、精羊肉、酒、莱菔子、连翘、莲子、绿豆壳、马兜铃、麦芽、木瓜、羌活、青蒿、人中白、山茱萸、省头草、熟地黄、松子仁、酸枣仁、琐阳、通草、童便、五灵脂、硝石、小茴、薤白、新绛、玄参、玄精石、旋覆花、益智仁、泽兰、枳壳、猪脊筋、竹卷心、竹茹、紫苏梗仅应用 1 次。

【小方医案】

🫖 包。阳升风秘。

柏子仁、当归、红花、桃仁、郁李仁、牛膝。（《临证指南医案·卷四·便闭·血液枯燥》）

🫖 产后腹坚有形，气聚不通，渐成胀满，乃冲脉为病。其大便秘阻，血药润滑不应，柔腻气愈凝滞。考徐之才云：肾恶燥，以辛润之。

当归身、精羊肉、舶茴香、老生姜。（《叶氏医案存真·卷一》）

🫖 陈，三八。用苦药，反十四日不大便。肠中阳气窒闭，气结聚成形，非硝黄攻坚。半硫丸（半夏、硫黄。编者注）一钱二分。

又 阳气窒闭，浊阴凝痞，成氏称为阴结。口甜，夜胀，清浊未分。

每日用来复丹（玄精石、硫黄、硝石、五灵脂、青皮、陈皮。编者注）一钱五分。（《临证指南医案·卷四·便闭·虚风便闭》）

🫖 程，二一。脉左小数，右弦，食减不肌，易于伤风，大便结燥，冬春已见血证。夫胃阳外应卫气，九窍不和，都属胃病。由冬失藏聚，发生气少，遇长夏热蒸，真气渐困故也。急宜绝欲静养，至秋分再议。

参须、黄芪皮、鲜莲子、茯神、炒麦冬、生甘草。（《临证指南医案·卷二·吐血·胃阴虚》）

🫖 东山，六十。血痹气滞，腹中不和，而大便燥，夏季以柔和辛润，交霜降土旺之运，连次腹痛，目眦变黄。此非黄疸，是湿热瘀留阻壅乃尔。

炒桃仁、郁李仁、茺蔚子、冬葵子、菠菜叶。（《叶氏医案存真·卷三》）

🫖 董。高年疟后，内伤食物，腑气阻痹，浊攻腹痛，二便至今不通，诊脉右部弦搏，渴思冷饮。昔丹溪，大小肠气闭于下，每每开提肺窍。《内经》谓肺主一身气化。天气降，斯云雾清，而诸窍皆为通利。若必以消食辛温，恐胃口再伤，滋扰变症。圣人以真气不可破泄，老年当遵守。

紫菀、杏仁、瓜蒌皮、郁金、山栀、香豉。

又　舌赤咽干，阳明津衰，但痰多，不饥不食，小溲不爽，大便尚秘。仿古人以九窍不利，咸推胃中不和论治。

炒半夏、竹茹、枳实、花粉、橘红、姜汁。（《临证指南医案·卷四·肠痹·肺气不开降》）

🫖 肝风不息，都因天热气泄，高年五液皆少，不主涵木，身中卫阳亦少拥护，遂致麻木不仁。丹溪所云：麻属气虚，血少便艰也。苟非培养元气，徒以痰、火、风为事，根本先怯，适令召风矣。议用三才汤合桑、麻，滋肝养血息风治法。

天冬、地黄、人参、胡麻、桑叶、首乌_{生用}。（《叶氏医案存真·卷一》）

🫖 高，陆墓，廿岁。少壮，脉小涩属阴，脐左起瘕，年来渐大而长，此系小肠部位。小肠失司变化传导，大便旬日始通，但脾胃约束津液不行。古人必用温通缓攻，但通肠壅，莫令碍脾。

麻仁、桂心、桃仁、大黄，蜜丸，服二钱。（《叶天士晚年方案真本·杂症》）

🫖 顾。气闭久则气结，不饥，不食，不大便。

川贝母、白蔻仁、郁金、杏仁、金银花、绿豆壳。

又　气结必化热，乃无形之病，故徒补无益。

鲜省头草、川斛、甜杏仁、川贝母、麻仁。（《临证指南医案·

卷四·痞·痰热内闭》）

　　胡。久病耳聋，微呛，喉中不甚清爽。是阴不上承，阳挟内风，得以上侮清空诸窍。大凡肝肾宜润宜凉，龙相宁则水源生矣。

　　人参（秋石一分化水拌，烘干同煎）一钱、鲜生地三钱、阿胶一钱、淡菜三钱、白芍一钱、茯神一钱半。

　　又　阴虚液耗，风动阳升。虽诸恙皆减，两旬外大便不通。断勿欲速，惟静药补润为宜。照前方去白芍，加柏子仁。

　　又　大便两次颇逸，全赖静药益阴之力。第纳食未旺，议与胃药。

　　人参、茯神、炒麦冬、炙甘草、生谷芽、南枣。

　　又　缓肝益胃。

　　人参、茯神、生谷芽、炙甘草、木瓜、南枣。（《临证指南医案·卷一·肝风·肝肾阴虚》）

　　江。拒按多实，患目，病来属肝。痛必多呕，大便秘涩，肝病及胃。当苦辛泄降，少佐酸味。

　　小川连、生淡干姜、半夏、枳实、黄芩、生白芍。（《临证指南医案·卷三·木乘土·肝胃》）

　　蒋，三一。肺痹，鼻渊，胸满，目痛，便阻。用辛润自上宣下法。

　　紫菀、杏仁、瓜蒌皮、山栀、香豉、白蔻仁。（《临证指南医案·卷四·肠痹·肺气不开降》）

　　经以肾司二便，若肾无藏液，下窍气不运化，肠中即不能通水液之燥，水火吸消为多。议知、柏苦寒滋其水源，龟甲性潜以通其阴，人中白咸重以入下，苁蓉咸温以通便，少佐肉桂化肝风以制木，是为稳当方法。

　　黄柏、知母、龟甲、肉苁蓉、人中白、肉桂，蜜丸（《叶天士医案》）

　　渴热向愈，自更衣用力，阴囊忽大，此宿疝举发。明明阴虚气坠，非子和七疝同法。身前陷坠，任脉失其担任。小便通调，酸甘定议。

人参、天冬、熟地、萸肉、川石斛、炙草。(《叶氏医案存真·卷二》)

🍵 李，三四。能食知味，食已，逾时乃胀，小便不利，气坠愈不肯出，大便四日一通。治在小肠火腑。先用滋肾丸（黄柏、知母、肉桂。编者注），每早服三钱，淡盐汤送。(《临证指南医案·卷四·便闭·火腑不通》)

🍵 两脉皆起，神气亦苏，但大便未通，中虚舌白，理难攻下。况肝虚易惊，又属疟伤致厥，仲景虽有厥应下之文，验诸色脉，不可徒执书文以致误。

人参、半夏、生白芍、川连、枳实、乌梅肉。(《眉寿堂方案选存·卷上·疟疾》)

🍵 脉沉右小，左虚大，脐上有动气，䐜胀不嗜食，艰于大便。此中气大虚，肝气内变，忌用攻伐消导，宜泄肝和胃。

茯苓、益智仁、郁金、谷芽、乌梅。(《叶氏医案存真·卷三》)

🍵 脉虚涩，咽中时痹，不妨食物，大便干燥，此肺中气不下降，不主运行。消渴心热，皆气郁为热，非实火也。

枇杷叶、苏子、蜜炙橘红、马兜铃、茯苓、川贝母。(《叶氏医案存真·卷一》)

🍵 某。大凡暑与热，乃地中之气，吸受致病，亦必伤人气分。气结则上焦不行，下脘不通，不饥，不欲食，不大便，皆气分有阻。如天地不交，遂若否卦之义。然无形无质，所以清之攻之不效。

杏仁、通草、象贝、瓜蒌皮、白蔻、郁金汁。(《临证指南医案·卷五·暑·暑伤气分上焦闭郁》)

🍵 某。液耗胃弱，火升便难。

三才（天冬、熟地、人参。编者注）加麦冬、茯神、川斛。

天冬、地黄、人参、麦冬、茯神、川斛。(《临证指南医案·卷四·便闭·血液枯燥》)

🍵 倪。疝瘕结聚少腹，大便闭阻，小溲短涩，舌白渴饮，不能纳谷。无对症方药，姑与滋肾丸，尝服十粒，十服。(《临证指南

医案·卷八·疝·久疝湿热郁》)

    🏮 年高表疏，海氛风毒侵入阳位，盘踞闭塞隧道，发为痈疡，中下两焦受困。今津竭便难，无味食减，内风日炽，节过春半，恐有病加之虑，宜润补。

    淡苁蓉、枸杞、柏仁、牛膝、当归、麻仁。(《眉寿堂方案选存·卷下·外科》)

    🏮 疟得汗不解，近来竟夜汗出，且胸痞、不饥、形瘦、脉大、便秘。显然阴虚体质，疟邪烁液，致清阳痞结脘中。议以柔剂存阴却邪。

    竹卷心、辰砂益元散、生地、麦冬、知母。(《叶天士医案》)

    🏮 潘。肝血肾液久伤，阳不潜伏，频年不愈，伤延胃腑。由阴干及乎阳，越人且畏。凡肝体刚，肾恶燥。问大便五六日更衣，小溲时间淋浊，尤非呆滞补涩所宜。

    炒杞子、沙苑、天冬、桂酒拌白芍、茯苓、猪脊筋。

    又 精血损伤，五液必燥，问六七日更衣。以润剂涵下，用后有遗精，而阳乘颠顶。法当潜阳固阴。

    龟甲心、生地、阿胶、琐阳、川石斛。(《临证指南医案·卷四·便闭·血液枯燥》)

    🏮 濮，七十。七旬有年，纳食脘胀，大便干涩，并不渴饮。痰气凝遏阻阳，久延关格最怕。

    川连、枇杷叶、半夏、姜汁、杏仁、枳壳。(《临证指南医案·卷四·噎膈反胃·阳结于上阴衰于下关格》)

    🏮 舌缩，语音不出，呼吸似喘，二便不通，神迷如寐。此少阴肾液先亏，温邪深陷阴中。瘛疭已见，厥阳内风上冒，本质素怯，邪伏殊甚，实为棘手。仅护下焦之阴，清解温热之深藏，以冀万一。

    阿胶、鲜生地、元参、鲜石菖蒲、川黄连、童子小便。(《叶氏医案存真·卷二》)

    🏮 沈，二一。初起形寒寒热，渐及胁肋脘痛，进食痛加，大便燥结。久病已入血络，兼之神怯瘦损。辛香刚燥，决不可用。

白旋覆花、新绛、青葱管、桃仁、归须、柏子仁。(《临证指南医案·卷八·胁痛·血络瘀痹》)

🫖 沈，三十四岁。六腑阳气不行，浊凝便艰，浊结则痛，半硫丸，热药中最滑。入肠泄浊阴沉滞，胃阳当未醒复，薄味相宜。

炒生川附、生淡干姜。

葱白汁泛丸。(《叶天士晚年方案真本·杂症》)

🫖 沈。此产后阴虚疟疾，鼻煤，喉燥舌干，脘痞不饥，大便窒塞不通。乃阳明津枯，不上供肺，下少滋肠。风阳游行，面肿耳聋。仲景谓阴气先绝，阳气独发。后人以饮食消息，取义甘寒，则知辛温逐瘀之谬。

人参、炒麦冬、枣仁、乌梅肉、蜜水炒黄知母。

又 酸味泄肝，胃气乃降，大便通后，汗大出，心中刺痛。皆营液内耗，阳气冲突，仲景三病之郁冒见端矣。虽痰吐咯，无苦燥耗气之理。

人参、阿胶、生地、麦冬、生白芍、炙草。(《临证指南医案·卷九·产后·郁冒》)

🫖 双林，廿七。痛而喜按属虚，痰多肢冷，是脾厥病。

大便三四日一通，乃津液约束。

炒熟桃仁、火麻仁、片姜黄、当归须、炒延胡索。(《叶氏医案存真·卷三》)

🫖 王，三一。居经三月，痞闷膨胀，无妊脉发现。询知劳碌致病，必属脾胃阳伤，中气愈馁，冲脉乏血贮注，淘有诸矣。

大腹皮绒、半夏曲、老苏梗、橘红、炒山楂、茺蔚子。

又 经停，腹满便秘。

郁李仁、冬葵子、柏子仁、当归须、鲜杜牛膝。(《临证指南医案·卷九·调经·气血虚滞兼湿》)

🫖 王，五二。暑湿伤气，疟久伤阴。食谷烦热愈加，邪未尽也。病已一月，不饥不饱，大便秘阻，仍有潮热。全是津液暗伤，胃口不得苏醒。甘寒清热，佐以酸味。胃气稍振，清补可投。

麦冬、干首乌、乌梅肉、知母、火麻仁、生白芍。(《临证指南

医案·卷六·疟·胃阴虚》)

🫖 王，五十一。血枯，脘痹便艰，虑格拒妨食。

麻仁、桃仁、郁李仁、苏子、柏子仁、归梢。(《叶天士晚年方案真本·杂症》)

🫖 王。日来便难溺涩，是下焦幽门气钝血燥。议东垣通幽意。

咸苁蓉一两、细生地二钱、当归一钱半、郁李仁（研）二钱、柏子霜一钱半、牛膝二钱。(《临证指南医案·卷四·便闭·血液枯燥》)

🫖 胃逆不降，食下拒纳，大便不行。

熟半夏、川黄连、枳实、白茯苓、橘皮白、干姜。(《未刻本叶天士医案·方案》)

🫖 吴，妪。脉右如昨，左略小动，肝风震动，里气大燥。更议镇重苦滑，以通火腑。逾六时，便通浊行，亦肝喜疏泄之一助。

更衣丸（朱砂五钱、芦荟七钱，好酒和丸，每服一钱二分。编者注）一钱五分。(《临证指南医案·卷四·便闭·火腑不通》)

🫖 吴。液耗便艰，进辛甘法。

杞子、柏子仁、归身、茯神、沙苑、炒山楂。(《临证指南医案·卷四·便闭·血液枯燥》)

🫖 吴。有年二气自虚，长夏大气发泄，肝风鸱张，见症类中。投剂以来，诸恙皆减，所嫌旬日犹未更衣，仍是老人风秘。阅古人书，以半硫丸为首方，今当采取用之。

半硫丸一钱，开水送，三服。(《临证指南医案·卷四·便闭·虚风便闭》)

🫖 席，东山，五十岁。血痹气滞，腹中不和，而大便燥结不润。夏季以柔药辛润，交霜降土旺，连次腹痛，目眦变黄，此非黄疸，湿热瘀留阻壅乃尔。

炒桃仁、郁李仁、茺蔚子、冬葵子、菠菜干。(《叶天士晚年方案真本·杂症》)

🫖 席，二三。脉右濡，脐上过寸有聚气横束，几年来食难用饱。每三四日一更衣。夫九窍失和，都属胃病。上脘部位为气分，清阳失司。仿仲景微通阳气为法。

薤白、瓜蒌汁、半夏、姜汁、川桂枝、鲜菖蒲。(《临证指南医案·卷三·脾胃·胃阳虚》)

🍵 夏季暑热内伏，秋凉伏邪内发。初起耳窍流脓，已非风寒在表。今十余日大便不解，目黄赤，舌起黄苔，耳聋昏谵，渐有内闭之状，非轻证也。

连翘、黄芩、大黄、黑栀、生甘草、枳实。

急火煎四十沸，即滤清服。(《眉寿堂方案选存·卷上·暑》)

🍵 谢，六十一。《内经》论诸痛在络，络护脏腑外郭。逆气攻入络脉为痛，久则络血瘀气凝滞，现出块垒为瘕。所吐黑汁，即瘀浊水液相混。初因嗔怒动肝，肝传胃土，以致呕吐。老人脂液日枯，血枯则便艰，辛香温燥。愈进必凶，渐成反胃格证矣。肝性刚，凡辛香取气皆刚燥。议辛润柔剂，无滞腻浊味，以之治格，不失按经仿古。

炒熟桃仁、青葱管、炒黑芝麻、当归须、桑叶、冬葵子。(《叶天士晚年方案真本·杂症》)

🍵 杨，三一。由周身筋痛，绕至腹中，遂不食不便。病久入络，不易除根。

归身、川桂枝、茯苓、柏子仁、远志、青葱管。(《临证指南医案·卷八·诸痛·血络瘀痹》)

🍵 叶，廿。阳气郁勃，腑失传导，纳食中痞，大便结燥。调理少进酒肉坚凝，以宣通肠胃中郁热可效。

川连、芦荟、莱菔子、炒山楂、广皮、川楝子、山栀、厚朴姜汁炒、青皮。

又 热郁气阻，三焦通法。

杏仁、郁金、厚朴、广皮白、芦荟、川楝子。(《临证指南医案·卷四·便闭·大便闭郁热燥结》)

🍵 俞氏。寡居一十四载，独阴无阳。平昔操持，有劳无逸。当夏四月，阳气大泄主令，忽然右肢麻木，如堕不举，汗出麻冷，心中卒痛，而呵欠不已，大便不通。诊脉小弱，岂是外感? 病象似乎瘴中，其因在乎意伤忧愁则肢废也。攻风劫痰之治，非其所宜。大旨以固卫阳为主，而宣通脉络佐之。

桂枝、附子、生黄、炒远志、片姜黄、羌活。(《临证指南医案·卷一·中风·卫虚络痹》)

🫖 郁损经停，膜胀难便。

归身、川楝子、茺蔚子、小茴、生白芍、泽兰。(《眉寿堂方案选存·卷下·女科》)

🫖 张，双林，廿七岁。痛而喜按属虚，痰多肢冷是脾厥。病大便三四日，乃津液约束。

炒桃仁、火麻仁、片姜黄、淡归须、炒延胡。(《叶天士晚年方案真本·杂症》)

🫖 张。产后十三朝，舌黄边赤，口渴，脘中紧闷，不食不饥，不大便。此阴分已虚，热入营中，状如疟证，大忌表散清克。议滋清营热，救其津液为要。

细生地、天冬、生鳖甲、丹皮、丹参、茯神。

又 产后血络空虚，暑邪客气深入，疟乃间日而发。呕恶，胸满，口渴，皆暑热烁胃津液也。此虚人夹杂时气，只宜和解，不可发汗腻补。

青蒿梗、淡黄芩、丹皮、郁金、花粉、川贝、杏仁、橘红。

又 脉缓热止，病减之象。但舌色未净，大便未通。产后大虚，不敢推荡。勿进荤腻，恐滞蒸化热。蔬粥养胃，以滋清润燥，便通再议补虚。

生首乌、麻仁、麦冬、蜜水炒知母、苏子花粉。(《临证指南医案·卷九·产后·暑伤营阴》)

🫖 周，三一。减食过半，粪坚若弹丸。脾胃病，从劳伤治。

当归、麻仁、柏子仁、肉苁蓉、松子肉。(《临证指南医案·卷四·便闭·血液枯燥》)

🫖 周，五九。酒热湿痰，当有年正虚，清气少旋，遂致结秘，不能容纳，食少，自述多郁易嗔。议从肝胃主治。

半夏、川连、人参、枳实、茯苓、姜汁。(《临证指南医案·卷

三·木乘土·肝胃》)

　　🫖　朱。足麻偻废，大热阴伤，内郁，大便不通，由怀抱不舒病加。先用滋肾丸四钱，盐汤下，四服。(《临证指南医案·卷四·便闭·肾燥热》)

　　🫖　左胁癖积，大便艰涩，胃络痹耳。

　　半夏、生姜渣、枳实、杏仁、瓜蒌实、大麦芽。(《未刻本叶天士医案·方案》)

痢　疾

【临证表现】

　　下痢，滞下，腹痛，里急后重，后坠，肛坠，肛门沉坠，肛门坠胀，脓血，色紫形浓，黏腻未已，腹鸣，上下串痛，腹满，痛痢不爽，胸痞，少谷欲呕，厌食欲呕，不饥不寐，久痢，痢经五十日，痢经二年，自痢五六年，休息痢。唇燥，胸脘痞闷，纳谷恶心，善噫难饥，肢体浮肿，形瘦阴亏，色瘁。舌干，舌光，舌紫绛，脉数，脉坚沉，脉细，脉濡小，脉濡，脉沉伏。

【临证经验】

　　叶桂门人邵新甫总结叶氏诊治痢疾经验说，痢证，古名滞下，惟夏秋暑湿夹积者居多，其次则风淫火迫寒侵也。推之燥气，独不为患。考前法，悉有定例，不必再述。至于暑者，有阴暑阳暑之源，其邪必兼乎湿。夫阴暑由于人之阳气先亏，加以贪凉喜冷，郁折生阳，故主于温。阳暑由于天之热伏，阻气化浊，则重于清。而医之下手工夫，于此须细心认定。但邪之来也，似水之流，脏腑间一有罅隙，则乘虚而著，故有在气在血之分，伤脏伤腑之异。若表之邪郁，而气机下流不息者，喻氏论人参败毒散。里之积壅，而寒热交黏者，洁古立芍药汤。在气分，有苦辛调气与辛甘益气等法。在血分，有酸苦行血及咸柔养血诸方。若表证急，从乎三阳，有桂枝汤、葛根芩连汤、小柴胡汤。里势实，专究脾胃，有小承气汤、温脾汤。总之，治腑以三焦见症为凭，治脏以足三阴为要领。辨得虚实之情形，酌以或通或涩之法，则临证权宜，庶乎不错突。但是症不治之条甚多。最难愈者，莫如休息痢，攻补之法非一，予亦不赞。最危险者，莫如噤口痢，却有两端。若因暑湿邪充，格拒三焦者，气机皆逆传而闭，上下之势，浑如两截。若治不得其要，则邪无出路，正立消亡。此丹溪立法最高，后世都宗其旨。先生又借用半夏泻心汤，减去守中之品，取补以运之，辛以开之，苦以降之，与病情尤为允协。所以先生之见长，是集之奥妙，每每在此。又因脾肾之阳素虚，阴邪从中而下者，先伤太阴，继伤少阴，关闸大开，痛泄无度。戊癸少化火之机，命阳无蒸变之力，此不饥不食，为呕为胀，理宜然矣。与邪多积热之候相比，绝然不同。参之仲景理中汤、肾气丸，及景岳理阴煎、胃关煎（熟地、白术、山药、扁豆、炮姜、吴萸、炙草。编者注）等法可也。吾乡姚颐真先生，化出捷径良法，以大剂苁蓉，配人参、归、姜、附、桂、制白芍之类治之，靡不应手而愈。想苁蓉之性，温能达下，咸可利胃，质之柔润，以补阳中之阴，较地黄、阿胶尤胜。与之肠膏竭尽，络脉结涩而痛者，堪称神品。自此推广，用治甚多。若曰某方某药但治某症，不知活用，反称杜撰，则禁绝后人灵活之心，无从施发矣。（《临证指南医案·卷七·痢》）

徐大椿评说，夏秋之痢，总由湿热积滞，与伤寒传入三阴之痢不同，案中合法者亦甚多。一遇老年及久痢，即混入阴经治法，并参、附、乌梅、五味等，全不对症，随笔乱书。并与案中之论，亦自己相背。想是习气使然，抑此中实无定见也。后人竟用温补，以为本之此老。杀人无算，触目伤怀。（《徐批临证指南医案·卷七·痢》）

【用药特色】

叶桂辨治痢疾，临床常用茯苓、白芍、人参、黄连、甘草、山楂、当归、黄芩、白术、干姜、厚朴、熟地黄、炮姜、附子、金银花、陈皮、黄柏、木瓜、五味子、泽泻、阿胶、木香、秦皮、生地黄、乌梅、赤石脂、生姜、猪苓、白头翁、苍术、大黄、茯神、桂枝、牡丹皮、肉桂、砂仁、通草、茵陈蒿、枳实等。其中，茯苓应用25次，白芍、人参应用18次，黄连应用13次，甘草应用12次，山楂应用11次，当归应用10次，黄芩应用9次，白术、干姜、厚朴、熟地黄应用8次，炮姜应用7次，附子、金银花应用6次，陈皮、黄柏、木瓜、五味子、泽泻应用5次，阿胶、木香、秦皮、生地黄、乌梅应用4次，赤石脂、生姜、猪苓应用3次，白头翁、苍术、大黄、茯神、桂枝、牡丹皮、肉桂、砂仁、通草、茵陈蒿、枳实应用2次，白芷、贝母、补骨脂、草果、川楝子、丁香、杜仲、公丁香、谷芽、寒水石、荷叶、黑穭豆皮、花椒、藿香、粳米、决明子、苦楝皮、莲子、鹿茸、麦门冬、麦芽、木通、青皮、肉苁蓉、肉豆蔻、沙苑、山药、升麻、柿饼、菟丝子、吴茱萸、益智仁、禹余粮、郁金、栀子仅应用1次。

【小方医案】

🫖 包。川连、人参、黄芩、白芍、草决明、炒山楂、炒银花。

又 噤口痢，乃热气自下上冲，而犯胃口，肠中传导皆逆阻似闭，腹痛在下尤甚。

香、连、梅、芍，仅宣中焦，未能泄下热燔燎。若不急清，阴液同归于尽。姑明其理，以俟高明备采。

白头翁汤（秦皮、黄连、黄柏。编者注）。

又 脉左细数，右弦，干呕不能纳谷，腹痛里急后重，痢积不爽。此暑湿深入着腑，势属噤口痢疾，症非轻渺。议用苦寒清解热毒。必痛缓胃开，方免昏厥之变。

川连、干姜、黄芩、银花、炒山楂、白芍、木香汁。

又 下午病剧，乃阴气消亡之征。若但阴柔，恐生生不至。疏补胃药，正宜进商。

生地、阿胶、人参、生白芍、炒山楂、炒银花。（《临证指南医案·卷七·痢·噤口痢》）

🫖 鲍。痢久，阴液消亡，无以上承，必唇燥舌干。奈胃关不和，善噎难饥。此由阴腻柔剂所致，择其不腻滞者调之。

人参、炙草、炒白芍、炒乌梅肉、炒麦冬、茯神。（《临证指南医案·卷七·痢·痢伤阴液》）

　　🫖 陈，妪。泻痢两月，肢体浮肿，高年自属虚象。但胸脘痞闷，纳谷恶心，每利必先腹痛。是夏秋暑热，郁滞于中。虚体挟邪，焉有补涩可去邪扶正之理？恐交节令变症，明是棘手重症矣。

　　人参、茯苓、川连、淡干姜、生白芍、枳实。（《临证指南医案·卷七·痢·暑湿热》）

　　🫖 丁，廿二岁。劳怯在前，痛利后加。外如寒，内必热，阴伤及阳矣。病深且多，医药焉能瞻前顾后，姑以痛坠少缓，冀其胃苏，非治病也。

　　理阴煎（熟地、当归、炙甘草、干姜，或加肉桂。编者注）去炮姜、加白芍（《叶天士晚年方案真本·杂症》）

　　🫖 范。泻痢起于长夏，医谓时令湿热。胃苓汤，苓芍法，固非谬讹。因高年，肾阳肝阴先亏，使客气内扰阻遏，中流乏砥柱坐镇，致狂澜滔天耳。病经两旬不减，重阴无阳。验诸神识尚清，其外邪为少，而内损为多，八脉无权，下无收摄，漏卮不已，理必生阳泄，下焦冷。此皆阴阳二气微绝，治病则夯，治本为宜。非置之不理，实究天人而已。

　　人参二钱、鹿茸二钱、炒黑当归三钱、生杜仲三钱、生沙苑一钱、茯苓三钱。（《临证指南医案·卷七·痢·久痢伤肾下焦不摄》）

　　🫖 胡，二六。疾走作劳，身前胁腹闪气，上下串痛。交正月，寒战气冲，呼吸皆阻，腹胀，脐上横梗，有形作痛。自痢已两月，思劳必伤阳，春令病加，是木旺侮土，中阳困惫，浊气充塞，正气全伤，大肉尽削。述食入逾时，必加呕噫，后天生化之源大困，议急理中土之阳。

　　人参、茯苓、公丁香柄、川椒、乌梅肉、炒黄干姜。（《种福堂公选医案·木乘土呕痢》）

　　🫖 金氏。脉数劲，下痢腹鸣痛后坠，卧则气冲，咳嗽吐黏涎。产后过月，显是下损至中。纳谷日少，形神日衰，势已延成蓐劳，难期速功。

　　熟地炭、人参、茯神、炒山药、建莲、赤石脂。（《临证指南医案·卷七·痢·久痢伤肾下焦不摄》）

🍵 久痢肛坠，诊脉左坚沉，温剂不受，阴伤不司收纳，前用桃花汤（赤石脂、干姜、粳米。编者注）少减，当与甘酸柔缓。

人参、炙甘草、熟地炭、柿饼炭、五味子。（《叶氏医案存真·卷一》）

🍵 李，五十。自痢五六年，即周身痛痹。盖肠胃病，致经络筋骨藩篱疏撤，阳失卫。药难效灵，书此代煎。

冬於术、苁蓉、熟附子。

河水煎。（《临证指南医案·卷七·痢·久痢伤肾下焦不摄》）

🍵 廖。脉细，自痢泻血，汗出淋漓，昏倦如寐，舌紫绛，不嗜汤饮。两月来，悠悠头痛。乃久积劳伤，入夏季发泄，阳气冒颠之征。内伤误认外感，频投苦辛消导，大劫津液，少阴根底欲撤，阳从汗泄，阴从下泄，都属阴阳枢纽失交之象。此皆见病治病，贻害不浅。读长沙圣训，脉细欲寐，列于"少阴篇"中，是摄固补法，庶可冀其散而复聚，若东垣芪术诸方，乃中焦脾胃之治，与下焦少阴无预也。

人参、禹粮石、赤石脂、五味子、木瓜、炙草。

此仲景桃花汤法，原治少阴下痢，但考诸刻本草，石脂、余粮，乃手足阳明固涩之品，非少阴本脏之药，然经言：肾为胃关。又谓：腑绝则下痢不禁。今肾中阴阳将离，关闸无有，所以固胃关，即是摄少阴耳。（《种福堂公选医案·劳》）

🍵 卢。痢证湿热，皆是夏令伏邪，但以攻消，大伤胃气，不能去病。今微呕，不饥不寐，大便欲解不通。是九窍六腑不和，总是胃病。

人参一钱、吴萸炒川连四分、泡淡生干姜五分、茯苓三钱、川楝子肉一钱、生白芍一钱半。（《临证指南医案·卷七·痢·暑湿热》）

🍵 陆，二六。腹满自痢，脉来濡小，病在太阴。况小便清长，非腑病湿热之比。法当温之。

生於术、附子、茯苓、厚朴、干姜。（《临证指南医案·卷七·痢·阳虚》）

🍵 某。春温内陷下痢，最易厥脱。

川连、阿胶、淡黄芩、炒生地、生白芍、炙草。(《临证指南医案·卷七·痢·协热痢》)

某。痢经五十日来，小愈再发。独见后重下坠，此为气陷则门户不藏，亦胃弱内风乘袭。议陷者举之。

人参、归身、白芍、炙草、升麻、荷叶。(《临证指南医案·卷七·痢·气虚下陷》)

某。湿热内阻气分，腹痛下痢，目眦黄，舌光不渴。议清里泄湿热。

黄芩、寒水石、川连、厚朴、秦皮、郁金。(《临证指南医案·卷七·痢·湿热》)

某。痛痢不爽，已有血下，暑湿不独在气分。且积劳茹素，攻夺宜慎。

当归、白芍、南山楂、厚朴、草果、炮姜。(《临证指南医案·卷七·痢·血痢》)

某。下痢腹痛，舌干肛坠，痢伤阴也。

熟地炭、炒归身、炒白芍、炒楂肉、茯苓、炙草。(《临证指南医案·卷七·痢·痢伤阴液》)

某。形瘦阴亏，湿热下痢。误投消食，反劫津液。邪未尽，津先耗，咽喉痛，且呛咳。所谓湿未罢，已上燥矣。

川连、银花、通草、黄芩、川贝、茯苓皮。(《临证指南医案·卷七·痢·湿热》)

某。阴液涸，则小水不通；胃气逆，则厌食欲呕。此皆痢之款症也，治以中下二焦为主。议理阴煎。

熟地、白芍、附子、五味、炮姜、茯苓。(《临证指南医案·卷七·痢·痢伤阴液》)

某。长斋有年，土薄气馁，加以久痢，少谷欲呕，脾胃之阳衰矣。由夏及今，半载不痊。倘忽肿胀，何法施治。

人参、白术、干姜、炮姜、丁香、茯苓。(《临证指南医案·卷七·痢·阳虚》)

某。滞浊下行痛缓，议养阴通腑。

生地、阿胶、丹皮、山栀、猪苓、泽泻。(《临证指南医案·卷七·痢·痢伤阴液》)

🫖 某氏。休息痢，经二年，明是下焦阴阳皆虚，不能收摄。经期不来，小腹抚摩有形上行，似乎癥瘕，其实气结。若不急进温补，恐滋扰肿胀之累也。

人参、附子、茯苓、炙草、五味、白芍。(《临证指南医案·卷七·痢·久痢伤肾下焦不摄》)

🫖 邱，妪。进润剂，痛缓积稀，知厥阴下利，宜柔宜通。血虚有风显然。

生地、阿胶、丹皮、生白芍、银花、小黑稽豆皮。(《临证指南医案·卷七·痢·厥阴伏热》)

🫖 沈。暑必挟湿，伤在气分，古称滞下。此滞字，非停滞饮食，言暑湿内侵，腑中流行阻遏，而为滞矣。消导，升举，温补，暑邪无有出路。胸痞，不饥不食，黏腻未已，而肛门沉坠里结。三焦皆受邪蒸，上下浑如两截。延为休息痢疾，缠绵辗转，岂旦晚骤愈之病。

淡干姜、生姜、小川连、淡黄芩、人参、枳实。(《临证指南医案·卷七·痢·暑湿热》)

🫖 沈。议堵截阳明一法。

人参、炒白粳米、炮姜、赤石脂。(《临证指南医案·卷七·痢·阳明不阖》)

🫖 湿郁成痢。

苪术炭、茯苓、炙甘草、炒陈皮、木瓜、炮姜炭。(《未刻本叶天士医案·保元方案》)

🫖 食菜下痢腹痛，是初因寒湿伤脾，久变湿热，蒸于肠胃，况利后痛不减，腹中硬起不和，不得流通明甚。当以苦泄小肠，兼分利而治。

川连、黄柏、苦楝皮、泽泻、木通、楂肉。(《叶氏医案存真·卷二》)

🫖 唐氏。下痢四十余日，形寒腹痛。

炒当归、生白芍、肉桂、炒山楂、青皮、茯苓。(《临证指南医案·卷七·痢·脾营虚寒》)

王，六二。平昔温补相投，是阳不足之体。闻患痢两月，不忌食物，脾胃滞壅，今加呕恶。夫六腑宜通，治痢之法，非通即涩。肛肠结闭，阳虚者以温药通之。

熟附子、制大黄、厚朴、木香、茯苓皮。(《临证指南医案·卷七·痢·阳虚气滞》)

王。临月下痢脓血，色紫形浓，热伏阴分。议用白头翁汤。

又 苦味见效，知温热动血。以小其制为剂，可全功矣。

黄芩、黄柏、炒银花、炒山楂、茯苓、泽泻。(《临证指南医案·卷九·胎前·热邪下痢脓血》)

王。热毒逗留不化，潮热下利。

川连、黄芩、炒白芍、茯苓、泽泻、木瓜。(《临证指南医案·卷七·痢·协热痢》)

吴，三十。痢久，阴伤腹痛，肛门坠胀。秋病入冬不愈，已属休息症。和阴剂中，仍有升降。仿东垣法。

炒熟地、炒当归、炒白芍、炙草、生山楂、生谷芽。(《临证指南医案·卷七·痢·痢伤阴液》)

吴，四九。治痢大法，无过通塞二义。夏秋湿热固多，初痢不痛，已非湿热。色滞者，肠中陈腐也。至今痛而痢，痢后复痛，按之痛减属虚。小雪不愈，阳不来复。久痢治肾，然非滋腻。先用苓姜术桂汤。(《临证指南医案·卷七·痢·久痢伤肾下焦不摄》)

下利红积，腹膨。

焦术、广皮、炮姜、茯苓、木瓜、益智。(《未刻本叶天士医案·保元方案》)

夏季疟发，温热恒多。攻下动里，里伤邪陷，变痢大痛，利频不爽。强食脘中遂胀，湿热阻遏，气偏滞也。况久病大虚，恐有变厥之虑。

黄连、黄芩、人参、乌梅、白芍、当归。(《眉寿堂方案选存·

卷上·疟疾》)

🍵 宿瘕在胁下，亦与肥气相类，自述因嗔怒。盖肝之积也，久郁气血不通，肝脏内寄相火。时当夏令，泛潮苦雨，脾胃受湿，自必困倦。肝木横克脾土，胀势日满。所受湿邪，漫无出路，蒸于肠胃，黏脓积滞。利不肯爽，中焦不和，瘕不得逸。症属难治，且议分消。

白术、厚朴、茯苓、猪苓、茵陈、通草。(《叶天士医案》)

🍵 许，二四。痢疾一年，已浮肿溺涩，古称久痢必伤肾。月前用理阴煎不应。询及食粥吞酸，色瘁，脉濡，中焦之阳日惫，水谷之湿不运。仍辛温以苏脾阳，佐以分利。

用胃苓汤（平胃散合五苓散。编者注），去甘草加益智。(《临证指南医案·卷七·痢·阳虚》)

🍵 张，桐桥，五十二岁。久痢三年。

理阴煎。(《叶天士晚年方案真本·杂症》)

🍵 张，五七。脉沉伏，久痢腹痛，畏寒少食，气弱肠滞。以温通方法。

熟附子、生茅术、生大黄、茯苓、厚朴、木香。

又 温下相投，肠滞不通，皆因腑阳微弱。古贤治痢，不离通涩二法。

当归、肉桂心、茯苓、厚朴、南山楂、生麦芽。(《临证指南医案·卷七·痢·阳虚气滞》)

🍵 张。下痢泄泻之后，诊脉右弦大，胃虚少纳，阳弱不司运化。法当通腑之阳。

人参、益智仁、炒菟丝饼、炒砂仁末、茯苓、广皮白。(《临证指南医案·卷七·痢·阳虚》)

🍵 正弱滞下，法宜和之。

厚朴、茯苓、广皮、人参、炮姜、木瓜。(《未刻本叶天士医案·保元方案》)

🍵 周，四六。痢久必伤肾阴，八脉不固。肠腻自滑而下。但执健脾无用，病不在中，纳谷运迟，下焦坎阳亦衰。用三神丸。

五味子、补骨脂、肉果。(《临证指南医案·卷七·痢·久痢伤肾下焦不摄》)

☙ 周，五十。痢后气坠，都主阴伤。但嗔怒不已，木犯土，致病留连。摄阴之中，聊佐和肝。

熟地、茯苓、炒山楂、炒乌梅、木瓜。(《临证指南医案·卷七·痢·痢伤阴液》)

☙ 祝，三八。十年久痢，须推饮食避忌。酒家湿滞肠中，非风药之辛，佐苦味入肠，何以胜湿逐热？久病饮食不减，肠中病也。

绵茵陈、香白芷、北秦皮、茯苓皮、黄柏、藿香。(《临证指南医案·卷七·痢·湿热》)

第四节　肝胆病

胁　痛

【临证表现】

胁疼，胁中痛，胁中刺痛，右胁板痛，闪挫胁痛，左胁痛，左腰胁疼，右胁痹痛，左胁痹痛，右胁痛引背部，左胁痛引背部，胁痛绕及胸背，胁中常似针刺，胁痛绕脘，胁肋脘痛，胸胁肌腠以及腹中疼痛，腰肋痛，左腰胁痛不能转侧，左右不堪转侧，右后胁痛连腰胯，呼吸不利，卧着不安，心嘈能食，嘈杂善饥，不知饥饱，纳食不得顺下，气逆不舒，腹时胀，腹胀，痞胀，咳嗽，寒热，暮夜五心热，背恶寒，嗌干，嗜如酒浆，头痛，面无华色，大便燥结。舌苔白，边红，舌苔黄。脉弦，脉右弦左涩，脉左涩右弦，脉数，脉左数，脉数重按无力，脉数无力。

【临证经验】

叶桂门人邹时乘总结叶氏诊治胁痛经验说，胁痛一证，多属少阳、厥阴。伤寒胁痛，皆在少阳胆经，以胁居少阳之部。杂症胁痛，皆属厥阴肝经，以肝脉布于胁肋。故仲景旋覆花汤，河间金铃子散，及先生辛温通络，甘缓理虚，温柔通补，辛泄宣瘀等法，皆治肝著胁痛之剂。可谓曲尽病情，诸法毕备矣。然其证有虚有实，有寒有热，不可概论。苟能因此扩充，再加详审，则临症自有据矣。(《临证指南医案·卷八·胁痛》)

【用药特色】

叶桂辨治胁痛，临床常用桃仁、牡丹皮、当归、茯苓、生地黄、柏子仁、麦门冬、阿胶、陈皮、茯神、钩藤、延胡索、贝母、桂枝、降香、牡蛎、郁金、半夏、甘草、人参、石斛、新绛、杏仁、薏苡仁、白芍药、川楝子、葱、鳖甲、大枣、桑叶、生姜、熟地黄、小茴香、知母、栀子、白蔻仁、浮小麦、枸杞子、瓜蒌、寒水石、花椒、黄芩、稆豆皮、蜜、牛膝、佩兰、枇杷叶、茜草、肉桂、沙参、乌梅、香附子、旋覆花、泽兰、泽泻等。其中，桃仁应用 22 次，牡丹皮应用 16 次，当归应用 15 次，茯苓、生地黄应用 12 次，柏子仁应用 11 次，麦门冬应用 9 次，阿胶、陈皮、茯神、钩藤、延胡索应用 7 次，贝母、桂枝、降香、牡蛎、郁金应用 6 次，半夏、甘草、人参、石斛、新绛、杏仁、薏苡仁应用 5 次，白芍药、川楝子、葱应用 4 次，鳖甲、大枣、桑叶、生姜、熟地黄、小茴香、知母、栀子应用 3 次，白蔻仁、浮小麦、枸杞子、瓜蒌、寒水石、花椒、黄芩、稆豆皮、蜜、牛膝、佩兰、枇杷叶、茜草、肉桂、沙参、乌梅、香附子、旋覆花、泽兰、泽泻应用 2 次，白扁豆、白芥子、白术、穿山甲、丹参、淡菜、丁香、冬瓜子、干姜、桂圆、红花、琥珀、黄连、鸡子黄、蒺藜、粳米、韭白、橘叶、莲子、龙骨、芦根、鹿角霜、麻仁、墨汁、木瓜、藕节、炮姜、芡实、青蒿、秋石、肉苁蓉、沙苑、山药、山楂、天门冬、土瓜蒌皮、菟丝子、煨姜、五灵脂、西瓜翠衣、夏枯草、玄参、益母草仅应用 1 次。

【小方医案】

🍵 卜。有年冬藏不固，春木萌动，人身内应乎肝。水弱木失滋荣，阳气变化内风，乘胃为呕，攻胁为痛。仲景以消渴心热属厥阴，《内经》以吐涎沫为肝病。肝居左而病炽偏右，木犯土位之征。经旨谓肝为刚脏，非柔不和。阅医药沉、桂、萸、连，杂以破泄气分，皆辛辣苦燥，有刚以治刚之弊，倘忽厥逆瘛疭奈何？议镇阳息风法。

生牡蛎、阿胶、细生地、丹参、淮小麦、南枣。

又 内风阳气鼓动变幻，皆有形无质，为用太过。前议咸苦入阴和阳，佐麦、枣以和胃制肝获效。盖肝木肆横，胃土必伤，医治既僻，津血必枯。唇赤，舌绛，咽干，谷味即变酸腻，显是胃汁受劫，胃阴不复。夫胃为阳明之土，非阴柔不肯协和，与脾土有别故也。

生牡蛎、阿胶、细生地、小麦、炒麻仁、炒麦冬、炙草。(《临证指南医案·卷三·木乘土·肝胃》)

曹。疟热攻络，络血涌逆，胁痛咳嗽。液被疟伤，阳升入颠为头痛。络病在表里之间，攻之不肯散，搜血分留邪伏热。

生鳖甲、炒桃仁、知母、丹皮、鲜生地、寒水石。(《叶天士晚年方案真本·杂症》)

陈。才交春三月，每夜寒热，渴饮，汗出，是皆阴损于下，孤阳独自上冒也。虚劳兼有漏疡，加以情怀悒郁，损伤不在一处，少腹及腰胁痛，议治在肝胃之间。

桃仁、旋覆花、丹皮、新绛、青葱、柏子仁。(《叶氏医案存真·卷三》)

陈。气热攻冲，扰脘入胁。

川连、牡蛎、夏枯草、炒半夏、香附、炒白芥子。(《临证指南医案·卷八·胁痛·肝郁》)

程。胁下痛犯中焦，初起上吐下泻，春深寒热不止。病在少阳之络。

青蒿根、归须、泽兰、丹皮、红花、郁金。(《临证指南医案·卷八·胁痛·络脉血滞》)

单。因闪挫胁痛，久则呛血络血气热内迫，新血瘀逆。

鲜生地、藕节、生桃仁、新绛。(《种福堂公选医案·胁痛》)

范，无锡，廿九岁。织梭身体皆动，过劳气血，偏倚左胁痛，失血呕血，肝络伤瘀，久发则重。

炒桃仁、延胡、新绛屑、降香末、炒丹皮、钩藤。(《叶天士晚年方案真本·杂症》)

🍵 范。胁痛入脘，呕吐黄浊水液。因惊动肝，肝风振起犯胃。平昔液衰，难用刚燥。议养胃汁，以息风方。

人参、炒半夏、炒麦冬、茯神、广皮白、炒香白粳米。

又 六味去萸换芍，加麦冬、阿胶、秋石。(《临证指南医案·卷四·呕吐·肝犯胃》)

🍵 肝气怫郁，胁痛绕及胸背。木郁达之。

钩藤、桑叶、黑郁金、橘红、茯苓、土萎皮。(《未刻本叶天士医案·方案》)

🍵 古人治胁痛法有五，或犯寒血滞，或血虚络痛，或血着不通，或肝火抑郁，或暴怒气逆，皆可致痛。今是症脉细弦数不舒，此由肝火抑郁。火郁者络自燥，治法必当清润通络。

潮栝楼、炒香桃仁、归身、新绛、炒白芍、炙甘草。(《叶氏医案存真·卷一》)

🍵 寒热胁痛，脉弦，温邪袭于肝络，吐血犹可，最怕成痈。

丹皮、桃仁、钩藤、黑栀、茜草、桑叶。(《未刻本叶天士医案·方案》)

🍵 寒着气阻，右胁痹痛。

杏仁、桂枝、茯苓、生姜、瓜蒌、苡仁。(《未刻本叶天士医案·方案》)

🍵 何，三七。左乳旁胁中常似针刺，汗出，心嘈能食，此少阳络脉阳气燔灼。都因谋虑致伤，将有络血上涌之事。议清络宣通，勿令瘀着。

生地、丹皮、泽兰叶、桃仁、郁金、琥珀末。

又 服通络方，瘀血得下，新血亦伤。嘈杂善饥，阳亢燔灼，营阴不得涵护也。仍以和阳息风方法。

阿胶、鸡子黄、生地、麦冬、生甘草、生白芍。(《临证指南医案·卷二·吐血·血络痹阻》)

🍵 胡，二六。疾走作劳，身前胁腹闪气，上下串痛。交正月，寒战气冲，呼吸皆阻，腹胀，脐上横梗，有形作痛。自痢已两月，思劳必伤阳，春令病加，是木旺侮土，中阳困惫，浊气充塞，正气全伤，大肉尽削。述食入逾时，必加呕噎，后天生化之源大困，议急理中土之阳。

人参、茯苓、公丁香柄、川椒、乌梅肉、炒黄干姜。(《种福堂公选医案·木乘土呕痈》)

🫖 胡，六七。有年冬藏失司，似乎外感热炽。辛散苦寒，是有余实症治法。自春入夏，大气开泄，日见恹恹衰倦，呼吸喉息有声，胁肋窒板欲痛，咯呛紫血，络脉不和。议以辛补通调，不致寒凝燥结，冀免关格上下交阻之累。

柏子仁、细生地、当归须、桃仁、降香、茯神。(《临证指南医案·卷二·吐血·血络痹胸胁痛》)

🫖 金。面无华色，脉右弦左涩，经阻三月，冲气攻左胁而痛，腹时胀，两足跗肿。是血蛊症，勿得小视。

桂枝、茯苓、泽泻、牡蛎、金铃子、延胡。(《临证指南医案·卷九·调经·血蛊》)

🫖 据述左胁痛引背部，虚里穴中按之有形。纳食不得顺下，频怒劳烦，气逆血郁。五旬以外，精力向衰，延久最虑噎膈。议宣通气血，药取辛润，勿投香燥，即有瘀浊凝留，亦可下趋。

当归尾、京墨汁、桃仁泥、延胡索、五灵脂、老韭白。(《叶氏医案存真·卷一》)

🫖 开门，桥廿九。织梭肢体皆动，过劳则气血不流，偏倚为病，在左胁痛，失血，肝络伤，瘀发久必重。

炒桃仁、延胡索、降香末、炒丹皮、钩藤。(《叶氏医案存真·卷三》)

🫖 凌。肝着，胁中痛，劳怒致伤气血。

川楝子皮、炒延胡、归须、桃仁、生牡蛎、桂枝木。(《临证指南医案·卷八·胁痛·血络瘀痹》)

🫖 陆，春阳萌动，气火暗袭经络，痛在板胸左右胁肋。皆血络空旷，气攻如痞胀之形，其实无物。热起左小指无名指间，手厥阴脉直到劳宫矣。养血难进滋腻，破气热燥非宜，议以辛甘润剂濡之。

柏子仁、桃仁、桂圆、茯神、山栀、橘红。(《叶天士晚年方案真本·杂症》)

🫖 脉数重按无力，左腰胁痛不能转侧，舌苔白，边红，心中热闷，不欲饮，是湿邪滞着，经络阻痹，宜进气分轻清之药，庶几不伤正气。

苡仁、杏仁、川贝、佩兰叶、西瓜翠衣。

又 脉数，左腰胁疼未止，舌苔黄，昨进芳香轻剂略安，仍不宜重药。

佩兰叶、浙茯苓、南沙参、薏苡仁、川贝。

又 脉数无力，左腰胁疼未止，舌色转红，是病邪虽稍缓，却阴气已经不振，进清余热略兼养阴方。

川贝、淡芩、麦冬、阿胶、川斛、知母。

又案 脉数无力，左腰胁疼未止，舌苔已退。虽病邪稍缓，但阴气仍然不振，议用清余热略兼养阴方。

川贝、淡芩、麦冬、阿胶、川斛、元参。(《叶氏医案存真·卷三》)

🫖 脉弦，胁痛绕脘，得饮食则缓，营气困耳，治以辛甘。

桂枝、川椒、白蜜、煨姜。(《未刻本叶天士医案·方案》)

🫖 毛，六十。温邪热入营中，心热闷，胁肋痛。平素痰火与邪胶结，致米饮下咽皆胀。老年五液已涸，忌汗忌下。

生地、麦冬、杏仁、郁金汁、炒川贝、橘红。(《临证指南医案·卷五·温热·热入心营》)

🫖 某。寒热，右胁痛，咳嗽。

芦根一两、杏仁三钱、冬瓜子三钱、苡仁三钱、枇杷叶三钱、白蔻仁三分。(《临证指南医案·卷二·咳嗽·胁痛》)

🫖 某。脉左部数，有锋芒。初夏见红，久遗滑，入夜痰升肋痛。肝阳上冒，肾弱不摄。固摄助纳，必佐凉肝。

熟地、湖莲、芡实、生白龙骨、茯神、川石斛。(《临证指南医案·卷三·遗精·肾气不摄》)

🫖 某。右胁攻痛作胀，应时而发。是浊阴气聚成瘕，络脉病也。议温通营络。

当归三钱、小茴（炒焦）一钱、上肉桂一钱、青葱管十寸。（《临证指南医案·卷九·癥瘕·营络气聚结底》）

🍵 努力络伤，失血胁痛。

生地、茜草、杜牛膝、茯苓、丹皮、稽豆皮。（《未刻本叶天士医案·方案》）

🍵 疟热攻络，络血涌逆，胁痛咳嗽。液被疟伤，阳升入颠为头痛。络病在表里，攻之不肯散，议搜血分留邪伏热。

鳖甲、丹皮、知母、鲜生地、桃仁、寒水石。（《眉寿堂方案选存·卷上·疟疾》）

🍵 脐旁有块，仍流动，按之软，或时攻胁刺痛，外肾寒冷拘束，病属肝血肾精之损。凡肾当温，肝宜凉。肾主藏纳，肝喜疏泄，收纳佐以流通，温肾凉肝，是此病制方之大法。

当归身、枸杞子、生牡蛎、炙鳖甲、小茴香、沙蒺藜。（《叶氏医案存真·卷一》）

🍵 情怀挹郁，肝气不舒。患乳生痈脓溃，血液大耗，气蒸上逆咳嗽，左胁内痛，不能转侧。盖肝络少血内养，左右升降不利，清润治嗽无益。

炒桃仁、当归、茯神、丹皮、阿胶、柏子仁。（《叶天士医案》）

🍵 沈，二一。初起形寒寒热，渐及胁肋脘痛，进食痛加，大便燥结。久病已入血络，兼之神怯瘦损。辛香刚燥，决不可用。

白旋覆花、新绛、青葱管、桃仁、归须、柏子仁。（《临证指南医案·卷八·胁痛·血络瘀痹》）

🍵 沈。暮夜五心热，嗌干，左胁痛。肝肾阴亏。

人参、生地、天冬、麦冬、柏子霜、生白芍。（《临证指南医案·卷八·胁痛·肝肾阴亏》）

🍵 孙，北濠，廿六岁。食后左胁气逆痛，是肝胆气热。

丹皮、钩藤、生地、川石斛、柏子仁、茯苓。（《叶天士晚年方案真本·杂症》）

🍵 汤，十八。气逆，咳血后，胁疼。

降香汁（冲）八分、川贝一钱半、鲜枇杷叶三钱、白蔻仁五分、杏仁二钱、橘红一钱。（《临证指南医案·卷八·胁痛·金不制木》）

☖ 唐，妪。右后胁痛连腰胯，发必恶寒逆冷，暖护良久乃温。此脉络中气血不行，遂至凝塞为痛，乃脉络之痹证。从阳维、阴维论病。

鹿角霜、小茴香、当归、川桂枝、沙苑、茯苓。（《临证指南医案·卷七·痹·寒湿》）

☖ 无翎，三十。胁痛失血，以柔剂缓肝之急。

炒熟桃仁、柏子仁、归尾、炒黑丹皮、钩藤。（《叶氏医案存真·卷三》）

☖ 吴，十七。胁中刺痛，血逆，心中漾漾，随嗽吐出，兼有呕恶腹痛。此笄年情志郁勃，阳气多升，络血逆行，经水不下，恐延干血重症。

山楂、桃仁、柏子仁、丹皮、延胡、益母草。（《种福堂公选医案·吐血》）

☖ 胁痛继而失血，仍属络瘀，但气逆欲喘，背恶寒，心中热。诊脉左弦，究属少阴不藏，肝阳扰络使然。切勿攻瘀，重虚其虚为要，嗜如酒浆，尤宜禁忌。

熟地、大淡菜、牛膝、茯神、稆豆皮、桃仁。（《未刻本叶天士医案·方案》）

☖ 徐，六六。自春季胸胁肌腠以及腹中疼痛，从治肝小愈。腹鸣泄泻不止，久风飧泄，都因木乘土位。东垣云治脾胃必先制肝，仿此。

人参、焦术、炙草、木瓜、乌梅、炒菟丝饼。（《临证指南医案·卷六·泄泻·肝犯脾胃》）

☖ 徐，四九。劳怒阳动，左胁闪闪，腹中微满。诊脉弦搏，左甚。当先用苦辛。

郁金、山栀、半夏曲、降香末、橘红、金石斛。（《临证指南医案·卷八·胁痛·肝郁》）

☖ 颜氏。干呕胁痛，因恼怒而病。是厥阴侵侮阳明，脉虚不食。当与通补。

大半夏汤（半夏、人参、白蜜。编者注）加姜汁、桂枝、南枣。（《临证指南医案·卷四·呕吐·肝犯胃》）

🍵 杨，无锡，三十一岁。胁痛失血，以柔剂缓肝之急。

桃仁炒、丹皮炒、归尾、柏子仁、钩藤。（《叶天士晚年方案真本·杂症》）

🍵 尤，四五。痛从中起，绕及右胁。胃之络脉受伤，故得食自缓。但每痛发，必由下午黄昏，当阳气渐衰而来。是有取乎辛温通络矣。

当归、茯苓、炮姜、肉桂、炙草、大枣。（《临证指南医案·卷八·胁痛·营络虚寒》）

🍵 张，六五。胁胀夜甚，响动则降，七情致伤之病。

橘叶、香附子、川楝子、半夏、茯苓、姜渣。（《临证指南医案·卷八·胁痛·肝郁》）

🍵 赵，六二。脉左涩右弦，始觉口鼻中气触腥秽，今则右胁板痛，呼吸不利，卧着不安。此属有年郁伤，治当宣通脉络。

金铃子、延胡、桃仁、归须、郁金、降香。（《临证指南医案·卷六·郁·血络郁痹右胁痛》）

🍵 周。舌白，脉小，暑邪成疟。麻黄劫汗伤阳，遂变痉症。今痰咸有血，右胁痛引背部，不知饥饱。当先理胃津。

大沙参、桑叶、麦冬、茯神、生扁豆、苡仁。（《临证指南医案·卷六·疟·胃阴虚》）

🍵 朱客。肋稍隐隐痛，卧起咳甚，冷汗，背有微寒，两足带冷，身体仰卧稍安。左右不堪转侧，此皆脉络中病。良由客寒闭其流行，两脉逆乱，上犯过也。治在血分，通络补虚。

枸杞子炒、咸蓉干、当归小茴同炒黑、桃仁炒、炙山甲。（《叶氏医案存真·卷三》）

🍵 左胁痹痛，气逆不舒。

桃仁、青葱、茯苓、丹皮、柏仁、橘红。（《未刻本叶天士医案·保元方案》）

头　痛

【临证表现】

头风，颠痛，头颠忽然刺痛，筋吊脑后痛，脑后筋掣牵痛，痛在头左脑后，头痛转在右太阳，渐渐颠顶作痛，额痛，头旋，头胀，痰阻咽喉，口燥，气逆吞酸，脘闷，痛甚呕吐不已，心悸，咳嗽，身热，汗出，身疼腰痛，泄泻。舌强，舌焦黄，舌白，脉左劲右濡，脉数，脉弦。

【临证经验】

叶桂门人邵新甫总结叶氏诊治头痛经验说，头风一证，有偏正之分。偏者主乎少阳，而风淫火郁为多。前人立法，以柴胡为要药，其补泻之间，不离于此。无如与之阴虚火浮，气升吸短者，则厥脱之萌，由是而来矣。先生则另出心裁，以桑叶、丹皮、山栀、荷叶边，轻清凉泄，使少阳郁遏之邪亦可倏然而解。倘久则伤及肝阴，参入咸凉柔镇可也。所云正者，病情不一，有气虚血虚，痰厥肾旅，阴伤阳浮，火亢邪风之不同。按经设治，自古分晰甚明，兹不再述。至于肝阴久耗，内风日旋，厥阳无一息之宁，痛掣之势已极，此时岂区区汤散可解？计惟与复脉之纯甘壮水，胶黄之柔婉以息风和阳，俾刚亢之威一时顿息。予用之屡效如神，决不以虚谀为助。（《临证指南医案·卷一·头风·胃虚风阳上逆》）

叶桂门人邹时乘总结叶氏诊治头痛经验说，头为诸阳之会，与厥阴肝脉会于颠，诸阴寒邪不能上逆，为阳气窒塞，浊邪得以上据，厥阴风火乃能逆上作痛。故头痛一证，皆由清阳不升，火风乘虚上入所致。观先生于头痛治法，亦不外此。如阳虚浊邪阻塞，气血瘀痹而为头痛者，用虫蚁搜逐血络，宣通阳气为主。如火风变动，与暑风邪气上郁而为头痛者，用鲜荷叶、苦丁茶、蔓荆、山栀等，辛散轻清为主。如阴虚阳越而为头痛者，用仲景复脉汤，甘麦大枣法，加胶、芍、牡蛎，镇摄益虚，和阳息风为主。如厥阳风木上触，兼内风而为头痛者，用首乌、柏仁、穭豆、甘菊、生芍、杞

子辈，息肝风，滋肾液为主。一证而条分缕析，如此详明，可谓手法兼到者矣。（《临证指南医案·卷八·头痛》）

徐大椿评注说，头风一证，往往本热而标寒。案中多清火之药，固能愈风火轻证。或有寒邪犯脑，或有风寒外束，则温散之法，固不可略，而外提之法，尤当博考也。（《徐批临证指南医案·卷八·头痛》）

【用药特色】

叶桂治疗头痛，临床常用茯苓、杏仁、半夏、连翘、厚朴、白芍药、贝母、陈皮、茯神、甘草、川芎、豆豉、枸杞子、荷叶、菊花、生地黄、生姜、阿胶、当归、桂枝、蒺藜、苦丁茶、露蜂房、桑叶、沙参、天花粉、郁金、栀子、柏子仁、菖蒲、大枣、豆卷、防己、滑石、黄柏、黄芩、藿香、桔梗、莲子、羚羊角、麦门冬、蔓荆子、牡丹皮、牡蛎、牛膝、全蝎、人参、浮小麦、玄参、竹叶、紫苏梗等。其中，茯苓、杏仁应用 10 次，半夏应用 9 次，连翘应用 8 次，厚朴应用 6 次，白芍药、贝母、陈皮、茯神、甘草应用 5 次，川芎、豆豉、枸杞子、荷叶、菊花、生地黄、生姜应用 4 次，阿胶、当归、桂枝、蒺藜、苦丁茶、露蜂房、桑叶、沙参、天花粉、郁金、栀子应用 3 次，柏子仁、菖蒲、大枣、豆卷、防己、滑石、黄柏、黄芩、藿香、桔梗、莲子、羚羊角、麦门冬、蔓荆子、牡丹皮、牡蛎、牛膝、全蝎、人参、浮小麦、玄参、竹叶、紫苏梗应用各 2 次，白豆蔻、白术、茺蔚子、川乌、灯草心、防风、干姜、藁本、钩藤、瓜蒂、龟甲、桂圆、黄芪、僵蚕、菊叶、枯梗、穞豆皮、木瓜、蜣螂、青铅、肉桂、桑白皮、桑枝、沙苑、山楂、石斛、熟地黄、丝瓜叶、琐阳、天麻、威灵仙、葳蕤、吴茱萸、细辛、辛夷、皂角、皂角刺、知母、枳壳、朱砂仅应用 1 次。

【小方医案】

🫖 陈。脉左劲右濡，头痛脘闷，麻痹欲厥，舌白。此暑邪内中，蒙闭清空，成疟之象。平昔阴虚，勿犯中下二焦。

嫩竹叶、连翘、飞滑石、野郁金汁、大杏仁、川贝母。（《临证指南医案·卷五·暑·暑伤气分上焦闭郁》）

🍵 初起左边麻木，舌强，筋吊脑后痛，痰阻咽喉。此系肝风上引，必由情怀郁勃所致。

羚羊角、连翘心、鲜生地、元参、石菖蒲、郁金汁。(《临证指南医案·卷六·郁·肝郁》)

🍵 风袭脑门，颠痛涕溢，最不易治，虽有成法，鲜能除根者。

蔓荆子、川芎、僵蚕、白蒺藜、辛夷、茯苓。(《未刻本叶天士医案·保元方案》)

🍵 冯，宁波，廿五岁。面起疡疮，疮愈头痛，牙关不开。凡头面乃阳气游行之所，不容浊气留着，外疡既合，邪痹入骨骱，散风药仅走肤膜，上焦气多，血药无能为干上部之隧。

角针、蜂房、淡豆豉、牙皂、甜瓜蒂、大豆卷。(《叶天士晚年方案真本·杂症》)

🍵 伏暑蒸热，头痛，身疼。

藿香、杏仁、陈皮、厚朴、半夏、茯苓。(《未刻本叶天士医案·保元方案》)

🍵 高年气血皆虚，新凉上受，经络不和，脑后筋掣牵痛，阴气安静，乃阳风之邪，议用清散轻剂。

新荷叶、青菊叶、连翘、藁本、苦丁茶。(《叶氏医案存真·卷一》)

🍵 久郁内伤，着于时令之湿热。舌焦黄，头痛汗出腰痛，乃内外两因之病，最防昏厥。

羚羊角、黑栀皮、黄芩、石菖蒲、连翘仁、郁金。(《眉寿堂方案选存·卷上·时疠湿温》)

🍵 孔，四六。头风伤目，是内起之风。屡投发散清凉，药不对症，先伤胃口。仿《内经》肝苦急，食甘以缓之。

枸杞子、桂圆肉、茯苓、炒熟半夏。(《种福堂公选医案·目》)

🍵 某，廿。脉数暮热，头痛腰疼，口燥，此属温邪。

连翘、淡豆豉、淡黄芩、黑山栀、杏仁、桔梗。(《临证指南医案·卷五·温热·温邪入肺》)

某，十九。时邪外袭，卫痹发热，头痛。先散表邪。

淡豆豉、苏梗、杏仁、厚朴、木防己、茯苓皮。(《临证指南医案·卷五·寒·寒邪兼湿》)

某。寒热，头痛，脘闷。

淡豆豉、嫩苏梗、杏仁、桔梗、厚朴、枳壳。(《临证指南医案·卷五·寒·体虚感风》)

某。舌灰黄，头痛咳逆，左肢掣痛。此烦劳阳动，暑风乘虚袭入，最虑风动中厥。

鲜荷叶三钱、鲜莲子五钱、茯神一钱半、益元散三钱、川贝母一钱半、橘红一钱。(《临证指南医案·卷五·暑·暑风伤肺》)

某。头痛损目，黎明肠鸣泄泻，烦心必目刺痛流泪。是木火生风，致脾胃土位日戕。姑议泄木安土法。

人参、半夏、茯苓、炙草、丹皮、桑叶。(《临证指南医案·卷六·泄泻·肝犯胃》)

沈，五十二岁。颠顶近脑，久痛骨陷，乃少年时不惜身命，真精走泄，脑髓不满，夏月乏阴内护，痛软不能起床。五旬有二，向衰，谅难充精复元。

龟腹甲心、黄柏、虎胫骨、熟地、琐阳、盐水炒牛膝。

蜜丸。(《叶天士晚年方案真本·杂症》)

沈氏。痛在头左脑后，厥阳风木上触。

细生地、生白芍、柏子仁、炒杞子、菊花、茯神。(《临证指南医案·卷八·头痛·肝风》)

湿阻，间日疟，头痛不渴。

杏仁、藿香、橘白、厚朴、半夏、白蔻。(《未刻本叶天士医案·方案》)

史。头形象天，义不受浊。今久痛有高突之状，似属客邪蒙闭清华气血。然常饵桂、附、河车，亦未见其害。思身半以上属阳，而元首更为阳中之阳。大凡阳气先虚，清邪上入，气血瘀痹，其痛流连不息。法当宣通清阳，勿事表散。以艾炳按法灸治，是一理也。

熟半夏、北细辛、炮川乌、炙全蝎、姜汁。

又 阳气为邪阻，清空机窍不宣。考《周礼》采毒药以攻病，藉虫蚁血中搜逐，以攻通邪结，乃古法而医人忽略者。今痛滋脑后，心下呕逆，厥阴见症。久病延虚，攻邪须兼养正。

川芎、当归、半夏、姜汁、炙全蝎、蜂房。(《临证指南医案·卷八·头痛·厥阴气血邪痹》)

🍵 痰厥头痛。

半夏、吴萸、干姜、茯苓。(《未刻本叶天士医案·方案》)

🍵 唐。产后骤脱，参附急救，是挽阳固气方法。但损在阴分，其头痛汗出烦渴，乃阳气上冒。凡开泄则伤阳，辛热则伤阴，俱非新产郁冒之治道。尝读仲景书，明本草意，为是拟方于后，亦非杜撰也。

生左牡蛎一钱、生地二钱、上阿胶二钱、炒黑楂肉三钱、茺蔚子一钱半。(《临证指南医案·卷九·产后·郁冒》)

🍵 头痛，身热，渴饮。

桂木、木防己、杏仁、豆卷、天花粉、厚朴。(《未刻本叶天士医案·保元方案》)

🍵 汪，沭阳，五十四岁。居住临海，风障疠气。不比平原，人众稠密，障疠侵入脑髓骨骱，气血不和，壅遏内蒸。头面清真痹阻，经年累月，邪正混处其间，草木不能驱逐。具理而论，当以虫蚁向阳分疏通逐邪。

蜣螂、威灵仙、蜂房、川芎，火酒飞面同丸。(《叶天士晚年方案真本·杂症》)

🍵 王。始用茶调散（川芎茶调散：川芎、薄荷、荆芥、羌活、白芷、甘草、防风、细辛，为末，茶调服。编者注）得效，今宜养血和血。

川芎、归身、白芍酒炒、白蒺藜炒、桑枝。(《临证指南医案·卷一·头风·胃虚风阳上逆》)

胃虚木乘，气逆吞酸，头旋腰痛。

北参、左牡蛎、川石斛、茯神、淮小麦、穭豆皮。(《未刻本叶

天士医案·方案》）

🍵 温邪郁而不泄，头痛，咳嗽，脘闷。

杏仁、花粉、桂枝、炙草、生姜、大枣。（《未刻本叶天士医案·方案》）

🍵 向有肝风乘胃，阴弱可知。近头痛转在右太阳，且鼻衄，上焦未免暑风侵焉。

桑叶、囫囵大蒵蕤、南沙参、川贝、嘉定天花粉、生甘草。（《未刻本叶天士医案·保元方案》）

🍵 徐，六七。冬月呕吐之后，渐渐颠顶作痛。下焦久有积疝痔疡，厥阴阳明偏热。凡阳气过动，变化火风，迅速自为升降，致有此患。

连翘心、元参心、桑叶、丹皮、黑山栀皮、荷叶汁。（《临证指南医案·卷八·头痛·风火》）

🍵 徐，四一。头风既愈复发，痛甚呕吐不已。阳明胃虚，肝阳化风愈动，恐有失明之忧。

炒半夏、茯苓、苦丁茶、菊花炭、炒杞子、柏子霜。（《临证指南医案·卷一·头风·胃虚风阳上逆》）

🍵 徐。当年下虚，曾以温肾凉肝获效。春季患目，是阳气骤升，乃冬失藏聚，水不生木之征也。频以苦辛治目，风阳上聚头颠，肝木横扰，胃受戕贼，至于呕吐矣。今心中干燥如焚，头中岑岑震痛，忽冷忽热，无非阴阳之逆。肝为刚脏，温燥决不相安，况辛升散越转凶，岂可再蹈前辙。姑以镇肝益虚，冀有阳和风息之理。

阿胶、小麦、麦冬、生白芍、北沙参、南枣。

又 倏冷忽热，心烦颠痛，厥阳之逆，已属阴液之亏。前案申明刚药之非，代赭味酸气坠，乃强镇之品，亦刚药也。考七疝中，子和惯投辛香走泄，其中虎潜一法亦采，可见疝门亦有柔法。医者熟汇成法，苟不潜心体认，皆希图附会矣。今呕逆既止，其阴药亦有暂投，即水生涵木之法。议以固本成方，五更时从阳引导可也，加秋石。（《临证指南医案·卷八·头痛·肝阳犯胃上逆》）

🍵 徐氏。火升头痛，来去无定期。咽喉垂下，心悸，二便不爽，带下不已。固奇经，通补阳明，及养肝息风，辗转未能却病。病从情志内伤，治法惟宜理偏。议先用滋肾丸（黄柏、知母、肉桂。编者注）三钱，早上淡盐汤送，四服。(《临证指南医案·卷六·郁·阴火上炎》)

🫖 阳明络虚，风邪乘之，头痛，颧颊偏右皆木，将来必致损目。

黄芪片、於潜术、茯苓、防风根、明天麻、炙草。(《未刻本叶天士医案·方案》)

🫖 阳郁不宜，形凛，头痛，脘闷。

杏仁、厚朴、茯苓、广皮、桂枝、生姜。(《未刻本叶天士医案·保元方案》)

🫖 叶。讲诵烦心，五志之阳皆燃。恰值芒种节，阴未来复，阳气升腾，络中血不宁静，随阳泄以外溢。午后上窍烦热，阴不恋阳之征，致头中微痛。主以和阳镇逆。

生地、阿胶、牛膝炭、生白芍、茯神、青铅。(《临证指南医案·卷二·吐血·阴虚阳升》)

🫖 阴弱，近受暑风，额痛，鼻塞，宜用轻药。

丝瓜叶、连翘、杏仁、川贝母、桔梗、桑皮。(《未刻本叶天士医案·保元方案》)

🫖 阴弱夹暑，头胀，神倦。

竹叶心、川贝、鲜莲子、灯草心、茯神、赤麦冬。(《未刻本叶天士医案·保元方案》)

🫖 章。形壮脉弦，肢麻，胸背气不和，头颠忽然刺痛，是情志内郁，气热烦蒸，肝胆木火变风，烁筋袭颠。若暴怒劳烦，有跌蹼痱中之累。

人参、茯苓、真半曲、木瓜、刺蒺藜、新会皮。(《叶天士晚年方案真本·杂症》)

🫖 朱，三四。头风，目痛昏赤，火风上郁最多。及询病有三四年，遇风冷为甚。其卫阳清气，久而损伤，非徒清散可愈。从治风先治血意。

杞子、归身、炒白芍、沙苑、菊花、钩藤。（《临证指南医案·卷一·头风·胃虚风阳上逆》）

头 胀

【临证表现】

头中胀闷，头额闷胀，颠胀，颐痛，心中懊憹，脘中痞满，不饥不欲纳食，胸闷脘痞，恶心，不食，不晓饥饱，嘈杂，咽痛，渴饮，鼻塞，咳嗽，烦倦，肌消食减，肌色萎黄，身痛肢疼。舌白。

【临证经验】

雨湿地蒸，潮秽经旬，人在气交之中，口鼻吸受，从上内侵，头胀脘闷，肉刺骨痛。盖肺位最高，其气主周身贯穿，既被湿阻，气不运通。湿甚生热，汗出热缓，少间再热。凡风寒得汗解，湿邪不从汗解耳。仲景云：湿家不可发汗，汗之则痉。谓湿本阴晦之邪，其伤必先及阳，故汗、下、清热、消导与湿邪不相干涉也。

湿也，热也，皆气也，能蒙蔽周身之气，原无有形质可攻，由上不为清理，漫延中下二焦，非比伤寒六经，自表传里相同。河间畅发此义，专以三焦宣通为法。（《叶氏医案存真·卷二》）

【用药特色】

叶桂治疗头胀，临床常用杏仁、滑石、连翘、白芍药、陈皮、黄芩、桑白皮、通草、生地黄、天花粉、竹叶、阿胶、白豆蔻、芦根、薏苡仁、栀子、半夏、贝母、鳖甲、茯神、甘草、桂枝、桔梗、莲子、人参、桑寄生、桑叶、丝瓜叶、天门冬、西瓜翠衣、夏枯、紫苏梗等。其中，杏仁应用 14 次，滑石、连翘应用 7 次，白芍药、陈皮、黄芩、桑白皮、通草应用 5 次，生地黄、天花粉、竹叶应用 4 次，阿胶、白豆蔻、芦根、薏苡仁、栀子应用 3 次，半夏、贝母、鳖甲、茯神、甘草、桂枝、桔梗、莲子、人参、桑寄生、桑叶、丝瓜叶、天门冬、西瓜翠衣、夏枯、紫苏梗应用 2 次，赤芍药、大枣、地骨皮、豆豉、豆卷、茯苓、瓜蒌皮、何首乌、荷叶、藿香、鸡子黄、菊花、决明子、苦丁茶、羚羊角、麦门冬、牡丹皮、牡蛎、木通、沙参、射干、生姜、乌梅、香附子、香薷、玄参、郁金、知母、枳实仅应用1次。

【小方医案】

　🫖 不饥不欲纳食，仍能步趋，长夏湿蒸，著于气分，阳逆则头中胀闷，肌色萎黄。与宣气方法。

　　西瓜翠衣、飞滑石、米仁、芦根、通草、郁金。(《叶氏医案存真·卷二》)

　🫖 冯，三一。舌白头胀，身痛肢疼，胸闷不食，溺阻。当开气分除湿。

　　飞滑石、杏仁、白蔻仁、大竹叶、炒半夏、白通草。(《临证指南医案·卷五·湿·湿阻上焦肺不肃降》)

　🫖 顾，五四。头额闷胀，目赤。

　　羚羊角、夏枯草、草决明、山栀皮、连翘、生香附。(《临证指南医案·卷八·目·木火上郁》)

　🫖 槐树巷，廿三。自乳能令阴伤，秋初颠胀失血，是肝火上冲使然。今妊身三月，法当养阴固胎。

　　人参、子芩、阿胶、桑寄生、白芍、黑壳建莲。(《叶氏医案存真·卷三》)

　🫖 劳怯一年，近日头胀潮热口渴，乃暑热深入为瘅疟也。《金匮》云：阴气先伤，阳气独发为病。不必发散消导，再伤正气，但以甘寒生津和阳，务使营卫和，热自息。

　　北沙参、知母、生鳖甲、麦冬、乌梅、生白芍。(《眉寿堂方案选存·卷上·疟疾》)

　🫖 某，二二。客邪外侵，头胀，当用辛散。

　　苏梗、杏仁、桔梗、桑皮、橘红、连翘。(《临证指南医案·卷五·寒·寒邪客肺》)

　🫖 暑风成疟，头胀，恶心。

　　藿香、杏仁、半夏、滑石、通草、橘白。(《未刻本叶天士医案·保元方案》)

　🫖 热秽上加，头胀脘痞，宜蔬食清上。

竹叶心、桑叶、黄芩、连翘、花粉、杏仁。(《眉寿堂方案选存·卷上·暑》)

🫖 少阴空虚，厥阳少涵上冒，头胀嘈杂，当乙癸同治。

生地、牡蛎、鸡子黄、茯神、天冬、真阿胶。(《未刻本叶天士医案·方案》)

🫖 邵。风火上郁，咽痛头胀。宜用辛凉。

西瓜翠衣、滑石、连翘、桑皮、射干、杏仁。(《临证指南医案·卷八·咽喉·风火》)

🫖 舌白，头胀，脘闷，渴饮，此暑热上阻耳。

丝瓜叶、桑皮、杏仁肉、飞滑石、通草、白蔻仁。(《未刻本叶天士医案·保元方案》)

🫖 沈，槐树巷，廿二岁。自交秋初，皆令阴阳颠胀失血，三月怀妊，法当养阴固胎。

人参、黑壳建莲、子芩、阿胶、白芍、桑寄生。(《叶天士晚年方案真本·杂症》)

🫖 沈，十九。用力失血，无非阳乘攻络。疟热再伤真阴，肌消食减。自述夏暑汗泄，头颠胀大，都是阴虚阳升。清火皆苦寒，未必能和身中之阳也。

鳖甲、生白芍、天冬、首乌、炙草、茯神。(《临证指南医案·卷六·疟·阴虚热伏血分》)

🫖 沈。产后未复，加以暑热上干。暑必伤气，上焦先受，头胀，微微呕恶，脘闷不晓饥饱，暮热早凉，汗泄不已，经水连至，热迫血络妄动。盖阴虚是本病，而暑热系客气。清上勿得碍下，便是理邪。勿混乱首鼠，致延蓐损不复矣。

卷心竹叶、生地、炒川贝、连翘心、元参、地骨皮。(《临证指南医案·卷九·产后·暑伤上焦气分》)

🫖 湿热阻于上焦，头胀，恶风，颐痛。

桂枝、杏仁、滑石、豆卷、川通、花粉。(《未刻本叶天士医案·保元方案》)

🫖 湿饮上阻，头胀嗽逆，以淡渗之，勿以温泄，谓其湿阻蒸热耳。

杏仁、米仁、橘红、桑叶、浙苓。(《未刻本叶天士医案·保元方案》)

🍵 暑风上阻，头胀鼻塞，咳嗽。

丝瓜叶、桑皮、杏仁、白芦根、桔梗、薏米。(《未刻本叶天士医案·方案》)

🍵 暑风头胀口渴，身热呕痰，脉弦，防疟。

香薷、花粉、贝母、杏仁、苏梗、橘红。(《眉寿堂方案选存·卷上·暑》)

🍵 暑热郁于少阳，头胀偏左，齿痛。

苦丁茶、大连翘、赤芍药、菊花叶、黑栀皮、夏枯花。(《未刻本叶天士医案·保元方案》)

🍵 暑郁上焦，头胀，恶心，不饥，当开上焦。

杏仁、芦根、通草、白蔻、桑皮、橘红。(《未刻本叶天士医案·保元方案》)

🍵 头胀，鼻衄。

犀角地黄汤(犀角、生地、白芍、丹皮。编者注)加白茅花、侧柏叶。(《未刻本叶天士医案·保元方案》)

🍵 王氏。入夏呛血，乃气泄阳升。幸喜经水仍来，大体犹可无妨。近日头胀，脘中闷，上午烦倦。是秋暑上受，防发寒热。

竹叶、飞滑石、杏仁、连翘、黄芩、荷叶汁。(《临证指南医案·卷二·吐血·暑热》)

🍵 形寒头胀，身痛。

杏仁、花粉、生姜、桂枝、炙草、大枣。(《未刻本叶天士医案·方案》)

🍵 叶。风温入肺，肺气不通，热渐内郁，如舌苔，头胀，咳嗽，发疹，心中懊恼，脘中痞满，犹是气不舒展，邪欲结痹。宿有痰饮，不欲饮水。议栀豉合凉膈方法。

山栀皮、豆豉、杏仁、黄芩、瓜蒌皮、枳实汁。(《临证指南医案·卷五·风温·风温伤肺》)

眩 晕

【临证表现】

头眩耳鸣，头旋呕恶，头旋耳鸣，身如在舟车中，头晕目眩，头晕，神迷若病，心悸，目珠痛，心痛胀，脘中不饥，不思纳谷，饥不欲食，脘中食不多下，不饥不饱，寐多惊恐，呕吐涎沫，胸痞痰多，身动呕痰，脘中不爽，便溏，便涩，寒热汗泄，午后背凛，汗出，自汗，目赤，带多，下焦畏冷，下利。夜来忽然昏晕，目无光，周身麻木，筋骨痛。舌白，舌红，唇赤舌干，脉涩小，脉寸大，脉左浮弦数，脉虚细无力，脉芤弱，脉濡无力，脉数。

【临证经验】

叶桂门人华岫云总结叶氏诊治眩晕经验说，经云，诸风掉眩，皆属于肝。头为六阳之首，耳目口鼻，皆系清空之窍。所患眩晕者，非外来之邪，乃肝胆之风阳上冒耳，甚则有昏厥跌仆之虞。其症有夹痰、夹火、中虚、下虚，治胆、治胃、治肝之分。火盛者，先生用羚羊、山栀、连翘、花粉、元参、鲜生地、丹皮、桑叶，以清泄上焦窍络之热，此先从胆治也。痰多者，必理阳明，消痰如竹沥、姜汁、菖蒲、橘红、二陈汤之类。中虚则兼用人参、外台茯苓饮是也。下虚者，必从肝治，补肾滋肝，育阴潜阳，镇摄之治是也。至于天麻、钩藤、菊花之属，皆系息风之品，可随症加入。此证之原，本之肝风，当与肝风、中风、头风门合而参之。（《临证指南医案·卷一·眩晕》）

徐大椿评注说，眩晕清火养肝，固为正治。但阳气上升，至于身体不能自主，此非浮火之比。古人必用金石镇坠之品，此则先生所未及知也。忆余初至郡中治病，是时喜用唐人方，先生见之，谓人曰："有吴江秀才徐某，在外治病颇有心思，但药味甚杂，此乃无师传授之故。"以后先生得宋版《外台秘要》读之，复谓人曰："我前谓徐生立方无本，谁知俱出《外台》。可知学问无穷，读书不可轻量也"。先生之服喜如此，犹见古风，所谓药味杂，即指金石

品也。因附记于此。(《徐批临证指南医案·卷一·眩晕》)

【用药特色】

叶桂辨治眩晕，临床常用茯苓、半夏、生地黄、白芍、陈皮、茯神、牡蛎、枸杞子、菊花、牡丹皮、人参、甘草、石斛、天门冬、黄连、枳实、当归、熟地黄、乌梅、栀子、阿胶、柏子仁、钩藤、桂圆、麦门冬、牛膝、桑叶、山茱萸、石决明、郁金、豆豉、干姜、何首乌、麻仁、女贞子、山药、山楂、石膏、天麻、吴茱萸、泽泻、知母、竹茹等。其中，茯苓应用 13 次，半夏应用 12 次，生地黄应用 11 次，白芍、陈皮应用 9 次，茯神、牡蛎应用 8 次，枸杞子、菊花、牡丹皮、人参应用 7 次，甘草、石斛、天门冬应用 6 次，黄连、枳实应用 5 次，当归、熟地黄、乌梅、栀子应用 4 次，阿胶、柏子仁、钩藤、桂圆、麦门冬、牛膝、桑叶、山茱萸、石决明、郁金应用 3 次，豆豉、干姜、何首乌、麻仁、女贞子、山药、山楂、石膏、天麻、吴茱萸、泽泻、知母、竹茹应用 2 次，白术、贝母、赤芍药、茺蔚子、川楝子、大麦仁、大枣、丹参、杜仲、浮小麦、高粱米、龟甲、海螵蛸、黑豆皮、黑芝麻、胡黄连、滑石、黄芩、鸡子黄、穞豆皮、蒺藜、金银花、粳米、连翘、羚羊角、龙胆草、龙骨、芦荟、鹿角霜、鹿茸、木瓜、木香、青蒿、沙苑、麝香、生姜、生姜、天花粉、童便、煨姜、香附子、杏仁、玄参、延胡索、益母草、远志、竹沥、竹叶、紫石英仅应用 1 次。

【小方医案】

🫖 肠红日久，脾肾交虚，头旋，便溏。

黑地黄汤。(《未刻本叶天士医案·保元方案》)

🫖 陈，四五。操持烦劳，五志阳气夹内风上扰清空，头眩耳鸣，目珠痛。但身中阳化内，非发散可解，非沉寒可清，与六气火风迥异。用辛甘化风方法，乃是补肝用意。

干枸杞子、桂圆肉、归身、炙草、甘菊炭、女贞子。(《临证指南医案·卷一·肝风·肝阴虚》)

🫖 陈。脉涩小，舌白不渴，身动呕痰，身如在舟车中。此寒热攻胃致伤，逆气痰饮互结，通补阳明为正。白术、甘草守中，未能去湿，宜缓商。

人参汁、半夏、枳实汁、茯苓、竹沥、姜汁。(《临证指南医案·卷五·痰饮·脾胃阳虚饮逆咳呕》)

🍵 陈氏。未病先有耳鸣眩晕，恰值二之气交，是冬藏根蒂未固，春升之气泄越，无以制伏。更属产后精气未复，又自乳耗血，血去液亏，真阴日损，阳气不交于阴，变化内风，上颠犯窍，冲逆肆横，胃掀吐食，攻肠为泻，袭走脉络，肌肉皆肿。譬如诸门户尽撤，遂致暴风飘漾之状。医者辛散苦降重坠，不但病未曾理，致阳更泄，阴愈涸。烦则震，动即厥，由二气不能自主之义。阅王先生安胃一法，最为卓识。所参拙见，按以两脉，右手涩弱，虚象昭然。左脉空大，按之不实，亦非肝气肝火有余，皆因气味过辛散越，致二气造偏。兹以病因大旨，兼以经义酌方。

人参、茯苓、半夏、白芍、煨姜、炒粳米。(《临证指南医案·卷四·呕吐·肝犯胃》)

🍵 此肝风夹阳，上逆为厥，得之恼怒惊忧，属七情之病。厥阴肝脉，贯膈乘胃，是以脘中不饥，不思纳谷，木犯土位也。其头晕目眩，亦肝风独行至高之地，而精华之血不得营矣。前用苦降、酸泄、辛宣，病有半月不愈，议兼重镇主之。

川连、炒吴黄、白芍、乌梅、淡干姜、生牡蛎。(《叶氏医案存真·卷一》)

🍵 此木火夹痰上冒，清阳被其蒙昧，头旋呕恶，莫作虚阳治。

竹茹、半夏、橘红、枳实、茯苓、川连。(《未刻本叶天士医案·方案》)

🍵 方。饥不欲食，气冲咽嗌，头眩，寒热汗泄，皆肝阳升动太过。若加怒劳，恐有暴厥之虑。

川连、乌梅、人参、牡蛎、生白芍、炙草。(《种福堂公选医案·眩》)

🍵 枫桥，廿七。眩晕呕水，心中热，神迷若痫，皆操持运机，君相升举。蒙冒清神。生姜辛可通神，但气温先升，佐入凉降剂中乃可。

温胆汤（陈皮、半夏、茯苓、甘草、枳实、竹茹。编者注）。（《叶氏医案存真·卷三》）

🫖 肝风上颠，头旋耳鸣，麻痹足寒，微呕便涩，经阻三年，久病治从血络中法。

茺蔚子、柏子仁、枸杞子、料豆皮、制首乌、甘菊。（《叶氏医案存真·卷三》）

🫖 肝火上冲，头旋，目赤。

石决明、生地、桑叶、川石斛、丹皮、茯神。（《未刻本叶天士医案·保元方案》）

🫖 龚，二四。脉寸大，头晕，脘中食不多下，暑热气从上受，治以苦辛寒方。

竹叶、杏仁、郁金、滑石、香豉、山栀。（《临证指南医案·卷五·暑·暑伤气分上焦闭郁》）

🫖 洪，四十。内风逆，头晕。

经霜桑叶一钱、炒黄甘菊花炭一钱、生左牡蛎三钱、黑稽豆皮三钱、徽州黑芝麻二钱、茯神一钱半。（《临证指南医案·卷一·眩晕·肝风》）

🫖 蒋。眩晕，心痛胀，呕吐涎沫，周身麻木。此厥阴肝脏中阳过胃贯膈，逆冲不已，有痉厥之意。

川连吴萸煮、干姜、川楝子、乌梅、牡蛎、白芍。

又 开泄和阳入阴已效，当停煎药。

龙荟丸。（《临证指南医案·卷七·痉厥·厥阴热邪》）

🫖 脉象平和，热退头晕，宜调肝胃。

青蒿梗、丹皮、知母、半夏曲、橘红、茯苓。（《未刻本叶天士医案·保元方案》）

🫖 脉虚细无力，热止后汗多，心悸头晕，寐多惊恐，舌红营阴受伤，理宜和阳存阴。

生地、麦冬、淮小麦、阿胶、人参、炒麻仁。（《叶氏医案存真·卷二》）

某。阳明虚，内风动，右肢麻痹，痰多眩晕。

天麻、钩藤、半夏、茯苓、广皮（《临证指南医案·卷一·中风·肝胃同治》）

木火上炎，头旋，不耐烦劳。

细生地、丹皮、胡黄连、石决明、黑栀、牛膝炭。（《未刻本叶天士医案·保元方案》）

钦。初产，汗出眩晕，胸痞腹痛。宜通恶露。

炒山楂、延胡、郁金、赤芍、炒牛膝、香附、童便冲。

益母草汤代水。

又 腹痛少缓，但胸痞痰多。治从上焦。

炒山楂、郁金、丹参、橘红、炒川贝、天花粉。（《临证指南医案·卷九·产后·新产恶露瘀滞》）

秦，四十七岁。血虚肝风头晕。

天冬、生地、杞子、桂圆、菊花、石膏。（《叶天士晚年方案真本·杂症》）

头旋，心悸，带多。

熟地、紫石英、牡蛎、茯神、萸肉炭、川斛。（《未刻本叶天士医案·保元方案》）

吴，四五。诊脉芤弱，痰多眩晕。心神过劳，阳升风动，不可过饮助升。治痰须健中，息风可缓晕。

九蒸白术、炒杞子、白蒺藜、茯苓、菊花炭。（《临证指南医案·卷一·眩晕·内风夹痰》）

午后背凛头晕，余邪未尽。

钩藤、金石斛、茯苓、桑叶、广皮白、半曲。（《未刻本叶天士医案·保元方案》）

下利后，时有头晕神迷。利伤下焦之阴，厥阳有上冒之机，法宜摄阴。

六味去萸肉加牡蛎。（《未刻本叶天士医案·保元方案》）

徐，四十。经漏成带，下焦畏冷，眩晕。肝脏阳升，八脉空乏。

当归、炒白芍、炒黑枸杞、杜仲、海螵蛸、炒沙苑。(《临证指南医案·卷九·淋带·奇脉虚》)

🫖 徐。今年长夏久热，伤损真阴。深秋天气收肃，奈身中泄越已甚，吸短精浊，消渴眩晕。见症却是肝肾脉由阴渐损及阳明胃络，纳谷减，肢无力。越人所云阴伤及阳，最难充复。诚治病易，治损难耳。

人参、天冬、生地、茯神、女贞、远志。(《临证指南医案·卷一·虚劳·阴虚》)

🫖 徐。脉左浮弦数，痰多，脘中不爽，烦则火升眩晕，静坐神识稍安。议少阳阳明同治法。

羚羊角、连翘、香豆豉、广皮白、半夏曲、黑山栀。(《临证指南医案·卷一·眩晕·痰火》)

🫖 阳升烦热，自汗，头旋。

熟地、天冬、人参、茯神、牡蛎、龙骨。(《未刻本叶天士医案·保元方案》)

🫖 杨，二八。肝风厥阳，上冲眩晕，犯胃为消。

石膏、知母、阿胶、细生地、生甘草、生白芍。(《临证指南医案·卷六·三消·肝阳犯胃》)

🫖 杨，三七。寡居独阴，自多愁烦思郁，加以针黹，目注凝神，阳上颠为眩晕。八脉无气，自带下下冷。内风日动，痱疹麻木，常为隐现。以暖下柔剂和其阴阳，可得小效。

制首乌、三角胡麻、枸杞、甘菊花炭。

用红枣捣丸，早上服四钱。(《临证指南医案·卷九·淋带·奇脉虚》)

🫖 夜来忽然昏晕，目无光，筋骨痛。营液暗损，任、督皆惫之象。

人参、炙甘草、鹿茸、当归、酒炒白芍、鹿角霜。(《眉寿堂方案选存·卷上·疟疾》)

🫖 阴亏阳亢，头旋咽干。

熟地、川斛、鸡子黄、天冬、龟甲、白茯神。(《未刻本叶天士

医案·方案》)

🫖 雍，枫桥，廿七岁。眩晕，呕水，心中热，神迷若痫，皆操持运机，易于升举，蒙冒清神。生姜辛可通神，但气温先升，佐入凉降剂中乃可。

温胆汤。(《叶天士晚年方案真本·杂症》)

🫖 袁。头旋目暗心悸，不渴不饥，勉强进食，二便自通，不致胀阻，病经卧床一月。东垣云：久病不知饥饱，不见皮枯毛瘁，乃痰饮为患，当阳气上升时令，恐延痰厥。

炒焦熟半夏、枳实、高粱米、茯苓、姜汁。(《种福堂公选医案·痰饮》)

🫖 张。肝风内沸，劫烁津液，头晕，喉舌干涸。

大生地、天冬、麦冬、萸肉、阿胶、生白芍。(《临证指南医案·卷一·眩晕·肝风》)

🫖 赵，五十七岁。头晕心嘈廿年，向老年岁，血耗阳化内热，近来减食。不必偏寒偏热，以甘柔缓热息风，无燥热戕胃之累。

桂圆、枸杞、天冬、生地、茯神、柏子仁。(《叶天士晚年方案真本·杂症》)

🫖 郑，四三。脉濡无力，唇赤舌干，微眩，不饥不饱。此天暖气泄，而烦劳再伤阳气。夫卫外之阳，内应乎胃，胃既逆，则不纳不饥矣。

炒麦冬、木瓜、乌梅肉、川斛、大麦仁。(《临证指南医案·卷四·不食·胃阴虚》)

🫖 周。内风挟痰，眩晕，吐出清水。

半夏、茯苓、广皮、天麻、钩藤、菊花。(《临证指南医案·卷一·眩晕·内风夹痰》)

🫖 朱，十七。脉数，阴亏阳升，头晕，心中烦杂，鼻衄。

生地、元参、金银花、川斛、丹皮、石决明。(《临证指南医案·卷八·衄·阴虚阳冒》)

🫖 左脉弦，不时神烦，头旋腰酸，食下少运。此少阴空虚，阳浮不潜使然，药饵弗宜偏于温热。

熟地、牛膝、左牡蛎、茯神、白芍、柏子仁。(《未刻本叶天士医案·方案》)

中　风

【临证表现】

厥后右肢偏瘘，忽然右痪，忽然眩厥跌仆肢软，口喎舌歪，舌暗，声音不出，舌强，麻木不仁，左肢麻木，左麻木，右肢麻痹，右肩胛及指麻木右肢酸不能举，心中洞然，吸气短，神惫欲寐，平昔眩晕，痰多眩晕。脉濡，脉小数。

【临证经验】

叶桂门人华岫云总结叶氏诊治中风经验说，风为百病之长，故医书咸以中风列于首门。其论证，则有真中、类中、中经络、血脉、脏腑之分。其论治，则有攻风劫痰，养血润燥，补气培元之治。盖真中虽风从外来，亦由内虚，而邪得以乘虚而入。北方风气刚劲，南方风气柔和，故真中之病，南少北多。其真中之方，前人已大备，不必赘论。其类中之证，则河间立论云：因烦劳则五志过极，动火而卒中，皆因热甚生火。东垣立论，因元气不足，则邪凑之，令人僵仆卒倒如风状，是因乎气虚。而丹溪则又云：东南气温多湿，由湿生痰，痰生热，热生风，故主乎湿。三者皆辨明类中之由也，类者，伪也。近代以来，医者不分真伪，每用羌、防、星、半、乌、附、细辛以祛风豁痰，虚证实治，不啻如枘凿之殊矣。今叶氏发明内风，乃身中阳气之变动，肝为风脏，因精血衰耗，水不涵木，木少滋荣，故肝阳偏亢，内风时起，治以滋液息风，濡养营络，补阴潜阳，如虎潜、固本、复脉之类是也。若阴阳并损，无阴则阳无以化，故以温柔濡润之通补，如地黄饮子、还少丹之类是也。更有风木过动，中土受戕，不能御其所胜，如不寐不食，卫疏汗泄，饮食变痰，治以六君、玉屏风、茯苓饮、酸枣仁汤之属，或风阳上僭，痰火阻窍，神识不清，则有至宝丹芳香宣窍，或辛凉清上痰火，法虽未备，实足以补前人之未及，至于审症之法，有身体缓纵不收，耳聋目瞀，口开眼合，撒手遗尿，失音鼾睡，此本实先拨，阴阳枢纽不交，与暴脱无异，并非外中之风，乃纯虚证也。故先生急用大剂参附以回阳，恐纯刚难受，必佐阴药，以挽回万一，若肢体拘挛，半身不遂，口眼㖞邪，舌强言謇，二便不爽，此本体先虚，风阳夹痰火壅塞，以致营卫脉络失和，治法急则先用开关，继则益气养血，佐以消痰清火，宣通经隧之药，气充血盈，脉络通利，则病可痊愈，至于风痹、风懿、风痱、瘫痪，乃风门之兼症，理亦相同，案中种种治法，余未能尽宣其理，不过略举大纲，分类叙述，以便后人观览，余门仿此。（《临证指南医案·卷一·中风》）

徐大椿评注说，风淫所胜之病，自内经以及唐宋名家，皆以辛凉甘寒为本，而佐以驱风益血之药，至河间有地黄饮子之法，此乃治肾虚痱症，有类中风，并非以此方治中风之急症，乃近日诸医遇中风之证，总以人参、附、桂为开手第一方，轻者不起，重者立毙，问所从来，曰本之叶先生，余始亦信其说果从叶氏出，私拟以为此翁造此恶孽，将来必有恶报。及阅此书，乃知此翁学有渊源，心思灵变，与前人所论，分毫不背，其人参亦于病势已退后，用以培元养气。当病甚时，必于驱风之药同用，其分两亦不过几分至钱，无不中度。乃今之窃附其门墙，盗取其余论者，事事相反，此翁有知，能无痛恨！而以此等邪说诬此翁以害人者，对此书能无愧死！（《徐批临证指南医案·卷一·中风》）

【用药特色】

叶桂治疗中风，临床常用枸杞子、茯苓、蒺藜、人参、桑叶、天门冬、天麻、当归、甘草、黄芪、菊花、生地黄、半夏、陈皮、茯神、麦门冬、牡蛎、沙参、熟地黄等。其中，枸杞子应用5次，茯苓、蒺藜、人参、桑叶、天门冬、天麻应用4次，当归、甘草、黄芪、菊花、生地黄应用3次，半夏、陈皮、茯神、麦门冬、牡蛎、沙参、熟地黄应用2次，阿胶、白附子、白术、菖蒲、丹参、地黄、防风、附子、钩藤、桂圆、何首乌、黄柏、梨、连翘、羚羊角、芦根、麻仁、蜜、南星、桑寄生、山茱萸、生姜、柿霜、酸枣仁、香附子、玄参、玉竹、远志、蔗浆、竹沥仅应用 1 次。

【小方医案】

  🫖 包。老年隆冬暴中，乃阴阳失交本病。脉左大右濡，内风掀越，中阳已虚。第五日已更衣，神惫欲寐。宗王先生议，阳明厥阴主治法以候裁。

  人参、茯苓、白蒺藜、炒半夏、炒杞子、甘菊。（《临证指南医案·卷一·中风·肝胃同治》）

  🫖 陈，四十七岁。肝血肾液内枯，阳扰风旋乘窍，大忌风药寒凉。

  炒杞子、桂圆肉、炒菊花、炙黑甘草、黄芪去心、牡蛎。（《临证指南医案·卷一·中风·肝肾虚内风动》）

  🫖 程。脉濡无热，厥后右肢偏痿，口㖞舌歪，声音不出。此阴风湿晦中于脾络，加以寒滞汤药蔽其清阳，致清气无由展舒。法宗古人星附六君子汤益气，仍能攻风祛痰。若曰风中廉泉，乃任脉为病，与太阴脾络有间矣。

  人参、茯苓、新会皮、香附汁、南星姜汁炒、竹节白附子姜汁炒。（《临证指南医案·卷一·中风·风湿中脾络》）

  🫖 肝风不息，都因天热气泄，高年五液皆少，不主涵木，身中卫阳亦少拥护，遂致麻木不仁。丹溪所云：麻属气虚，血少便艰也。苟非培养元气，徒以痰、火、风为事，根本先怯，适令召风矣。议用三才汤（天冬、熟地、人参。编者注）合桑、麻，滋肝养血息风治法。

  天冬、地黄、人参、胡麻、桑叶、首乌生用。（《叶氏医案存真·卷一》）

  🫖 交冬宜藏，老年下虚，二气少续，忽然右痪，舌喑，面亮戴阳，呵欠，吸气短欲呛。此非外来客邪，皆根本先怯。平昔眩晕，肝脏虚风，显然水不生木。坎中真阳内寓，必温理其下。凡阳主乎通，阴主乎摄。扶过七日，少阳生气再振，望其偏废延永。倘攻风劫痰之治，非本气自病法则。

  人参、熟附、远志、茯神、鲜菖蒲捣汁冲。（《叶氏医案存真·

卷三》）

🍵 马，五十岁。形壮，脉小数。口㖞，左肢麻木。男子虚风，内虚肝脏。养血可以息风，非外邪驱风攻痰。

枸杞、白蒺藜、玉竹、北沙参、当归身、经霜桑叶。（《叶天士晚年方案真本·杂症》）

🍵 脉左大右濡，肝风震动，阳明脉空，舌强肢软。是属中络，议用缓肝息风。

连翘、丹参、元参、茯神、细生地、羚羊角。（《叶氏医案存真·卷三》）

评点：大而濡是类中常脉，水虚木亢，火盛土衰之候。（《评点叶案存真类编·卷下·类中风》）

🍵 某。内风，乃身中阳气之动变，甘酸之属宜之。

生地、阿胶、牡蛎、炙草、黄肉炭。（《临证指南医案·卷一·肝风·肝阴虚》）

🍵 某。阳明脉络空虚，内风暗动，右肩胛及指麻木。

玉屏风散（黄芪、防风、白术。编者注）加当归、天麻、童桑。（《临证指南医案·卷一·中风·胃虚表疏》）

🍵 某。阳明虚，内风动，右肢麻痹，痰多眩晕。

天麻、钩藤、半夏、茯苓、广皮（《临证指南医案·卷一·中风·肝胃同治》）

🍵 沈，廿九岁。男子左血右气。左麻木，血虚生风，延右面颊，及阳明脉矣。以辛甘血药理血中之气。

枸杞、菊花、刺蒺藜、桑寄生。

蜜丸。（《叶天士晚年方案真本·杂症》）

🍵 太太（指某姬。编者注）诸恙向安，今春三月，阳气正升，肝木主乎气候。肝为风脏，风亦属阳，卦变为巽，两阳相合，其势方张，内风挟阳动旋，脂液暗耗，而麻痹不已。独甚于四肢者，风淫末疾之谓也。经云：风淫于内，治以甘寒。夫痰壅无形之火，火灼有形之痰。甘寒生津，痰火风兼治矣。

天冬四两、麦冬八两、长白沙参八两、明天麻四两（煨）、白蒺藜照前制_{四两}、甜梨汁_{一斤}、芦根汁_{流水者可用八两}、青蔗浆_{一斤}、鲜竹沥_{八两}、柿霜_{四两}。

先将二冬、沙参、天麻、白蒺藜加泉水煎汁滤过，配入四汁，同熬成膏，后加柿霜收。每日下午食远服五钱，白滚水调服。(《临证指南医案·卷一·中风·肾阴虚肝风动》)

🕸 向来屡弱，花甲又遭拂意逆境，致心营脾卫暗伤，阳明络空。右肢酸不能举，心中洞然。当以甘缓益虚，勿以肢痹而用搜剔之品。

黄芪、当归、茯苓、炙草、枸杞、枣仁。(《未刻本叶天士医案·保元方案》)

🕸 形瘦身长，禀乎木火。肝风内动，夹火上颠，忽然眩厥跌仆。况阳举遗浊，阴分久虚，拟壮水之主，以治阳光法。

大生地、大熟地、天冬、麦冬、盐水炒川柏。(《叶氏医案存真·卷三》)

郁 证

【临证表现】

惊恐悲哀，惊惶忿怒，伤于情怀，悒郁动肝，情志郁勃，老年情志不适，时气兼劳倦悒郁，心动悸，知饥，若饥，不纳，不知味，脘中不爽，食不加餐，气横为痛为胀，咽喉痛肿阻痹，水谷难下，颈项结瘰，肌肉日消，气促身痛，便秘忽泻。口舌糜腐，舌绛赤糜干燥，舌黄；脉弦涩数，脉弦劲。

【临证经验】

叶桂门人华岫云总结叶氏诊治郁证经验说，《素问·六元正纪大论》言五郁之发，乃因五运之气有太过不及，遂有胜复之变。由此观之，天地且有郁，而况于人乎？故六气着人，皆能郁而致病。如伤寒之邪，郁于卫，郁于营，或在经在腑在脏。如暑湿之蕴结在三焦，瘟疫之邪客于募原，风寒湿三气杂感而成痹证。总之，邪不解散，即谓之郁，此外感六气而成者也，前人论之详矣。今所辑者，七情之郁居多，如思伤脾，怒伤肝之类是也。其原总由于心，因情志不遂，则郁而成病矣。其症心、脾、肝、胆为多。案中治法，有清泄上焦郁火，或宣畅少阳，或开降肺气，通补肝胃，泄胆补脾，宣通脉络。若热郁至阴，则用咸补苦泄。种种治法，未能按症分析详论。今举其大纲，皆因郁则气滞，气滞久则必化热，热郁则津液耗而不流，升降之机失度。初伤气分，久延血分，延及郁劳沉疴。故先生用药大旨，每以苦辛凉润宣通，不投燥热敛涩呆补，此其治疗之大法也。此外更有当发明者，郁则气滞，其滞或在形躯，或在脏腑，必有不舒之现症。盖气本无形，郁则气聚，聚则似有形而实无质。如胸膈似阻，心下虚痞，胁胀背胀，脘闷不食，气瘕攻冲，筋脉不舒。医家不察，误认有形之滞，放胆用破气攻削，迨至愈治愈剧，转方又属呆补。此不死于病，而死于药矣。不知情志之郁，由于隐情曲意不伸，故气之升降开阖枢机不利。虽《内经》有泄、折、达、发、夺五郁之治，犹虑难获全功，故"疏五过论"有始富后贫，故贵脱势，总属难治之例。盖郁证全在病者能移情易性，医者构思灵巧，不重在攻补，而在乎用苦泄热而不损胃，用辛理气而不破气，用滑润濡燥涩而不滋腻气机，用宣通而不揠苗助长，庶几或有幸成。若必欲求十全之治，则惟道家有一言可蔽之曰：欲要长生，先学短死。此乃治郁之金丹也。（《徐批临证指南医案·卷六·郁》）

大凡攻病驱邪，药以偏胜，知《内经》"咸胜苦，苦胜辛"之类，藉其克制，以图功耳。今则情志内因致病，系乎阴阳脏腑不和，理偏就和，宜崇生气，如天地间四时阴阳迭运，万物自有生长之妙。案中曰阳冒不潜，法当和阳以就阴。牡蛎体沉味咸，佐以白芍之酸，水生木也。地黄微苦，菊微辛，从火炒变为苦味，木生火也。益以甘草、大枣之甘，充养阳明，火生土也。药虽平衍无奇，实参轩岐底蕴。世皆忽略不究，但执某药治何病者多类。

经云："东方生风，风生木，木生酸，酸生肝。"故肝为风木之脏，因有相火内寄，体阴用阳，其性刚，主动主升，全赖肾水以涵之，血液以濡之，肺金清肃下降之令以平之，中宫敦阜之土气以培之，则刚劲之质得为柔和之体，遂其条达畅茂之性，何病之有？倘精液有亏，肝阴不足，血燥生热，热则风阳上升，窍络阻塞，头目不清，眩晕跌仆，甚则瘛疭痉厥矣。先生治法，所谓缓肝之急以息风，滋肾之液以驱热，如虎潜、侯氏黑散、地黄饮子、滋肾丸、复脉等方加减，是介以潜之，酸以收之，厚味以填之，或用清上实下之法。若思虑烦劳，身心过动，风阳内扰，则营热心悸，惊怖不寐，胁中动跃，治以酸枣仁汤、补心丹、枕中丹加减，清营中之热，佐以敛摄神志。若因动怒郁勃，痰、火、风交炽，则有二陈、龙荟。风木过动，必犯中宫，则呕吐不食，法用泄肝安胃，或填补阳明。其他如辛甘化风，甘酸化阴，清金平木，种种治法，未能备叙。然肝风一症，患者甚多，因古人从未以此为病名，故医家每每忽略，余不辞杜撰之咎，特为拈出，另立一门，以便后学考核云。（《临证指南医案·卷一·肝风》）

【用药特色】

叶桂辨治郁证，临床常用柏子仁、茯神、栀子、白芍药、桃仁、香附子、苍术、川楝子、川芎、当归、黄连、桔梗、牡丹皮、人参、桑叶、神曲、石斛、酸枣仁、浮小麦、杏仁、郁金、紫苏子等。其中柏子仁应用 5 次，茯神、栀子应用 4 次，白芍药、桔梗、人参、桃仁、香附子应用 3 次，苍术、川楝子、川芎、当归、黄连、牡丹皮、桑叶、神曲、石斛、酸枣仁、浮小麦、杏仁、郁金、紫苏子应用 2 次，阿胶、白矾、贝母、菖蒲、陈皮、葱管、茯苓、甘草、瓜蒌皮、黑芝麻、滑石、鸡子黄、降香、连翘、龙骨、木香、牛蒡子、女贞子、枇杷叶、射干、熟地黄、天门冬、新绛、旋覆花、乌药、远志、楂肉、枳实仅应用 1 次。

【小方医案】

🫖 范，廿五岁。惊恐悲哀，伤于情怀，内因络病，当以血药宣润，不必苦辛气燥。

炒桃仁、黑芝麻、归须、柏子仁、苏子、冬桑叶。（《叶天士晚年方案真本·杂症》）

🫖 季，六九。老年情志不适，郁则少火变壮火。知饥，脘中不爽，口舌糜腐。心脾营损，木火劫烁精华，肌肉日消。惟怡悦开爽，内起郁热可平。但执清火苦寒，非调情志内因郁热矣。

金石斛、连翘心、炒丹皮、经霜桑叶、川贝、茯苓。

接服养心脾之营，少佐苦降法。

人参、川连、炒丹皮、生白芍、小麦、茯神。(《临证指南医案·卷六·郁·郁损心脾营内热》)

🍵 陆，二六。人参、桔梗、乌药、木香各三分磨汁。

又 夜服白金丸(白矾、郁金。编者注)。

又 久郁，心脾气结。利窍佐以益气。

人参、石菖蒲、龙骨、枣仁、远志、茯神。(《临证指南医案·卷六·郁·心脾气结神志不清》)

🍵 木郁泄之。

越鞠丸(香附、苍术、川芎、神曲、山栀。编者注)。(《未刻本叶天士医案·方案》)

🍵 时气兼劳倦悒郁，舌黄，气促身痛，当以内伤为重，禁风药。

杏仁、瓜蒌皮、黑栀、桔梗、枳实、滑石。(《眉寿堂方案选存·卷上·时疫湿温》)

🍵 吴，三八。脉弦涩数，颈项结瘿，咽喉痛肿阻痹，水谷难下。此皆情志郁勃，肝胆相火内风，上循清窍。虽清热直降，难制情怀之阳，是以频药勿效也。

鲜枇杷叶、射干、牛蒡子、苏子、大杏仁、紫降香。(《临证指南医案·卷六·郁·木火上升喉肿痹》)

🍵 吴氏。气火郁，胃痛。

川楝子、橘红、炒楂肉、郁金、黑山栀、香附。(《临证指南医案·卷八·胃脘痛·气火郁》)

🍵 许。厥阴少阴，脏液干涸，阳升结痹于喉舌，皆心境失畅所致。药无效者，病由情怀中来，草木凉药，仅能治六气外来之偏耳。

熟地、女贞、天冬、霍山石斛、柏子仁、茯神。(《临证指南医

案·卷六·郁·肝肾液涸阳升喉痹》)

🫖 杨。惊惶忿怒，都主肝阳上冒，血沸气滞，瘀浊宜宣通以就下。因误投止塞，旧瘀不清，新血又瘀络中，匝月屡屡反复。究竟肝胆气血皆郁，仍宜条达宣扬。漏疡在肛，得体中稍健设法。

旋覆花、新绛、青葱管、炒桃仁、柏子仁。(《临证指南医案·卷六·郁·经络气血郁痹》)

🫖 叶氏。悒郁动肝致病，久则延及脾胃。中伤不纳，不知味。火风变动，气横为痛为胀。疏泄失职，便秘忽泻。情志之郁，药难霍然。数年久病，而兼形瘦液枯，若再香燥劫夺，必变格拒中满。与辛润少佐和阳。

柏子仁二钱、归须二钱、桃仁三钱、生白芍一钱、小川连三分、川楝子一钱。(《临证指南医案·卷六·郁·肝脾气血郁》)

🫖 郁则络瘀气痹，失血气逆。法宜宣通，但脉弦劲，正气已虚，当以甘缓。

淮小麦、茯神、炙草、柏子仁、白芍、枣仁。(《未刻本叶天士医案·方案》)

🫖 理冲不应，得毋肝阳郁乎？

越鞠丸。(《未刻本叶天士医案·保元方案》)

🫖 张，六六。情志连遭郁勃，脏阴中热内蒸。舌绛赤糜干燥，心动悸，若饥，食不加餐。内伤情怀起病，务以宽怀解释。热在至阴，咸补苦泄，是为医药。

鸡子黄、清阿胶、生地、知母、川连、黄柏。(《临证指南医案·卷六·郁·肝肾郁热》)

积聚/癥瘕

【临证表现】

疝瘕，癥聚，形坚，形象渐大，按之坚硬，左胁癖积，左胁下宿瘕，瘕聚在左胁中，左胁瘕聚有形，左胁有形，左胁有疝母，疝母按之坚形高突，左胁起有形坚凝，脐左起瘕年来渐大而长，右胁癖积，宿癥胁下与肥气相类，脘中瘕聚，中脘有形如梗，脘积如覆杯，小腹厥阴部位起瘕，左旁少腹结瘕，少腹有形，少腹瘕聚，少腹素有瘕症，疝瘕痛在少腹攻胁刺痛，肥气，满腹胀痛，痞结，脘胸悉胀，食下膜胀，呕吐痰沫不爽，腹痛有形，腹大蛊鼓，昼夜俱痛，肢冷，大便艰涩。舌微黄，脉左弦涩，脉左弦如刃，脉弦缓，脉涩，脉细。

【临证经验】

叶桂门人龚商年总结叶氏诊治癥瘕积聚经验说，夫癥者征也，血食凝阻，有形可征，一定而不移。瘕者假也，脏气结聚，无形成假，推之而可动。昔有七癥八瘕之说，终属强分名目，不若有形无形之辨为明的也。二证病在肝脾，而胃与八脉亦与有责。治之之法，即从诸经，再究其气血之偏胜。气虚则补中以行气，气滞则开郁以宣通，血衰则养营以通络，血瘀则入络以攻痹，此治癥瘕之大略。古方甚多，而葱白丸、乌鸡煎丸尤为神效。癥瘕之外，更有疝癖、肠覃、石瘕、内疝等证，古人论之已详，兹不必赘。今参先生方案，如营伤气阻者，于益营之中，佐通泄其气。如络虚则胀，气阻则痛者，以辛香苦温入络通降。又如肝胃两病者，以泄肝救胃。肝胃脾同病者，则扶土制木。肝脏之气独郁不宣者，辛香专治于气。血痹络迸失和者，辛香专理其血。病由冲任扰及肝胃之逆乱者，仍从肝胃两经主治，以疏降温通。凡此悉灵机法眼，药不妄投。总之治癥瘕之要，用攻法宜缓宜曲，用补法忌涩忌呆。上逆则想肝脏冲病之源头，下垂则究中气阴邪之衰旺。吞酸吐水，必兼刚药，液枯肠结，当祖滋营。再辨脉象之神力，形色之枯泽，致病之因由，则治法自然无误矣。（《临证指南医案·卷九·癥瘕》）

【用药特色】

叶桂治疗积聚/癥瘕，临床常用茯苓、当归、牡蛎、川楝子、桃仁、香附子、小茴香、半夏、肉桂、延胡索、生姜、山楂、柏子仁、鳖甲、陈皮、葱管、干姜、瓜蒌、厚朴、青皮、吴茱萸、枳实、阿胶、白芍药、白术、桂枝、蒺藜、茺蔚子、大黄、冬葵子、茯神、附子、枸杞子、麦芽、牡丹皮、牛膝、人参、肉苁蓉、麝

香、生地黄、五灵脂、香橼、羊肉、郁李仁等。其中茯苓应用 15
次，当归应用 14 次，牡蛎应用 11 次，川楝子应用 10 次，桃仁、香
附子、小茴香应用 8 次，半夏、肉桂、延胡索应用 7 次，生姜应用
6 次，山楂应用 5 次，柏子仁、鳖甲、陈皮、葱管、干姜、瓜蒌、
厚朴、青皮、吴茱萸、枳实应用 4 次，阿胶、白芍药、白术、桂枝、
蒺藜应用 3 次，茺蔚子、大黄、冬葵子、茯神、附子、枸杞子、麦
芽、牡丹皮、牛膝、人参、肉苁蓉、麝香、生地黄、五灵脂、香
橼、羊肉、郁李仁应用 2 次，阿魏、白矾、白附子、川芎、穿山甲、
淡菜、豆豉、莪术、浮小麦、甘草、高良姜、龟甲、海浮石、黑豆
皮、胡麻、琥珀、黄连、鸡内金、鸡子黄、椒目、韭白、橘核、橘
叶、莲子、鹿角、鹿角霜、稆豆皮、麻仁、蜜、蒲黄、桑叶、砂
仁、石决明、天门冬、天南星、通草、童便、乌梅、五味子、夏枯
草、新绛、杏仁、茵陈蒿、郁金、猪苓、朱砂、紫苏梗仅应用 1 次。

【小方医案】

🍵 曹。著而不移，是为阴邪聚络。诊脉弦缓，难以五积、肥
气攻治，大旨以辛温入血络治之。

当归须、延胡、官桂、橘核、韭白。(《临证指南医案·卷四·
积聚·脉络凝痹》)

🍵 冲任脉虚，带下，少腹瘕聚，肢麻。

归身、桑叶、牡蛎、茺蔚子、茯神、建莲。(《眉寿堂方案选
存·卷下·女科》)

🍵 肝失疏泄，二便不利。少腹素有瘕症，气逆为厥，治以
辛润。

当归、葱管、柏子仁、小茴、桃仁、茯苓。(《眉寿堂方案选
存·卷下·女科》)

🍵 高，陆墓，廿岁。少壮，脉小涩属阴，脐左起瘕，年来渐
大而长，此系小肠部位。小肠失司变化传导，大便旬日始通，但脾
胃约束津液不行。古人必用温通缓攻，但通肠壅，莫令碍脾。

麻仁、桂心、桃仁、大黄、蜜丸，服二钱。(《叶天士晚年方案
真本·杂症》)

🫖 龚，三一。诸厥皆隶厥阴，疝瘕，心热胁胀，中消便难。乃肝阳内风，妄动消烁，犯及阳明矣。经言治肝不应，当取阳明。肝胃一脏一腑相对，不耐温补者，是肝用太过，肝体不及也。

九孔石决明、淮小麦、清阿胶、细生地、天冬、茯神。(《临证指南医案·卷七·痉厥·肝逆胃虚》)

🫖 顾。平昔肠红，阴络久伤，左胁下宿瘕，肝家风气易结。形瘦面青，阴虚阳气易冒，血络不得凝静，诸阳一并遂为厥。冲气自下犯胃为呃，症似蓄血为狂。奈脉细劲，咽喉皆痛，真阴枯槁之象。水液无有，风木大震。此刚剂强镇，不能息其厥冒耳。

生鸡子黄—枚、真阿胶二钱、淡菜 (泡洗) 五钱、龟甲五钱，冲入热童便一杯。(《临证指南医案·卷七·痉厥·肝风》)

🫖 顾。左胁有疟母，乃气血交结之故。治宜通络。

鳖甲、桃仁、金铃子、牡蛎、丹皮、夏枯草。(《临证指南医案·卷六·疟·疟母》)

🫖 胡，四六。悲泣，乃情怀内起之病，病生于郁，形象渐大，按之坚硬，正在心下。用苦辛泄降，先从气结治。

川连、干姜、半夏、姜汁、茯苓、连皮瓜蒌。(《临证指南医案·卷六·郁·心下痞结》)

🫖 蒋，四七。天癸将止之年，小腹厥阴部位起瘕，动则满腹胀痛，形坚。或时脊颠掣痛，必有秽痰血筋吐出。此起于郁伤，久则液枯气结，内风阳气烦蒸，则心热，痞结，咽阻。已属痼疾，治必无效。倘腹大中满则剧矣。

牡蛎、生地、阿胶、小胡麻、茯苓、稽豆皮。(《临证指南医案·卷九·癥瘕·郁伤液涸阳升痛胀》)

🫖 久疟针挑，汗出乃止，经脉邪去，络脉留邪，胁下遂结疟母。按之坚，形高突。四年带病，仍然能食便通，其结聚不在肠胃。药下咽入胃，入肠不效，盖络脉附于脏腑之外廓耳。

生鳖甲 (色刮去衣) 四两、穿山甲 (炙) 二两、五灵 (脂烧至烟尽为度) 二两、麝香 (忌火另研) 五钱、辰砂 (忌火另研水飞) 五钱。

上药各研，净末分两加入阿魏一钱，同捣丸，饥时服二钱。

（《眉寿堂方案选存·卷上·疟疾》）

🫖 林。脉左弦涩，少腹攻逆，痛即大便。肝气不疏，厥阴滞积。

香附一钱半、鸡肫皮炙，一钱半、茯苓一钱半、麦芽一钱、香橼皮八分、青皮五分、炒楂肉二钱、砂仁壳五分。

又 少腹瘕聚攻逆，身热，或噫，或浊气下泄则诸恙悉舒，恼怒病发。厥阴肝木郁遏不疏，显露一斑。

川楝子一钱、小茴五分、生牡蛎三钱、桂枝木五分、生白芍一钱、青皮一钱。（《临证指南医案·卷九·癥瘕·肝郁犯胃》）

🫖 络痹，右胁癖积，脉涩，法宜通泄。

鳖甲、丹皮、化橘红、桃仁、牡蛎、白蒺藜。（《未刻本叶天士医案·方案》）

🫖 某，二八。舌微黄，瘕逆，脘胸悉胀，当和肝胃。

桂枝木、干姜、青皮、吴萸、川楝子、炒半夏。（《临证指南医案·卷三·肿胀·肝胃不和》）

🫖 某。瘕聚在左胁中，肝病。

桃仁、川楝子、延胡、当归、橘红、香附。（《临证指南医案·卷九·癥瘕·肝郁犯胃》）

🫖 某。脘中瘕聚。

川楝子一钱、延胡一钱、吴萸五分、青皮七分、良姜一钱、茯苓三钱。（《临证指南医案·卷九·癥瘕·肝郁犯胃》）

🫖 某。右胁攻痛作胀，应时而发。是浊阴气聚成瘕，络脉病也。议温通营络。

当归三钱、小茴炒焦，一钱上、肉桂一钱、青葱管十寸。（《临证指南医案·卷九·癥瘕·营络气聚结底》）

🫖 某氏。休息痢，经二年，明是下焦阴阳皆虚，不能收摄。经期不来，小腹抚摩有形上行，似乎癥瘕，其实气结。若不急进温补，恐滋扰肿胀之累也。

人参、附子、茯苓、炙草、五味、白芍。（《临证指南医案·卷七·痢·久痢伤肾下焦不摄》）

🍵 脐旁有块，仍流动，按之软，或时攻胁刺痛，外肾寒冷拘束，病属肝血肾精之损。凡肾当温，肝宜凉。肾主藏纳，肝喜疏泄，收纳佐以流通，温肾凉肝，是此病制方之大法。

当归身、枸杞子、生牡蛎、炙鳖甲、小茴香、沙蒺藜。(《叶氏医案存真·卷一》)

🍵 热病失治，三焦皆被邪结，不甚清明。左胁瘕聚有形，食下渐胀。大便日前颇利，目今便秘，是肠胃经络之邪未清，清空之窍尚蒙。调治之法，亦宜分三焦为法，白金丸（白矾、郁金。编者注）可用，午后进汤药。

方未见。(《眉寿堂方案选存·卷上·暑》)

🍵 沈，四十。肢冷腹痛，有形为瘕，久泻。

当归炒黑、小茴炒黑、上肉桂、山楂炒黑、茯苓。

又 冷利有瘕，遇冷则呕。

吴萸、炒小茴、延胡、茯苓、川楝子、生香附。(《临证指南医案·卷九·癥瘕·厥阴寒滞呕泻》)

🍵 食下不运，中脘有形如梗。

白术、半夏、附子、枳实、干姜、茯苓。(《未刻本叶天士医案·保元方案》)

🍵 太平，四十九。左胁有形，渐次腹大，每投攻下泄夺，大便得泻，胀必少减，继则仍然不通。频频攻下，希图暂缓。病中胀浮，下部加针刺以决水之出，肿消，病仍不去。病患六年，久已断想此病之愈。要知此病初由肝气不和，气聚成瘕，屡发攻泻，脾胃反伤。古云：脐突伤脾。今之所苦，二便欲出，痛如刀刺。盖气胀久下，再夺其血，血液枯，气愈结矣。宣通宜以利窍润剂。

琥珀屑一钱、麝香一分、大黑豆皮四钱、杜牛膝一两。

二便通后接服：茺蔚子、郁李仁、杜牛膝、当归身、冬葵子。(《叶氏医案存真·卷三》)

🍵 脘积如覆杯，食下膜胀吸气，邪在脾络耳，恐延中满。

生白术、干姜、厚朴、厚枳实、半夏、茯苓。(《未刻本叶天士医案·保元方案》)

🫖 王，木渎，三十九岁。瘀血壅滞，腹大蛊鼓，有形无形之分。温通为正法，非肾气汤丸、治阴水泛滥。

桃仁、肉桂、制大黄、椒目、陈香橼二两。

煎汤泛丸。（《叶天士晚年方案真本·杂症》）

🫖 胃痛四年，因郁怒而起。经落不调，癥聚腹胀，欲呕便泻。久病入络，兼理血分。

金铃子肉、桃仁、五灵脂、炒延胡索、生蒲黄、生香附。（《眉寿堂方案选存·卷下·女科》）

🫖 翁，四四。少腹有形，左胁䐜胀，内发必肌肉麻木，呕吐痰沫不爽，此属肝厥。由乎怀抱抑郁，不得条达，数载病不肯愈者为此。

淡吴萸、川楝子、生香附、南山楂、青橘叶、牡蛎。（《种福堂公选医案·痉厥》）

🫖 伍。崩淋已久，少腹结瘕，液涸气坠，辛甘温润之补，冀得宣通，勿谓崩症，徒以涩药。

淡苁蓉、杞子、柏子仁、郁李仁、冬葵子、归身。（《种福堂公选医案·瘕》）

🫖 宿癥在胁下，亦与肥气相类，自述因嗔怒。盖肝之积也，久郁气血不通，肝脏内寄相火。时当夏令，泛潮苦雨，脾胃受湿，自必困倦。肝木横克脾土，胀势日满。所受湿邪，漫无出路，蒸于肠胃，黏脓积滞。利不肯爽，中焦不和，癙不得逸。证属难治，且议分消。

白术、厚朴、茯苓、猪苓、茵陈、通草。（《叶天士医案》）

🫖 薛奶奶。疝瘕痛在少腹左旁，病伤厥阴络脉，宗仲景法。

当归三钱、生精雄羊肉（切片，漂去血水）、生姜一钱、炒黑小茴香一钱。（《种福堂公选医案·瘕》）

🫖 血结为瘕，腹胀大如缶，进疏肝通瘀稍安，续进针砂丸以缓攻之。此劳怯是悒郁内损，阳土为阴木乘侮，冲脉乏血，经闭肉瘦气胀，减食便溏，五液日枯，阴不上承，喉舌干涸，仍不嗜汤饮。《内经》谓二阳之病发心脾，风消息贲，皆是久损传变见萌。

人参、乌梅肉、南楂肉、茯苓、白芍、老苏梗。(《眉寿堂方案选存·卷下·女科》)

☕ 杨，东许巷，廿岁。农人劳力，左胁有形自能升动，未必瘀血。当理血中之气，须戒用力。不致变凶。

左牡蛎、茯苓、海石、桂枝、熟半夏、枳实皮。(《叶天士晚年方案真本·杂症》)

☕ 张，二四。上年产后，至今夏经转寒凛，遂结气瘕，自少腹攻至胃脘，脘痛气结宜开，先用金铃子散。

延胡、金铃子、青葱管、山楂、生香附、蓬莪术。(《种福堂公选医案·癥瘕》)

☕ 张，六六。脉左弦如刃，六旬又六，真阴衰，五液涸，小溲血水，点滴不爽，少腹右胁聚瘕。此属癃闭，非若少壮泻火通利可效。

柏子霜、小茴、鹿角霜、茯苓、当归、苁蓉。(《临证指南医案·卷四·便闭·血液枯燥》)

☕ 张，三十六岁。据说三年前，病后左胁起有形坚凝，无痛胀，但未交冬，下焦已冷。议温通阳，望其开结。

生左牡蛎、姜汁炒天南星、真甜交桂、竹节白附子、当归身、小川芎。

姜汁泛丸。(《叶天士晚年方案真本·杂症》)

☕ 张。久痛在络，营中之气结聚成瘕。始而夜发，继而昼夜俱痛，阴阳两伤，遍阅医药，未尝说及络病。便难液涸，香燥须忌。

青葱管、新绛、当归须、桃仁、生鹿角、柏子仁。(《临证指南医案·卷九·癥瘕·营络气聚结底》)

☕ 中脘有形如梗，摩之泪泪有声，据述不时举发，此属肝积耳。

厚朴、姜渣、白蒺藜、肉桂、茯苓、广皮白。(《未刻本叶天士医案·保元方案》)

☕ 周。痛久在络，凝聚成形，仍属经病、议用河间法。

川楝子、瓜蒌皮、香附汁、延胡、生牡蛎。

又 理气豁痰，痛止思食。仍以前法参用。

半夏、瓜蒌皮、香附汁、生牡蛎、橘红、香豉。(《临证指南医案·卷九·癥瘕·痰气凝结》)

🫖 朱，四十。疝瘕，腹痛有形，用柔温辛争补。

当归、生姜、羊肉。(《临证指南医案·卷九·癥瘕·营络气聚结底》)

🫖 左胁癖积，大便艰涩，胃络痹耳。

半夏、生姜渣、枳实、杏仁、瓜蒌实、大麦芽。(《未刻本叶天士医案·方案》)

疟 病

【临证表现】

温疟，伏暑成疟，暑湿成疟，伏邪三疟，痃疟，瘅疟，寒热间日作，寒多热少，间日一发，汗多欲呕，汗出不解，寒热，寒热邪聚，寒热不已，背寒，寒起腰髀及背部，肌肤无汗，热解无汗，寒多有汗，阴气冲胸闷，痰涎甚多，咳嗽痰多，脘闷，欲吐，呕吐，知饥食无味，不饥不食，能食不运，痞胀不能纳食运化，气弱神倦，色白肌瘦，色黄，暮夜潮热，渴喜热饮，腰腹中痛，小溲淋痛。舌白粉苔，舌黄，舌边赤，中心苔腻，舌干，脉弦，脉弦小，脉小，脉数，脉弦数，脉沉微。

【临证经验】

叶桂门人邵新甫总结叶氏诊治疟病经验说，诸疟由伏邪而成，非旦夕之因为患也。六淫之气，惟燥不能为害。而新凉收束，实属有关。考之圣训，独手三阳，手厥阴，却无其症名。医者当辨其六气中所伤何气，六经中病涉何经。若小柴胡专主少阳，岂能兼括也。夫温疟瘅疟，痰食瘴疠诸疟，皆有成方，予不复赘。但此证春月及冬时间有，惟夏秋暑湿为患者居多。暑必夹湿，专伤气分。第一要分别其上焦、中焦之因，暑湿二气，何者为重。若暑热重者，专究上焦肺脏清气。疟来时，必热重而寒微，唇舌必绛赤，烦渴而喜凉饮，饮多无痞满之患，其脉色自有阳胜之候。当宗桂枝白虎法，及天水散加辛凉之品为治。若湿邪重者，当议中焦脾胃阳气。疟来时，虽则热势蒸燔，舌必有黏腻之苔，渴喜暖汤，胸脘觉痞胀呕恶，其脉色自有阳气不舒之情状。当宗正气散，及二陈汤去甘草，加杏、蔻、生姜之类主之。必要阳胜于阴，而后配和阳之剂，日后方无贻累。倘症象两兼，则两法兼之可也。大凡是证，若邪气轻而正不甚虚者，寒热相等，而作止有时。邪气重而正气怯者，寒热模糊，来势必混而不分。又云：邪浅则一日一发，邪稍深则间日一发，邪最深则三日一发，古称为三阴大疟，以肝、脾、肾三脏之见症为要领。其补泻寒温，亦不离仲景治三阴之法为根蒂。可知阳经轻浅之方，治之无益也。所云移早则邪达于阳，移晏则邪陷于阴，阴阳胜复，于此可参。若久而不已，必有他症之虞。太阴之虚浮胀满，有通补之理中法，开腑之五苓汤。少阴之痿弱成劳，有滋阴之复脉汤，温养之升奇法。厥阴之厥逆吐蛔，及邪结为疟母，有乌梅丸与鳖甲煎法。又如心经疟久，势必动及其营，则为烦渴见红之累。肺经疟久，理必伤及其津，则为胃秘肠痹之候。一则凉阴为主，一则清降为宜。然而疟之名目不一，而疟之兼症甚多，若不达权通变，而安能一一尽善。即如暑湿格拒三焦，而呕逆不纳者，宗半夏泻心法。秽浊蒙蔽膻中，而清灵昧甚者，用牛黄清心丸。心阳暴脱，有龙蛎之救逆。胃虚呕呃，有旋覆代赭之成方。如表散和解，通阳补气，滋阴化营，搜邪入络，动药劫截，辛酸两和，营气并补，及阳疟之后养胃阴，阴疟之后理脾阳等法，已全备矣。汇集诸家，融通无拘，所谓用药如用兵，先生不愧良工之名也。（《临证指南医案·卷六·疟》）

徐大椿评注说，古圣凡一病必有一主方，如疟疾小染胡汤主方也。疟象不同，总以此方加减。或有别症，则不用原方亦可。盖不用柴胡汤而亦可愈者，固有此理。若以为疟而断不可用柴胡，则乱道矣。余向闻此老治疟禁用柴胡，耳食之人相传以为秘法，相戒不用。余以为此乃妄人传说，此老决不至此。今阅此案，无一方用柴胡，乃知此语信然。则此老之离经叛道，真出人意表者矣。夫柴胡汤少阳经之主方，凡寒热往来之证，非此不可，而仲景用柴胡之处最多。《伤寒论》云：凡伤寒之柴胡证有数论，"但见一证便是，不必悉具"。其推崇柴胡如此，乃此老偏与圣人相背，独不用柴胡。手之太阳证独不许用桂枝，阳明证独不许用葛根，此必无知妄人，岂有老名医而有此等议论者？真天下之怪事也。

疟乃大证，患者甚多。故《内经》言之最详，总由风暑入于少阳，在太阳、阳明之间，难有出路，故先圣所立小柴胡汤一方，专治此病，如天经地义不可易也。其方中用人参，专以助柴胡之力以驱邪耳。若寒多之疟，并人参亦当不用。今此老诸案，无方不用人参，而独去柴胡。又不问其寒热轻重，一概用温热之药，此其意欲高出仲景之上，而不知已自蹈于深阱之中矣。呜呼！其自蹈固不足惜，而当时受其荼毒者诚何罪也！（《徐批临证指南医案·卷六·疟》）

【用药特色】

叶桂治疗疟病，临床常用茯苓、半夏、人参、生姜、陈皮、桂枝、厚朴、知母、草果、当归、杏仁、附子、甘草、白芍药、牡蛎、生地黄、白术、大枣、乌梅、益智仁、鳖甲、黄连、煨姜、黄芩、藿香、竹叶、干姜、谷芽、滑石、鹿角、鹿茸、麦门冬、牡丹皮、石膏、蜀漆、天花粉、阿胶、白豆蔻、川芎、茯神、枸杞子、花椒、黄柏、木瓜、肉苁蓉、桑寄生、熟地黄、桃仁、五味子、泽泻等。其中，茯苓应用20次，半夏、人参应用17次，生姜16应用次，桂枝应用15次，陈皮、厚朴应用14次，知母应用11次，草果、当归、杏仁应用10次，附子、甘草应用9次，白芍药、牡蛎应用8次，生地黄应用7次，白术、大枣、乌梅应用6次，鳖甲、黄连、煨姜、益智仁应用5次，黄芩、藿香、竹叶应用4次，干姜、谷芽、滑石、鹿角、鹿茸、麦门冬、牡丹皮、石膏、蜀漆、天花粉应用3次，阿胶、白豆蔻、川芎、茯神、枸杞子、花椒、黄柏、木瓜、肉苁蓉、桑寄生、熟地黄、桃仁、五味子、泽泻应用2次，白扁豆、柏子仁、贝母、补骨脂、川楝子、寒水石、何首乌、黑豆皮、黄芪、茴香、鸡子黄、蒺藜、决明子、莲子、龙骨、鹿角霜、蜜、炮姜、芡实、秦皮、青皮、桑叶、沙参、沙苑、山药、细辛、小茴、薏苡仁仅应用 1 次。

【小方医案】

🍵 产后来满百日，下焦精血未旺，遂患三疟，缘真气内怯，邪不肯外出。医药清散攻下，仅治三阴之疟，遂致魄汗淋漓，乃阳气脱散败坏之象矣。

人参、补骨脂、炒黑茴香、茯苓、归身。（《眉寿堂方案选存·卷上·疟疾》）

🍵 产后下虚，利后为疟，是营卫交损，况色脉并非外邪，补剂频进不应，由治错乱。经云：阳维为病苦寒热。

人参、桂枝木、炒当归、鹿角霜、炙甘草、炮黑姜。（《眉寿堂方案选存·卷上·疟疾》）

🍵 产后阴伤，寒热疟，几两月病发，白带淋漓，八脉空隙，大著腹有动瘕，下元虚惫已极，议固下真通脉方。

人参、鹿角霜、茯苓、归身、苁蓉、粗桂枝木。（《叶氏医案存真·卷三》）

🍵 陈，六十三岁。三疟是邪入阴经，缘年力向衰，少阴肾怯，夏秋间所受暑热风湿，由募原陷于入里。交冬气冷收肃，藏阳之乡，反为邪踞。正气内入，与邪相触，因其道路行远，至三日遇而后发。凡邪从汗解，为阳邪入腑可下。今邪留阴经络脉之中，发渐日迟，邪留劫铄五液，令人延缠日月，消铄肌肉。盖四时气候更迁，使人身维续生真。彼草木微长，焉得搜剔留络伏邪？必须春半阳升丕振，留伏无藏匿之地。今日之要，避忌暴寒，戒食腥浊，胃不受伤，不致变病。

生牡蛎、黄柏、清阿胶、甜桂枝、北细辛、寒水石。（《叶天士晚年方案真本·杂症》）

🍵 此劳伤阳气之疟，循环不已，脉络久空，当升补阳气。

生芪、炙草、生姜、鹿角、当归、南枣。（《眉寿堂方案选存·卷上·疟疾》）

🍵 东垣谓：疟痢皆令脾伤，以为寒为热之邪，由四末蒸犯中焦也。盖头形象天，清阳不旷，故面目诸窍不和，形寒汗泄，将来浮肿腹大，已了然在目矣。

人参、茯苓、熟附子、淡干姜、厚朴、泽泻。(《叶氏医案存真·卷一》)

🍵 冬月伏邪，至春发为温疟，汗出不解，非因新感可知。脉虚，先有遗症，忌进耗散真气，和正解邪为稳。

桂枝、草果、杏仁、白芍、枯芩、桔梗。(《眉寿堂方案选存·卷上·疟疾》)

🍵 凡疟久邪结，必成疟母，其邪深客于阴络，道路深远，肌肤无汗，能食不运，便溺通调，病不在府，从腹下升逆，贯及两胁腰中，推及八脉中病。理固有之，然立方无据。捉摸忆读仲景，转旋下焦痹阻例以通阳。

苓姜术桂汤。(《叶天士医案》)

🍵 伏暑成疟，体弱不宜过于攻泄。

藿梗、杏仁、橘红、白茯苓、半夏、木瓜。(《未刻本叶天士医案·保元方案》)

🍵 伏暑成疟。

藿香、半夏、厚朴、杏仁、滑石、白蔻。(《未刻本叶天士医案·保元方案》)

🍵 伏暑湿成疟，脘闷。

藿梗、茯苓、半夏、厚朴、广皮、杏皮。(《未刻本叶天士医案·保元方案》)

🍵 伏邪三疟。

桂枝、块苓、厚朴、煨姜、花粉、橘白。(《未刻本叶天士医案·保元方案》)

🍵 复疟，脉弦数。

人参、九制首乌。

阴阳水煎，露一宿。(《未刻本叶天士医案·保元方案》)

🍵 复疟，气弱神倦。

人参、茯苓、生姜、谷芽、陈皮、乌梅。(《未刻本叶天士医

案·保元方案》）

    复疟，舌黄，脉弦，宜和肝胃。

谷芽、半曲、广皮、茯苓、煨姜、木瓜。（《未刻本叶天士医案·保元方案》）

    海盐，四十二。据述缘季秋，外邪变疟，延及百日始愈。凡秋疟，是夏月暑湿热内伏，新凉外触，引动伏邪而发。俗医但知柴葛肌，暑湿伤在气分，因药动血，血伤挛痹，筋热则弛，筋寒则纵，遂致酿成痿痹难效证。

当归身、桑寄生、生虎骨、枸杞子、抚芎、沙苑蒺藜。（《叶氏医案存真·卷三》）

    韩，二七。疟不止，欲吐。

炒半夏一钱半、厚朴一钱、青皮一钱、炒焦知母一钱半、草果仁一钱、橘红一钱。

临服调入姜汁一钱。（《临证指南医案·卷六·疟·肝胃》）

    淮安，廿二。露姜饮止疟，是益中气以祛邪，虚人治法皆然。脾胃未醒，宜忌腥酒浊味。

大半夏（半夏、人参、白蜜。编者注）加益智、橘红，姜汁泛丸。（《叶氏医案存真·卷三》）

    经云：夏伤于暑，秋为痎疟。今时已孟冬，疟始发动。盖以邪气内藏于脏，为厥、少两阴经疟也，拟以温脏法。

厚朴、制附子、生牡蛎、炙甘草、大枣。（《叶氏医案存真·卷二》）

    久疟，宜和营卫。

茯苓、炙草、煨姜、桂枝、白芍、南枣。（《未刻本叶天士医案·方案》）

    厥阴阴疟不止，能食。

熟地炭、淡苁蓉、牡蛎、五味子、鹿角霜、龙骨。（《眉寿堂方案选存·卷上·疟疾》）

    脉数，稚年阴气先伤，阳气独发，暮夜潮热，天晓乃缓，由夏暑内伏，入秋乃发，病名瘅疟。色白肌瘦，久热延虚，不可汗下消导，再伤阴阳。舌边赤，中心苔腻，兼欲呛咳，热灼上焦，肺脏亦病。法宜育阴制阳，仍佐清暑肃上，用景岳玉女煎。

鲜生地、石膏、生甘草、麦门冬、知母、竹叶心。(《眉寿堂方案选存·卷上·疟疾》)

🫖 某，二二。寒起四末，渴喜热饮，属脾疟状。先当温散。

杏仁、厚朴、草果仁、知母、生姜、半夏。(《临证指南医案·卷六·疟·脾疟》)

🫖 某，三八。少阴三疟已久，当升阳温经。

鹿茸、熟附子、人参、粗桂枝、当归、炒黑蜀漆。(《临证指南医案·卷六·疟·三日疟阳虚》)

🫖 某氏。疟热伤阴，小溲淋痛。

生地、鳖甲、丹皮、知母、茯苓、泽泻。(《临证指南医案·卷六·疟·阴虚热伏血分》)

🫖 疟发六七十候，寒热邪聚，必交会于中宫。脾胃阳气消乏，致痞胀不能纳食运化，三年不愈，正气未复。诊脉沉微，阳伤必浊阴盘踞，但以泄气宽胀，中州愈困愈剧。必温通，浊走阳回，是久病治法。

生淡干姜、生益智、厚朴、茯苓、人参、泡淡附子。(《叶氏医案存真·卷一》)

🫖 疟发三日，三月不止。邪留在阴，热解无汗，气冲胸闷，痰涎甚多。问寒起腰髀及背部，议从督脉升阳。

人参、炒黑川椒、鹿茸、茯苓、炒黑小茴、炒当归(《叶氏医案存真·卷一》)

🫖 疟久阳微失护，寒热不已，法宜温阴中之阳。

鹿茸、附子、当归、人参、茯苓、生姜。(《未刻本叶天士医案·保元方案》)

🫖 疟来呕吐，失血成块且多，乃平素劳伤积瘀，因寒热攻动胃络，瘀浊遂泛。血后肢冷汗出，阳明虚也。但疟邪仍来，口渴胸痞。虽是热邪未尽，然苦寒枳、朴等药再伐胃气，恐非所宜。

鲜生地、生鳖甲、知母、生白芍、牡丹皮、竹叶心。（《眉寿堂方案选存·卷上·疟疾》）

疟起四肢，扰及中宫，脾胃独受邪攻，清气已伤，不饥不食，胃中不和，夜寐不寐，小溲赤浊，即经言：中气不足，溲溺为变。须疟止之期，干支一周，经腑乃和。明理用药，疏痰气，补脾胃，清气转旋，望其纳谷。

熟半夏、生益智、人参、厚朴、茯苓、广皮。

临服入姜汁三分。（《叶氏医案存真·卷一》）

疟热通络，牙宣。

生地、石膏、知母、麦冬、竹叶。（《未刻本叶天士医案·保元方案》）

潘氏。伏邪发热，厥后成疟，间日一至。咳嗽痰多，恶心中痞。其邪在肺胃之络，拟进苦辛轻剂。

杏仁、黄芩、半夏、橘红、白蔻、花粉。（《临证指南医案·卷六·疟·痞》）

前此未尽疟邪仍至，兼之恼怒，肝气结聚中焦，补虚之中必佐散邪开结。

人参、生牡蛎、白芍、橘红、炙鳖甲、丹皮。（《眉寿堂方案选存·卷上·疟疾》）

热病时疟，不分清理在气在血，以发散消导，劫伤胃汁，遂不饥不食。突遭惊骇，肝阳暴越，复令倏热倏凉，两足皆冷，腹胀不和。胁中有形触痛，由久病入络。阴阳不通，二便窒闭，先与更衣丸（朱砂、芦荟，好酒和丸。编者注）二钱，俟半日后，大便得通。次日用药，当以两和厥阴、阳明方法。

生牡蛎、柏子仁、生白芍、川楝肉、小黑豆皮、细根生地。（《眉寿堂方案选存·卷上·疟疾》）

仍伏邪成疟，寒热间日作，汗多欲呕，佐肃清暑湿方法。

桂枝木、川连、人参、生牡蛎、乌梅、白芍。（《眉寿堂方案选

存·卷上·疟疾》）

🍵 三疟，色黄，脉弦偏右。

草果仁、生姜、知母、乌梅。（《未刻本叶天士医案·保元方案》）

🍵 三疟脉弦。

炙草、煨姜、当归身、茯苓、南枣、粗桂木。（《未刻本叶天士医案·保元方案》）

🍵 三阴疟，是阴分伏邪。汗之、清之不解，但与腻滞补药，邪无出路，遂致吐衄，寒自背起，督脉应乎太阳。

川桂枝、熟半夏、炒白芍、炒黑蜀漆、生牡蛎。（《叶氏医案存真·卷一》）

🍵 三阴疟，是阴分伏邪。汗之、清之不解，但与腻滞补药，邪无出路，遂致吐衄，寒自背起，督脉应乎太阳。

川桂枝、熟半夏、炒白芍、炒黑蜀漆、生牡蛎。（《叶氏医案存真·卷一》）

🍵 湿盛寒战，不解成疟。湿主关节为痛，邪在里为烦，总以湿热里症，治宜用苦辛。

川连、黄芩、杏仁、姜汁、半夏、厚朴。（《眉寿堂方案选存·卷上·疟疾》）

湿郁成疟，脉弦小，宜辛温和之。

藿香、半夏、厚朴、杏仁、生姜、橘白。（《未刻本叶天士医案·保元方案》）

🍵 暑湿成疟。

竹叶卷心、石膏、半夏、飞净滑石、杏仁、草果。（《未刻本叶天士医案·方案》）

🍵 胎孕而患疟，古人先保胎，佐以治病。兹胗、齿燥、舌白，呕闷自利。乃夏令伏邪，至深秋而发，非柴、枳之属可止。呕吐黑水，腹痛，胎气不动，邪陷入里，蒸迫脏腑，是大危之象。

黄芩、黄连、黄柏、秦皮、川贝母。

再诊：寒少热多，即先后厥之谓热甚。胎攻冲心痛，盖胎在冲，疟邪从四末渐归胃，冲脉属阳明胃脉管辖。上呕青黑涎沫，胎受邪迫，上攻冲心，总是邪热无由发泄，内陷不已，势必坠胎。且协热自利，外邪从里而出，有不死不休之戒。方书保胎，必固阴益气。今热炽壅塞，人参、胶、地反为热邪树帜。前以纯苦气寒，急取固上焦，阳明胃、厥阴肝两治。今则用酸苦辛，泄两经之热邪，外以井泥护胎。

川连、草决明、乌梅肉、石莲肉、黄芩、白芍、炒川椒。

三诊：苦辛酸清泄阳明厥阴邪热，兼外护胎法，病减十之二。视苔色芒刺，舌心干板，而心中痛不已。此皆热邪内迫，阳津阴液告穷。两日前虑其陷伏闭塞，今又怕其昏痉，最难调治。夫护胎存阴，清邪去邪，俱不可少。

阿胶、鲜生地、川连、鸡子黄、知母。（《叶天士医案》）

🫖 温疟脘闷。

草果、半夏、乌梅、厚朴、橘白、杏仁。（《未刻本叶天士医案·保元方案》）

🫖 吴，六一。背寒，舌白粉苔，知饥食无味。此为无阳，温中下以托邪。

生白术、厚朴、桂枝、附子、草果仁、茯苓。

又 照方去茯苓，加人参、炙草、生姜。（《临证指南医案·卷六·疟·阳虚》）

🫖 吴，四一。三疟愈后反复。寒多有汗，劳则阳泄致疟。议护阳却邪。

川桂枝、熟附子、生於术、炙草、生姜、南枣肉。（《临证指南医案·卷六·疟·三日疟阳虚》）

🫖 项。疟已过月，形脉俱衰。平素阳虚，虚则邪难解散。腹胀是太阴见症，治从脾胃。

人参一钱、半夏二钱、生於术二钱、茯苓二钱、草果仁二钱、淡姜一钱。（《临证指南医案·卷六·疟·脾胃阳虚》）

🫖 邪深入阴，三日乃发，间疟至，必腰腹中痛，气升即呕，所伏之邪，必在肝络，动则犯胃，故呕逆烦渴。肝乃木火内寄之脏，胃属阳土宜凉，久聚变热，与初起温散不同，邪久不祛，必结瘕形疟母。

生鳖甲、生桃仁、知母、滑石、醋炒半夏、草果仁。（《叶氏医案存真·卷二》）

🍵 阳微不振，疟发不已。

於术、茯苓、煨姜、附子、广皮、益智。（《未刻本叶天士医案·方案》）

🍵 阳微伏邪，寒多热少，间日一发，治以辛温。

杏仁、桂木、生姜、茯苓、炙草、大枣。（《未刻本叶天士医案·保元方案》）

🍵 张，海盐，六十三岁。据述秋季外邪变疟，延几月始愈。夫秋疟是夏令暑湿热内伏，新凉外触，引动伏邪而发，俗医但知柴葛解肌小柴胡等汤。不知暑湿在气分，因药动血，血伤、挛脾，筋热则弛，筋寒则纵，乃致有年痿痹难效之。

当归、寄生、虎骨、杞子、沙苑、抚芎。（《叶天士晚年方案真本·杂症》）

🍵 张。脉数，疟来日迟，舌干渴饮。积劳悒郁，内伤居多，致邪气乘虚，渐劫阴气。热邪坠于阴，热来小溲频数，故汗多不解。议清阴分之热，以救津液。

活鳖甲、知母、草果、鲜生地、炒桃仁、花粉。（《临证指南医案·卷六·疟·阴虚热伏血分》）

🍵 正虚邪盛，疟甚恐脱。

生益智仁、广陈皮、知母、生大谷芽、乌梅肉、生姜。（《未刻本叶天士医案·方案》）

🍵 周。舌白，脉小，暑邪成疟。麻黄劫汗伤阳，遂变痉症。今痰咸有血，右胁痛引背部，不知饥饱。当先理胃津。

大沙参、桑叶、麦冬、茯神、生扁豆、苡仁。（《临证指南医案·卷六·疟·胃阴虚》）

🍵 左数甚。

人参、五味、山药、熟地、芡实、茯神。（《眉寿堂方案选存·卷上·疟疾》）

第五节 肾 病

水 肿

【临证表现】

浮肿，面浮足肿，足肿，跗肿，两足跗肿，少腹悉肿，面肿气喘，呼吸皆喘，身动喘急，久嗽，咳呛不止，面无华色，面黄，食谷不运，知饥，食少色夺，痞闷妨食，胸脘不舒展，食下胀，便溏，腹膨，腹胀，胁痛，身痛，四肢肌肉麻木，形寒，畏寒，足冷形疲，肉消食减，小水不利。舌白，脉沉细，脉细软，脉沉小，脉濡，脉沉小弦，脉数，脉右大而缓，左如小数。

【临证经验】

叶桂门人姚亦陶总结叶氏诊治水肿经验说，肿胀证，大约肿本乎水，胀由乎气。肿分阳水阴水，其有因风因湿，因气因热，外来者为有余，即为阳水。因于大病后. 因脾肺虚弱，不能通调水道，因心火克金，肺不能生肾水，以致小便不利，因肾经阴亏，虚火烁肺金而溺少，误用行气分利之剂，渐至喘急痰盛，小水短赤，酿成肿证，内发者为不足，即为阴水。若胀病之因更多，所胀之位各异。或因湿因郁，因寒因热，因气因血，因痰因积因虫，皆可为胀。或在脏在腑，在脉络在皮肤，在身之上下表里，皆能作胀。更或始因于寒，久郁为热，或始为热中，末传寒中。也胀不必兼肿，而肿则必兼胀，亦有肿胀同时并至者。其病形变幻不一，其病机之参伍错综，更难叙述。故案中诸症，有湿在下者，用分利，有湿在上中下者，用分消。有湿而著里者，用五苓散通达膀胱，有湿郁热兼者，用半夏泻心法苦辛通降。有湿热气郁积者，用鸡金散加减，消利并行。有气血郁积，夹湿热之邪久留而不散者，用小温中丸，清理相火，健运中州。有湿热与水寒之气交横，气喘溺少，通身肿胀者，用禹余粮丸，崇土制水，暖下泄浊。有寒湿在乎气分，则用姜、附，有寒湿入于血分，则用桂、附。有湿上甚为热，则用麻、杏、膏、苡等味，清肃上焦之气，有湿下著为痹，则用加味活络等剂，宣通下焦之郁。有藉乎薤白、瓜蒌者，滑润气机之痹结于腹胁也，有藉乎制黄、归尾者，搜逐血沫之凝涩于经隧也。有藉乎玉壶、控涎、神保、神芎者，视其或轻或重之痰饮水积而驱之也。此皆未损夫脏气，而第在腑之上下，膜之表里者也。若有胃阳虚者，参、苓必进，脾阳衰者，术、附必投。更有伤及乎肾者，则又需加减八味、济生等丸矣。其他如养阳明之大半夏汤，疏厥阴之逍遥散，盖由证之牵连而及，是又案中法外之法也已。(《临证指南医案·卷三·肿胀》)

徐大椿评注：胀满之为病，即使正虚，终属邪实，古人慎用补法。又胀必有湿，湿则有热，《内经》所以指为热证。今多用温补之药，内虽有通利之品，而臣不胜主，贻误必多。细阅诸案，恐愈者少，而不治者多也。胀满必有有形之物，宜缓缓下之。(《徐批临证指南医案·卷三·肿胀》)

【用药特色】

叶桂辨治水肿，临床常用茯苓、附子、人参、白术、泽泻、薏苡仁、防己、桂枝、厚朴、干姜、牡蛎、五味子、杏仁、白芍药、萆薢、草果、甘草、肉桂、砂仁、菟丝子、煨姜、紫石英等。其中，茯苓应用19次，附子、人参应用8次，白术、泽泻应用7次，薏苡仁应用6次，防己、桂枝、厚朴应用5次，干姜、牡蛎、五味子应用4次，杏仁应用3次，白芍药、萆薢、草果、甘草、肉桂、砂仁、菟丝子、煨姜、紫石英应用2次，阿胶、白扁豆、柏子霜、半夏、荜茇、补骨脂、陈皮、川楝子、大枣、当归、胡桃、滑石、坎气、芦根、鹿角霜、鹿茸、蜜、木瓜、炮姜、人乳粉、肉苁蓉、生姜、细辛、小茴、延胡索、益智仁、禹余粮、郁李仁、枳实、猪苓仅应用1次。

【小方医案】

🫖 陈，三八。诊脉右大而缓，左如小数促。冬季寒热身痛，汗出即解，自劳役饥饱嗔怒之后，病势日加。面浮足肿，呼吸皆喘，目泪鼻衄，卧着气冲欲起，食纳留中不运。时序交夏，脾胃主候，睹色脉情形，中满胀病日来矣。盖此证属劳倦致损，初病即在脾胃。东垣云：胃为卫之本，脾乃营之源。脏腑受病，营卫二气昼夜循环失度，为寒为热，原非疟邪半表半里之症。斯时若有明眼，必投建中而愈。经言劳者温之，损者益之。建中甘温，令脾胃清阳自立，中原砥定，无事更迁。仲景亦谓男子脉大为劳。则知《内经》、仲景、东垣垂训，真规矩准绳至法。且汗泄积劳，都是阳伤。医药辛走劫阳，苦寒败胃。病患自述饮蔗即中脘不舒，顷之，少腹急痛便稀，其胃阳为苦辛大伤明甚。又述咳频，冲气必自下上逆。夫冲脉隶于阳明，胃阳伤极，中乏坐镇之真气，冲脉动。则诸脉交动，浊阴散漫上布，此卧着欲起矣。愚非遥指其胀，正合《内经》浊气在上，则生䐜胀，太阴所至为腹胀相符也。昔有见痰休治痰，见血休治血，当以病因传变推求，故辨论若此。

厚朴、杏仁、人参、茯苓、蜜煨姜、南枣。

厚朴、杏仁，取其能降气，参、苓、姜、枣，取其创建胃中之清阳，而和营卫也。（《临证指南医案·卷三·肿胀·胃阳虚》）

🫖 陈，五十。积劳，脾阳伤，食下胀，足肿。

生白术、茯苓、熟附子、草果仁、厚朴、广皮。（《临证指南医案·卷三·肿胀·脾阳虚》）

🫖 龚。带淋日久，脂液垂涸，奇脉俱伤，营卫亦偏，内风自动，则中焦气夺，浮肿腹膨，为寒为热矣。暂以咸缓和阴。

阿胶、牡蛎、苁蓉、柏子霜、郁李仁。（《临证指南医案·卷九·淋带·液涸风动》）

🫖 蒋，三五。晨泻数年，跗肿足冷。长夏土旺初交，知饥，痞闷妨食。述两三次半产不育，下焦气撒不固，任督交空。本病当以肝肾奇脉设法，今议先以胃药，以近日雨后暑湿乘隙侵犯耳。

人参、茯苓、益智仁、砂仁壳、炒扁豆、木瓜。

又 连年半产不育，痕泄，足跗浮肿。前用养胃和肝，非治本病，因暑湿伤而设。议固下焦之阴，益中宫之阳。

人参、禹粮石、紫石英、五味子、菟丝饼、砂仁。

用蒸饼为丸。（《种福堂公选医案·产后》）

☕ 金，三十五岁。便泻下血多年，延及跗肿腹膨，食少色夺，无治痰嗽凉药之理。

九蒸熟白术、淡熟附子。(《叶天士晚年方案真本·杂症》)

☕ 金。面无华色，脉右弦左涩，经阻三月，冲气攻左胁而痛，腹时胀，两足跗肿。是血蛊症，勿得小视。

桂枝、茯苓、泽泻、牡蛎、金铃子、延胡。(《临证指南医案·卷九·调经·血蛊》)

☕ 经水不来，先天素弱。因多郁嗔怒，肝木疏泄，水饮傍渍而肿胀，最为难治。

米仁、牡蛎、防己、茯苓、泽泻、萆薢。(《眉寿堂方案选存·卷下·女科》)

☕ 马，五一。初起胸痹呕吐，入夏跗臁少腹悉肿，食谷不运，溲短不利。此阳气式微，水谷之湿内蕴，致升降之机失司。当开太阳，姑走湿邪。

猪苓三钱、桂枝木八分、茯苓皮三钱、泽泻一钱、防己一钱半、厚朴一钱。

四帖。(《临证指南医案·卷三·肿胀·湿浊凝滞小溲不行当开太阳》)

☕ 脉沉细，胀渐甚，溺赤。

茯苓、干姜、泽泻、附子、白术、米仁。(《未刻本叶天士医案·保元方案》)

☕ 脉沉小，久嗽足浮腹膨，少阴之阳已伤，故水饮欲泛。

茯苓、木防己、泽泻、牡蛎、薏苡仁、桂枝。(《未刻本叶天士医案·方案》)

☕ 面肿气喘，咳呛不止，音渐哑。酒客久蓄之湿热，必上熏及肺，为肿为喘，声音闭塞。按《内经》湿淫于内，治以淡渗，佐以苦温。

芦根、薏苡仁、滑石、赤苓、杏仁、厚朴。(《叶天士医案》)

☕ 某，三八。舌白身痛，足跗浮肿，从太溪穴水流如注。此湿邪伏于足少阴，当用温蒸阳气为主。

鹿茸、淡附子、草果、菟丝子、茯苓。(《临证指南医案·卷五·湿·阳衰湿伤脾肾》)

🫖 某，三七。肿胀由足入腹，诊脉细软，不能运谷，当治少阴太阴。

生白术、厚朴、茯苓、淡附子、淡干姜、荜茇。(《临证指南医案·卷三·肿胀·脾肾阳虚》)

🫖 某，四五。产后未满百日，胸胁骨节收引，四肢肌肉麻木，浮肿腹胀，早轻夜重，食减，畏寒，便溏，脉得右迟左弦。先与理中，健阳驱浊。

人参、炮姜、淡附子、焦白术、枳实、茯苓。(《临证指南医案·卷九·产后·阳虚肿胀》)

🫖 某。产后血去过多，下焦冲、任空虚，跗肿腹膨，形寒面黄，脉濡。当用温养。

鹿角霜三钱、补骨脂一钱、紫石英三钱、茯苓三钱、桂心四分、炒黑小茴七分。(《临证指南医案·卷九·产后·阳虚肿胀》)

🫖 某。脉数，形疲，咳，经闭半年，已经食减，便溏，浮肿。无清漱通经之理，扶持中土，望其加谷。

四君子汤。(《临证指南医案·卷九·调经·脾胃阳虚》)

🫖 某。太阳经气不开，小水不利，下肢肿浮渐上，着枕气塞欲坐，浊饮上干，竟有坐卧不安之象。医者但以肺病刻治，于理未合。急用小青龙法，使膀胱之气无阻碍，浊饮痰气自无逆冲之患矣。

桂枝、杏仁、干姜、五味、半夏、茯苓。(《临证指南医案·卷五·痰饮·肾阳虚膀胱气化不通降》)

🫖 某。阳微阴结，肿胀。

附子、苡仁、白术、木防己、泽泻、细辛。(《临证指南医案·卷三·肿胀·肾阳虚》)

🫖 湿注跗踵，针之易泄。

米仁、茯苓、木防己、泽泻、桂枝、粉草薢。(《未刻本叶天士医案·方案》)

🫖 徐，廿四岁。初诊谓下焦跗肿浮肿，以收摄肝肾，病者用过颇安。但胸脘不舒展，改进开泄血中之气，服之又不安，且面少华色，痞闷又如饥。当以虚论，未有骤功。

人参、桂心、茯苓、炒当归、煨姜、炙甘草。(《叶天士晚年方案真本·杂症》)

🍵 许。实喘属肺，虚喘属肾。产后下虚最多，痰饮易于上泛，喘嗽食减，有浮肿、胀满、不得卧之忧，不可小视。

茯苓、生白芍、干姜、五味。(《临证指南医案·卷九·产后·下虚饮浊上逆》)

🍵 杨。脉沉小弦，中年以后，阳气不足，痰饮水寒，皆令逆趋，致运纳失和，渐有胀满浮肿。法以辛温宣通，以本病属脾胃耳。

人参一钱、茯苓三钱、白芍一钱半、淡附子一钱。

姜汁三分调。(《临证指南医案·卷三·肿胀·脾胃阳虚》)。

🍵 钟，四五。未及五旬，肉消食减，此未老已衰。身动喘急，足跗至晚必肿，皆是肾真不司收摄纳气，根本先拨。草木微功，难以恢复。

坎气、人乳粉、五味子、胡桃肉。

蜜丸，人参汤送下。(《种福堂公选医案·虚劳》)

淋　证

【临证表现】

溺痛淋浊，淋浊，溺淋，茎中犹痛，便浊茎痛，淋痛溺赤，小溲淋痛，欲溺必痛，溺短而痛，溺痛，尿出痛，溲溺滴沥酸痛，小溲如淋窒痛，淋浊痛淋带不止，溲溺如淋，血淋成块，小溲血淋，小溲短赤带血，血淋管痛，尿管溺出而痛，下坠，每溺或大便其坠下更甚，汗出身热，胸脘不舒，腰痛，形肥，形色苍黑。舌色白，脉沉实，脉数，脉左数，左脉弦数，脉左坚入尺，脉涩。

【临证经验】

叶桂门人邵新甫总结叶氏诊治淋证经验说，淋有五淋之名，浊有精浊、便浊之别，数者当察气分与血分，精道及水道，确认何来。大凡秘结宜通，滑脱当补。痛则为淋，不痛为浊。若因心阳亢而下注者，利其火腑；湿热甚而不宣者，彻其泉源。气陷用升阳之法，血瘀进化结之方。此数端，人所易晓也。独不知厥阴内患，其症最急，少腹绕前阴如刺，小水点滴难通，环阴之脉络皆痹，气化机关已息。先生引朱南阳方法，兼参李濒湖意，用滑利通阳，辛咸泄急，佐以循经入络之品，岂非发前人之未发耶？若夫便浊之恙，只在气虚与湿热推求。实者宣通水道，虚者调养中州。若虚实两兼，又有益脏通腑之法。精浊者，盖因损伤肝肾而致，有精瘀、精滑之分。精瘀，当先理其离宫腐浊，继与补肾之治。精滑者，用固补敛摄，倘如不应，当从真气调之。景岳谓理其无形，以固有形也。然此证但知治肝治肾，而不知有治八脉之妙。先生引孙真人九法，升奇阳，固精络，使督任有权，漏卮自已。可见平日若不多读古书，而临症焉知此理？若不经先生讲明，予今日亦不知此方妙处。又尿血一证，虚者居多，若有火亦能作痛，当与血淋同治。倘清之不愈，则专究乎虚。上则主于心脾，下则从乎肝肾，久则亦主于八脉。大约与前症相同，要在认定阴阳耳。(《临证指南医案·卷三·淋浊》)

徐大椿批注说，治淋之法，有通有塞，要当分别。有瘀血积塞住溺管者，宜先通；无瘀积而虚滑者，宜峻补。不但煎丸各别，并外治之法亦复多端，宜博识而详考之。案中并未见及也。(《徐批临证指南医案·卷三·淋浊》)

【用药特色】

叶桂治疗淋证，临床常用生地黄、茯苓、黄柏、牛膝、淡竹叶、当归、甘草、牡丹皮、木通、知母、柏子仁、阿胶、萆薢、桂枝、琥珀、人参、麝香、栀子、豆皮、茯神、海金沙、滑石、韭根、鹿角霜、人中白、肉苁蓉、肉桂、小茴香、茵陈蒿、郁金、郁李仁、远志、竹叶等。其中，生地黄应用11次，茯苓应用9次，黄柏应用7次，牛膝应用6次，淡竹叶、当归、甘草、牡丹皮、木通、知母应用5次，柏子仁应用4次，阿胶、萆薢、桂枝、琥珀、人参、麝香、栀子应用3次，豆皮、茯神、海金沙、滑石、韭根、鹿角霜、人中白、肉苁蓉、肉桂、小茴香、茵陈蒿、郁金、郁李仁、远志、竹叶应用2次，鳖甲、补骨脂、车前子、沉香、陈皮、赤芍药、川楝子、穿山甲、大豆黄卷、大黄、大茴、豆豉、枸杞子、瓜蒌皮、寒水石、黑豆皮、红花、黄连、鸡子黄、连翘、两头尖、龙胆草、芦荟、鹿茸、麋角、女贞子、牵牛子、人乳、人中黄、石斛、熟地黄、桃仁、童便、杏仁、益母草、泽泻、珍珠粉、猪苓、紫河车仅应用1次。

【小方医案】

🫖 高。脉数，汗出身热，吐血五日，胸脘不舒，舌色白。此阴虚本质，暑热内侵营络，渐有时疟之状。小溲茎中微痛，宣通腑经为宜。

鲜生地、连翘、郁金汁、滑石、竹叶、甘草梢。

又　气阻不饥。

黑栀皮、香豉、蒌皮、郁金、杏仁、橘红。（《临证指南医案·卷二·吐血·暑热》）

🫖 胡，三五。热入膀胱，小溲血淋，茎中犹痛，非止血所宜。议用钱氏导赤散（生地、木通、甘草梢、淡竹叶。编者注）加知、柏以清龙雷。（《临证指南医案·卷三·淋浊·膀胱热血淋》）

🫖 交节令血下成块，腰痛溺淋，乃下元虚，八脉无气，最多反复，议升阳固脉法。

人参、鹿茸、补骨脂、当归、鹿角霜、茯苓。（《眉寿堂方案选存·卷下·女科》）

🫖 惊忧恼怒，肝失其用，遂成淋闭。

当归身、柏仁、车前、郁李仁、牛膝、黄柏。（《眉寿堂方案选存·卷下·女科》）

🫖 酒客淋浊，必系湿热之邪著于气分，故五苓、八正俱用通利。病数年不愈，必由情欲致伤，败精血阻于内窍。溺与精异路同门，茎中因精腐阻居多。必通败精，一定之理。

杜牛膝一两五钱捣汁，冲入麝香三分。（《叶天士医案》）

🫖 李。败精凝隧，通瘀痹宣窍已效。

生桃仁、杜牛膝、人中白、生黄柏、麝香二分调入。(《临证指南医案·卷三·淋浊·败精浊瘀阻窍》)

🍵 马。淋闭属肝胆居多，桂、附劫阴，与刚脏不合。诊脉沉涩无力，非五苓、八正可投。议用朱南阳法，仍是厥阴本方耳。

老韭根白一两、两头尖一百粒、小茴香五分、川楝子肉一钱、归须二钱、穿山甲末一钱。(《临证指南医案·卷三·淋浊·败精浊瘀阻窍》)

🍵 脉涩淋浊，法宜导火。

导赤散。(《未刻本叶天士医案·方案》)

🍵 脉左数，上热下冷，淋带不止，此内热湿郁，久则元虚。

花波罗滑为末，浆丸。即珍珠粉丸三钱。

孕妇忌服。(《叶氏医案存真·卷一》)

🍵 某，二八。湿热下注，溺痛淋浊，先用分利法。

草薢、淡竹叶、木通、赤苓、茵陈、海金沙。(《临证指南医案·卷三·淋浊·湿热》)

🍵 某，三十。左脉弦数，溺短而痛。

导赤散（生地、木通、甘草梢、淡竹叶。编者注）加丹皮、赤苓。(《临证指南医案·卷四·便闭·小便闭》)

🍵 某，三四。小溲短赤带血。

导赤散加琥珀末五分、赤茯苓。(《临证指南医案·卷三·淋浊·膀胱热血淋》)

🍵 某。阴精上蒸者寿，阳火下陷者危。血淋久而成形，窒痛烦心，心火直升。老人阴精已惫，五液化成败浊，阻窍不通，欲溺必痛，得泄痛减，即痛则不通，痛随利缓之谓。故知柏六味及归脾、逍遥之属，愈治愈剧。其守补升补，滋滞涩药，决不中病。用琥珀痛减，乃通血利窍之意，然非久进之方。以不伤阴阳之通润立方。

生地、益母草、女贞子、阿胶、琥珀、稽豆皮。(《临证指南医案·卷三·淋浊·败精浊瘀阻窍》)

🍵 某氏。疟热伤阴，小溲淋痛。

生地、鳖甲、丹皮、知母、茯苓、泽泻。(《临证指南医案·卷六·疟·阴虚热伏血分》)

　　男子血淋成块，尿出痛。医治一年妄效。夫淋属肝经，郁火湿热皆有是病。思少壮情欲勉强，必致败精凝窍，精腐变瘀，理固有诸。用虎杖散法，服五六日，痛减血少。晨溺尚有血丝，此窍中有未尽之败浊。宜通不宜涩。

人中白、琥珀、沉香、白牵牛、川柏。

韭菜汁丸。(《叶天士医案》)

　　钱，信心巷，四十三岁。肾精内夺，骨痿肉消，溺溲不禁如淋，大便不爽，气注精关，液枯窍阻。有形既去，草木不能生精血。莫若取血气填进冲任之脉络，必多服久进，肾液默生，可保身命。

河车、人乳炼膏，煎参汤送。(《叶天士晚年方案真本·杂症》)

　　忍精而溺，尿管闭塞，此淋证也。古云：痛则不通，用《千金》方法。

杜牛膝、麝香三分研细调入。(《叶氏医案存真·卷三》)

　　邵，枫桥，廿八岁。每怀妊百日内即产，已历十余次矣。今春溲溺如淋，入夏若崩若溺半月。半月后经水又来，上午少瘥，临晚夜深，频频至圊，溲溺滴沥酸痛。夫胎濒二三月，足厥阴肝病，且胎形渐重，任脉不固下坠，血伤液枯，阴气不收。此溺淋是肝肾阴虚，庸医清火分利，更夺真阴。半年缠绵，致难以速功。养阴方中忌投酸味，令人癃闭。

细生地、黑豆皮、生鸡子黄、清阿胶、人中黄、川石斛。(《叶天士晚年方案真本·杂症》)

　　邵，六八。望七男子，下元必虚，操持萦思，阳坠入阴，精腐即化紫黑之色。宿者出窍，新复瘀结，溺出不痛，非久积宿腐。据述常饮火酒，酒毒辛热，必先入肝，肾虚宜温补，肝宜清凉。阅方用归脾汤且非严氏法，杂凑成方，焉能治此大症？

细生地、清阿胶、黑穭豆皮、赤芍、丹皮。

童便一杯冲入。(《种福堂公选医案·淋浊》)

☞ 湿郁，溺痛，形寒。

桂枝、茵陈、大豆黄卷、苓皮、萆薢、飞净滑石。（《未刻本叶天士医案·方案》）

☞ 十年不孕，奇脉大伤，经来如崩，周身筋掣，自脑后痛连腰膂，食少腹胀，干呕气冲，小溲如淋窒痛。盖奇经诸脉，隶于肝肾恒多，肾失纳，肝失藏，脉络气血消乏，何以束骨充形？此病之最延绵难却也。阅古人法中，脏真宜固，脉络宜通，非偏寒偏热之治。

鹿角霜、当归身、柏子仁、川桂枝、小茴香、真茯神。（《眉寿堂方案选存·卷下·女科》）

☞ 汪。脉左坚入尺，湿热下坠，淋浊痛。

滋肾丸（黄柏、知母、肉桂。编者注）。（《临证指南医案·卷三·淋浊·阴虚湿热》）

☞ 王。淋属肝胆，浊属心肾。心火下陷，阴失上承，故溺浊不禁。

人参、川连、生地、茯神、柏子仁、远志。（《临证指南医案·卷三·淋浊·下焦阳不流行》）

☞ 徐。由淋痛渐变赤白浊，少年患此，多有欲心暗动，精离本宫，腐败凝阻溺窍而成，乃有形精血之伤。三年久病，形消肉减，其损伤已非一脏一腑。然补精充髓，必佐宣通为是。自能潜心安养，尚堪带病延年。

熟地、生麋角、苁蓉、炒远志、赤苓、牛膝。（《临证指南医案·卷三·淋浊·败精浊瘀阻窍》）

☞ 许，十八。血淋，尿管溺出而痛，脉沉实，形色苍黑。治从腑热。

芦荟、山栀、郁李仁、红花、当归、酒大黄、龙胆草、丹皮。

又 血淋未已，用坚阴清热。

小生地、粉丹皮、黄柏、知母、淡竹叶、山栀。（《临证指南医案·卷三·淋浊·膀胱热血淋》）

☞ 周，二二。便浊茎痛。

滋肾丸三钱。(《临证指南医案·卷三·淋浊·阴虚湿热》)

🍵 朱，六十。吸受暑热异气，入表中之里，为淋痛溺赤，形肥，素有湿痰，议通太阳。

桂枝木、猪苓、茯苓、萆薢、海金沙、寒水石。(《种福堂公选医案·暑》)

🍵 朱，三六。血淋管痛，腑热为多。经月来，每溺或大便，其坠下更甚。想阴精既损，肾气不收故也。

咸苁蓉、柏子仁、杞子、大茴、牛膝、茯苓。(《临证指南医案·卷三·淋浊·肾气不摄》)

癃　闭

【临证表现】

小便忽闭，小水全无，小溲全无，溺闭，点滴不爽，二便窒闭，二便癃闭，二便不通，口中干燥，身痛，汗多。舌绛缩，脉左弦如刃。

【临证经验】

叶桂门人华岫云总结叶氏诊治癃闭经验说，小便闭者，若小肠火结，则用导赤。湿壅三焦，则用河间分消。膀胱气化失司，则用五苓。若湿郁热伏，致小肠痹郁，用小温中丸清热燥湿。若肾与膀胱阴分蓄热致燥，无阴则阳无以化，故用滋肾丸，通下焦至阴之热闭。以上诸法，前人虽皆论及，然经案中逐一分晰发明，不啻如耳提面命，使人得有所遵循矣。至若膏粱曲蘖，酿成湿火，渍筋烁骨，用大苦寒坚阴燥湿，仍用酒醴引导。又厥阴热闭为癃，少腹胀满，用秽浊气味之品，直泄厥阴之闭。此皆发前人未发之秘，学者尤当究心焉。大凡小便闭而大便通调者，或系膀胱热结，或水源不清，湿证居多。若大便闭而小便通调者，或二肠气滞，或津液不流，燥证居多。若二便俱闭，当先通大便，小溲自利。此其大略也。要之，此症当知肾司二便，肝主流泄，辨明阴结阳结，或用下病治上之法，升提肺气，再考三阴三阳开阖之理。至若胃腑邪热化燥便坚，太阳热邪传入膀胱之腑癃秘，又当于仲景伤寒门下法中承气、五苓等方酌而用之，斯无遗义矣。(《临证指南医案·卷四·便闭》)

【用药特色】

叶桂治疗癃闭，临床常用生地黄、白芍药、柏子仁、菖蒲、当归、茯苓、滑石、金银花、连翘、通草、杏仁、薏苡仁、玄参等。其中，生地黄应用3次，白芍药、柏子仁、菖蒲、当归、茯苓、滑石、金银花、连翘、通草、杏仁、薏苡仁、玄参应用2次，白豆蔻、川楝子、防己、附子、寒水石、黑豆皮、黄连、黄芩、酒、决明子、莲子、芦荟、鹿角霜、鹿茸、麻子仁、麦门冬、牡蛎、木通、肉苁蓉、沙参、麝香、生姜、石膏、桃仁、童便、苇根、乌梅、西瓜翠衣、小茴、羊肉、郁金、知母、朱砂、猪胆汁、竹叶仅应用1次。

【小方医案】

🫖 初病伏暑，伤于气分，潮热渴饮，邪犯肺也。失治则遂传膻中，遂舌绛缩，小便忽闭，鼻煤裂血，环口疮蚀，耳聋神呆，此气分之邪热漫延于血分矣。夫肺主卫，心主营，营卫二气，昼夜流行于经隧之中，与邪相遇，或凉或热。今则入于络，津液被劫，必渐昏昧，所谓内闭外脱。

犀角尖、元参心、金银花、鲜生地、连翘、细叶菖蒲根。(《眉寿堂方案选存·卷上·暑》)

🫖 金。风湿热走痛，二便不通，此痹证也。

杏仁、木防己、寒水石、郁金、生石膏、木通。(《临证指南医案·卷七·痹·风湿》)

🫖 金。湿热在经，医不对症，遂令一身气阻，邪势散漫，壅肿赤块。初因湿热为泄泻，今则窍闭，致二便不通。但理肺气，邪可宣通。

苇茎汤（苇茎、苡仁、桃仁、瓜瓣。编者注）去瓜瓣，加滑石、通草、西瓜翠衣。(《临证指南医案·卷四·便闭·湿热肺气不降》)

🫖 口中干燥，小水全无，泉源已竭，阴液无以上承，利证噤口，都是湿热壅于胃口。下元衰惫，冲脉气震高突，此攻病保真，理难捉摸。

川连、草决明、石莲、黄芩、乌梅、白芍。(《叶氏医案存真·卷二》)

  某。初病伏暑，伤于气分。微热渴饮，邪犯肺也。失治邪张，逆走膻中，遂舌绛缩，小便忽闭，鼻煤裂血，口疮耳聋，神呆。由气分之邪热，漫延于血分矣。夫肺主卫，心主营，营卫二气，昼夜行于经络之间，与邪相遇，或凉或热，今则入于络。津液被劫，必渐昏寐，所谓内闭外脱。

鲜生地、连翘、元参、犀角、石菖蒲、金银花。(《临证指南医案·卷五·暑·暑入心营》)

  某。汗多，身痛，自利，小溲全无，胸腹白疹，此风湿伤于气分。医用血分凉药，希冀热缓，殊不知湿郁在脉为痛，湿家本有汗不解。

苡仁、竹叶、白蔻仁、滑石、茯苓、川通草。(《临证指南医案·卷五·湿·湿郁经脉痛》)

  钱，四十岁。情志郁结，是内因生胀，自投攻泻，胀加溺闭，已属痼疾难治。议通下焦之阳。

生附子 (去皮，脐切小块，炒极黑色) 三钱。

水一盏，煎至四分，入童便一小杯，猪胆汁一个。(《叶天士晚年方案真本·杂症》)

  许。暑湿热，皆气分先病，肺先受伤，气少司降，致二便癃闭。此滋血之燥无效，今虽小安，宜生津清养胃阴。

麦冬、知母、甜杏仁、白沙参、三角胡麻。(《临证指南医案·卷四·便闭·湿热肺气不降》)

  张，六六。脉左弦如刃，六旬又六，真阴衰，五液涸，小溲血水，点滴不爽，少腹右胁聚瘕。此属癃闭，非若少壮泻火通利可效。

柏子霜、小茴、鹿角霜、茯苓、当归、苁蓉。(《临证指南医案·卷四·便闭·血液枯燥》)

  周，钮家巷，六十七岁。老年精血内枯，开阖失司。癃闭分利，仍是泻法。成形者，散漫之气也。

鹿茸二两、麝香二钱、归身一两。

用生姜一两，羊肉四两，煎汤泛丸。(《叶天士晚年方案真本·杂症》)

白　浊

【临证表现】

精浊，溺为浑浊，便浊，烦劳则精浊，形瘦。脉数，脉细。

【临证经验】

叶桂门人秦天一总结叶氏诊治白浊经验说，白浊者，浊随小便而来，浑浊如泔，此胃中浊气渗入膀胱也。白淫者，常在小便之后，而来亦不多，此男精不摄，滑而自出也。白带者，时常流出清冷稠粘，此下元虚损也。带下者，由湿痰流注于带脉，而下浊液，故曰带下，妇女多有之。白带、白浊、白淫三种，三者相似，而迥然各别。(《临证指南医案·卷九》)

【用药特色】

叶桂治疗白浊，临证常用地黄、粉萆、茯苓、甘草、桂枝、黑豆皮、胡桃肉、黄柏、苦参、麋角、牡丹皮、牡蛎、牛膝、肉苁蓉、肉桂、五味子、远志、泽泻、知母、栀子。其中，茯苓应用3次、甘草、地黄、黑豆皮、远志应用2次，余药各应用1次。

【小方医案】

☙ 精浊日久，咽干，脉细。

滋肾丸（黄柏、知母、肉桂。编者注）。(《未刻本叶天士医案·方案》)

☙ 少阴素亏，湿热下注，溺为浑浊，议用咸苦坚阴泄湿法。

左牡蛎、赤苓、黑豆皮、白苦参、远志、粉萆。(《未刻本叶天士医案·方案》)

☙ 下焦不纳，冲逆咳嗽，烦劳则精浊。

茯苓、炙草、胡桃肉、桂枝、北五味。(《未刻本叶天士医案·

方案》)

🫖　徐。由淋痛渐变赤白浊，少年患此，多有欲心暗动，精离本宫，腐败凝阻溺窍而成，乃有形精血之伤。三年久病，形消肉减，其损伤已非一脏一腑。然补精充髓，必佐宣通为是。自能潜心赡养，尚堪带病延年。

熟地、生麋角、苁蓉、炒远志、赤苓、牛膝。(《临证指南医案·卷三》)

🫖　叶，三八。脉数形瘦，素有失血。自觉气从左升，痰嗽随之。此皆积劳，阳气鼓动，阴弱少制，六味壮水和阳极是。近日便浊，虽宜清热，亦必顾其阴体为要。

生地、丹皮、甘草梢、泽泻、山栀、黑豆皮。(《临证指南医案·卷三·淋浊·阴虚湿热》)

第六节　杂　病

血　证

【临证表现】

失血，衄血，鼻血，齄衄，衄血成流，吐血数发，血涌出口已多，口气腥膜，血色浑浊，咳血，咳甚呕血，便血，便红，肠红，便血如注，便后纯血，血下成块，凝块紫黑，便泻下血多年，尿血，黑粪自下，痰血。平昔痰多，呛咳，舌辣，食减力疲，气馁，神倦，食少气衰，食减过半，胃减不饥，饥易纳食，胸脘不舒，夜热，面热汗出，汗出身热，口渴，头蒙聍胀，心悸，头胀，寐中惊惕，腰痛溺淋，大便时结时溏，大便颇艰，大便不爽，肛坠胀，肛坠刺痛，形色苍黑，胸背痛，脘中时痛，胁痛，腹痛。舌色白，舌白；脉左坚，脉濡小，脉右大左虚，脉小涩，脉右涩，脉数，脉弦，脉弦劲，脉弦数，脉长，脉歇。

【临证经验】

叶桂门人邵新甫总结叶氏诊治血证经验说，失血一证，名目不一，兹就上行而吐者言之，三因之来路宜详也。若夫外因起见，阳邪为多，盖犯是证者，阴分先虚，易受天之风热燥火也。至于阴邪为患，不过廿中之一二耳。其治法总以手三阴为要领，究其病在心营肺卫如何。若夫内因起见，不出乎嗔怒郁勃之激伤肝脏，劳形苦志而耗损心脾，及恣情纵欲以贼肾脏之真阴真阳也。又当以足三阴为要领，再审其乘侮制化如何。若夫不内不外因者，为饮食之偏好，努力及坠堕之伤，治分脏腑经络之异。要知外因而起者，必有感候为先；里因而起者，必有内症可据。此三因根蒂用药，切勿混乱。大凡理肺卫者，用甘凉肃降，如沙参、麦冬、桑叶、花粉、玉竹、川斛等类。治心营者，以轻清滋养，如生地、玄参、丹参、连翘、竹叶、骨皮等类。以此两法为宗，随其时令而加减。若风淫津涸，加以甘寒，如芦根、蔗汁、薄荷、羚羊之品。若温淫火壮，参入苦寒，如山栀、黄芩、杏仁、石膏之品。若暑逼气分，佐滑石、鲜荷之开解。在营，与银花、犀角之清芳。秋令选纯甘以清燥，冬时益清补以助脏。凡此为外因之大略，所云阴邪为患者，难以并言也，旧有麻黄、人参、芍药汤，先生（指叶桂。编者注）有桂枝加减法。至于内因伤损，其法更繁。若嗔怒而动及肝阳，血随气逆者，用缪氏气为血帅法，如苏子、郁金、桑叶、丹皮、降香、川贝之类。若郁勃日久而伤及肝阴，木火内燃阳络者，用柔肝育阴法，如阿胶、鸡黄、生地、麦冬、白芍、甘草之类。如劳烦不息，而偏损心脾，气不摄血者，用甘温培固法，如保元汤、归脾汤之类也。若纵欲而竭其肾真，或阳亢阴腾，或阴伤阳越者，有从阴从阳法，如青铅六味、肉桂七味，并加童便之类也。若精竭海空，气泛血涌者，先生用急固真元，大补精血法，如人参、枸杞、五味、熟地、河车、紫石英之类也。凡此为内因之大略。至于不内不外，亦非一种。如案中所谓烟辛泄肺，酒热戕胃之类，皆能助火动血，有治上治中之法，如苇茎汤、甘露饮、茅根、藕汁等剂，在人认定而用之可也。坠堕之伤，由血瘀而泛，大抵先宜导下，后宜通补。若努力为患，属劳伤之根，阳动则络松血溢，法与虚损有间，滋阴补气，最忌凝涩，如当归建中汤、旋覆花汤、虎潜丸、金刚四斤丸，取其有循经人络之能也。凡此为不内外因之大略。但血之主司者，如心肝脾三脏，血之所生化者，莫如阳明胃腑，可见胃为血症之要道，若胃有不和，当先治胃也。《仁斋直指》云：一切血证，经久不愈，每每以胃药收功。想大黄黄连泻心汤、犀角地黄汤、理中汤、异功散，虽补泻寒温不同，确不离此旨，所以先生发明治胃方法独多。有薄味调养胃阴者，如金匮麦冬汤，及沙参、扁豆、茯神、石斛之类。有甘温建立中阳者，如人参建中汤及四君子加减之类。有滋阴而不碍胃，甘守津还者，如复脉汤加减之类。其余如补土生金法，镇肝益胃法，补脾疏胃法，宁神理胃法，肾胃相关法，无分症之前后，一遇胃不加餐，不饥难运诸候，每从此义见长，源源生化不息，何患乎病之不易医也。（《临证指南医案·卷二·吐血·郁》）

邵新甫还总结说，便血一证，古有肠风、脏毒、脉痔之分，其见不外乎风淫肠胃，湿热伤脾二义，不若《内经》谓阴络受伤，及结阴之旨为精切。仲景之先便后血，先血后便之文，尤简括也。阴络即脏腑隶下之络，结阴是阴不随阳之征。以先后分别其血之远近，就远近可决其脏腑之性情，庶不致气失统摄，血无所归，如漏卮不已耳。肺病致燥涩，宜润宜降，如桑麻丸，及天冬、地黄、银花、柿饼之类是也。心病则火燃血沸，宜清宜化，如竹叶地黄汤，及补心丹之类是也。脾病必湿滑，宜燥宜升，如茅术理中汤，及东垣益气汤之类是也。肝病有风阳痛迫，宜柔宜泄，如驻车丸，及甘酸和缓之剂是也。肾病见形消腰折，宜补宜填，如虎潜丸，及理阴煎之类是也。至胆经为枢机，逆则木火煽营，有桑叶、山栀、柏子、丹皮之清养。大肠为燥腑，每多湿热风淫，如辛凉苦燥之治。胃为水谷之海，多气多血之乡，脏病腑病，无不兼之，宜补宜和，应寒应热，难以拘执而言。若努力损伤者，通补为主。膏粱蕴积者，清疏为宜。痔疮则滋燥兼投，中毒须知寒热。余如黑地黄丸以治脾湿肾燥，天真丸以大补真气真精，平胃、地榆之升降脾胃，归脾之守补心脾，斑龙以温煦奇督，建中之复生阳，枳术之疏补中土，禹粮赤脂以堵截阳明，用五仁汤复从前之肠液，养营法善病后

之元虚。此皆先生祖古方运以匠心，为后学之津梁也。(《临证指南医案·卷七·便血·血瘀在络》)

【用药特色】

叶桂治疗血证，临床常用茯神、石斛、生地黄、甘草、熟地黄、茯苓、麦门冬、人参、沙参、白扁豆、白芍药、天门冬、牛膝、莲子、牡丹皮、阿胶、五味子、玄参、知母、山药、薏苡仁、竹叶、丹参、当归、连翘、木瓜、桃仁、郁金、栀子、柏子仁、淡菜、荷叶、黄芪、藕、藕汁、茜草、桑叶、杏仁、白术、稆豆皮、牡蛎、芡实、紫苏子、白及、贝母、陈皮、大枣、枸杞子、黄芩、降香、三七、山茱萸、葳蕤、地榆、龟甲、琥珀、滑石、槐花、黄柏、黄精、金银花、糯米、山楂、新绛、泽泻、甘蔗汁、薄荷、鳖甲、侧柏叶、豆皮、杜仲、浮小麦、附子、钩藤、瓜蒌、旱莲草、黑豆皮、花蕊石、稆豆皮、鹿角霜、麻子仁、女贞子、藕节、炮姜、秋石、肉苁蓉、肉桂、石膏、柿饼炭、酸枣仁、乌梅、旋覆花、禹余粮、泽兰、珠菜等。其中，茯神、石斛应用41次，生地黄应用40次，甘草应用34次，熟地黄应用30次，茯苓应用29次，麦门冬、人参应用24次，沙参应用23次，白扁豆应用20次，白芍药应用18次，天门冬应用15次，牛膝应用13次，莲子、牡丹皮应用11次，阿胶、五味子应用10次，玄参、知母应用9次，山药、薏苡仁、竹叶应用8次，丹参应用8次，当归、连翘、木瓜、桃仁、郁金、栀子应用7次，柏子仁、淡菜、荷叶、黄芪、藕、藕汁、茜草、桑叶、杏仁应用6次，白术、稆豆皮、牡蛎、芡实、紫苏子应用5次，白及、贝母、陈皮、大枣、枸杞子、黄芩、降香、三七、山茱萸、葳蕤应用4次，地榆、龟甲、琥珀、滑石、槐花、黄柏、黄精、金银花、糯米、山楂、新绛、泽泻、甘蔗汁应用各3次，薄荷、鳖甲、侧柏叶、豆皮、杜仲、浮小麦、附子、钩藤、瓜蒌、旱莲草、黑豆皮、花蕊石、稆豆皮、鹿角霜、麻子仁2次，女贞子、藕节、炮姜、秋石、肉苁蓉、肉桂、石膏、柿饼炭、酸枣仁、乌梅、旋覆花、禹余粮、泽兰、珠菜应用2次，巴戟天、半夏、扁豆叶、补骨脂、苍术、赤石脂、茺蔚子、大腹皮、大黄、代赭石、淡竹叶、冬葵子、豆豉、谷芽、桂枝、黑芝麻、厚朴、胡黄连、黄连、鸡距子、粳米、桔梗、卷柏、苦参、苦丁茶、龙骨、鹿茸、蜜、木通、木香、枇杷叶、蒲黄、青葱、青铅、沙苑、山漆、射干、西瓜翠衣、夏枯草、延胡索、猪脊髓仅应用1次。

【小方医案】

🫖 背痛失血，属肾虚不纳，葆真为要。

熟地、牛膝炭、茯神、杞子、川石斛、天冬。(《未刻本叶天士医案·保元方案》)

🫖 便后纯血，食减力疲，脉左坚，是中年阴亏。

熟地、炒白芍、当归、柿饼炭、炙草。(《叶氏医案存真·卷一》)

🫖 蔡，三八。脉濡小，食少气衰，春季便血，大便时结时溏。思春夏阳升，阴弱少摄。东垣益气之属升阳，恐阴液更损。议以甘酸固涩，阖阳明为法。

人参、炒粳米、禹粮石、赤石脂、木瓜、炒乌梅。(《临证指南医案·卷七·便血·阳明不阖》)

🫖 蔡，三九。新沐热蒸气泄，络血上溢出口。平昔痰多，又不渴饮，而大便颇艰。此胃气不得下行为顺之旨，兼以劳烦嗔怒。治在肝胃。

金石斛、紫降香、炒桃仁、橘红、苡仁、茯苓。(《临证指南医案·卷二·吐血·肝胃不和》)

🫖 查，廿。舌辣，失血易饥。

生地、玄参、连翘心、竹叶心、丹参、郁金汁。(《临证指南医案·卷二·吐血·心营热》)

🫖 肠红尾痛，责在下虚。

鹿角霜、熟地、沙苑、生杜仲、巴戟、苁蓉。(《未刻本叶天士医案·方案》)

🫖 陈，女。常有衄血，今夏忽起神识如呆，诊脉直上鱼际。大忌惊恐恼怒，天癸得通可愈。

犀角、丹参、元参、生地、连翘、知母。(《临证指南医案·卷八·衄·胆火上升心营热》)

陈。血止，脉两寸未和。仍议心营肺卫方。

生地、生扁豆、麦冬、北沙参、丹参、茯苓。（《临证指南医案·卷二·吐血·心营热》）

陈。夜热，邪迫血妄行。议清营热。

犀角、鲜生地、丹皮、白芍。（《临证指南医案·卷二·吐血·心营热》）

程，二七。吐血数发，肢震，面热汗出，寐中惊惕。盖阳明脉络已虚，厥阴风阳上炽，饮食不为肌肤，皆消烁之征也。

生黄芪、北沙参、生牡蛎、麦冬、小麦、南枣。（《临证指南医案·卷二·吐血·胃阴虚》）

程。年前痰饮哮喘，不得安卧，以辛温通阳劫饮而愈。知脾阳内弱，运动失职，水谷气蒸，饮邪由湿而成。湿属阴，久郁化热，热入络，血必自下，但体质仍属阳虚。凡肠红成方，每多苦寒。若脏连之类，于体未合，毋欲速也。

生於术、茯苓、泽泻、地榆炭、桑叶、丹皮。（《临证指南医案·卷七·便血·湿热》）

动怒肝逆，络松失血。

苏子、丹皮、牛膝炭、桃仁、钩藤、黑山栀。（《未刻本叶天士医案·保元方案》）

动怒血吐成升，月余再吐，自述少腹常痛，夜必身热汗出。必经水得通，可免干血劳怯。

醋炙鳖甲、胡黄连、炒焦延胡、炒桃仁、茺蔚子、炒楂肉。（《眉寿堂方案选存·卷下·女科》）

动怒阳升血发。

生地、山漆汁、川石斛、茯神、稽豆皮、花蕊石。（《未刻本叶天士医案·方案》）

方。夏热泄气，胃弱冲逆，失血。

扁豆、茯苓、参三七、茜草。（《临证指南医案·卷二·吐血·暑热》）

费。疟邪迫伤津液，胃减不饥，肠燥便红，左胁微坚，有

362

似疟母结聚。当宣络热，以肃余邪。

生地、知母、丹皮、麻仁、生鳖甲。(《临证指南医案·卷六·疟·气血凝络》)

🍵 肝阴素亏，动怒阳升血发。

生地、茯神、穞豆皮、鲜藕、北参、霍石斛。(《未刻本叶天士医案·方案》)

🍵 高，二一。脉小涩，欲凉饮，热阻气升血冒。仍议治上。

嫩竹叶、飞滑石、山栀皮、郁金汁、杏仁汁、新荷叶汁。(《临证指南医案·卷二·吐血·温热》)

🍵 高。脉数，汗出身热，吐血五日，胸脘不舒，舌色白。此阴虚本质，暑热内侵营络，渐有时疟之状。小溲茎中微痛，宣通腑经为宜。

鲜生地、连翘、郁金汁、滑石、竹叶、甘草梢。

又 气阻不饥。黑栀皮、香豉、蒌皮、郁金、杏仁、橘红。(《临证指南医案·卷二·吐血·暑热》)

🍵 顾，二八。劳心，神耗营损，上下见血，经年日衰。今勉纳谷不饥，中焦因不至运。滋阴清肺，更令伤中。无却病好药，欲冀其安，须山居静养，寒暑无害，方得坚固。

异功散(人参、茯苓、白术、甘草、陈皮。编者注)。(《临证指南医案·卷二·吐血·劳伤中气虚》)

🍵 顾，二六。失血，血形浓厚，必自下先伤，胃减无力，气分亦损。此阴药中必兼扶胃，非沉滞清寒所宜。

人参、熟地、建莲、芡实、山药、茯苓。(《临证指南医案·卷二·吐血·肾胃兼虚》)

🍵 郭。脉右部不鼓击应指，惟左寸数疾。昨晚失血之因，因于伛偻拾物，致阳明脉络血升。今视面色微黄，为血去之象。不宜凉解妨胃，仿古血脱必先益气，理胃又宜远肝。

人参秋石水拌烘、黄芪、阿胶、茯神、炙草、生白芍。(《临证指南医案·卷二·吐血·胃阴虚》)

🍵 行走多动阳，酒湿多变热，热气上升，犯冒清窍，头蒙聤胀，衄血成流，上腭腐疡，久必漏卮。世俗通套，每用犀角地黄，然酒性先入胆，次及胃。酒客性恶甜腻，从苦降定议，以苦能却湿也。

桑叶、苦丁茶、连翘心、荷叶边、丹皮、射干。(《叶氏医案存真·卷一》)

🫖 何，三十二岁。酒客大便不旺，奔走劳动失血，乃酒色之伤。止血理嗽药味，无非清降滋润，声音日哑，肺痿气馁，为难治之症。

人参、茯苓、米仁、炙草、白及、黄精。(《叶天士晚年方案真本·杂症》)

🫖 和。痰血，上午偏多，气分热炽。

金石斛、川贝母、桑叶、南花粉、大沙参、知母。(《种福堂公选医案·吐血》)

🫖 胡，十八。上下失血，先泻血，后便泻，逾月，阴伤液耗。胃纳颇安，且无操家之劳。安养闲坐百日，所谓静则阴充。

熟地、萸肉、茯神、山药、五味、龙骨。(《临证指南医案·卷七·便血·肾阴虚》)

🫖 华，三八。劳怒用力，伤气动肝，当春夏天地气机皆动，病最易发。食减过半，热升冲咽，血去后，风阳皆炽。镇养胃阴，勿用清寒理嗽。

生扁豆、沙参、天冬、麦冬、川斛、茯神。

又 冲气攻腹绕喉，乃肝胆厥阳肆横。久久虚损，而呕痰减食，皆犯胃之象。若不静养，经年必甚。

甜北沙参、生白扁豆、生黄芪皮、茯神、炙草。

白糯米半升，泡清汤煎药。(《临证指南医案·卷二·吐血·胃阴虚》)

🫖 计，五三。瘀血必结在络，络反肠胃而后乃下，此一定之理。平昔劳形奔驰，寒暄饥饱致伤。苟能安逸身心，瘀不复聚。不然，年余再瘀，不治。

旋覆花、新绛、青葱、桃仁、当归须、柏子仁。(《临证指南医

案·卷七·便血·血瘀在络》)

🍵 交节令血下成块，腰痛溺淋，乃下元虚，八脉无气，最多反复，议升阳固脉法。

人参、鹿茸、补骨脂、当归、鹿角霜、茯苓。(《眉寿堂方案选存·卷下·女科》)

🍵 金，三十五岁。便泻下血多年，延及跗肿腹膨，食少色夺，无治痰嗽凉药之理。

九蒸熟白术、淡熟附子。(《叶天士晚年方案真本·杂症》)

🍵 精泄后尿血，阴伤气失宣化耳。

琥珀屑、细生地黄、粗木通、甘草梢、大黑豆皮、淡竹叶。(《未刻本叶天士医案·保元方案》)

🍵 劳伤肝阳，络松失血，左脉弦。

生地、稽豆皮、藕节、茯神、白牛膝、珠菜。(《未刻本叶天士医案·方案》)

🍵 劳伤血发。

熟地、牛膝炭、茯神、川斛、稽豆皮、藕。(《未刻本叶天士医案·保元方案》)

🍵 李，木渎，廿一岁。男子血涌，出口已多，面色气散，冬乏藏纳，是无根失守，凶危至速，况脉小无神，医以寒降清火，希冀止血何谓。

人参、牛膝、白芍、熟地、枸杞。(《叶天士晚年方案真本·杂症》)

🍵 李，廿八岁。酸梅泄气伤中，阳升失血，议养胃阴。

生白扁豆、肥白知母、生甘草、麦门冬、甜北沙参。(《叶天士晚年方案真本·杂症》)

🍵 李云生。咳甚呕血，吐食。肝病犯胃，阳气升逆所致。

代赭石、新绛、茯苓、丹皮、旋覆、黑山栀。(《叶氏医案存真·卷二》)

🍵 刘，廿。脉左数入尺，是真阴下亏。先有血证，毕姻后血复来，下午火升呛咳，阴中阳浮。保扶胃口以填阴。

阿胶、淡菜、生扁豆、麦冬、炙草、茯神。(《临证指南医案·卷二·吐血·阴虚阳升》)

🫖 漏疡血液下渗，气弱形寒发热。

贞元饮（熟地、炙草、当归。编者注)。(《未刻本叶天士医案·方案》)

🫖 陆。食酸助木，胃土受侮。脘中阳逆，络血上溢。《内经》辛酸太过，都从甘缓立法。谷少气衰，沉苦勿进。

生扁豆、北沙参、炒麦冬、茯苓、川斛、甘蔗浆。

又 甘凉养胃中之阴，痰少血止。两寸脉大，心烦脊热，汗出，营热气泄之征。议用竹叶地黄汤。

鲜生地、竹叶心、炒麦冬、建莲肉、川斛、茯神。(《临证指南医案·卷二·吐血·胃阴虚》)

🫖 络热失血。

生地黄、丹皮、丹参、穞豆皮、泽兰、茯神。(《未刻本叶天士医案·方案》)

🫖 络伤血溢。

参三七汁、茯神、茜草、生白扁豆、藕节、川石斛。(《未刻本叶天士医案·方案》)

🫖 马，六七。上秋下血，今年涌血。饮橘饼汤甘辛，心中如针刺。营枯液耗，不受辛药。但以甘药柔剂，与心脾有益。

人参、黄精、茯神、柏子仁、炙草、南枣。(《临证指南医案·卷二·吐血·营虚》)

🫖 脉不宁静，陡然失血，阳升扰络使然。

藕汁、茜草、细生地、茯苓、牛膝、霍石斛。(《未刻本叶天士医案·保元方案》)

🫖 脉涩，便血，心悸，头胀，此营虚阳浮不潜为病。

生地、牡蛎、白芍、阿胶、茯神、条芩。(《未刻本叶天士医案·方案》)

🫖 脉数，努力劳伤失血，血去阴伤，气浮咳逆，渐延阴损。

生地、茯神、北沙参、川斛、麦冬、穞豆皮。(《未刻本叶天士

医案·保元方案》)

🍵 脉数无序，阴亏阳亢之象，虽血来点粒，春夏木火炎炎，焉得保其不发？

生地、女贞实、丹皮、川斛、旱莲草、赤苓。(《未刻本叶天士医案·方案》)

🍵 脉弦劲，木火偏亢，逼络血溢。血失反能食，阳明亦热矣！议用苦降法。

生地、稆豆皮、茜草、白芍、侧柏叶、淡菜。(《未刻本叶天士医案·方案》)

🍵 脉弦数，禀赋阴弱，阳动不潜，络逆吐血，宜摄阴和阳。

犀角、知母、元参、生地、川斛、藕汁。(《未刻本叶天士医案·保元方案》)

🍵 脉长鼻衄，阳升使然。

大补阴汤（黄柏、知母、熟地、龟甲、猪脊髓。编者注）加人中白。(《未刻本叶天士医案·方案》)

🍵 脉长尺垂，下焦脏真不固，阳浮血溢神倦。属虚损，非瘀也。

两仪煎（人参、熟地，熬膏，白蜜收。编者注）。(《未刻本叶天士医案·保元方案》)

🍵 某，二二。脉右大左虚，夏四月，阳气正升，烦劳过动其阳，络中血溢上窍，血去必阴伤生热。宜养胃阴，大忌苦寒清火。

北沙参、生扁豆、麦冬、生甘草、茯神、川斛。(《临证指南医案·卷二·吐血·胃阴虚》)

🍵 某，二九。脉搏，血涌，饥易纳食。风阳过动而为消烁，若不自保摄，饵药无益。

生地、天冬、丹参、茯苓、生扁豆、川斛。(《临证指南医案·卷二·吐血·胃阴虚》)

🍵 某，二三。便血如注，面黄，脉小，已经三载。当益胃法。

人参一钱、焦术三钱、茯苓三钱、炙草五分、木瓜一钱、炮姜五

分。(《临证指南医案·卷七·便血·脾胃阳虚》)

🫖 某，三四。此热蒸于水谷之湿，龈血衄蚰，纳谷如昔，治在阳明。

熟地、知母、石膏、元参、牛膝。(《临证指南医案·卷八·衄·湿热胃火上蒸》)

🫖 某，十八。便后下血，此远血也。

焦术一钱半、炒白芍一钱半、炮姜一钱、炙草五分、木瓜一钱、炒荷叶边二钱。(《临证指南医案·卷七·便血·脾不统血》)

🫖 某，十八。劳伤挟暑，肺气受戕，咳血口干。先清暑热。

鲜荷叶、白扁豆、大沙参、茯神、苡仁。(《临证指南医案·卷五·暑·暑兼血症》)

🫖 某，四九。脉右涩，初气冲失血，咳逆，能食无味，血来潮涌。乃阳明胃络空虚，血随阳升而然。法当填中为要着，莫见血治咳而用肺药，斯症可图，正在此软。

大淡菜一两、生扁豆五钱、麦冬三钱、川斛三钱、茯神三钱、牛膝炭一钱半。(《临证指南医案·卷二·吐血·胃阴虚》)

🫖 某，妪。操持怫郁，五志中阳动极，失血呛咳有年。皆缘性情内起之病，草木难以奏安。今形色与脉日现衰惫，系乎生气克削。虑春半以后，地气升，阳气泄，久病伤损，里真少聚。冬春天冷主藏，总以摄补足三阴脏，扶持带病延年，就是人工克尽矣。

人参、炒白芍、熟地炭、五味、炙草、建莲。(《临证指南医案·卷二·吐血·阳明血虚》)

🫖 某。便红，脉数。

生地三钱、银花三钱、黄芩一钱、白芍一钱半、槐花一钱。(《临证指南医案·卷七·便血·大肠血热》)

🫖 某。肠红黏滞，四年不痊，阴气致伤。肛坠刺痛，大便不爽，药难骤功。当以润剂通腑。

生地、豆皮、楂肉、麻仁、冬葵子、归须。(《临证指南医案·卷七·便血·阴虚血涩》)

🫖 某。风温上受，吐血。

桑叶、薄荷、杏仁、连翘、石膏、生甘草。(《临证指南医案·卷二·吐血·风温》)

  某。口气腥臊，血色浑浊，下元无根，恐难接续还元。事已至急，与王先生同议摄阴阳法。

人参、川熟附、熟地、五味、炙草、青铅。(《临证指南医案·卷二·吐血·阴虚阳升》)

  某。劳力烦心失血，早食则运，暮食饱胀，疏补调中方。

人参、茯苓、炙草、生谷芽、广皮、白芍。(《临证指南医案·卷二·吐血·劳伤中气虚》)

  某。脉右数，形色苍黑，体质多热，复受长夏湿热内蒸，水谷气壅，血从便下。法以苦寒，佐以辛温。薄味经月，可冀病愈。

茅术、川连、黄芩、厚朴、地榆、槐米。(《临证指南医案·卷七·便血·湿热》)

  某。沫血鲜红，凝块紫黑。阴络伤损，治在下焦。况少腹疝瘕，肝肾见症。前此精浊日久，亦令阴伤于下。

人参、茯神、熟地炭、炒黑杞子、五味、炒地榆、生杜仲。

又 左脉小数坚，肛坠胀。

人参、茯神、湖莲肉、芡实、熟地炭、五味。(《临证指南医案·卷七·便血·肾阴虚》)

  某。失血咽干。

稽豆皮三钱、丹参一钱、麦冬一钱半、川斛一钱半、藕汁一小杯。(《临证指南医案·卷二·吐血·胃阴虚》)

  某。温邪衄血。

连翘、元参、淡黄芩、黑山栀皮、杏仁、郁金。(《临证指南医案·卷八·衄·温邪》)

  某。血后气冲形寒，法当温纳。

茯苓三钱、粗桂枝八分、炙草五分、五味七分。(《临证指南医案·卷二·吐血·血后冲气上逆》)

  倪，三一。阳明脉弦空，失血后，咽痹即呛。是纳食虽强，未得水谷精华之游溢，当益胃阴。

北沙参、生扁豆、麦冬、杏仁、生甘草。

糯米汤煎。(《临证指南医案·卷二·吐血·胃阴虚》)

🫖 年已望七，尿血鸭痛。此非阴亏阳亢，乃无阴，阳无以化耳。

熟地、天冬、川石斛、阿胶、龟甲、稽豆皮。(《未刻本叶天士医案·方案》)

🫖 努力络伤，失血胁痛。

生地、茜草、杜牛膝、茯苓、丹皮、稽豆皮。(《未刻本叶天士医案·方案》)

🫖 努力伤络失血。

丹皮、生地、桃仁、牛膝、稽豆皮、茜草。(《未刻本叶天士医案·保元方案》)

🫖 疟乃暑湿客邪，血证逢时便从。已是阴亏体质，治邪须顾本元，议与竹叶地黄汤。

竹叶、知母、川贝母、鲜生地、薄荷。(《眉寿堂方案选存·卷上·疟疾》)

🫖 呕伤胃络血来，莫作失血治。

鲜莲子肉、茯神、木瓜、鲜扁豆叶、霍斛、半曲。(《未刻本叶天士医案·保元方案》)

🫖 破伤失血液涸。

淡苁蓉、枸杞、生地、川石斛、当归、天冬。(《眉寿堂方案选存·卷下·外科》)

🫖 起自热病，热伤阴络，血大泻，自当宗血脱益气之旨。今脉左大急疾，右小微弱，脐旁动气，肌肤枯燥，阴分大耗。正当暑月，何以堪此？拟进九龙法，通补兼施。若得动气稍减，病可平和矣。

熟地炭、山楂糖油炒、琥珀屑、新绛。

冲入藕汁。(《叶氏医案存真·卷二》)

🫖 钱。交夏阳气大升，阴根失涵，火升血溢，必在晡刻。冲年大忌身心少持，必使阳和阴守为要。

生地、阿胶、淡菜、牛膝炭、茯神、川斛。(《临证指南医案·卷二·吐血·阴虚阳升》)

🫖 秋暑失血，初春再发，脉右大，颇能纳食。《金匮》云：男子脉大为劳，极虚亦为劳。要知脉大为劳，是烦劳伤气。脉虚为劳，是情欲致损。大旨病根驱尽，安静一年可愈。

炙绵芪、北沙参、炙草、白及、苡仁、南枣。(《叶氏医案存真·卷二》)

🫖 上现衄血，心痛殊及小腹，昼静夜躁，常以寒栗，宛如热入血室。前云邪在血中阴分，已属显然。滋清血药，正在以搜剔伏邪耳。

鲜生地、犀角尖、元参、丹皮、金银花、生芍。(《眉寿堂方案选存·卷上·暑》)

🫖 邵。营热失血。

生地、竹叶心、玄参、丹参、川斛、茯神。(《临证指南医案·卷二·吐血·心营热》)

🫖 沈，廿五。年十三时，自食鹿角胶吐血，继用龟甲胶而愈。(《叶天士晚年方案真本·杂症》)

🫖 沈。劳动阳升，血自左溢。

阿胶、参三七、甜北沙参、茯神、生白扁豆、炒麦冬。(《临证指南医案·卷二·吐血·阴虚阳升》)

🫖 沈。脉左坚上透，是肝肾病。血色紫，乃既离络中之色，非久瘀也。劳役暑蒸，内阴不生有诸。仿琼玉意，仍是阴柔之通剂。

鲜生地、人参、茯苓、琥珀末。(《临证指南医案·卷二·吐血·阴虚》)

🫖 失血，寒热反止，营卫和矣。

葳蕤、川贝母、鲜藕、茯神、白沙参、霍斛。(《未刻本叶天士医案·保元方案》)

🫖 失血每入秋发，脉细涩，属阴亏。气不收肃，扰络致此。

酸枣仁、白茯神、丹参、柏子仁、穞豆皮、建莲。(《未刻本叶天士医案·保元方案》)

☕ 失血色夺,脉弦,恐其食减。

熟地、白扁豆、北沙参、川斛、白茯神、麦门冬。(《未刻本叶天士医案·保元方案》)

☕ 宋氏。当年肠红,继衄血喉痛,已见阳气乘络。络为气乘,渐若怀孕者,然气攻则动如梭,与胎动迥异。倘加劳怒,必有污浊暴下,推理当如是观。

柏子仁、泽兰、卷柏、黑大豆皮、茯苓、大腹皮。(《临证指南医案·卷七·便血·血瘀在络》)

☕ 嗽减鼻衄,左脉弦。

细生地、生牡蛎、天冬、川石斛、白茯神、藕汁。(《未刻本叶天士医案·保元方案》)

☕ 孙,三五。脉小弦,血去食减。服地黄柔腻,反觉呆滞,且不喜肥甘。议两和肝胃。

苏子、茯苓、金石斛、降香、钩藤、黑山栀。(《临证指南医案·卷二·吐血·肝胃不和》)

☕ 谭,仙人塘,四十八岁。凡劳必身心皆动,动必生热,热灼络血上溢,肉瘦脉数。中年生阴日浅,可与甘寒润剂。

生地、麦冬、扁豆、北沙参、甘蔗汁、白玉竹。(《叶天士晚年方案真本·杂症》)

☕ 唐,二七。血后,喉燥痒欲呛,脉左搏坚。

玉竹、南花粉、大沙参、川斛、桑叶。

糯米饮煎。(《临证指南医案·卷二·吐血·温热》)

☕ 唐,廿三岁。脉动,泻后利纯血,后重肛坠,乃阴虚络伤,下元不为收摄。必绝欲经年,肾精默充可愈。

人参、熟地炭、炙甘草、五味子、禹余粮。(《叶天士晚年方案真本·杂症》)

☕ 陶,二二。下虚,阳动失血。

六味去丹、泽,加阿胶、淡菜。(《临证指南医案·卷二·吐血·阴虚阳升》)

吐血,脉歇,二气惫矣,谨慎调理。

熟地黄、茯苓、川石斛、参三七、藕汁、花蕊石。(《未刻本叶天士医案·保元方案》)

🫖 汪。肝风鸱张，胃气必虚。酒客不喜柔腻，肌柔色嫩，质体气弱。清明春木大旺，理必犯土。急宜培养中宫，中有砥柱，风阳不得上越，而血可止矣。

人参、炒黄芪、炒山药、茯苓、炒白芍、炙草。(《临证指南医案·卷二·吐血·劳伤中气虚》)

🫖 王，六十五岁。老人下元久亏，二便不和，皆是肾病。肛坠下血，下乏关闸之固，医谓脾虚下陷大谬，知肾恶燥烈。

人参、炙草、五味、萸肉、女贞、旱莲草。(《叶天士晚年方案真本·杂症》)

🫖 王，廿。脉右大，失血知饥，胃阳上逆，咽干喉痒。

生地、扁豆、玄参、麦冬、川斛、新荷叶汁。(《临证指南医案·卷二·吐血·胃阴虚》)

🫖 王，廿。吐血后，不饥，胸背痛。

苏子、桔梗、郁金、蒌皮、山栀皮、降香。(《临证指南医案·卷二·吐血·血络痹阻》)

🫖 王，十七。少年阴火直升直降，上则失血咳逆，下坠肛疡延漏，皆虚劳见端。食减至半，胃关最要。非可见热投凉，以血嗽泥治。

熟地炭、建莲、霍石斛、茯神、炒山药、芡实。(《临证指南医案·卷二·吐血·下损及中》)

🫖 王。暑邪寒热，舌白不渴，吐血，此名暑瘵重症。

西瓜翠衣、竹叶心、青荷叶汁、杏仁、飞滑石、苡仁。(《临证指南医案·卷五·暑·暑瘵》)

🫖 吴，三十九岁。自幼失血，是父母遗热，后天真阴不旺。幸胃纳颇强，不致延成损怯。血利十六个月，腹中不痛，但肛门下坠，刻刻如大便欲出。世俗见利，咸治肝胃，此系肾虚阴阳下窍不固，固摄其下为是。

熟地炭、萸肉炭、山药、五味子、生白芍、茯苓。(《叶天士晚

年方案真本·杂症》）

☗ 吴江陈，三十八。酒客脾胃自来不旺，大便不实，奔走劳动，失血乃形色之伤。止血理嗽，无非清滋，声音日哑。肺痿气馁，难治之证。

人参、茯苓、米仁、炙草、白及、黄精。（《叶氏医案存真·卷三》）

☗ 下体热，肛痒便血，湿热郁于阴分耳。

生地、黄柏、苦参、槐花、牡蛎、稆豆皮。（《未刻本叶天士医案·保元方案》）

☗ 下虚不纳，失血便痛，宜摄少阴。

熟地、龟甲、川斛、茯神、天冬。（《未刻本叶天士医案·保元方案》）

☗ 项，廿七岁。失血如饥腹痛，是烦劳致伤，见血投凉，希图降止。乃胃伤减食，其病日凶。

熟地炭、湖莲肉、山药、茯神、芡实、炙草。（《叶天士晚年方案真本·杂症》）

☗ 谢，葑门，三十四岁。上下失血，头胀，口渴，溏泻。若是阴虚火升，不应舌白色黄。饥不纳食，忽又心嘈五十日，病中吸受暑气热气。察色脉，须清心养胃。

人参、竹叶心、麦冬、木瓜、生扁豆、川石斛。（《叶天士晚年方案真本·杂症》）

☗ 形瘁脉数，阴枯气燥，络松失血，以形脉论之，病不易治。

熟地、牡蛎、川石斛、茯神、稆豆皮、鲜荷藕。（《未刻本叶天士医案·保元方案》）

☗ 徐。阴根愈薄，阳越失交。初夏发泄，血涌吸短，心腹皆热。岂止涩之药可疗？益气摄阴，乃据理治法。

人参、熟地、五味子。（《临证指南医案·卷二·吐血·阴虚阳升》）

🍵 薛，范壮前，八十岁。禀阳刚之质，色厉声壮。迩来两月，肠红色深浓浊。卧醒咯痰已久，肺热下移于肠，肠络得热而泄。自言粪燥越日，金水源燥，因迫动血。

大生地、柿饼灰、生白芍、淡天冬、侧柏叶。(《叶天士晚年方案真本·杂症》)

🍵 薛，廿五岁。少年心阳下注，肾阴暗伤，尿血血淋，非膀胱协邪热也。夫阴伤忌辛，肾虚恶燥。医投东垣辛甘化燥变热，于病悖极。生脉中有五味，亦未读食酸令人癃闭之律，溺出茎痛，阴液枯寂。

茯神、柏子仁、黑芝麻、豆衣、天冬、川石斛。(《叶天士晚年方案真本·杂症》)

🍵 血溢阳升，法宜摄纳。

熟地、茯神、川石斛、珠菜、牛膝、稽豆皮。(《未刻本叶天士医案·方案》)

🍵 颜。入夏阳升，疾走惊惶，更令诸气益升。饮酒，多食樱桃，皆辛热甘辣，络中血沸上出。议消酒毒和阳。

生地、阿胶、麦冬、嘉定花粉、川斛、小黑稽豆皮。(《临证指南医案·卷二·吐血·木火升逆扰动阳络》)

🍵 阴亏气燥，失血，食少。

熟地、鲜莲肉、藕、川斛、牛膝炭、茯神。(《未刻本叶天士医案·保元方案》)

🍵 阴亏气浮，失血，便溏，食减。

茯神、白芍、北沙参、炙草、麦冬、建莲肉。(《未刻本叶天士医案·保元方案》)

🍵 阴亏阳动，失血。

细生地、大淡菜、茯神、稽豆皮、天门冬、藕汁。(《未刻本叶天士医案·保元方案》)

🍵 阴弱，秋燥侵肺，血发。金水同治。

熟地、白茯神、清阿胶、川斛、天门冬、麦门冬。(《未刻本叶

天士医案·保元方案》）

🍵 阴伤便血。

滋肾丸（黄柏、知母、肉桂。编者注）。（《未刻本叶天士医案·保元方案》）

🍵 阴液损伤，阳气上冒，衄血咳痰。理宜和阳存阴，冀津液稍复，望其转机。至于疏滞解表，和表诸法，自然另有高见，非敢参末议也。

秋石拌人参、阿胶、鲜生地、麦冬。（《叶氏医案存真·卷二》）

🍵 瘀浊久留，脾胃络中，黑粪自下，肌色变黄，纳食渐减，脘中时痛，不易运化，中宫阳气日伤，新血复为瘀阻。夫脾脏主统血，而喜温暖，逐瘀鲜效。读仲圣太阴九条，仅仅温下一法，但温后必以温补醒阳，否则防变中满。

浔桂心、煨木香、生桃仁、制大黄（《叶氏医案存真·卷一》）

🍵 于。驰骑习武，百脉震动，动则络逆为痛，血沸出口。纳食起居，无异平日，非虚损也。凡气为血帅，气顺血自循经，不必因血用沉降重药。

枇杷叶、炒苏子、生苡仁、金石斛、炒桃仁、降香末。（《种福堂公选医案·吐血》）

🍵 郁则络癖气痹，失血气逆。法宜宣通，但脉弦劲，正气已虚，当以甘缓。

淮小麦、茯神、炙草、柏子仁、白芍、枣仁。（《未刻本叶天士医案·方案》）

🍵 张，葑门，三十九岁。过劳熬夜，阳升咳血，痰多夜热，非因外感。尺脉中动左数，肝肾内虚，失收肃之象。

北沙参、玉竹、麦冬炒、扁豆、甘草炙、蔗汁。（《叶天士晚年方案真本·杂症》）

🍵 张，廿五岁。血色浓厚，是肝肾阴虚。凡劳心情欲，必要禁忌。医药以寒凉滋清，久则胃伤减食变凶。

熟地、芡实、山药炒、湖莲肉、川石斛、茯苓。（《叶天士晚年

方案真本·杂症》)

🍵 张，三九。劳力见血，胸背胁肋诸脉络牵掣不和。治在营络。

人参、归身、白芍、茯苓、炙草、肉桂。(《临证指南医案·卷七·便血·劳力伤络》)

🍵 张。泻血八年，腹左有形梗痛，液耗渴饮，肝风大震，腑气开阖失司，溲溺不利，未可遽投固涩。

茯苓、木瓜、炒白芍、炒乌梅、泽泻、炙草。(《种福堂公选医案·便血》)

🍵 张氏。失血，口碎舌泡。乃情怀郁勃，内因营卫不和，寒热再炽，病郁延久为劳，所喜经水尚至。议手厥阴血分主治。

犀角、金银花、鲜生地、玄参、连翘心、郁金。(《临证指南医案·卷二·吐血·郁》)

🍵 稚年，秋月时病，愈后食蟹，自必辛酸内茹，遂致伤营吐血，先理清营解毒。

苏子、麦冬、生蒲黄、细生地、丹皮、鸡距子。(《叶氏医案存真·卷二》)

🍵 稚年吐衄，热伤为多。今脉小肌松，食少胃虚，阳升已露一斑。进甘凉益胃方。

炒麦冬、生扁豆、北沙参、茯神、木瓜、炙草。(《叶氏医案存真·卷二》)

🍵 朱，二二。秋暑失血，初春再发。诊脉右大，颇能纳食。《金匮》云：男子脉大为劳，极虚者亦为劳。要之大者之劳，是烦劳伤气，脉虚之劳，为情欲致损。大旨要病根驱尽，安静一年可愈。

生黄芪、北沙参、苡仁、炙草、白及、南枣。(《临证指南医案·卷二·吐血·劳伤中气虚》)

🍵 左脉数，按之无序。阴亏阳动之象，日久恐有失血之累，但鼻血，咳呛，项核，先宜清理上焦。

桑叶、南沙参、夏枯草、川贝、白花粉、生甘草。(《未刻本叶天士医案·方案》)

痰　饮

【临证表现】

痰浊，痰多，痰黑，痰嗽，喘嗽气逆，饮逆，气闷气急，夜卧气冲欲坐，不得卧，卧眠不能着左，流涎吐涎，涎沫上泛，涎沫泛溢，吐痰血，渴不欲饮，口渴，食入恶心，心嘈嗔怒，食下呕逆，食入不化，妨食，不饥不渴，脘中不爽，肢胀腹膨，腹鸣，大便不爽，便浊，形凛背寒，肢微冷，心中烙热，心悸如坠，梦寐，眩晕，音哑，渐渐声哑，形盛气衰，形瘦，背痛，浮肿，肢麻。舌白。脉小弱，脉形细小，脉左小右虚，脉数小，脉沉，脉沉迟，脉弦涩，脉数，脉左弦坚搏，脉左浮弦数，脉沉小弦。

【临证经验】

叶桂门人华岫云总结叶氏诊治痰饮经验说，痰证之情状，变幻不一。古人不究标本，每著消痰之方，立消痰之论者甚多。后人遵其法而用之，治之不验，遂有称痰为怪病者矣。不知痰乃病之标，非病之本也。善治者，治其所以生痰之源，则不消痰而痰自无矣。余详考之，夫痰乃饮食所化，有因外感六气之邪，则脾、肺、胃升降之机失度，致饮食输化不清而生者。有因多食甘腻肥腥茶酒而生者。有因本质脾胃阳虚，湿浊凝滞而生者。有因郁则气火不舒，而蒸变者。又有肾虚水泛为痰者，此亦因土衰不能制水，则肾中阴浊上逆耳，非肾中真有痰水上泛也。更有阴虚劳证，龙相之火，上炎烁肺，以致痰嗽者，此痰乃津液所化，必不浓厚，若欲消之，不惟无益，而徒伤津液。其余一切诸痰，初起皆由湿而生，虽有风火燥痰之名，亦皆因气而化，非风火燥自能生痰也。其主治之法，惟痰与气一时壅闭咽喉者，不得不暂用豁痰降气之剂以开之，余皆当治其本。故古人有见痰休治痰之论，此诚千古之明训。盖痰本饮食湿浊所化，人岂能禁绝饮食？若专欲消之，由于外邪者，邪散则痰或可清，如寒痰温之，热痰清之，湿痰燥之，燥痰润之，风痰散之是也。若涉本原者，必旋消旋生、有至死而痰仍未清者矣，此乃不知治本之故耳。今观案中治法，有因郁因火者，必用开郁清火为君，以消痰佐之。有因湿因热者，则用燥湿清热，略佐化痰之品。若因肝肾虚而生痰者，则纯乎镇摄固补，此真知治痰之本者矣。若因寒因湿者，更当于痰饮门兼参而治之。（《临证指南医案·卷五·痰》）

叶桂门人邹滋九总结叶氏诊治痰饮经验说，《内经》止有积饮之说，本无痰饮之名。两汉以前，谓之淡饮。仲景始分痰饮，因有痰饮、悬饮、溢饮、支饮之义，而立大小青龙，半夏苓桂术甘、肾气等汤，以及内饮、外饮诸法，可谓阐发前贤，独超千古。与后人所立风痰、湿痰、热痰、酒痰、食痰之法迥异。总之痰饮之作，必由元气亏乏，及阴盛阳衰而起，以致津液凝滞，不能输布，留于胸中，水之清者悉变为浊，水积阴则为饮，饮凝阳则为痰。若果真元充足，胃强脾健，则饮食不失其度，运行不停其机，何痰饮之有？故仲景云：病痰饮者，当以温药和之。乃后人不知痰饮之义，妄用滚痰丸、茯苓丸消痰破气，或滋填腻补等法，大伤脾胃，堆砌助浊，其于仲景痰饮之法，岂不大相乖谬乎？然痰与饮，虽为同类，而实有阴阳之别。阳盛阴虚，则水气凝而为痰；阴盛阳虚，则水气溢而为饮。故王晋三先生取仲景之小半夏、茯苓及外台饮三汤，从脾胃二经分痰饮立治法。而先生又取仲景之苓桂术甘、外台茯苓饮、肾气丸、真武汤，分内饮、外饮治法，而于痰饮之证，无遗蕴矣。愚历考先生治痰饮之法，则又有不止于此者。然而病变有不同，治法亦有异。如脾肾阳虚，膀胱气化不通者，取仲景之苓桂术甘汤、茯苓饮、肾气、真武等法，以理阳通阳，及固下益肾，转旋运脾为主。如外寒引动宿饮上逆，及膀胱气化不通，饮逆肺气不降者，以小青龙合越婢等法，开太阳膀胱为主。如饮邪伏于经络，及中虚湿热成痰者，则有川乌、蜀漆之温经通络，外台茯苓饮去甘草，少佐苦辛清渗理湿之法。其饮邪上冲膻中，及悬饮流入胃中而为病者，又有姜、附、南星、菖蒲、旋覆、川椒等，驱饮开浊，辛通阳气等法。丝丝入扣，一以贯之，病情治法，胸有成竹矣。非深于得道者，其孰能之？（《徐批临证指南医案·卷五·痰饮》）

【用药特色】

叶桂诊治痰饮，临床常用茯苓、半夏、人参、生姜、陈皮、甘草、桂枝、白术、枳实、麦门冬、杏仁、五味子、薏苡仁、栀子、白芍药、干姜、蒺藜、熟地黄、地黄、茯神、附子、厚朴、降香、连翘、牡丹皮、牛膝、肉桂、桑叶、沙参、石斛、紫苏子、白芥子、草果仁、黑豆皮、姜黄、菊花、枇杷叶、天麻、乌梅、益智仁、郁金、远志、知母、竹叶等。其中，茯苓应用26次，半夏应用19次，人参、生姜应用10次，陈皮应用15次，甘草、桂枝应用9次，白术应用8次，枳实应用7次，麦门冬、杏仁应用6次，五味子、薏苡仁、栀子应用5次，白芍药、干姜、蒺藜、熟地应用4次，地黄、茯神、附子、厚朴、降香、连翘、牡丹皮、牛膝、肉桂、桑叶、沙参、石斛、紫苏子应用3次，白芥子、草果仁、黑豆皮、姜黄、菊花、枇杷叶、天麻、乌梅、益智仁、郁金、远志、知母、竹叶应用2次，白扁豆、贝母、菖蒲、大枣、豆豉、甘遂、钩藤、枸杞子、瓜蒌皮、归身、蛤粉、红铅、滑石、黄柏、黄连、粳米、莱菔子、梨、羚羊角、麦芽、蜜、牡蛎、女贞子、茜草、秋石、人乳、桑白皮、山漆、山药、石膏、桃仁、天冬、通草、煨姜、薤白、玄参、旋覆花、玉竹、泽泻、枳壳、枳实皮、竹茹、紫河车、紫苏梗、紫菀应用1次。

【小方医案】

🍵 不独阳微饮逆，下焦阴气亦耗，药之难以图功在斯。

白茯苓、桂枝、干姜、北五味、炙草、白芍。（《未刻本叶天士医案·方案》）

🍵 陈，四二。烦劳，气火多升少降。喉中梗阻，痰出噫气。凡酒肉皆助热，痰凝气分，上焦痹塞。

枇杷叶、瓜蒌皮、降香末、杜苏子、黑栀皮、苡仁。（《种福堂公选医案·痰》）

🍵 程，徽州，四十六岁。此痰饮宿病，劳怒遇冷即发，已十年之久，不能除根。

桂苓甘味汤（桂枝、茯苓、五味、甘草。编者注）。

程，五六。曲运神机，心多扰动，必形之梦寐，诊脉时，手指微震，食纳痰多。盖君相动主消烁，安谷不充形骸。首宜理阳明以制厥阴，勿多歧也。

人参、枳实、半夏、茯苓、石菖蒲。(《临证指南医案·卷三·木乘土·肝胃》)

迟，四十八岁。背寒为饮。凡遇冷或劳烦，喘嗽气逆，聚于胸臆，越日气降痰浓，其病自缓。年分已多，况云中年不能安逸，议病发用《金匮》法可效，治嗽肺药不效。

桂苓甘味汤。(《叶天士晚年方案真本·杂症》)

此悬饮也，邪恋日久，虽属络病，正气暗伤，是以汩汩有声，究非全是顽痰窃踞。李士材谓及攻屡补，以平为期。当遵之。

生牡蛎、白蒺藜、桂心、甘遂、姜黄、麦芽。

汤法丸。(《未刻本叶天士医案·方案》)

戴，枫桥。用肺药开上气不效，病人说痰味咸。谷道窄，从肾气逆升入咽，用滋肾丸（黄柏、知母、肉桂。编者注）。

每服三钱，盐汤下。(《叶天士晚年方案真本·杂症》)

戴。病去，神已爽慧，但本脉带弦。平素有饮，为阳气不足之体。年纪渐多，防有风痹。此酒肉宜少用，劳怒当深戒矣。议外台茯苓饮（茯苓、人参、白术、枳实、橘皮、生姜。编者注）方。

人参、茯苓、广皮、枳实、半夏、金石斛。(《临证指南医案·卷五·痰饮·脾胃阳虚》)

范，五七。脾窍开舌，舌出流涎为脾病。克脾者，少阳胆木，以养脾泄胆治。

人参、於术、天麻、姜黄、桑叶、丹皮。(《临证指南医案·卷三·木乘土·胆脾》)

肺脾气失肃降之司，食下呕逆，痰浊，气宜血自和。

枇杷叶、苏子、紫菀须、降香汁、枳壳、白桔梗。(《未刻本叶天士医案·方案》)

肺饮不得卧。

旋覆花、米仁、杏仁、白芥子、半夏、茯苓。(《未刻本叶天士医案·方案》)

☕ 肝胃气结,痰多。

温胆汤(陈皮、半夏、茯苓、甘草、枳实、竹茹。编者注)。(《未刻本叶天士医案·保元方案》)

☕ 寒热后,诊脉小弱,舌白,渴不欲饮,痰多气闷。疟未尽而正已虚,不可过攻,防其衰脱。

生术、半夏、草果仁、广皮、茯苓、厚朴。(《眉寿堂方案选存·卷上·疟疾》)

☕ 计,三三。阳微痰黑,食入不化。

人参、生益智、桂心、茯神、广皮、煨姜。(《临证指南医案·卷三·脾胃·胃阳虚》)

☕ 金,十六岁。着枕气冲,显是阴中之热,验寸搏,舌白,浊饮。拟议暑热上吸心营,肺卫客气未平,先用玉女煎(生石膏、熟地、麦冬、知母、牛膝。编者注)。(《叶天士晚年方案真本·杂症》)

☕ 刘。痰火郁遏,气滞,吸烟上热助壅,是酒肉皆不相宜。古称痰因气滞热郁,治当清热理气为先。

川连、白术、枳实、厚朴、茯苓、半夏。淡姜汤泛丸。(《临证指南医案·卷五·痰·痰火》)

☕ 陆。背寒,夜卧气冲欲坐,乃下元虚乏,厥浊饮邪,皆令上泛。胎前仅仅支撑,产后变症蜂起。奈何庸庸者流,泄肺冀其嗽缓,宜乎药增病势矣。

桂枝、茯苓、炙草、五味、淡干姜。(《临证指南医案·卷九·产后·下虚饮浊上逆》)

☕ 脉沉迟,阳气殊虚,湿痰内阻经隧,右眶跳跃,乃类中之萌也。当戒酒,勿劳动为要。

於潜白术、天麻、半夏、浙江黄菊、茯苓、钩藤。(《未刻本叶天士医案·方案》)

☕ 脉数小,不饥,痰多,阴虚伏热。

滑石、麦冬、竹叶、连翘、杏仁、鲜生地。(《叶氏医案存真·

卷三》）

🫖 脉弦涩，肢麻痰多。阴血颇亏，虽有痰阻，以末治之。

枸杞子、浙江黄菊、茯神、白蒺藜、稽豆净皮、桑叶。（《未刻本叶天士医案·方案》）

🫖 某，二一。新凉外束，肺受寒冷。气馁不降，宿饮上干，而病发矣。法当暖护背心，宿病可却。

淡生姜粉、半夏、蛤蜊粉、茯苓、桂枝木、苡仁。

煎汤。（《临证指南医案·卷五·痰饮·外寒引动宿饮上逆》）

🫖 某。脉数，口渴有痰，乃胃阴未旺。

炒麦冬、生白扁豆、生甘草、白粳米、北沙参、川斛。（《临证指南医案·卷三·脾胃·肺胃阴虚》）

🫖 努力络痰，入春气升激络，血欲外溢未泄，气还瘀凝，肤胀腹膨，心中烙热，古谓治血莫如理气，气宣血降，良有以也。

黑栀、苏子、牛膝、桃仁、丹皮、茜草。（《未刻本叶天士医案·方案》）

🫖 脾肾阳虚，背寒吐涎。邪虽未尽，又虑正伤，扶正驱邪，以冀劫疟。

人参、草果仁、炒焦半夏、生姜、乌梅肉、新会皮。（《眉寿堂方案选存·卷上·疟疾》）

🫖 脾阳困顿，涎沫上泛。

生白术、半夏、枳实、益智仁、茯苓、干姜。（《未刻本叶天士医案·保元方案》）

🫖 脐弦滑，痰饮内阻，左肢麻木，疟后致此，由伏湿未净，升降之机失司，酿为浊邪耳。

生於术、半夏、橘红、白蒺藜、枳实、茯苓。（《未刻本叶天士医案·方案》）

🫖 湿痰未清。

杏仁、浙苓、米仁、橘红、桑皮、通草。（《未刻本叶天士医案·保元方案》）

🫖 湿延中满，宜温太阴。

姜渣、茯苓、广皮、白厚朴、肉桂、枳实皮。(《未刻本叶天士医案·保元方案》)

🫖 暑入营络，吐痰血，以心营肺卫两清法。

竹叶、生地、麦冬、连翘、元参、川贝。(《眉寿堂方案选存·卷上·暑》)

🫖 太阴阴疟，妨食，涎沫泛溢，宜和中焦。

人参、半夏、茯苓、橘白、姜汁、乌梅。(《未刻本叶天士医案·保元方案》)

🫖 痰血用摄阴药，谷食渐增，亦是佳境。

熟地、霍石斛、北参、茯神、麦门冬、参山漆。(《未刻本叶天士医案·方案》)

🫖 痰阻于中，阳明不宣。

半夏片、白蜜、茯苓、生姜汁。(《未刻本叶天士医案·方案》)

🫖 陶。脉左弦坚搏，痰多，食不易运。此郁虑已甚，肝侮脾胃。有年最宜开怀，不致延及噎膈。

半夏、姜汁、茯苓、杏仁、郁金、橘红。

又 脉如前，痰气未降。前方去杏仁，加白芥子。(《临证指南医案·卷五·痰·郁痰》)

🫖 汪。脉胀，湿阻热痰。

半夏、茯苓、黑山栀、橘红、制蒺藜、远志、降香。(《临证指南医案·卷五·痰·湿热蒸痰》)

🫖 汪。脉左小右虚，背微寒，肢微冷，痰多微呕，食减不甘。此胃阳已弱，卫气不得拥护。时作微寒微热之状，小便短赤，大便微溏，非实邪矣。当建中气以维营卫。东垣云：胃为卫之本，营乃脾之源。偏热偏寒，犹非正治。

人参、归身米拌炒、桂枝木、白芍炒焦、南枣。(《临证指南医案·卷一·虚劳·营虚》)

🫖 王，三四。脉沉，背寒，心悸如坠，形盛气衰，渐有痰饮内聚。当温通补阳方复辟，斯饮浊自解。

人参、淡附子、干姜、茯苓、生於术、生白芍。(《临证指南医

案·卷五·痰饮·脾肾阳虚》)

🫖 王，四十二岁。舌白不饥不渴，气急痰多，食入恶心欲胀，腹鸣，大便不爽，此寒热恶心，为阳伤气痹。

茯苓、半夏、桂枝、生姜、鲜薤白、炙草。(《叶天士晚年方案真本·杂症》)

🫖 温邪形寒痰嗽，脉形细小。少阴本气素弱，治邪宜以轻药，勿得动下。

苏梗、桑叶、沙参、杏仁、玉竹、橘红。(《眉寿堂方案选存·卷上·春温》)

🫖 夏，五二。中年以后，阳气日衰。是下焦偏冷，阳不及护卫周身。气分更虚，右肢如痿。当春地气上升，身中肝风大震，心嘈嗔怒，痰涌音哑，乃厥象也。皆本气自病，最难见效。

熟地、熟淡附子、牛膝炭、炒麦冬、远志炭、茯苓。(《临证指南医案·卷七·痉厥·肝风》)

🫖 徐，廿三岁。内损，血后痰嗽，渐渐声哑，乃精血先伤，阴中龙火闪烁。迭经再发，损必难复，填实下元，虑其不及。庸医见血滋降，见嗽清肺消痰，不知肾液被阴火炼化痰，频发必凶。保养可久，服景岳一气丹（河车一具、人乳粉四两、秋石四两、红铅五钱，蜜丸，每丸重七厘。编者注）。(《叶天士晚年方案真本·杂症》)

🫖 徐。脉左浮弦数，痰多，脘中不爽，烦则火升眩晕，静坐神识稍安。议少阳阳明同治法。

羚羊角、连翘、香豆豉、广皮白、半夏曲、黑山栀。(《临证指南医案·卷一·眩晕·痰火》)

🫖 杨。脉沉小弦，中年已后，阳气不足，痰饮水寒，皆令逆趋，致运纳失和，渐有胀满浮肿。法以辛温宣通，以本病属脾胃耳。

人参一钱、茯苓三钱、白芍一钱半、淡附子一钱、姜汁三分，调。(《临证指南医案·卷三·肿胀·脾胃阳虚》)。

🫖 叶，东山，五十岁。酒肉生热，因湿变痰，忧愁思虑，气郁助火，皆令老年中焦格拒阻食，姜半之辛开，芩连之苦降，即古人痰因气窒，降气为先。痰为热生，清火为要。但苦辛泄降，多进克伐，亦非中年以后，仅博目前之效。议不伤胃气，冬月可久用者。

甜北梨汁五斤、莱菔汁五斤。

和匀熬膏。(《叶天士晚年方案真本·杂症》)

🍵 叶，三八。脉数，形瘦，素有失血。自觉气从左升，痰嗽随之。此皆积劳，阳气鼓动，阴弱少制，六味壮水和阳极是。近日便浊，虽宜清热，亦必顾其阴体为要。

生地、丹皮、甘草梢、泽泻、山栀、黑豆皮。(《临证指南医案·卷三·淋浊·阴虚湿热》)

🍵 饮阻阳郁，形凛背痛。

杏仁、茯苓、炙草、桂枝、米仁、生姜。(《未刻本叶天士医案·方案》)

🍵 赵，四一。虚不肯复谓之损。纳食不充肌肤，卧眠不能着左，遇节令痰必带血，脉左细，右劲数。是从肝肾精血之伤，延及气分。倘能节劳安逸，仅堪带病永年。损症五六年，无攻病之理。脏属阴，议平补足三阴法。

人参、山药、熟地、天冬、五味、女贞。(《临证指南医案·卷二·吐血·阴虚》)

🍵 治痰之标，宜理中焦。

枳半橘术丸。(《未刻本叶天士医案·方案》)

消　渴

【临证表现】

肾消，气上撞心，能食善饥，渴饮善食，频饥，饮多呕逆，干呕，口吐清涎，消渴渐呕，日加瘦瘦，肌肉消瘦，形瘦，溲溺浑浊，心境愁郁，欲寐惊惕，眩晕，纳谷减，胃口不醒，吞酸不思食，胸腹胀，䏢胠，肢无力，两足如坠，汗大泄，泄泻，遗精，寒热，左耳聋昏躁不静，久延为病伤成劳。舌碎绛赤，舌光赤，脉坚搏如刃。

【临证经验】

叶桂门人邹滋九总结叶氏诊治消渴经验说，三消一证，虽有上、中、下之分，其实不越阴亏阳亢，津涸热淫而已。考古治法，惟仲景之肾气丸，助真火蒸化，上升津液。《本事方》之神效散（海浮石、蛤粉、蝉蜕，为细末，用鲫鱼胆七个调，服三钱。编者注），取水中咸寒之物，遂其性而治之。二者可谓具通天手眼，万世准绳矣。他如《易简》之地黄引子、朱丹溪之消渴方，以及茯苓丸、黄芪汤、生津甘露饮，皆错杂不一，毫无成法可遵。至先生则范于法而不囿于法，如病在中上者，膈膜之地而成燎原之场，即用景岳之玉女煎，六味之加二冬、龟甲、旱莲。一以清阳明之热，以滋少阴；一以救心肺之阴，而下顾真液。如元阳变动而为消烁者，即用河间之甘露饮，生津清热，润燥养阴，甘缓和阳是也。至于壮水以制阳光，则有六味之补三阴，而加车前、牛膝，导引肝肾。斟酌变通，斯诚善矣。（《临证指南医案·卷六·三消》）

【用药特色】

叶桂治疗消渴，临床常用麦门冬、知母、白芍药、甘草、生地黄、牛膝、人参、石膏、石斛、熟地黄、茯神、黄芩、粳米、乌梅等。其中，麦门冬、知母应用 6 次，白芍药、甘草、生地黄应用 4 次，牛膝、人参、石膏、石斛、熟地黄应用 3 次，茯神、黄芩、粳米、乌梅应用 2 次，阿胶、车前子、陈皮、桂枝、诃子、黄连、龙骨、牡蛎、女贞子、佩兰、沙参、山药、山萸肉、酸枣仁、天门冬、玄参、远志、竹叶应用 1 次。

【小方医案】

🍵 此因惊忧内伤肝脏，邪热乘虚内陷，直走厥阴，消渴渐呕，汗大泄，胸腹胀。此第论证端，都属在里，半月以外之病。左脉坚搏如刃，耳聋昏躁不静，岂是脉证相合？议以镇逆一法，冀其神清勿躁，不致厥脱。

生牡蛎、生白芍、桂枝木、生龙骨、乌梅肉。（《眉寿堂方案选存·卷上·春温》）

🍵 高年中消，木火乘中，由营液内槁使然。

麦冬、川斛、北沙参、知母、甘草、白粳米。(《未刻本叶天士医案·方案》)

🫖 计，四十。能食善饥，渴饮，日加癃瘦，心境愁郁，内火自燃。乃消证大病。

生地、知母、石膏、麦冬、生甘草、生白芍。(《临证指南医案·卷六·三消·郁火》)

🫖 姜，五三。经营无有不劳心，心阳过动，而肾阴暗耗，液枯，阳愈燔灼。凡入火之物，必消烁干枯。是能食而肌肉消癃。用景岳玉女煎（生石膏、熟地、麦冬、知母、牛膝。编者注）。(《临证指南医案·卷六·三消·肾阴虚心火亢》)

🫖 某。液涸消渴，是脏阴为病。但胃口不醒，生气曷振？阳明阳土，非甘凉不复。肝病治胃，是仲景法。

人参、麦冬、粳米、佩兰叶、川斛、陈皮。(《临证指南医案·卷六·三消·肝阳犯胃》)

🫖 钱，五十。阳动消烁，甘缓和阳生津。

生地、炙黑甘草、知母、麦冬、枣仁、生白芍。(《临证指南医案·卷六·三消·阳动烁津》)

🫖 汪。肺热，膈消热灼，迅速如火，脏真之阴日削。先议清肺，以平气火。法当苦降以轻，咸补以重，继此再商滋养血液。

枯黄芩煎汤，溶入阿胶二钱。(《种福堂公选医案·三消》)

🫖 王，四五。形瘦脉搏，渴饮善食，乃三消证也。古人谓：入水无物不长，入火无物不消。河间每以益肾水制心火，除肠胃激烈之燥，济身中津液之枯，是真治法。

玉女煎（生石膏、熟地、麦冬、知母、牛膝。编者注）。(《临证指南医案·卷六·三消·肾阴虚心火亢》)

🫖 徐。今年长夏久热，伤损真阴。深秋天气收肃，奈身中泄越已甚，吸短精浊，消渴眩晕。见症却是肝肾脉由阴渐损及阳明胃络，纳谷减，肢无力。越人所云阴伤及阳，最难充复。诚治病易，治损难耳。

人参、天冬、生地、茯神、女贞、远志。(《临证指南医案·卷

一·虚劳·阴虚》)

🍵 杨,二六。渴饮频饥,溲溺浑浊,此属肾消。阴精内耗,阳气上燔。舌碎绛赤,乃阴不上承,非客热宜此。乃脏液无存,岂是平常小恙?

熟地、萸肉、山药、茯神、牛膝、车前。(《临证指南医案·卷六·三消·肾消》)

🍵 阴泄阳冒频遗,蚘䖡寒热消渴,气上撞心,欲寐惊惕,饮多呕逆,两足如坠,茎中凝窒。《金匮》谓阴气先伤,阳乃独发。见症厥阴经疟,与上焦治异。

鲜生地、知母、生甘草梢、元参、川斛、竹叶。(《眉寿堂方案选存·卷上·疟疾》)

🍵 朱。消渴干呕,口吐清涎,舌光赤,泄泻。热病四十日不愈,热邪入阴。厥阳犯胃,吞酸不思食。久延为病伤成劳。

川连、乌梅、黄芩、白芍、人参、诃子皮。(《临证指南医案·卷六·泄泻·肝犯胃》)

汗　证

【临证表现】

汗出,汗多,头汗淋漓,汗泄甚,汗出如雨,汗大泄,自汗,寐则盗汗,叨叨汗泄,**漐漐**有汗,冷汗,夜有冷汗,五心汗出,五心热,心中烦热,烦躁,口渴,烦渴,频吐涎沫,口淡无味,渴饮,嘈杂如饥,不食不饥,不食易饥,食入即饱,食少,食减,不纳谷食,知饥少纳,胸痞,脘中痞闷不舒,心腹窒塞,侧眠咳痰,心悸,头晕,头旋,寐多惊恐,寐中呻吟,神困神疲,形神疲瘁,形瘦,面无淖泽,寒从背起,恶风,形寒,体冷,下体怯冷,身痛,背痛,周身皮肤大痛,肢节酸楚,自利,便秘,肛中气坠,如欲大便。舌白,舌红,舌白带灰黑色,舌绛;脉形濡弱,脉细,脉细弱,脉虚细无力,脉濡,脉微,脉芤,脉缓,脉大。

【临证经验】

叶桂门人邹滋九总结叶氏诊治汗证经验说，经云：阳之汗以天地之雨名之。又云：阳加于阴谓之汗。由是推之，是阳热加于阴，津散于外而为汗也。夫心为主阳之脏，凡五脏六腑表里之阳，皆心主之，以行其变化，故随其阳气所在之处，而气化为津，亦随其火扰所在之处，而津泄为汗，然有自汗盗汗之别焉。夫汗本乎阴，乃人身之津液所化也。经云：汗者心之液。又云：肾主五液。故凡汗症，未有不由心肾虚而得之者。心之阳虚，不能卫外而为固，则外伤而自汗，不分寤寐，不因劳动，不因发散，溱溱然自出，由阴蒸于阳分也。肾之阴虚，不能内营而退藏，则内伤而盗汗，盗汗者，即《内经》所云寝汗也，睡熟则出，醒则渐收，由阳蒸于阴分也。故阳虚自汗，治宜补气以卫外，阴虚盗汗，治当补阴以营内。如气虚表弱，自汗不止者，仲景有黄芪建中扬，先贤有玉屏风散。如阴虚有火，盗汗发热者，先贤有当归六黄汤、柏子仁丸。如劳伤心神，气热汗泄者，先生用生脉四君子汤。如营卫虚而汗出者，宗仲景黄芪建中汤，及辛甘化风法。如卫阳虚而汗出者，用玉屏风散、芪附汤、真武汤及甘麦大枣汤，镇阳理阴方法。按症施治，一丝不乱，谓之明医也，夫复奚愧！（《临证指南医案·卷三·汗》）

徐大椿评注说，汗出总由于心大不宁，属热者多，属寒者少。今诸方皆用补阳治法，乃一偏之见，皆由不知汗出之液在何经也，误人多矣。亡阳之汗，乃阳气飞越，下焦空虚，此乃危急之症，非参、附不能回阳，与自、盗等大不相同。医者全然不知，并为一病，贻误无穷，深为可笑。（《徐批临证指南医案·卷三·汗》）

【用药特色】

叶桂治疗汗证，临床常用人参、甘草、茯苓、白术、大枣、麦门冬、白芍药、附子、黄芪、煨姜、半夏、茯神、生地黄、阿胶、陈皮、桂枝、粳米、牡蛎、熟地黄、乌梅、五味子、薏苡仁、泽泻、冰糖、当归、防风、干姜、何首乌、滑石、龙骨、麻子仁、木瓜、沙参、天门冬、杏仁、知母、竹叶等。其中，人参应用 15 次，甘草应用 14 次，茯苓应用 10 次，白术、大枣、麦门冬应用 9 次，白芍药、附子、黄芪应用 7 次，煨姜应用 6 次，半夏应用 5 次，茯神、生地黄应用 4 次，阿胶、陈皮、桂枝、粳米、牡蛎、熟地黄、乌梅、五味子、薏苡仁、泽泻应用 3 次，冰糖、当归、防风、干姜、何首乌、滑石、龙骨、麻子仁、木瓜、沙参、天门冬、杏仁、知母、竹叶应用 2 次，白豆蔻、草果仁、代赭石、淡竹叶、丁香、浮小麦、甘蔗、谷芽、黄精、黄芩、桔梗、梨、莲子、鹿衔草、牡丹皮、青蒿、人中白、桑叶、山药、山萸肉、生姜、石膏、石斛、酸枣仁、通草、旋覆花、益智仁、玉竹、朱砂应用 1 次。

【小方医案】

🍵 病热，汗出复热而不少为身凉，此非疟疾，狂言失志。经所谓：阴阳交即是病也。交者，液交于外，阳陷于内耳，此属棘手症。

人参、生地、天冬。(《叶氏医案存真·卷一》)

🍵 曹。寒从背起，汗泄甚，面无淖泽，舌色仍白。邪未尽，正先怯，心虚痉震，恐亡阳厥脱。议用仲景救逆法加参。

又 舌绛，口渴，汗泄，疟来日晏。寒热过多，身中阴气大伤。刚补勿进，议以何人饮（何首乌、人参、当归、陈皮、煨姜。编者注）。

人参、何首乌。(《临证指南医案·卷六·疟·阳虚》)

🍵 方。脉形濡弱，形寒汗出，频吐涎沫，三日来寤不能寐。此胃中虚冷，阳气困惫，法当温中，佐以运通。宣导寒凉，断勿轻投。

丁香皮、益智仁、半夏、茯苓、广皮、煨姜。(《种福堂公选医案·胃阳虚》)

🍵 风温轻恙，误汗表疏，形寒自汗。先进建中法以和营卫，继当以参苓补剂，则表里平和可安。昨进建中法，因表气不固，形寒汗泄，主乎护阳理营。今继进《金匮》麦冬汤（麦冬、半夏、人参、甘草、大枣、粳米。编者注），以苏津液，得胃阴稍振，然后商进峻补，庶为合宜，不致偏胜之弊。

炒麦冬、生甘草、甜梨浆、北沙参、生白芍、甘蔗汁。(《眉寿

堂方案选存·卷上·春温》)

🍵 伏暑瘅疟，汗多脉细。

生谷芽、木瓜、乌梅肉、半夏曲、知母、细青蒿。(《未刻本叶天士医案·保元方案》)

🍵 寒热由四末迫劫胃津，是以病余不食不饥，叨叨汗泄。当养胃阴生津，以俟克复。

人参、卷心竹叶、生白芍、茯苓、麦门冬、麻仁。(《眉寿堂方案选存·卷上·疟疾》)

🍵 黄。体虚，温邪内伏。头汗淋漓，心腹窒塞，上热下冷，舌白烦渴。春阳升举为病，犹是冬令少藏所致。色脉参视，极当谨慎。

阿胶、生地、麦冬、生牡蛎、生白芍、茯苓。(《临证指南医案·卷五·温热·气血两伤》)

🍵 嘉兴，十八。阴火必从晡暮而升，寐中呻吟，是浮阳不易归窟。形瘦，食少，盗汗，摄固其下为是。

六味(六味地黄丸。编者注)加阿胶、人中白。(《叶氏医案存真·卷三》)

🍵 久虚劳损，几年不复。当春深阳气发泄，温邪乘虚入阴，寒热汗出，不纳谷食，脘中痞闷不舒，胃乏气运，侧眠咳痰。病势险笃，恐难万全。

人参、覆花、木瓜、茯苓、赭石、炒粳米。(《眉寿堂方案选存·卷上·春温》)

🍵 脉虚细无力，热止后汗多，心悸头晕，寐多惊恐，舌红营阴受伤，理宜和阳存阴。

生地、麦冬、淮小麦、阿胶、人参、炒麻仁。(《叶氏医案存真·卷二》)

🍵 梅，四三。案牍积劳，神困食减，五心汗出。非因实热，乃火与元气势不两立，气泄为热为汗。当治在无形，以实火宜清，虚热宜补耳。议用生脉四君子汤。(《临证指南医案·卷三·汗·劳伤心神》)

某，二一。脉细弱，自汗体冷，形神疲瘁，知饥少纳，肢节酸楚。病在营卫，当以甘温。

生黄芪、桂枝木、白芍、炙草、煨姜、南枣。(《临证指南医案·卷三·汗·营卫虚》)

某，二一。脉细自汗，下体怯冷，卫阳式微使然。

黄芪三钱、熟附子七分、熟於术一钱半、炙草五分、煨姜一钱、南枣三钱。(《临证指南医案·卷三·汗·卫阳虚》)

某，三二。脉濡自汗，口淡无味，胃阳惫矣。

人参、淡附子、淡干姜、茯苓、南枣。(《临证指南医案·卷三·脾胃·胃阳虚》)

某。汗多，身痛，自利，小溲全无，胸腹白疹，此风湿伤于气分。医用血分凉药，希冀热缓，殊不知湿郁在脉为痛，湿家本有汗不解。

苡仁、竹叶、白蔻仁、滑石、茯苓、川通草。(《临证指南医案·卷五·湿·湿郁经脉痛》)

某。积劳，神困食减，五心热，汗出。是元气虚，阴火盛。宜补中。

生脉四君子汤。(《临证指南医案·卷一·虚劳·中虚》)

某。劳伤，阳虚汗泄。

黄芪三钱、白术二钱、防风六分、炙草五分。(《临证指南医案·卷三·汗·卫阳虚》)。

某。脉芤，汗出，失血背痛，此为络虚。

人参、炒归身、炒白芍、炙草、枣仁、茯神。(《临证指南医案·卷二·吐血·营虚》)

疟得汗不解，近来竟夜汗出，且胸痞、不饥、形瘦、脉大、便秘。显然阴虚体质，疟邪烁液，致清阳痞结脘中。议以柔剂存阴却邪。

竹卷心、辰砂益元散、生地、麦冬、知母。(《叶天士医案》)

疟三日乃发，是邪伏在阴，经年虽止，正伤难复。卫阳外泄，汗出神疲，宜甘温益气之属。五旬向衰，必节劳保养，不徒恃药。

养营法用煨姜三两、南枣四两，煮汁泛丸。（《眉寿堂方案选存·卷上·疟疾》）

🫖 身热解堕，恶风汗出如雨，喘渴，不任劳事，《内经》谓漏风症。此饮酒汗出当风，邪留腠理也。

白术、泽泻、麋衔草、新会皮。（《叶氏医案存真·卷二》）

🫖 王。春半，寐则盗汗，阴虚，当春阳发泄，胃口弱极。

六黄苦味未宜，用甘酸化阴法。

人参、熟地、五味、炙草、湖莲、茯神。（《临证指南医案·卷一·虚劳·阴虚阳浮兼胃阴虚》）

🫖 温邪上受，肺气痹塞，周身皮肤大痛，汗大泄，坐不得卧，渴欲饮水，干呕不已。从前温邪皆从热化，议以营卫邪郁例，用仲景越婢汤法。

杏仁、桂枝木、茯苓、炒半夏、生石膏。（《眉寿堂方案选存·卷上·冬温》）

🫖 吴，十五。近日天未寒冷，病虚气不收藏，所感之邪谓冬温。参、苓益气，薄荷、桔梗、杏仁泄气，已属背谬，加补骨脂温涩肾脏，尤不通之极。自述夜寐深更，**漐漐**有汗。稚年阴不充，阳易泄，论体质可却病。

桑叶、大沙参、玉竹、苡仁、生甘草。

糯米汤煎药。（《临证指南医案·卷五·温热·冬温伤液》）

🫖 小产后，汗多寒热。

龙骨、白芍、南枣、牡蛎、炙草。（《眉寿堂方案选存·卷下·女科》）

🫖 徐，二九。奔走五日，即是劳力动伤阳气。血从右起，夜有冷汗，乃阳络空隙而泄越矣。凡治吐血之初，多投凉血降气，以冀其止。孰知阳愈渗泄，益增病剧，屡矣。

黄精、黄芪、炙草、苡仁、茯神。（《临证指南医案·卷二·吐血·劳伤中气虚》）

🫖 徐方鹤。脉缓舌白带灰黑色，心中烦热，汗多渴饮，嘈杂如饥，肛中气坠，如欲大便。平昔苦于脱肛，病虽夹湿热，寒凉清湿热之药味难投，拟进和中法。

炒麦冬、粳米、川斛、半夏、南枣（《叶氏医案存真·卷二》）

🫖 阳升烦热，自汗，头旋。

熟地、天冬、人参、茯神、牡蛎、龙骨。（《未刻本叶天士医案·保元方案》）

🫖 阳微，湿阻汗泄。

术附汤（白术、附子、甘草、生姜、大枣。编者注）。（《未刻本叶天士医案·方案》）

🫖 阳微自汗。

生於术、防风根、煨姜、大南枣、生黄芪、淡附等。（《未刻本叶天士医案·保元方案》）

🫖 阳虚，自汗怯冷。

於术、附子、黄芪。

滚水泛丸。（《未刻本叶天士医案·方案》）

🫖 遇天气郁悖泛潮，常以枇杷叶拭去毛，净锅炒香，泡汤饮之四次，取芳香不燥，不为秽浊所侵，可免夏秋时令之病，若汗出口渴，夜坐火升舌碎，必用酸甘化阴以制浮阳上亢。

蒸熟乌梅肉一钱、冰糖三钱，煎汤饮。（《叶氏医案存真·卷二》）

🫖 遇天气郁悖泛潮，常以鲜佩兰叶泡汤一二次，取芳香不燥，不为秽浊所犯，可免夏秋时令之病。鲜莲子汤亦好，若汗出口渴，夜坐火升舌碎，必用酸甘化阴，以制浮阳上亢，宜着饭蒸熟。

乌梅肉、冰糖，略煎一沸，微温和服一次。（《叶氏医案存真·卷二》）

🫖 朱，三六。脉微汗淋，右胁高突而软，色痿足冷，不食易饥，食入即饱。此阳气大伤，卫不拥护，法当封固。

人参、黄芪、制川附子、熟於术。（《临证指南医案·卷三·汗·卫阳虚》）

🫖 浊气上逆，恶心不食，冷汗烦躁，最防暴脱。不可但执恶露滞满，而专泄气攻血。

人参、淡干姜、淡附子、泽泻。

冲入童便。（《叶氏医案存真·卷一》）

虚　损

【临证表现】

虚劳，日渐形色消夺，形神衰，形神困顿，难以名状，形神萎靡，气弱神倦，肉消形脱，形肌日瘁，色苍形瘦，羸瘦肉瘦，形瘦，少壮形神憔悴，身体前后牵掣不舒，潮热不息，每夜寒热，多惊恐，夜必惊惕而醒，喜热恶寒，咽干，渴饮，喜冷饮，汗出，脘痹不饥，食物减，纳食不运，食入不运，腹胀腹鸣，少腹及腰肋痛，气短咳呕，身动喘急，吸气不入，劳伤嗽血，咽痛音哑，晡热便溏，自利，晨泄，间或便溏，督虚背凛，形寒怯冷，四肢常自寒冷，小腹冷，喜饮热汤，身痛，四肢无力，少年形色衰夺，未老早衰，足跗至晚必肿。舌灰黄，舌碎腭腐；脉左数甚，脉微细，脉微，脉微不耐按，脉细，脉细数，脉细如丝，脉芤而数，脉来小弱，脉沉濡小涩，脉弦数，脉弦劲。

【临证经验】

叶桂门人邹滋九总结叶氏诊治虚损经验说，虚损之证，经义最详，其名不一。考《内经》论五脏之损，治各不同。越人有上损从阳，下损从阴之议。其于针砭所莫治者，调以甘药。《金匮》遵之而立建中汤，急建其中气，俾饮食增而津血旺，以致充血生精而复其真元之不足，但用稼穑作甘之本味，而酸辛咸苦在所不用。盖舍此别无良法可医。然但能治上焦阳分之损，不足以培下焦真阴之本也。赖先生引申三才、固本、天真、大造、桂枝龙骨牡蛎、复脉等汤，以及固摄诸方，平补足三阴法，为兼治五脏一切之虚，而大开后人聋聩，可为损证之一助也。夫《金匮》又云："男子脉大为劳，极虚亦为劳。"夫脉大为气分泄越，思虑郁结，心脾营损于上中，而营分委顿，是归脾、建中、养营、四君、五味、异功等汤之所宜也。脉极虚亦为劳，为精血内夺，肝肾阴不自立，是六味、八味、天真、大造、三才、固本、复脉等汤，以及平补足三阴、固摄诸法所宜也。然仲景以后，英贤辈出，岂无阐扬幽隐之人？而先生以上，又岂无高明好学之辈？然欲舍仲景先生之法，而能治虚劳者，不少概见。即如东垣、丹溪辈，素称前代名医，其于损不肯复者，每以参术为主，有用及数斤者，其意谓有形精血难复，急培无形之气为要旨。亦即仲景建中诸汤而扩充者也。又厥后，张景岳以命门阴分不足是为阴中之阴虚，以左归饮、左归丸为主；命门阳分不足者，为阴中之阳虚，以右归饮、右归丸为主。亦不外先生所用三才、固本、天真、大造等汤，以及平补足三阴、固摄诸法，而又别无所见也。故后人称仲景先生善治虚劳者，得其旨矣。（《临证指南医案·卷一·虚劳》）

叶桂门人邵新甫总结叶氏诊治虚损经验说，久虚不复谓之损，损极不复谓之劳。此虚劳损三者，相继而成也。参其致病之由，原非一种；所现之候，难以缕析。大凡因烦劳伤气者，先生用治上治中，所以有甘凉补肺胃之清津，柔剂养心脾之营液，或甘温气味、建立中宫，不使二气日偏，营卫得循行之义。又因纵欲伤精者，当治下而兼治八脉。又须知填补精血精气之分，益火滋阴之异。或静摄任阴，温理奇阳之妙处。若因他症失调，蔓延而致者，当认明原委，随其机势而调之，揣先生之用意，以分其体质之阴阳为要领，上中下见症为着想，传变至先后天为生死断诀。若逐节推求，一一根荄可考，非泛泛然而凑用几味补药，漫言为治也。（《临证指南医案·卷一·虚劳》）

徐大椿评注说，此老治虚劳之法，不外清肺养胃滋肾，虽无大害，而毫无意义。轻者可愈，重者病日增而已。至其所遵仲景之法，又大失先贤本旨。当时仲景之所谓虚劳者，乃虚寒之证，故其脉浮大扎迟。又方中用饴糖，乃因腹中痛而设。今日之所谓虚劳，乃阴竭而浮火上炎，脉皆细数，与建中汤正相反，乃亦以此为治，此所谓耳食之学也。余曾目睹此老治阴虚大升之人，与建中而变喉痹血冒者，不下数人，当时此老竟不悟也。故附记于此。（《徐批临

证指南医案·卷一·虚劳》)

【用药特色】

叶桂治疗虚损，临床常用人参、茯苓、熟地黄、茯神、甘草、陈皮、当归、麦门冬、石斛、天门冬、生地黄、莲子、五味子、益智仁、白芍药、半夏、木瓜、阿胶、白术、枸杞子、柏子仁、煨姜、大枣、谷芽、黑豆皮、山药、菟丝子、知母、白扁豆、龟甲、黄柏、黄芪、牡丹皮、牛膝、芡实、猪脊筋、萆薢、荷叶、鸡子黄、粳米、蜜、肉苁蓉、沙参、沙苑子、生姜、巴戟天、贝母、鳖甲、大茴香、杜仲、甘蔗、黑铅、胡芦巴、胡桃肉、黄精、金箔、菊花、龙骨、鹿茸、女贞子、藕、青皮、秋石、人乳、桑叶、山楂、酸枣仁、桃仁、天花粉、乌梅、远志等。其中，人参应用 36 次，茯苓、熟地黄应用 30 次，茯神、甘草应用 26 次，陈皮应用 21 次，当归应用 16 次，麦门冬、石斛应用 15 次，天门冬应用 13 次，生地黄应用 12 次，莲子、五味子应用 11 次，益智仁应用 9 次，白芍药、半夏、木瓜应用 8 次，阿胶、白术、枸杞子应用 7 次，柏子仁、煨姜应用 6 次，大枣、谷芽、黑豆皮、山药、菟丝子、知母应用 5 次，白扁豆、龟甲、黄柏、黄芪、牡丹皮、牛膝、芡实、猪脊筋应用 4 次，萆薢、荷叶、鸡子黄、粳米、蜜、肉苁蓉、沙参、沙苑子、生姜应用 3 次，巴戟天、贝母、鳖甲、大茴香、杜仲、甘蔗、黑铅、胡芦巴、胡桃肉、黄精、金箔、菊花、龙骨、鹿茸、女贞子、藕、青皮、秋石、人乳、桑叶、山楂、酸枣仁、桃仁、天花粉、乌梅、远志应用 2 次，赤石脂、川芎、穿山甲、大麦仁、淡菜、地骨皮、附子、干姜、龟胶、旱莲草、诃子、黑芝麻、厚朴、琥珀、黄连、黄鳝、蒺藜、金樱子、坎气、苦参、梨、连翘、龙眼肉、鹿角霜、绿豆皮、麻子仁、牡蛎、牛乳、糯稻根须、炮姜、青葱、肉豆蔻、桑螵蛸、砂仁、山茱萸、琐阳、檀香、桃核仁、童便、细辛、香附、浮小麦、新绛、旋覆花、鱼鳔胶、玉竹、元稻根须、枳实、猪肾、竹茹、竹叶、紫石英应用 1 次。

【小方医案】

🫖 不独下焦阴损，中气亦惫矣，当归家调理为要。

人参、茯苓、半夏曲、橘红、木瓜、大麦仁。(《未刻本叶天士医案·保元方案》)

🍵 不独阴损，气亦乏矣，无力用参，奈何？

黄芪、当归、南枣、黄精、茯神、炙草。(《未刻本叶天士医案·保元方案》)

🍵 陈，二一。春病至夏，日渐形色消夺。是天地大气发泄，真气先伤，不主内守，为损怯之证。不加静养，损不肯复，故治嗽治热无用。交节病加，尤属虚象。脉左数甚，肛有漏疡，最难全好。

熟地、炒山药、建莲、茯苓、猪脊筋。(《临证指南医案·卷一·虚劳·阴虚》)

🍵 陈，十七。疬劳在出幼之年，形脉生气内夺。冬月可延，入夏难挨。由真阴日消烁，救阴无速功，故难治。

两仪煎 (人参、熟地，熬膏，白蜜收。编者注)。(《临证指南医案·卷一·虚劳·阴虚》)

🍵 陈。交春三月，每夜寒热，渴饮，汗出，是皆阴损于下，孤阳独自上冒也。虚劳兼有漏疡，加以情怀悒郁，损伤不在一处，少腹及腰肋痛，议治在肝胃之间。

桃仁、旋覆花、丹皮、新绛、青葱、柏子仁。(《叶氏医案存真·卷三》)

🍵 陈升葵弟。劳病先伤阴气，继而阳伤，夏季脾胃不和，䐜胀腹鸣，晨泄。凡阳虚外寒，阴虚热蒸，皆虚不肯复元之象，非草木可为。病人述腹中气通小愈，用药当宗此旨。

人参、谷芽、茯苓、白芍、炙草、新会皮。(《叶氏医案存真·卷三》)

🍵 程，二五。男子思念未遂，阴火内燔，五液日夺，孤阳升腾，熏蒸上窍，已失交泰之义。此非外来之证，凡阴精残惫，务在胃旺，纳谷生阴。今咽喉鼻耳诸窍，久遭阴火之迫，寒凉清解仅调六气中之火，而脏真阴火乃闪电迅速莫遏。清寒必不却病，良由精血内空，草木药饵不能生精充液耳。

细生地、清阿胶、猪脊筋、天冬、川石斛。(《种福堂公选医

案·虚劳》）

🫖 程，六十二岁。形神衰，食物减，是积劳气伤，甘温益气，可以醒复。男子六旬，下元固虚，若胃口日疲，地味浊阴，反伤中和。

异功散（人参、茯苓、白术、甘草、陈皮。编者注）。（《叶天士晚年方案真本·杂症》）

程。今年厥阴司天，春分地气上升，人身阳气上举，风乃阳之化气，阴衰于下，无以制伏，上愈热斯下愈寒，总属虚象。故龟胶、人乳，皆血气有情，服之小效者，非沉苦寒威也。兹定咸味入阴，介类潜阳法。

炒熟地、龟胶、阿胶、炒远志、炒山药、湖莲。

六七日后，仍进琼玉膏（地黄、茯苓、人参、白蜜，臞仙加琥珀、沉香。编者注）减沉香。（《临证指南医案·卷一·虚劳·阴虚》）

🫖 此血虚络松，气失其护，左胁喜按，难以名状。宜辛润理虚，切勿乱投药饵。

杞子、柏子仁、酸枣仁、茯神、桂圆肉、大胡麻。（《未刻本叶天士医案·方案》）

🫖 董。病久正气已衰，喜热恶寒，为虚。诊得左脉尚弦，病在肝，但高年非伐肝平肝为事，议通补胃阳。

人参、茯苓、煨姜、新会皮、炒粳米、炒荷叶蒂。（《临证指南医案·卷三·木乘土·肝胃》）

🫖 督虚背凛，脉来微细，此阴中之阳伤矣，法宜柔温养之。

鹿茸、菟子、归身、巴戟、杜仲、茯苓。（《未刻本叶天士医案·保元方案》）

🫖 杜，二一。阴精久损，投以填纳温润。入夏至晚火升，食物少减，仍属阴亏。但夏三月，必佐胃药。

参须、麦冬、五味、茯神、建莲、芡实。（《临证指南医案·卷一·虚劳·阴虚阳浮兼胃阴虚》）

🫖 杜，凤阳，三十八岁。疟后脾弱，肝乘中气不舒，易生嗔怒。

生益智仁、檀香末、茯苓块、新会皮、枳实皮。

为末，水泛丸。(《叶天士晚年方案真本·杂症》)

🍵 二气交虚，是以形神困顿，难以名状。药饵自宜血肉补之，先以贞元饮益之。

贞元饮（熟地、炙草、当归。编者注）。(《未刻本叶天士医案·方案》)

🍵 风毒湿郁，为六气所伤。医治经年，必损气血，为内伤症。

白蒺藜鸡子制、枸杞子。(《眉寿堂方案选存·卷下·外科》)

🍵 肝肾两亏，虚火烁金，用纳气法。

熟地、牛膝、白芍、青铅、童便、山药。(《叶氏医案存真·卷三》)

🍵 肝血内耗，已成干血瘵疾，咽痛音哑，晡热便溏，最不易治。

生地、元稻根须、川斛、麦冬、穭豆干皮、茯神。(《未刻本叶天士医案·保元方案》)

🍵 肝阴有亏，厥阳内燔。

鳖甲、丹皮、生地黄、白芍、青皮、穭豆皮。(《未刻本叶天士医案·方案》)

🍵 顾，廿岁。内损是脏阴中来，缘少年欲念萌动未遂，龙雷闪烁，其精离位，精血虽有形象，损去药不能复，必胃旺安纳。古称精生于谷，迨病日久，阴损枯涸，渐干阳位，胃口淹淹不振。中乏砥柱，如妖庙焚燎莫制。阳主消铄，遂肌瘦喉刺。《褚氏遗书》论损怯，首云：男子神志先散，为难治之证。此下损及中至上之义。问大便三日一行而枯涩，五液干枯，皆本乎肾。肾恶燥，味咸为补，佐苦坚阴，医以不按经义杂治，谈何容易！

人参、阿胶、鲜生地、茯神、龟甲、柏子仁。(《叶天士晚年方案真本·杂症》)

🍵 寡居菀（即蕴积之意。编者注）劳，系乎情志损伤，草木难以奏功。因近日火升下寒，暂进加味贞元饮，制龙相之陡起。

熟地、白芍、青铅、牛膝炭、茯苓。(《眉寿堂方案选存·卷下·女科》)

🫖 管，四十三岁。食减肉瘦，食已不运，诊关前沉濡小涩，尺中虚芤。脾阳宜动，肾阳宜藏，见此脉症，未老早衰。内损以调偏，莫言攻邪。

人参、茯苓、荜茇、胡芦巴、生益智、生姜。(《叶天士晚年方案真本·杂症》)

🫖 寒热半年，少时色黄，气短咳呕，是内损营卫迭偏，劳怯重病。

人参、茯苓、黄芪、炙草、煨姜、南枣。(《叶氏医案存真·卷三》)

🫖 胡，三一。形质伟然，吸气不入，是肾病。自言心绪少适，六七年久药无效。近来纳食不运，夜必惊惕而醒。先以两安心肾，镇怯理虚。

人参、茯苓、龙骨、小麦、炙草、金箔。(《种福堂公选医案·虚劳》)

🫖 华，二八。劳损，加以烦劳，肉消形脱，潮热不息，胃倒泄泻，冲气上攻则呕。当此发泄主令，难望久延。

人参、诃子皮、赤石脂、蒸熟乌梅肉、新会皮、炒白粳米。(《临证指南医案·卷一·虚劳·胃虚呕泻》)

🫖 渐延干血，急急护阴。

熟地、天冬、川石斛、阿胶、茯神、鸡子黄。(《未刻本叶天士医案·保元方案》)

🫖 精气不旺，邪留肾络不解。大凡邪在阳可散，入阴之邪，必温经可托出，留邪为解之、化之不同法也。

人参、鹿茸、鹿角霜、舶茴香、当归、细辛。(《叶氏医案存真·卷二》)

🫖 劳怯形肌日瘁，食减自利，腹痛寒热，由阴虚已及脾胃。无治嗽清滋之理，姑以戊己汤加五味，摄阴为议，是难愈之证。

炒白芍、炙甘草、北五味。(《叶氏医案存真·卷一》)

🫖 劳伤肾，左脉弦数。

贞元饮。(《未刻本叶天士医案·保元方案》)

🫖 劳伤嗽血。

生黄芪皮三钱、茯苓三钱、炙黑甘草五分、黄精三钱、南枣三钱。(《临证指南医案·卷二·吐血·劳伤中气虚》)

🫖 劳伤脱力，能食。

贞元饮。(《未刻本叶天士医案·保元方案》)

🫖 李，三十岁。农人。入夏必烦倦。饮酒者脾胃必弱。建中益气法。

熟於术、益智仁、茯苓、木瓜、广皮、生白扁豆。

🫖 林，十八。色苍形瘦，禀质阴虚火亢，津液不充，喜冷饮。夏季热蒸，须培生气，顺天时以调理。

麦冬、知母、川贝、地骨皮、丹皮、绿豆皮。(《种福堂公选医案·虚劳》)

🫖 吕，二四。阴疟一年方止。羸瘦妨食，食入不运，不饮汤水，四肢无力，诊脉微弱不鼓。屡进六君益气无效，当温里通阳，从火生土意。

人参、熟附子、生益智、茯神、白芍、生姜。(《临证指南医案·卷六·疟·三日疟阳虚》)

🫖 吕。冲年久坐诵读，五志之阳多升。咽干内热，真阴未能自旺于本宫。诊脉寸口动数，怕有见红之虑。此甘寒缓热为稳，不致胃枯耳。

生地、天冬、女贞、茯神、炙草、糯稻根须。(《临证指南医案·卷一·虚劳·阴虚阳浮兼胃阴虚》)

🫖 脉微。

熟地、天冬、茯神、人参、霍斛、杞子。(《未刻本叶天士医案·方案》)

🫖 脉微不耐按，真元已惫，何暇理邪？症危不易图治。

贞元饮。(《未刻本叶天士医案·方案》)

🍵 脉细。

熟地、当归、川石斛、茯神、炙草、麦门冬。(《未刻本叶天士医案·方案》)

🍵 脉细如丝。

焦术、益智、荜茇、炮姜、菟饼、肉蔻。(《未刻本叶天士医案·保元方案》)

🍵 脉细数，脏阴下夺，虚损已露。

熟地、霍石斛、鲜藕汁、茯神、鲜莲子、白扁豆。(《未刻本叶天士医案·方案》)

🍵 某，二四。阴伤及阳，加以春夏大地阳气主泄，真无内聚，形神萎靡。大凡热必伤气，固气正以迎夏至一阴来复。

人参、熟地、五味、炒山药、芡实、建莲(《临证指南医案·卷一·虚劳·阴阳并虚》)

🍵 某，廿。少壮形神憔悴，身体前后牵掣不舒。此奇经脉海乏气，少阴肾病何疑。

淡苁蓉、甘枸杞、当归、牛膝、沙苑、茯苓。(《临证指南医案·卷一·虚劳·阳虚》)

🍵 某，五三。下元水亏，风木内震。肝肾虚，多惊恐，非实热痰火可攻劫者。

生地、清阿胶、天冬、杞子、菊花炭、女贞实。(《临证指南医案·卷一·肝风·肝肾阴虚》)

🍵 某。神伤精败，心肾不交，上下交损，当治其中。

参术膏。米饮汤调送。(《临证指南医案·卷一·虚劳·中虚》)

🍵 某。胃阳受伤，腑病以通为补，与守中，必致壅逆。

人参、粳米、益智仁、茯苓、广皮、炒荷叶。(《临证指南医案·卷三·脾胃·胃阳虚》)

🍵 某氏。疟邪内陷，变成阴疟，久延成劳。务以月经通爽，不致邪劫干血。

生鳖甲—两、桃仁三钱、炒丹皮—钱、穿山甲三钱、楂肉—钱半、生香附—钱半。(《临证指南医案·卷六·疟·气血凝络》)

🍵 庞。久损精神不复，刻下土旺，立春大节，舌碎腭腐。阳升阴不上承，食不知味，欲吐。下损及胃，最属不宜。

人参、炒麦冬、紫衣胡桃肉、熟地鸡子黄、茯神。(《种福堂公选医案·虚劳》)

🍵 气弱神倦，食减。

谷芽、半曲、新会、茯苓、木瓜、煨姜。(《未刻本叶天士医案·方案》)

🍵 气弱神倦，食少。

人参、北五味、茯神、麦冬、鲜莲子、霍斛。(《未刻本叶天士医案·保元方案》)

🍵 气弱神倦，知饥妨食。

人参、谷芽、宣州木瓜、茯神、霍斛、鲜莲子肉。(《未刻本叶天士医案·保元方案》)

🍵 清养胃阴。

知母、麦门冬、川贝母、霍斛、甜竹茹、嘉花粉。(《未刻本叶天士医案·保元方案》)

🍵 色脉皆不妥，胃强能纳，庶几望其痊可。

人参、益智、炒谷芽、茯苓、广皮、宣木瓜。(《未刻本叶天士医案·保元方案》)

🍵 色萎，脉弦数，营损之象，益以甘缓。

当归、炙草、煨姜、茯苓、广皮、南枣。(《未刻本叶天士医案·方案》)

🍵 邵。精血伤，气不潜纳，阳浮扰神则魂魄不宁，脏阴不安其位。

人参、炙草、建莲、茯神、龙骨、金箔。(《临证指南医案·卷一·虚劳·阴虚》)

🍵 沈，四十九岁。操持经营，神耗精损，遂令阴不上朝，内风动跃，为痱中之象。治痰攻劫温补，阴愈损伤，枯槁日甚，幸以育阴息风小安。今夏热益加发泄，真气更虚。日饵生津益气勿怠，大暑不加变动，再商调理。固本丸去熟地，加北味。

天冬、生地、人参、麦冬、五味。(《临证指南医案·卷一·中风·液虚风动》)

🫖 暑热伤气，神倦食减。

川连、木瓜、荷叶边、半曲、茯苓、广皮白。(《未刻本叶天士医案·保元方案》)

🫖 暑湿虽去，胃气未复，务宜薄味静养，勿令客邪再扰。

石斛、广皮、半夏曲、煨益智仁、茯苓、青皮。(《眉寿堂方案选存·卷上·暑》)

🫖 孙，横山头，廿岁。男子及长，欲萌未遂，肾中龙火暗动，精血由此暗伤。阴虚自内脏而来，凉肝嗽药，必致败坏。盖胃口一疲，精血枯槁矣。

人参、熟地、茯神、五味、天冬、麦冬。(《叶天士晚年方案真本·杂症》)

🫖 汪。劳倦阳伤，形寒骨热，脉来小弱。非有质滞着，与和营方。

当归、酒炒白芍、炙草、广皮、煨姜、大枣。(《临证指南医案·卷一·虚劳·营虚》)

🫖 汪。舌灰黄，脘痹不饥，形寒怯冷。脾阳式微，不能运布气机，非温通焉能宣达。

半夏、茯苓、广皮、干姜、厚朴、荜茇。(《临证指南医案·卷三·脾胃·脾阳虚》)

🫖 吴。诊脉，肝胆独大，尺中动数。先天素弱，水亏，木少滋荣。当春深长夏，天地气机泄越，身中烦倦食减，皆热伤元气所致。进以甘酸，充养胃阴，少俟秋肃天降，培植下焦，固纳为宜。

炒麦冬、木瓜、北沙参、生甘草、乌梅。(《临证指南医案·卷五·暑·烦劳伤暑胃虚》)

🫖 心营肺卫同治。

鲜生地、蔗汁、生甘草梢、麦门冬、花粉。(《眉寿堂方案选存·卷上·暑》)

🫖 形脉俱虚，不饥不食。积劳虚人，得深秋凉气外侵，引动宿邪，内蒸而为烦渴，已非柴、芩、半夏之证。急救津液，以清伏邪。

竹叶、生地、梨汁、连翘、麦冬、蔗汁。(《眉寿堂方案选存·卷上·燥病》)

🫖 血乏，不饥，喜饮热汤，小腹冷。且益胃阳，佐以调营。

当归、谷芽、炙甘草、茯苓、新会、半夏曲。(《未刻本叶天士医案·方案》)

🫖 血隶阳明而来，但脉芤而数，色萎少采，少阴之阴伤矣。自知病因，葆真静养，庶几扶病延年。

熟地、川斛、麦冬、北参、茯神、扁豆。(《未刻本叶天士医案·保元方案》)

🫖 血虚身痛。

当归、浙菊花、霜桑叶、茯苓、巨胜子、柏子仁。(《未刻本叶天士医案·方案》)

🫖 严。填阴则阳和风息，虽已获效，春分后，诊左脉垂尺已减，右脉弦，恐夏热气泄，有减食神烦之虑。早上仍用前方，晚进戊己法，仿仲景肝病实脾之意。

人参、熟术、茯苓、炙草、广皮、白芍。(《种福堂公选医案·肝风脾虚》)

🫖 阳衰则神痹，补阳宜甘温。

六君子汤（人参、茯苓、白术、甘草、陈皮、半夏。编者注）。(《未刻本叶天士医案·方案》)

🫖 养阴涵木，以和浮阳。

生地、穞豆皮、珠菜、茯神、川石斛、鲜藕。(《未刻本叶天士医案·方案》)

🫖 叶，三一。病损不复，八脉空虚。不时寒热，间或便溏。虽步履饮食如常，周身气机尚未得雍和。倘调摄失慎，虑其反复。前丸药仍进，煎方宗脾肾双补法。

人参一钱、茯苓三钱、广皮一钱、炒沙苑一钱、益智仁（煨研）一钱、炒菟丝饼二钱。(《临证指南医案·卷一·虚劳·脾肾兼虚》)

　　益阴固精。

　　熟地、茯神、湘莲、左牡蛎、穞豆皮、苦参。(《未刻本叶天士医案·方案》)

　　阴亏络痹。

　　熟地、穞豆皮、桃核仁、茯神、川石斛、山楂炭。(《未刻本叶天士医案·方案》)

　　阴亏阳亢。

　　大补阴汤(黄柏、知母、熟地、龟甲、猪脊髓。编者注)。(《未刻本叶天士医案·方案》)

　　阴损及阳，寒热日加，脉数形瘦，其何以理。

　　贞元饮(熟地、炙草、当归。编者注)。(《未刻本叶天士医案·保元方案》)

　　阴损难复，谷雨气泄可虑。

　　熟地、茯神、天门冬、人参、阿胶、鸡子黄。(《未刻本叶天士医案·方案》)

　　有年气弱，食下少运，左脉弦劲，肝邪僭逆，将来恐有关格之患。

　　煨姜、宣木瓜、人参、茯苓、半夏曲、陈皮。(《未刻本叶天士医案·方案》)

　　右寸数，甘温之品宜缓。

　　熟地、茯神、旱莲草、天冬、湘莲、霍石斛。(《未刻本叶天士医案·方案》)

　　阅病原，参色脉，皆营阴不足，虚风萌动使然，法宜甘缓益阴。

　　人参、枸杞子、柏子仁、茯神、紫石英、酸枣仁。(《未刻本叶天士医案·保元方案》)

　　张，肛上，三十三岁。烈日追呼，气伤热迫，保胃阴以养肺，益肾阴以固本。

　　生白扁豆、白玉竹、北沙参、甘草、麦冬肉、桑叶。(《叶天士晚年方案真本·杂症》)

🍵 张。劳烦，夏秋气泄而病，交小雪不复元。咽中微痛，血无华色。求源内损不藏，阴中之阳不伏，恐春深变病。

熟地炭、清阿胶、川斛、浸白天冬、秋石二分。(《临证指南医案·卷一·虚劳·阴虚》)

🍵 镇补肝胃，既得进谷。阅来教(指患者来信所叙述的病症。编者注)仍是阴弱阳浮，姑拟补摄足三阴脏，必得小效。

人参、炙黑甘草、山药、芡实、熟地炭、茯神。(《眉寿堂方案选存·卷下·女科》)

🍵 钟，廿。少年形色衰夺，见症已属劳怯。生旺之气已少，药难奏功，求医无益。食物自适者，即胃喜为补。扶持后天，冀其久延而已。

鱼鳔、湖莲、秋石、芡实、金樱子。(《临证指南医案·卷一·虚劳·阴虚》)

🍵 钟，四五。未及五旬，肉消食减，此未老已衰。身动喘急，足跗至晚必肿，皆是肾真不司收摄纳气，根本先拨。草木微功，难以恢复。

坎气、人乳粉、五味子、胡桃肉。

蜜丸，人参汤送下。(《种福堂公选医案·虚劳》)

🍵 仲，三八。久劳内损，初春已有汗出，入夏食减，皆身中不耐大气泄越，右脉空大，色萎黄，衰极难复。无却病方法，议封固一法。

人参、黄芪、熟於术、五味。(《临证指南医案·卷一·虚劳·中虚》)

🍵 周，二四。先天禀薄，壮盛精气不足，形神劳动，阳乃浮越。精血皆有形，非旦夕可生。培养无形元气，可生有形之精血。勿诵读烦心，勿摇精动肾，静养百日，壮年可以生复。

🍵 两仪煎(人参、熟地，熬膏，白蜜收。编者注)。

🍵 周，七十。脉神形色，是老年衰惫，无攻病成法。大意血气有情之属，栽培生气而已。

每日不拘，用人乳或牛乳，约茶盏许，炖暖入姜汁三分。(《临

证指南医案·卷一·虚劳·阴虚》)

🫖 朱，临顿路。精血空隙在下，有形既去难生，但阴中之阳虚，桂附辛热刚猛，即犯劫阴燥肾。此温字若春阳聚，万象发生，以有形精血，身中固生气耳。

淡苁蓉、桑螵蛸、炒黑大茴香、琐阳、生菟丝子粉。(《叶天士晚年方案真本·杂症》)

🫖 朱，木渎，三十岁。外视伟然，是阳气发越于外，冬乏藏阳，肝肾无藏。上年酸甘见效，今当佐苦坚阴。

熟地、五味、萸肉、茯神、天冬、黄柏。(《叶天士晚年方案真本·杂症》)

🫖 朱，十二。奔走之劳，最伤阳气。能食不充肌肤，四肢常自寒冷。乃经脉之气不得贯串于四末，有童损之忧。

苁蓉二两、当归二两、杞子一两、茯苓二两、川芎五钱、沙苑五钱。

黄鳝一条为丸。(《临证指南医案·卷一·虚劳·劳动伤经脉》)

🫖 壮水之药，且晚难以奏绩。

大补阴汤。(《未刻本叶天士医案·方案》)

🫖 邹，四十六岁。辛能入肾，肾恶燥。凡辛能入血，则补辛以气走，通泄则燥伤肾阴。方中仙灵脾泄湿，半夏远志辛燥，由阳直泄气至下，人参、五味生津，亦为邪药之锋甚所劫，何惯惯乃尔。

人参、茯神、天冬、熟地、五味、柏子霜。

猪肾捣丸。(《叶天士晚年方案真本·杂症》)

🫖 左尺空虚。

菟丝饼、胡芦巴、茯苓、巴戟天、砂仁末、橘红。(《未刻本叶天士医案·方案》)

痹　证

【临证表现】

周身痹痛，血痹气滞，肢痹，四肢痹痛，痛甚于午后子前，跗酸痹痛，肉瞤筋惕而痛，肿痛流走四肢，长夏四肢痹痛，指不屈伸，周身流走作肿，手不能握，足不能履，痹痛偏左，入夜尤甚，痹痛在外踝筋骨，妨于行走，指节常有痹痛，肢末遂成挛痹，久痹酿成历节，膝痛如烙，筋骨痛软，筋纵痛甚，胫膝骨冷筋纵，肌肤甲错发痒，色萎黄；发热口干，面赤痰多，不饥不食，减食畏冷，口腻黏涎，腹中不和，腹痛，大便燥，大便不通，大便不爽，遗泄。舌干白苔，舌黄；脉弦大，脉浮大而数，脉小弱，脉沉小数，左脉如刃，右脉缓涩，脉小涩。

【临证经验】

叶桂门人邹滋九总结叶氏诊治痹证经验说，此证（指痹证。编者注）与风病相似，但风则阳受之，痹则阴受之，故多重着沉痛。其在《内经》，不越乎风寒湿三气。然四时之令，皆能为邪，五脏之气，各能受病。其实痹者，闭而不通之谓也。正气为邪所阻，脏腑经络，不能畅达，皆由气血亏损，腠理疏豁，风寒湿三气得以乘虚外袭，留滞于内，致湿痰浊血，流注凝涩而得之。故经云：三气杂至，合而为痹。又云：风胜为行痹，寒胜为痛痹，湿胜为着痹，以及骨痹、筋痹、脉痹、肌痹、皮痹之义。可知痹病之证，非偏受一气足以致之也。然而病证多端，治法亦异，余亦不能尽述。兹以先生治痹之法，为申明一二。有卫阳疏，风邪入络而成痹者，以宣通经脉，甘寒去热为主。有经脉受伤，阳气不为护持而为痹者，以温养通补，扶持生气为主。有暑伤气，湿热入络而为痹者，用舒通经脉之剂，使清阳流行为主。有风湿肿痛而为痹者，用参、术益气，佐以风药壮气为主。有湿热伤气，及温热入血络而成痹者，用固卫阳以却邪，及宣通营络，兼治奇经为主。有肝阴虚，疟邪入络而为痹者，以咸苦滋阴，兼以通逐缓攻为主。有寒湿入络而成痹者，以微通其阳，兼以通补为主。有气滞热郁而成痹者，从气分宣通为主。有肝胃虚滞而成痹者，以两补厥阴、阳明为治。有风寒湿入下焦经隧而为痹者，用辛温以宣通经气为主。有肝胆风热而成痹者，用甘寒和阳，宣通脉络为主。有血虚络涩，及营虚而成痹者，以养营养血为主。又有周痹、行痹、肢痹、筋痹，及风寒湿三气杂合之痹，亦不外乎流畅气血，祛邪养正，宣通脉络诸法。故张景岳云：治痹之法，只宜峻补真阴，宣通脉络，使气血得以流行，不得过用风燥等药，以再伤阴气。亦见道之言也。(《临证指南医案·卷七·痹》)

【用药特色】

叶桂治疗痹证，临床常用防己、桂枝、白术、茯苓、杏仁、当归、黄芪、姜黄、薏苡仁、萆薢、蚕沙、防风、石膏、天花粉、半夏、狗脊、寒水石、羌活、全蝎、生地黄，郁金、独活、甘草、海桐皮、黑豆皮、蒺藜、桑枝、麝香、石斛、乌头、陈皮、地龙、附子、钩藤、滑石、黄柏、羚羊角、牡丹皮、通草、细辛等。其中，防己应用15次，桂枝应用11次，白术、茯苓、杏仁应用10次，当归应用8次，黄芪、姜黄应用7次，薏苡仁应用6次，萆薢、蚕沙、防风、石膏、天花粉应用5次，半夏、狗脊、寒水石、羌活、全蝎、生地黄、乌头应用4次，独活、甘草、海桐皮、黑豆皮、蒺藜、桑枝、麝香、石斛、郁金应用3次，陈皮、地龙、附子、钩藤、滑石、黄柏、羚羊角、牡丹皮、通草，细辛应用2次，阿胶、白芍药、贝母、槟榔、菠菜、常山、赤芍药、茺蔚子、穿山甲、大枣、冬葵子、杜仲、蜂房、谷芽、瓜蒌皮、龟甲、何首乌、红花、菊花、梨、连翘、绿豆皮、麻子仁、麦门冬、木通、肉桂、沙参、沙苑子、黄芩，黄连、生姜、桃仁、威灵仙、仙灵脾、玄参、郁李仁、泽泻、紫苏梗、自然铜应用1次。

【小方医案】

☕ 背为阳，四肢亦清阳司之，阳微则恶风怯冷，肢痹矣。

於术、桂枝、生姜、附子、炙草、大枣。(《未刻本叶天士医案·方案》)

☕ 陈，五四。劳动太过，阳气烦蒸，中年液衰风旋，周身痹痛。此非客邪，法宜两调阳明厥阴。

黄芪、生白术、制首乌、当归、白蒺藜、黑稽豆皮。(《临证指南医案·卷七·痹·肝胃虚滞》)

🍵 东山，六十。血痹气滞，腹中不和，而大便燥，夏季以柔和辛润，交霜降土旺之运，连次腹痛，目眦变黄。此非黄疸，是湿热瘀留阻壅乃尔。

炒桃仁、郁李仁、茺蔚子、冬葵子、菠菜叶。(《叶氏医案存真·卷三》)

🍵 方。左脉弦大，面赤痰多，大便不爽。此劳怒动肝，令阳气不交于阴，阳维、阳跷二脉无血营养，内风烁筋，胕酸痹痛。暮夜为甚者，厥阴旺时也，病在脉络。

金斛、晚蚕沙、汉防己、黄柏、半夏、草薢、大槟榔汁。

又 痛右缓，左痛，湿热未尽，液虚风动也。

生地、阿胶、龟甲、豆皮、茯苓、通草。(《临证指南医案·卷七·痹·湿热》)

🍵 何，三十。述无病时形瘦，病发时形充。古称：人水之物，无物不长。阴寒袭人右肢，肉眴筋惕而痛，指不屈伸，法当通痹塞，以逐留著。

川乌一两（炮黑）、全蝎一两（炙焦）、蜂房五钱（炙焦）、自然铜五钱（煅）、麝香五分。

炒热大黑豆淋酒汁为丸，每服一钱，陈酒下。(《种福堂公选医案·痹》)

🍵 洪，四三。湿盛生热生痰，渐有痿痹之状。乃阳明经隧为壅，不可拘执左属血，右属气也。《金匮》云：经热则痹，络热则痿。今有痛处，治在气分。

生於术三钱、生黄芪三钱、片姜黄一钱、川羌活一钱、半夏一钱、防风五分、加桑枝五钱。

又 芪、术固卫升阳，左肩胛痛未已。当治营中，以辛甘化风法。

黄芪、当归、炙草、防风、桂枝、肉桂。(《临证指南医案·卷七·痹·湿热》)

🍵 患风三月，周身流走作肿，手不能握，足不能履，诊其脉，浮大而数，发热口干。此阴虚生内热，热胜则风生，况风性善行，火热得之，愈增其势，伤于筋脉，则纵缓不收，逆于肉理，则攻肿为楚也。

生地、黄芩、黄连酒炒、红花、羌活。（《叶氏医案存真·卷三》）

😋 金。风湿热走痛，二便不通，此痹证也。

杏仁、木防己、寒水石、郁金、生石膏、木通。（《临证指南医案·卷七·痹·风湿》）

😋 李，三四。脉小弱，当长夏四肢痹痛，一止之后，筋骨不甚舒展。此卫阳单薄，三气易袭。先用阳明流畅气血方。

黄芪、生白术、汉防己、川独活、苡仁、茯苓。（《临证指南医案·卷七·痹·肢痹》）

😋 刘，三一。濒海飓风潮湿，著于经脉之中，此为周痹。痹则气血不通，阳明之阳不主司事，食腥腻遂不化，为溏泻。病有六七年，正虚邪实。不可急攻，宜缓。

生白术、生黄芪、海桐皮、川桂枝木、羌活、防风。（《临证指南医案·卷七·痹·周痹》）

😋 某。痹痛偏左，入夜尤甚，血中之气不行。

归须、桑枝、苡仁、白蒺藜、姜黄、木防己。（《临证指南医案·卷七·痹·血中气滞》）

😋 某。痹痛在外踝筋骨，妨于行走。邪留经络，须以搜剔动药。

川乌、全蝎、地龙、山甲、大黑豆皮。（《临证指南医案·卷七·痹·风寒湿入下焦经隧》）

😋 某。病后过食肥腻，气滞热郁，口腻黏涎，指节常有痹痛。当从气分宣通方法。

苏梗、杏仁、蒌皮、郁金、半夏曲、橘红。（《临证指南医案·卷七·痹·气滞热郁》）

😋 某。冬月温舒，阳气疏豁，风邪由风池、风府流及四末，古为痹证。忽上忽下，以风为阳，阳主动也。诊视鼻明，阳明中虚可见。却邪之剂，在乎宣通经脉。

桂枝、羚羊角、杏仁、花粉、防己、桑枝、海桐皮、片姜黄。

又　症已渐安，脉络有流通意。仲景云：经热则痹，络热则痿。知风淫于内，治以甘寒，寒可去热，甘味不伤胃也。

甜杏仁、连翘、元参、花粉、绿豆皮、梨汁。

又　余热尚留，下午足寒，晨餐颈汗。胃未调和，食不甘美。因大便微溏，不必过润。

北沙参、麦冬、川贝、川斛、陈皮、谷芽。(《临证指南医案·卷七·痹　卫阳疏风邪入络》)

🍵 某。久痹酿成历节，舌黄痰多，由湿邪阻著经脉。

汉防己、嫩滑石、晚蚕沙、寒水石、杏仁、苡仁、茯苓。(《临证指南医案·卷七·痹·湿热》)

🍵 某。脉沉小数，营中留热，骺骨尚有微疼。宜通经络，佐清营热。

钩藤、细生地、当归须、白蒺藜、丹皮、片姜黄。(《临证指南医案·卷七·痹·营中热》)

🍵 某。左脉如刃，右脉缓涩。阴亏本质，暑热为疟。水谷湿气下坠，肢末遂成挛痹。今已便泻，减食畏冷，阳明气衰极矣。当缓调，勿使成痼。

生白术、狗脊、独活、茯苓、木防己、仙灵脾、防风、威灵仙。

又　湿痹，脉络不通，用苦温渗湿小效。但汗出形寒，泄泻，阳气大伤，难以湿甚生热例治。通阳宣行，以通脉络，生气周流，亦却病之义也。

生於术、附子、狗脊、苡仁、茯苓、萆薢。(《临证指南医案·卷七·痹·寒湿》)

🍵 沈。痹痛在右，气弱有痰。

生於术、川桂枝、川独活、片姜黄、白茯苓、陈防己。(《临证指南医案·卷七·痹·气虚》)

🍵 石。脉数右大，温渐化热，灼及经络。气血交阻，而为痹痛。阳邪主动，自为游走。阳动化风，肉膝浮肿。俗谚称为白虎历节之谓。

川桂枝、木防己、杏仁、生石膏、花粉、郁金。

又 照前方去郁金，加寒水石、晚蚕沙、通草。

又 脉大已减，右数象未平，痛缓十七。肌肤甲错发痒，腹微满，大便不通。阳明之气未化，热未尽去，阴已先虚，不可过剂。

麻仁、鲜生地、川斛、丹皮、寒水石、钩藤。（《临证指南医案·卷七·痹·湿热》）

王。身半以上属阳，风湿雨露从上而受，流入经络，与气血交混，遂为痹痛。经月来，外邪已变火化，攻散诸法，不能取效。急宜宣通清解，毋使布及流注。

防己、姜黄、蚕沙、杏仁、石膏、滑石。（《临证指南医案·卷七·痹·风湿》）

吴，三六。筋纵痛甚，邪留正痹。当此天暖，间用针刺以宣脉络。初补气血之中，必佐宣行通络之治。

生黄芪、防风、桂枝、炒黑常山、归身、青菊叶汁。（《临证指南医案·卷七·痹·筋痹》）

吴。寒入阴分，筋骨痛软，此为痹证。遗泄内虚，忌用表散劫真。

当归、沙苑、北细辛、桂枝木、生白术、茯苓。

又 虎骨、当归、北细辛、生白术、茯苓。

又 行痹入左足。

生虎骨、防己、草薢、苡仁、半夏、茯苓。（《临证指南医案·卷七·痹·行痹》）

膝痛如烙，下虚，湿热袭于经隧使然。

金毛脊、杜仲、米仁、虎胫骨、黄柏、草薢。（《未刻本叶天士医案·方案》）

宿迁，四十七。冬月涉水，水寒深入筋骨，积数年而胫膝骨冷筋纵。病在下为阴，水寒亦是阴邪。久则气血与邪混乱，草木不能驱逐。古人取虫蚁佐芳香直攻筋骨，用许学士法。

炒乌头、全蝎、麝香。

飞面火酒泛丸。（《叶氏医案存真·卷三》）

徐，十九。长夏湿胜气阻，不饥不食，四肢痹痛，痛甚于午后子前，乃阳气被阴湿之遏。色萎黄，脉小涩。以微通其阳，忌投劫汗。

茯苓、萆薢、木防己、晚蚕沙、泽泻、金毛狗脊。(《临证指南医案·卷七·痹·寒湿》)

🖝 阳明络空，风湿乘之，右肢痹痛，且发红痱。

生芪皮、赤芍、花粉、归身、桂枝。(《未刻本叶天士医案·方案》)

🖝 俞天音。脉左大，舌干白苔，肿痛流走四肢，此行痹。喘急不食廿日外矣。

羚羊角、木防己、白芍、桂枝、杏仁、姜黄。(《叶氏医案存真·卷三》)

评点：风湿分治，颇为有理。(《评点叶案存真类编·卷下·痹》)

🖝 周。痛势流走而肿，后感外邪。参药不可与也，从行痹治。

羌活、木防己、石膏、生甘草、海桐皮、杏仁。(《临证指南医案·卷七·痹·行痹》)

痿　证

【临证表现】

痿躄，两足痿弱，四肢痿躄，遇冷筋掣，不得转动，指节亦不能屈曲，肌肉消，色萎黄，汗易出，食下呕恶，脘闷，遗精，大便久溏。脉小濡无力。

【临证经验】

叶桂门人邹滋九总结叶氏诊治痿证经验说，经云：肺热叶焦，则生痿躄。又云：治痿独取阳明。以及脉痿、筋痿、肉痿、骨痿之论。《内经》于痿证一门，可谓详审精密矣。奈后贤不解病情，以诸痿一证，或附录于虚劳，或散见于风湿，大失经旨。赖丹溪先生特表而出之，惜乎其言之未备也。夫痿证之旨，不外乎肝、肾、肺、胃四经之病。盖肝主筋，肝伤则四肢不为人用，而筋骨拘挛。

肾藏精，精血相生，精虚则不能灌溉诸末，血虚则不能营养筋骨。肺主气，为高清之脏，肺虚则高源化绝，化绝则水涸，水涸则不能濡润筋骨。阳明为宗筋之长，阳明虚则宗筋纵，宗筋纵则不能束筋骨以流利机关，此不能步履，痿弱筋缩之症作矣。故先生治痿，无一定之法，用方无独执之见。如冲任虚寒而成痿者，通阳摄阴，兼实奇脉为主。湿热沉着下焦而成痿者，用苦辛寒燥为主。肾阳奇脉兼虚者，用通纳八脉，收拾散越之阴阳为主。如下焦阴虚，及肝肾虚而成痿者，用河间饮子、虎潜诸法，填纳下焦，和肝息风为主。阳明脉空，厥阴风动而成痿者，用通摄为主。肝肾虚而兼湿热，及湿热蒸灼筋骨而成痿者，益下佐以温通脉络，兼清热利湿为主。胃虚窒塞，筋骨不利而成痿者，用流通胃气，及通利小肠火腑为主。胃阳、肾、督皆虚者，两固中下为主。阳明虚，营络热，及内风动而成痿者，以清营热，息内风为主。肺热叶焦而成痿者，用甘寒清上热为主。邪风入络而成痿者，以解毒宣行为主。精血内夺，奇脉少气而成痿者，以填补精髓为主。先生立法精详，真可垂诸不朽矣。(《临证指南医案·卷七·痿》)

【用药特色】

叶桂辨治痿证，临床常用茯苓、白术、当归、石斛等。其中，茯苓应用5次，白术、当归、石斛应用2次，半夏、苍术、陈皮、大豆黄卷、杜仲、防风、防己、附子、附子、干姜、狗脊、枸杞子、谷芽、桂枝、滑石、黄芪、菊花、木瓜、木香、青盐、人参、肉苁蓉、琐阳、通草、菟丝子、乌头、小茴香、杏仁、羊肉胶应用1次。

【小方医案】

🍵 郭。两足痿弱，遇冷筋掣，三年久病，药力焉得速拔？况不明受病何因，徒见病而治，难期速功。据云：精滑溺后，通纳下焦为宜。

淡苁蓉、茯苓、川斛、生茅术、生杜仲、金毛狗脊。(《临证指南医案·卷七·痿·湿热肝肾虚》)

🍵 蕁劳自春入秋，肌肉消，色萎黄，外象渐寒，心腹最热。脏阴损不肯复，形空气聚，非有物积滞也。

人参、生菟丝子、炒当归、茯苓、煨木香、小茴香。(《眉寿堂方案选存·卷下·女科》)

🍵 痿躄，食下呕恶，脘闷，当理阳明。

金石斛、茯苓、橘白、半夏曲、木瓜、谷芽。(《未刻本叶天士医案·方案》)

🍵 吴，廿。雨湿泛潮外来，水谷聚湿内起，两因相凑，经脉为痹。始病继以疮痹，渐致痿纵筋弛，气隧不用。湿虽阻气，而热蒸烁及筋骨，久延废弃有诸。

大豆黄卷、飞滑石、杏仁、通草、木防己。(《临证指南医案·卷七·痿·湿热蒸烁筋骨》)

🍵 夏，四四。自稚壮失血遗精。两交夏月，四肢痿躄，不得转动，指节亦不能屈曲。凡天地间，冬主收藏，夏主发泄。内损多年不复元，阳明脉衰所致。

当归、羊肉胶、杞子、琐阳、菊花炭、茯苓、青盐。(《临证指南医案·卷七·痿·肝胃虚》)

🍵 尹，三十六岁。此痿证也。诊脉小濡无力，属阳气不足，湿着筋骨。凡筋弛为热，筋纵为寒，大便久溏，为湿生五泄之征。汗易出，是卫外之阳不固。久恙不峻攻，仿东垣肥人之病、虑虚其阳，固护卫阳，仍有攻邪，仍有宣通之用。世俗每指左瘫右痪，谓男子左属血，右属气者，非此。

生於术、川乌头、蜜炙黄芪、防风、生桂枝、熟附子。(《叶天士晚年方案真本·杂症》)

🍵 张，五四。阳伤痿弱，有湿麻痹，痔血。

生白术、附子、干姜、茯苓。(《临证指南医案·卷五·湿·阳衰湿伤脾肾》)

背　痛

【临证表现】

劳伤背痛，风侵背痛，形凛背痛，痛则气乱发热，背痛映心，贯胁入腰，肩臂疼，肩胛痛难屈伸，肩胛筋缓，不举而痛；每交春季即脊背肩胛胀痛，入夏更甚，冬寒乃瘥。短气，噫气脘痞。阳明脉衰，脉芤。

【临证经验】

叶桂门人龚商年总结叶氏诊治背痛经验说，肺朝百脉，肺病则不能管摄一身，故肺俞为病，即肩背作痛。又背为阳明之府，阳明有亏，不能束筋骨，利机关，即肩垂背曲。至于臂，经络交会不一，而阳明为十二经络之长，臂痛亦当责之阳明。但痛有内外两因，虚实迥异；治分气血二致，通补攸殊。如营虚脉络失养，风动筋急者，不受辛寒，当仿东垣舒筋汤之意，佐以活络丹。劳倦伤阳，脉络凝塞，肩臂作痛者，以辛甘为君，佐以循经入络之品。阳明气衰，厥阴风动，右肩痛麻者，用枸杞、归身、黄芪、羚羊、桑枝膏，为阳明、厥阴营气两虚主治。血虚风动者，因阳明络虚，受肝脏风阳之扰，用首乌、枸杞、归身、胡麻、柏子仁、刺蒺藜等味，以柔甘为温养。失血背痛者，其虚亦在阳明之络，用人参、归身、枣仁、白芍、炙草、茯神，以填补阳明。若肾气上逆，则督虚为主病，宜用奇经之药以峻补真阳。至于口鼻吸受寒冷，阻郁气隧，痛自胸引背者，宗《内经》诸痛皆寒之义，以温药两通气血。更有古法，如防风汤散肺俞之风，指迷丸治痰流臂痛，控涎丹治流痹牵引，此皆从实证而治，所谓通则不痛也。医者不拘守一法，洞悉病源，运巧思以制方，而技于是进。（《临证指南医案·卷八》）

【用药特色】

叶桂治疗背痛，临证常用白芍药、白术、柏子仁、陈皮、川乌、大枣、当归、防风、防己、茯苓、甘草、桂枝、海桐皮、厚朴、黄芪、蒺藜、姜黄、鹿角胶、鹿角霜、秦艽、青盐、人参、桑枝、桑叶、生姜、熟地、蜀漆、酸枣仁、菟丝饼、五加皮、夏枯草、杏仁、薏苡仁等。其中，茯苓、桂枝应用6次，甘草应用4次，当归应用3次，白芍药、白术、黄芪、姜黄、生姜、薏苡仁应用2次，余药应用1次。

【小方医案】

🫖 黄。痛则气乱发热，头不痛，不渴饮，脉不浮，非外感也。暂用金铃散一剂。

金铃子、炒延胡、炒桃仁、桂圆。

又 痛而重按少缓，是为络虚，一则气逆紊乱，但辛香破气忌进。宗仲景肝着之病，用金匮旋覆花汤法。

旋覆花、新绛、青葱管、桃仁、柏子霜、归尾。(《临证指南医案·卷八·诸痛·血络瘀痹》)

🫖 劳伤背痛。

当归、茯苓、炙甘草、桂枝、秦艽、白芍药。(《未刻本叶天士医案·方案》)

🫖 劳伤阳气，风侵背痛。

茯苓片、炙草、生姜、粗桂枝、广皮、大枣。(《未刻本叶天士医案·保元方案》)

🫖 某。劳倦，肩臂疼。

川桂枝木、木防己、五加皮、茯苓、生苡仁、炒白蒺。(《临证指南医案·卷八》)

🫖 疟伤真阴，七八年来每交春季，即脊背肩胛胀痛，入夏更甚，冬寒乃瘥。凡春夏之时，天地大气发泄，至秋冬方始敛藏。脏真既少，升泄病来。督脉行身之背，自阴而及于阳，但内伤不复，未易见功，惟养静断欲，用药可希渐效。

鹿角霜、鹿角胶、熟地炭、菟丝饼、青盐、柏子仁。(《叶氏医案存真·卷一》)

🫖 沈氏。脉芤，汗出，失血，背痛。此为络虚。

人参、炒归身、枣仁、炒白芍、炙草、茯神。(《临证指南医案·卷八》)

🫖 童，五六。背寒，短气，背痛映心，贯胁入腰，食粥噫气脘痞，泻出黄沫。饮邪伏湿，乃阳伤窍发。此温经通络为要，缓用人参。

川桂枝、生白术、炒黑蜀漆、炮黑川乌、厚朴、茯苓。(《临证指南医案·卷五》)

谢，六十一岁。《内经》论诸痛在络，络护脏腑外郭。逆气攻入络脉为痛，久则络血瘀气凝滞，现出块垒为瘕。所吐黑汁，即瘀浊水液相混。初因嗔怒动肝，肝传胃土，以致呕吐。老人脂液日枯，血枯则便艰，辛香温燥愈进必凶，渐成反胃格症矣。肝性刚，凡辛香取气皆刚燥，议辛润柔剂，无滞腻浊味，以之治格，不失按经仿古。

炒熟桃仁、青葱管、炒黑芝麻、当归须、桑叶、冬葵子。（《叶天士晚年方案真本·杂症》）

饮阻阳郁，形凛背痛。

杏仁、茯苓、炙草、桂枝、米仁、生姜。（《未刻本叶天士医案·方案》）

俞妪。高年阳明气乏，肩胛痛难屈伸。法当理卫阳通补。

黄芪、桂枝、归身、片姜黄、海桐皮、夏枯草。（《临证指南医案·卷八》）

邹，五旬又四。阳明脉衰，肩胛筋缓，不举而痛。治当通补脉络，莫进攻风。

生黄芪、於术、当归、防风根、姜黄、桑枝。（《临证指南医案·卷八》）

腰　痛

【临证表现】

腰痛牵引脊膂，环跳穴痛痹，左腰胁痛不能转侧，腰痛如折，腰痛如束，寒热麻痹，老年腰膝久痛，牵引少腹两足，不堪步履，左腰胁疼；心悸，烦动则喘，咳嗽，冷汗，无力，便溏，遗精。舌苔白，边红；脉迟缓，脉数无力，脉细，右脉空大，左脉小芤，脉数重按无力，脉数。

【临证经验】

叶桂门人龚商年总结叶氏诊治腰痛经验说，腰者肾之府，肾与膀胱为表里，在外为太阳，在内属少阴，又为冲任督带之要会。则腰痛一症，不得不以肾为主病，然有内因、外因、不内外因之别。旧有五辨：一曰阳虚不足，少阴肾衰；二曰风痹风寒，湿着腰痛；三曰劳役伤肾；四曰坠堕损伤；五曰寝卧湿地，其说已详。而景岳更增入表里、虚实、寒热之论，尤为详悉。夫内因治法，肾脏之阳有亏，则益火之本，以消阴翳，肾脏之阴内夺，则壮水之源，以制阳光。外因治法，寒湿伤阳者，用苦辛温以通阳泄浊，湿郁生热者，用苦辛以胜湿通气。不内外因治法，劳役伤肾者，以先后天同治，坠堕损伤者，辨伤之轻重，与瘀之有无，或通或补。若夫腿足痛，外感者，惟寒湿、湿热、湿风之流经入络。经云：伤于湿者，下先受之。故当以治湿为主，其间佐温，佐清，佐散，随证以制方。内伤则不外肝、脾、肾三者之虚，或补中，或填下，或养肝，随病以致治。古来治腰腿足痛之法，大略如此也。然审症必如燃犀烛怪，用药尤贵以芥投针。今阅案中，有饮酒便溏，遗精不已，腰痛麻木者，他人必用滋填固涩等药，先生断为湿凝伤脾肾之阳，用苓桂术姜汤，以驱湿暖土。有老年腰痛者，他人但撮几味通用补肾药以治，先生独想及奇经之脉隶于肝肾，用血肉有情之品，鹿角、当归、苁蓉、薄桂、小茴，以温养下焦。有痛着右腿，肌肉不肿，入夜势笃者，先生断其必在筋骨，邪流于阴，用归须、地龙、山甲、细辛，以辛香苦温入络搜邪。有两足皮膜抚之则痛者，似乎风湿等症，先生断其厥阴犯阳明，用川楝、延胡、归须、桃仁、青皮、山栀，以疏泄肝脏。有饱食则哕，两足骨骱皆痛者，人每用疏散攻劫，先生宗阳明虚不能束筋骨意，用苓姜术桂汤，以转旋阳气。种种治法，非凡手所及。要之，治病固当审乎虚实，更当察其虚中有实，实中有虚，使第虚者补而实者攻，谁不知之？潜玩方案，足以补后人之心智也，岂浅鲜哉！（《临证指南医案·卷八·腰腿足痛》）

【用药特色】

叶桂治疗腰痛，临证常用茯苓、当归、贝母、枸杞子、桂枝、麦门冬、熟地黄、小茴、阿胶、白术、杜仲、沙苑子、菟丝子、薏苡仁、茯神、甘草、黄芩、鹿茸、佩兰、人参、肉苁蓉、沙参、石斛、乌梅、知母等。其中，茯苓应用 9 次，当归应用 6 次，贝母、枸杞子、桂枝、麦门冬、熟地黄、小茴应用 4 次，阿胶、白术、杜仲、沙苑子、菟丝子、薏苡仁应用 3 次，茯神、甘草、黄芩、鹿茸、佩兰、人参、肉苁蓉、沙参、石斛、乌梅、知母应用 2 次，白薇、柏子仁、萆薢、补骨脂、蚕沙、穿山甲、大麦仁、防己、附子、干姜、胡芦巴、胡桃、黄连、黄芪、蒺藜、羚羊角、鹿角、鹿角霜、穞豆皮、牡蛎、木瓜、牛膝、肉桂、桑寄生、桑枝、生地黄、生姜、西瓜翠衣、杏仁、玄参、羊内肾、泽泻、紫石英应用 1 次。

【小方医案】

曹，三四。因疡漏，过进寒凉。遂患腰痛，牵引脊膂。今晨起周身不得自如，乃经脉、络脉之中，气血流行失畅。久病谅非攻逐，议两和方法。

羚羊角、当归、黄芪、白蒺藜、桂枝、桑枝。（《临证指南医案·卷八·疮疡·疡漏》）

高。阴虚，温疟虽止，而腰独痛。先理阳明胃阴，俾得安谷，再商治肾。

北沙参、麦冬、木瓜、蜜水炒知母、大麦仁、乌梅。（《临证指南医案·卷六·疟·胃阴虚》）

顾。右脉空大，左脉小芤。寒热麻痹，腰痛冷汗。平素积劳内虚，秋暑客邪，遂干脏阴，致神迷心热烦躁。刮痧似乎略爽，病不肯解。此非经络间病，颇虑热深劫阴，而为痉厥。张司农集诸贤论暑病，谓入肝则麻痹，入肾为消渴，此其明征。议清阴分之邪，仍以养正辅之。

阿胶、小生地、麦冬、人参、小川连、乌梅肉。（《临证指南医案·卷五·暑·暑热深入劫阴》）

何，四七。腰痛，环跳穴痛痹。

沙苑、桂枝木、小茴、茯苓、桑寄生、炒杞子。（《临证指南医案·卷八·腰腿足痛·腰痛》）

劳伤肾真，腰痛咳嗽。

贞元饮（熟地、炙草、当归。编者注）。（《未刻本叶天士医

案·方案》)

🍵 脉数重按无力，左腰胁痛不能转侧，舌苔白，边红，心中热闷，不欲饮，是湿邪滞着，经络阻痹，宜进气分轻清之药，庶几不伤正气。

苡仁、杏仁、川贝、佩兰叶、西瓜翠衣。

又 脉数，左腰胁疼未止，舌苔黄，昨进芳香轻剂略安，仍不宜重药。

佩兰叶、浙茯苓、南沙参、薏苡仁、川贝。

又 脉数无力，左腰胁疼未止，舌色转红，是病邪虽稍缓，却阴气已经不振，进清余热略兼养阴方。

川贝、淡芩、麦冬、阿胶、川斛、知母。

又案 脉数无力，左腰胁疼未止，舌苔已退。虽病邪稍缓，但阴气仍然不振，议用清余热略兼养阴方。

川贝、淡芩、麦冬、阿胶、川斛、元参。(《叶氏医案存真·卷三》)

🍵 某。便溏腰痛无力。

术菟丸（白术、菟丝子。编者注）方。(《临证指南医案·卷八·腰腿足痛·腰痛》)

🍵 奇经暗伤，腰痛，恶心。

熟地黄、茯苓、杞子、紫石英、白薇、沙苑。(《未刻本叶天士医案·保元方案》)

🍵 肾虚湿着，腰为之痛。

茯苓、於术、炙草、干姜。(《未刻本叶天士医案·保元方案》)

🍵 汪，妪。老年腰膝久痛，牵引少腹两足，不堪步履。奇经之脉，隶于肝肾为多。

鹿角霜、当归、肉苁蓉、薄桂、小茴、柏子仁。(《临证指南医案·卷八·腰腿足痛·腰膝痛》)

王，三五。脉迟缓，饮酒便溏，遗精数年不已，近日腰髀足膝坠痛麻木。此湿凝伤其脾肾之阳，滋填固涩，决不应病。先议用苓姜术桂汤，驱湿暖土，再商后法。(《临证指南医案·卷八·腰腿足

痛·腰膝痛》)

🍵 下利日久，腰痛气坠。

鹿茸、菟丝饼、胡芦巴、人参、补骨脂、云茯苓。(《未刻本叶天士医案·方案》)

🍵 腰痛梦泄，起于劳伤努力，当以温养下焦。

熟地、杜仲、白沙苑、当归、茯神、菟丝子。(《未刻本叶天士医案·方案》)

🍵 腰痛如束，腹膨欲胀，八脉为病。

鹿角、小茴、茯苓、杜仲、当归。(《眉寿堂方案选存·卷下·女科》)

🍵 腰痛如折，肾将惫矣。

枸杞子、肉苁蓉、附子、生杜仲、穿山甲、鹿茸。(《未刻本叶天士医案·方案》)

🍵 腰痛心悸，烦动则喘。少阴肾真不固，封蛰失司使然。切勿动怒，恐肝阳直升，扰络失血。

熟地、茯苓、左牡蛎、泽泻、牛膝、穭豆皮。(《未刻本叶天士医案·方案》)

🍵 俞，五五。劳倦挟湿，腰疼。

川桂枝尖、木防己、生苡仁、茯苓皮、晚蚕沙、萆薢。(《临证指南医案·卷八·腰腿足痛·腰痛》)

🍵 朱。脉细色夺，肝肾虚，腰痛，是络病治法。

生羊内肾、当归、枸杞子、小茴、紫衣胡桃、茯神。(《临证指南医案·卷八·腰腿足痛·腰痛》)

疼　痛

【临证表现】

周身掣痛，周身筋痛，绕至腹中，痛则气乱发热，久痛必入络，逆气攻入络脉为痛，背痛，肩臂疼，肩胛痛难屈伸，肩胛筋缓，不举而痛，痛偏在右，前后痛欲捶摩，虚里穴痛胀，痛而喜按属虚，痰多肢冷，寝食不安。脉沉微，脉芤，脉数而细。

【临证经验】

叶桂门人华玉堂总结叶氏诊治疼痛经验说，经云：诸痛痒疮，皆属于心。夫心主君火，自当从热而论，然此乃但言疮耳。若疡科之或痛或疽，则有阴有阳，不可但执热而论矣。又如"举痛论"中所言十四条，惟热留小肠一条则主乎热，余皆主乎寒客。故诸痛之症，大凡因于寒者，十之七八，因于热者，不过十之二三而已。如欲辨其寒热，但审其痛处，或喜寒恶热，或喜热恶寒，斯可得其情矣。至于气血虚实之治，古人总以一通字立法，已属尽善。此通字，勿误认为攻下通利讲解，所谓通其气血则不痛是也。然必辨其在气分与血分之殊。在气分者，但行其气，不必病轻药重，攻动其血。在血分者，则必兼乎气治，所谓气行则血随之是也。若证之实者，气滞血凝，通其气而散其血则愈。证之虚者，气馁不能充运，血衰不能滋荣，治当养气补血，而兼寓通于补，此乃概言其大纲耳。若夫诸痛之证，头绪甚繁。内因七情之伤，必先脏腑而后达于肌躯。外因六气之感，必先肌躯而后入于脏腑，此必然之理也。在内者考内景图，在外者观经络图。其十二经游行之部位，手之三阴，从脏走手，手之三阳，从手走头，足之三阳，从头走足，足之三阴，从足走腹。凡调治立方，必加引经之药，或再佐以外治之法，如针灸砭刺，或敷贴熨洗，或按摩导引，则尤易奏功。此外更有跌打闪挫、阴疽内痈、积聚癥瘕、蛔蛲疝痹、痧胀中恶诸痛，须辨明证端，不可混治。今观各门痛证诸案，良法尽多，难以概叙。若撮其大旨，则补泻寒温，惟用辛润宣通，不用酸寒敛涩以留邪，此已切中病情。然其独得之奇，尤在乎治络一法。盖久痛必入于络，络中气血，虚实寒热，稍有留邪，皆能致痛，此乃古人所未及详言，而先生独能剖析明辨者。以此垂训后人，真不愧为一代之明医矣。(《临证指南医案·卷八·诸痛》)

【用药特色】

叶桂治疗疼痛，临床常用当归、茯苓、桂枝、桃仁、甘草、柏子仁、葱管、麻子仁、姜黄、人参、旋覆花、白芍药、陈皮、大枣、附子、干姜、枇杷叶、黄芪、生姜、新绛、延胡索、泽泻、知母、紫苏子等。其中，当归应用 10 次，茯苓应用 8 次，桂枝应用 7 次，桃仁应用 6 次，甘草应用 5 次，柏子仁、葱管应用 4 次，麻子仁、姜黄、人参、旋覆花应用 3 次，白芍药、陈皮、大枣、附子、干姜、枇杷叶、黄芪、生姜、新绛、延胡索、泽泻、知母、紫苏应用 2 次，白术、半夏、贝母、川楝子、冬葵子、防风、防己、茯神、瓜蒌皮、桂圆、海桐皮、寒水石、黑芝麻、滑石、黄柏、蒺藜、降香、椒目、粳米、橘核、秦艽、秋石、肉桂、桑叶、桑枝、沙参、松子仁、酸枣仁、天花粉、五加皮、夏枯草、杏仁、薏苡仁、远志、猪苓应用 1 次。

【小方医案】

曹，三十四岁。痛久必留瘀聚，屡次反复，以辛通入络。

桃仁、归须、麻仁、柏子仁、降香汁。（《叶天士晚年方案真本·杂症》）

陈。久痛必入络，气血不行，发黄，非疸也。

旋覆花、新绛、青葱、炒桃仁、当归尾。（《临证指南医案·卷八·诸痛·血络瘀痹》）

冬温热入，烁及筋骨，非风寒袭经，络痛宜汗之比。生津清热，温邪自解。

桂枝木、知母、杏仁、花粉、滑石、甘草。（《眉寿堂方案选存·卷上·冬温》）

黄。痛则气乱发热，头不痛，不渴饮，脉不浮，非外感也。暂用金铃散一剂。

金铃子、炒延胡、炒桃仁、桂圆。

又 痛而重按少缓，是为络虚，一则气逆紊乱，但辛香破气忌进。宗仲景肝着之病，用金匮旋覆花汤法。

旋覆花、新绛、青葱管、桃仁、柏子霜、归尾。（《临证指南医案·卷八·诸痛·血络瘀痹》）

劳伤背痛。

当归、茯苓、炙甘草、桂枝、秦艽、白芍药。（《未刻本叶天士

医案·方案》)

🫖 劳伤阳气，风侵背痛。

茯苓片、炙草、生姜、粗桂枝、广皮、大枣。(《未刻本叶天士医案·保元方案》)

🫖 陆。脉沉微，阳气大伤，阴浊僭踞，旦食不能暮食，周身掣痛，背胀，病状著难愈之证。

人参、附子、干姜、茯苓、泽泻。(《临证指南医案·卷四·噎膈反胃·阳虚阴浊凝滞》)

🫖 某。劳倦，肩臂疼。

川桂枝木、木防己、五加皮、茯苓、生苡仁、炒白蒺。(《临证指南医案·卷八·肩臂背痛·肩臂痛》)

🫖 沈氏。脉芤，汗出，失血，背痛。此为络虚。

人参、炒归身、枣仁、炒白芍、炙草、茯神。(《临证指南医案·卷八·肩臂背痛·背痛》)

🫖 双林，廿七。痛而喜按属虚，痰多肢冷，是脾厥病。大便三四日一通，乃津液约束。

炒熟桃仁、火麻仁、片姜黄、当归须、炒延胡索。(《叶氏医案存真·卷三》)

🫖 痛偏在右，肺气不宣。

鲜枇杷叶、紫苏子、土瓜蒌皮、甜北沙参、广橘红、白旋覆花。(《未刻本叶天士医案·保元方案》)

🫖 王。脉数而细，忽痛必热肿，且痛来迅速。思五行六气之流行，最速莫如火风。高年脂液久耗，人身之气，必左升右降。相火寄于肝，龙火起于肾，并从阴发越。本乎根蒂先亏，内乏藏纳之职司矣。

每日服东垣滋肾丸（黄柏、知母、肉桂。编者注）三钱，秋石汤送，以泻阴中伏热。(《临证指南医案·卷八·诸痛·阴分伏热》)

🫖 谢，六十一岁。《内经》论诸痛在络，络护脏腑外郛。逆气攻入络脉为痛，久则络血瘀气凝滞，现出块垒为瘕。所吐黑汁，即瘀浊水液相混。初因嗔怒动肝，肝传胃土，以致呕吐。老人脂液日枯，血枯则便艰，辛香温燥愈进必凶，渐成反胃格证矣。肝性刚，凡辛香取气皆刚燥，议辛润柔剂，无滞腻浊味，以之治格，不失按经仿古。

炒熟桃仁、青葱管、炒黑芝麻、当归须、桑叶、冬葵子。（《叶天士晚年方案真本·杂症》）

🍵 阳微失护，形凛背痛。

桂枝、茯苓、生姜、附子、炙草、大枣。（《未刻本叶天士医案·方案》）

🍵 杨，三一。由周身筋痛，绕至腹中，遂不食不便。病久入络，不易除根。

归身、川桂枝、茯苓、柏子仁、远志、青葱管。（《临证指南医案·卷八·诸痛·血络瘀痹》）

🍵 俞，妪。高年阳明气乏，肩胛痛难屈伸。法当理卫阳通补。

黄芪、桂枝、归身、片姜黄、海桐皮、夏枯草。（《临证指南医案·卷八·肩臂背痛·肩臂痛》）

🍵 张，四十九岁。平昔劳形伤阳，遭悲忧内损脏阴，致十二经脉逆乱，气血混淆，前后痛欲捶摩，喜其动稍得流行耳。寝食不安，用药焉能去病？悲伤郁伤，先以心营肺卫立法。

川贝、枇杷叶、松子仁、柏子仁、苏子、麻仁。（《叶天士晚年方案真本·杂症》）

🍵 郑。两投通里窍法，痛胀颇减。无如阴阳不分，舌绛烦渴，不欲纳谷。想太阳膀胱不开，阳明胃不司阖。法当仍与通阳腑为要，但五苓、桂、术，断不适用。议用甘露饮意。

猪苓、茯苓、泽泻、寒水石、椒目、炒橘核。（《临证指南医案·卷三·肿胀·湿浊凝滞小溲不行当开太阳》）

🍵 中年饱食，虚里穴痛胀，引之吐出，痛胀势减，必起寒热，旬日乃已。夫脾主营，胃主卫。因吐动中，营卫造偏周行，脉中脉外参差，遂致寒热。且纳物主胃，运化在脾，皆因阳健失司，法当暖中，用火生土意，再以脉沉弦细参论，都系阴象，有年反胃格胀，清阳渐弱，浊阴僭窃为多。症脉属虚，温补宜佐宣通，守中非法。

生淡干姜、茯苓、人参、熟半夏、白粳米。（《叶氏医案存真·卷一》）

🍵 邹，五旬又四。阳明脉衰，肩胛筋缓，不举而痛。治当通补脉络，莫进攻风。

生黄芪、於术、当归、防风根、姜黄、桑枝。（《临证指南医案·卷八·肩臂背痛·肩臂痛》）

第三章　妇科疾病

闭　经

【临证表现】

经闭，经阻，月事不来，经水不来，经期不来，经事不至，经水久不来，经水未来，寒热咳嗽，五志烦热，暮热惊恐，嘈杂刻饥，脘痹呕恶，痞闷膨胀，膜胀，呕恶不纳，食过如饥，饥不纳食，食减，便溏，大便不爽，难便，形疲，形瘦，形容日瘦，肌肉日瘦，冲气攻左胁而痛，筋骨皆痛，少腹膨痛，少腹坚硬，腹时胀，两足跗肿，喉痛痹，耳鸣；面无华色，面少华色，面肿色瘁。脉右弦左涩，脉数，脉涩，脉弦涩，脉似数，按之芤涩。

【临证经验】

本质最虚，先天素弱，多忧积郁；悲惋离愁，多郁嗔怒，内损而成劳。阴脏受伤，阳脉不流，导致经阻。《内经》谓二阳之病发心脾，女子不月，肌肉日瘦，腹有动气，寒热因经水不来而甚。劳怯，悒郁内损，阳土为阴木乘侮，气不旺则血难自生，冲脉乏血，络脉无血，经水不来；肝阴亏损，热自内灼，渐成干血劳证，经水不来。

【用药特色】

叶桂治疗闭经，临证常用茯苓、人参、白芍药、当归、陈皮、甘草、当归、肉桂、生地黄、羊肉、柏子仁、半夏、茺蔚子、川楝子、桂枝、牡蛎、山楂、薏苡仁、紫苏梗、阿胶、白蔻仁、白术、杜仲、附子、枸杞子、芦根、桑叶、五灵脂、五味子、香附子、小茴香、延胡索、郁李仁、泽兰、泽泻等。其中，茯苓应用17次，人参应用11次，白芍药应用6次，当归应用5次，陈皮、甘草、当归、肉桂、生地黄、羊肉应用 4 次，柏子仁、半夏、茺蔚子、川楝子、桂枝、牡蛎、山楂、薏苡仁、紫苏梗应用 3 次，阿胶、白蔻仁、白术、杜仲、附子、枸杞子、芦根、桑叶、五灵脂、五味子、香附子、小茴香、延胡索、郁李仁、泽兰、泽泻应用 2 次，萆薢、沉香、大腹皮、大黄、大枣、丹参、冬葵子、防己、茯神、干姜、琥珀、黄芪、鸡子黄、龙骨、龙眼肉、鹿角、鹿角霜、鹿茸、麦门冬、麋角胶、麋茸、牛膝、枇杷叶、蒲黄、桑寄生、山茱萸、生姜、石斛、熟地黄、桃仁、天门冬、通草、煨姜、乌梅、西瓜翠衣、浮小麦、益智仁、知母、枳壳、猪胆汁、紫石英应用 1 次。

【小方医案】

🍵 本质最虚，多忧积郁。春深入夏，阳气发泄，脾弱失运，纳谷渐减，土中阳渐，湿生气钝，肝木来克，肿胀日著。血败化水凝结，小便日加短涩。湿坠注肠，大便鹜溏。阳气不交于下，膝下寒冷不温。脉涩经闭，显然血蛊。浊气上干，必有喘急，夜坐不卧。见症险笃已极，勿得小视。以通阳腑理虚，冀阴浊不致闭锢。

人参、淡干姜、茯苓、淡附子、猪胆汁、泽泻。(《眉寿堂方案选存·卷下·女科》)

🍵 风动液亏，腹痛肠红，经闭，暮热惊恐，治在肾肝。

熟地炭、萸肉炭、炙草、五味子、白茯神、白芍。(《眉寿堂方案选存·卷下·女科》)

🍵 戈，木渎，廿四岁。经水不来，是络脉无血。古云：气旺血自生，大忌通经。

人参、茯苓、麋茸、归身、桂心。

羊肉胶丸。(《叶天士晚年方案真本·杂症》)

🍵 顾，二八。病起经阻，形容日瘦，嘈杂刻饥，心腹常热。此乃悲惋离愁，内损而成劳。阴脏受伤，阳脉不流，难治之症。必得怡悦情怀，经来可挽。但通经败血，断不可用。

生地、人参、茯苓、沉香汁、琥珀末调入。(《临证指南医案·卷九·调经·郁劳阴虚》)

🍵 寒热因经水不来而甚，此《内经》谓二阳之病发心脾。女子不月，肌肉日瘦，腹有动气，即风消息贲矣。内损成劳，非通经逐痰所能愈也。

柏子仁、归身、白芍、桂枝、桂圆肉、生黄芪。（《叶氏医案存真·卷一》）

🍵 金、面无华色，脉右弦左涩，经阻三月，冲气攻左胁而痛，腹时胀，两足跗肿。是血盅证，勿得小视。

桂枝、茯苓、泽泻、牡蛎、金铃子、延胡。（《临证指南医案·卷九·调经·血盅》）

🍵 经水不来，是络脉无血。古云：气旺血自生，大忌通瘀。

人参、当归、糜角胶、茯苓、桂心、羊肉胶。（《眉寿堂方案选存·卷下·女科》）

🍵 经水不来，先天素弱。因多郁嗔怒，肝木疏泄，水饮傍渍而肿胀，最为难治。

米仁、牡蛎、防己、茯苓、泽泻、萆薢。（《眉寿堂方案选存·卷下·女科》）

🍵 经水两月不来，腹形胀大，兼有形攻触。目眶将寐，先欲厥冷，后渐热多汗。此皆郁损成盅之象。

当归须、茺蔚子、五灵脂、小茴香、小香附、炒楂肉。（《眉寿堂方案选存·卷下·女科》）

🍵 据述产育频多，产后两年，经水至今未来。此为病根，已属下元阴亏。长夏初患泄泻，必天雨地湿，潮雾秽浊，气由口鼻吸受。原非发散消攻可去，只因体质甚薄，致秽浊蔓延，充布三焦。上则咳痰、不饥，下则二便涩少。非表有风寒，故无寒热见症。然气分壅塞，津化浊痰，入夜渴饮，胃汁消乏，求助于水，是本虚标实之病。夫肺位最高，与大肠相表里，清肃不行，小便不利矣。

芦根、米仁、通草、茯苓、桑叶、西瓜翠衣。

冲入白蔻末。

再诊：前议虚不受补，皆因夏令伏邪著于气分。夫肺主一身之气，既因气阻，清肃不行，诸经不能流畅，三焦悉被其蒙。前言攻邪不效，盖客邪由吸而受，与风寒感冒不同。乃氤氲虚空，聚则为殃耳。故取淡渗、无味、气薄之品，仅通其上，勿动中下，俾虚无伤，伏气可去；稍佐辛香，非燥也，仿辟秽之义。

经霜桑叶、鲜枇杷叶、茯苓、蔻仁、米仁、芦根。(《叶天士医案》)

某，三六。经闭两月，脘痞呕恶。此气窒不宣，胃阳碍钝使然。当用和中为主。

半夏曲、老苏梗、茯苓、广皮、枳壳、川斛。(《临证指南医案·卷九·调经·胃阳不运》)

某。脉数，形疲，咳，经闭半年，已经食减，便溏，浮肿。无清漱通经之理，扶持中土，望其加谷。

四君子汤。(《临证指南医案·卷九·调经·脾胃阳虚》)

某。停经三月，下漏成块，少腹膨痛。议通和奇脉。

鹿角霜、生杜仲、当归、茯苓、红枣。(《临证指南医案·卷九·崩漏·奇脉不和》)

某氏。休息痢，经二年，明是下焦阴阳皆虚，不能收摄。经期不来，小腹抚摩有形上行，似乎癥瘕，其实气结。若不急进温补，恐滋扰肿胀之累也。

人参、附子、茯苓、炙草、五味、白芍。(《临证指南医案·卷七·痢·久痢伤肾下焦不摄》)

木渎，三十二，眷。经水不来是络脉无血。古云：气旺血自生，大忌通经。

人参、归身、茯苓、桂心、鹿茸。

精羊肉胶和丸。(《叶氏医案存真·卷三》)

潘氏。脉弦涩，经事不至，寒热，胃痛拒格，呕恶不纳。此因久病胃痛，瘀血积于胃络。议辛通瘀滞法。

川楝子、延胡、桂枝木、五灵脂、蒲黄、香附。(《临证指南医案·卷八·胃脘痛·血络瘀痹》)

王，三一。居经三月，痞闷膨胀，无妊脉发现。询知劳碌致病，必属脾胃阳伤，中气愈馁，冲脉乏血贮注，洵有诸矣。

大腹皮绒、半夏曲、老苏梗、橘红、炒山楂、茺蔚子。

又 经停，腹满便秘。

郁李仁、冬葵子、柏子仁、当归须、鲜杜牛膝。（《临证指南医案·卷九·调经·气血虚滞兼湿》）

🫖 吴，三九。经阻两载，少腹坚硬，大便不爽，不时咯出紫血块。此属血蛊之象。

鲜生地汁五钱、熟大黄一钱、浔桂心五分、老生姜渣、炒桃仁三钱、郁李仁一钱半。

四服。（《临证指南医案·卷九·调经·血蛊》）

🫖 泄泻食减，经水不来，而寒热咳嗽，日无间断。据说嗔怒病来，其象已是劳怯。郁劳经闭，最为难治之证。

人参、蒸冬术、炙草、茯苓、广皮、白芍。（《眉寿堂方案选存·卷下·女科》）

🫖 徐，二三。经水久不来，寒热，喉痛痹，郁劳，药难取效。

清阿胶丸，鸡子黄汤送。（《临证指南医案·卷九·调经·郁劳阴虚》）

🫖 徐，十七。经水未来，春末夏初痰血，形瘦，耳鸣，食过如饥，饥不纳食。肝阴不生，热自内灼，渐成干血劳证，必要经来可愈。但女工针黹，凝眸谛视，即动阳升火，此大忌。

细生地、天冬、柏子仁、丹参、泽兰、知母。（《种福堂公选医案·调经》）

🫖 血结为瘕，腹胀大如缶，进疏肝通瘀稍安，续进针砂丸以缓攻之。此劳怯是但�悒郁内损，阳土为阴木乘侮，冲脉乏血，经闭肉瘦气胀，减食便溏，五液日枯，阴不上承，喉舌干涸，仍不嗜汤饮。《内经》谓二阳之病发心脾，风消息贲，皆是久损传变见萌。

人参、乌梅肉、南楂肉、茯苓、白芍、老苏梗。（《眉寿堂方案选存·卷下·女科》）

🫖 姚，三十。面少华色，脉似数，按之艽涩。产后三年，从未经来，腹中有形，升逆则痛，肩背映胁，卒痛难忍。咳吐都是涎沫，著枕气冲欲坐，食减便溏，身动语言喘急。此乃蓐劳损极不复，谅非草木可以图幸。由下焦元海少振，惊恐馁弱，冲脉动，斯诸脉交动。拟益元气，充形骸，佐重镇以理怯，护持体质之义，非治病方药矣。

人参、杞子、白龙骨、茯苓、紫石英、羊肉。(《临证指南医案·卷九·产后·蓐劳》)

🫖 悒郁内损经阻，筋骨皆痛，损伤不复，即是劳怯。温养流通，望其郁脾气血融和。但以清热见血理嗽治，百无一活。

当归、生鹿角、桑寄生、枸杞、生杜仲。(《眉寿堂方案选存·卷下·女科》)

🫖 郁损经停，膜胀难便。

归身、川楝子、茺蔚子、小茴、生白芍、泽兰。(《眉寿堂方案选存·卷下·女科》)

🫖 仲，二三。先因经阻，继以五志烦热，咳吐涎沫，食减微呕，面肿色瘁。乃肝阳化风，旋动不息。干血劳病，医治无益。

阿胶、生地、麦冬、牡蛎、小麦。(《临证指南医案·卷九·调经·阴虚肝风动干血劳》)

🫖 朱。当节令呵欠烦倦，秋深进食，微有恶心。病起至今，月事不来。夫冲任血海，皆属阳明主司。见症胃弱，此阴柔腻滞当停，以理胃阳为务。

人参、半夏曲、广皮白、茯苓、生益智仁、煨姜。(《临证指南医案·卷九·调经》)

崩　漏

【临证表现】

陡然血崩，忽然暴崩，经漏如崩，经漏崩淋，崩带淋漓，久漏成崩，久崩淋带，经淋不止，经漏不止，经年淋漓，白带绵绵，带下绵绵不断；气短，虚热，寒热，寒热汗出，夜热多汗，噫气，呕恶，胸膈胀闷且痛，少腹胀满，腹胁痛，腹胀，腹鸣，腰痛，骨节痿软，经临筋脉牵掣，骨热如蒸，四肢皆冷，大便久溏，便干不爽，瘦损。脉数，脉弦。

【临证经验】

叶桂门人秦天一根据叶氏诊治崩漏经验总结说，崩如山冢崒（通卒。编者注）崩，言其血之横决莫制也。漏如漏卮难塞，言其血之漫无关防也。经云阴在内，阳之守也，气得之以和，神得之以安，毛发得之以润，经脉得之以行，身形之中，不可斯须离也。去血过多，则诸病丛生矣。原其致病之由，有因冲任不能摄血者，有因肝不藏血者，有因脾不统血者，有因热在下焦，迫血妄行者，有因元气大虚，不能收敛其血者，又有瘀血内阻，新血不能归经而下者。医者依此类推，仿叶氏用笔灵活，于崩漏治法，无余蕴矣。（《临证指南医案·卷九》）

徐大椿评价说，崩漏必用补血大剂，而兼黑色之药，大概轻制不能中病。（《徐批临证指南医案》）

【用药特色】

叶桂治疗崩漏，临证常用人参、茯苓、茯神、阿胶、当归、枸杞子、生地黄等。其中，人参、茯苓、茯神应用3次，阿胶、当归、枸杞子、生地黄应用2次，艾炭、白芍、柏子霜、半夏、陈皮、赤石脂、茺蔚子、肉苁蓉、附子、干姜、甘草、桂枝、海螵蛸、莲子、黄芪、黄芩、蒺藜、苦参、葵子、牡蛎、木瓜、山楂、女贞子、芡实、茜草、青葱、杜仲、香附、石斛、熟地黄、乌梅、枇杷叶、小麦、新绛、禹余粮、郁李仁、白术、竹茹应用1次。

【小方医案】

🫖 蔡，四十四岁。上年产后致损，所见皆由肝肾阴虚，忌予燥热。见崩漏虚热，骱肿寒热，不必缕缕。

清阿胶、云茯神、细生地、生白芍、粗桂枝木、炙甘草。（《叶天士晚年方案真本·杂症》）

🫖 陈，五十。五旬年岁，经漏如崩，继以白带绵绵。昔形充，今瘦损。当年饮酒湿胜，大便久溏，自病经年，便干不爽。夜热多汗，四肢皆冷，气短腹鸣，上噫气，下泄气，腰足骱酸软无力，食物日减，不知其味。此阳明脉衰，厥阴风木由乎血去液伤，冲任交损，内风旋转而为风消之象。病在乎络，故令久延，《金匮》谓络热则痿矣。

人参、黄芪、苦参、茯神、牡蛎、小麦。

滤清人参汤收。（《临证指南医案·卷九》）

🫖　龚。脉数，寒热汗出，腹胁痛。病起经漏崩淋之后，是阴伤阳乘。消渴喜凉饮，不可纯以外邪论。和营卫调中，甘缓主治。

当归、白芍、淮小麦、炙草、南枣、茯神。（《临证指南医案·卷九·崩漏·营阴伤脏燥热》）

🫖　经漏腹胀，脏阴为病，浊攻脾胃为呕逆。

人参、淡附子、茯苓、蒸术、淡干姜。（《眉寿堂方案选存·卷下·女科》）

🫖　经漏一载，腰痛带下，此属奇经失护使然，宜用丸剂调理。

近日呕恶脉弦，先宜降胃。

鲜枇杷叶、半夏、竹茹、大人参须、茯苓、橘白。（《未刻本叶天士医案·保元方案》）

🫖　久崩淋带，少腹结瘕，液涸气坠，二便皆阻。辛甘补方，冀得宜通，勿谓崩症徒以涩药。

柏子霜、淡苁蓉、郁李仁、当归身、枸杞子、葵子。（《眉寿堂方案选存·卷下》）

🫖　久漏成崩，上有疡症，用药极难，仿《内经》七方之一，固下漏，少佐清上。

醋炙螵蛸、茜草。

煎好滤清，加黄芩、阿胶，煎数十沸，取清服。（《眉寿堂方案选存·卷下》）

🫖　流贞巷，四十九。漏经继下如卵，形已见，血损气结。按：任脉为病，女子带下瘕聚，少腹形象是也。血伤忌投气燥温热，但血药不取沉滞，血中宣气为是。

南山楂、茺蔚子、青葱、新绛、生香附。（《叶氏医案存真·卷三》）

卢。停经半截，雨水节后忽然暴崩，交春分节血止。黄白淋漓自下，寒则周身拘束，热时烦躁口干，晡至天明，汗出乃止，寐必身麻如虫行，四肢骨节皆痛。盖血既大去，冲任之脉伤损，而为寒为热，阴损及乎阳位矣。书云：崩中日久为白带，漏下多时骨髓枯。由脂液荡尽，致形骸枯槁，延为瘵疾矣。天热气暖，所当谨慎。

乌贼骨、阿胶、生地、生白芍、茜草、小麦。（《临证指南医案·卷九》）

脉数，下焦冷，经淋不止，少腹腰臀痛，火升面热。

枸杞子、生杜仲、生地、沙蒺藜、川石斛、女贞。（《眉寿堂方案选存·卷下》）

某。经漏不止，久风飧泄。

人参、茯苓、木瓜、炒乌梅、赤石脂、禹粮石。（《临证指南医案·卷九》）

吴。崩带淋漓，阴从下走；晕厥汗出，阳从上冒。逢谷雨暴凶，身中阴阳不相接续，怕延虚脱。戌亥时为剧，肝肾病治。

人参、阿胶、生龙骨、生牡蛎、五味、茯神。

又血液去则脏阴失守，神不内跗，致目中妄见，非鬼祟也。当先镇阳神为主，若骤用阴药，则有妨胃纳矣。

人参、龙骨、五味、茯苓、芡实、建莲肉。

又 淋带黄白未净，五更心悸汗出。

人参、炒枸杞、五味、茯苓、芡实、湖莲肉。（《临证指南医案·卷九》）

小产后经年淋漓，旬日带下绵绵不断，骨节痿软。经临筋脉牵掣，骨热如蒸，皆冲、任受伤，久而不复，五液皆枯，日就损怯一途。所幸胃气尚存，按候调摄经年，冀可血气充复。

四物汤，加胡黄连、炒黄柏。（《眉寿堂方案选存·卷下》）

小产后劳动嗔怒，陡然血崩，乃身中阳动，阴弱失守之证。用药气味，最忌辛温走泄，无有不向安者。缘辛香温热，胃中不安，致呕逆频频，神复欲愦。皆血下而阴亏为病，呕多则阳气再伤耳。古人上下变病当治其中，此安胃第一要旨。以胃为脏腑之大源，能纳谷，斯后天生气再振，何容缕缕经营乎!

人参、小麦、茯神、乌梅、木瓜、白芍。(《眉寿堂方案选存·卷下》)

🫖 尤，神仙庙前，四十三岁。漏经四十余日，色瘀腐成块。病中动怒，遂胸膈胀闷且痛，少腹胀满，瘀下稍宽，医治漏血，投地、芍、归、胶，下焦未沾其益，脘膈先受其滞，宗经议先理其上。

生香附汁、南楂肉、苏梗、生麦芽、桃仁、延胡。(《叶天士晚年方案真本·杂症》)

🫖 张，五十。五旬天癸当止而经淋，周身牵掣，右肢渐不能举。不但冲、任、督、带损伤，阳明胃脉衰微少气，乃最难向安之病。

人参、生黄芪、炙草、炒沙苑、炒杞子、炒归身。(《临证指南医案·卷九》)

第四章　儿科疾病

痫　证

【临证表现】

久有夙病痫证，痫厥昏迷日发，遂令卒倒无知，痫厥屡发，笑则痫厥病发，昼少夜多，痫症四肢皆震，头痛动摇，手足搐搦牵掣，肢强，神呆，面青，口吐涎沫，倏尔叫喊，舌缩不伸，语言不甚明了，语寂然。每遇经来紫黑，痫疾必发。脉濡，脉沉。

【临证经验】

叶桂门人龚商年总结叶氏诊治痫证经验说，天地，一阴阳也，阴阳和则天清地宁，一有偏胜，遂有非常之变。人身亦一阴阳也，阴阳和则神清气定，一有偏胜，自致不测之疴。故《内经》曰：重阳者狂，重阴者癫。痫与癫，其原则同也。古人集癫、痫、狂辨，以为阳并于阴，阴并于阳，此诚不刊之论。言乎现症，狂则少卧不饥，妄言妄笑，甚则上屋逾垣，其候多躁而常醒。癫则或歌或哭，如醉如痴，甚至不知秽洁，其候多静而常昏。痫则发作无时，卒然昏仆，筋脉瘛疭，口中作声，后人因其声似，分马痫、牛痫、猪痫、羊痫、鸡痫五名，其候经时而必止。推其病因，狂由大惊大怒，病在肝、胆、胃经，三阳并而上升，故火炽则痰涌，心窍为之闭塞。癫由积忧积郁，病在心、脾、胞络，三阴蔽而不宣，故气郁则痰迷，神志为之混淆。痫病或由惊恐，或由饮食不节，或由母腹中受惊，以致内脏不平，经久失调，一触积痰，厥气内风猝焉暴逆，莫能禁止，待其气反然后已。至于主治，察形证，诊脉候，以辨虚实。狂之实者，以承气、白虎直折阳明之火，生铁落饮重制肝胆之邪。虚者当壮水以制火，二阴煎之类主之。癫之实者，以滚痰

442

丸开痰壅闭，清心丸泄火郁勃。虚者当养神而通志，归脾、枕中之类主之。痫之实者，用五痫丸以攻风，控涎丸以劫痰，龙荟丸以泻火。虚当补助气血，调摄阴阳，养营汤、河车丸之类主之。狂、癫、痫三证治法，大旨不越乎此。今如肝风痰火者，苦辛以开泄。神虚火炎者，则清补并施。肝胆厥阳化风旋逆者，以极苦之药折之。神志两虚者，用交心肾法。劳神太过者，宗静以生阴意，为敛补镇摄。方案虽未详备，而零珠碎玉，不悉堪为世宝哉！医者惟调理其阴阳，不使有所偏胜，则郁逆自消，而神气得反其常焉矣。（《临证指南医案·卷七·癫痫·木火郁血滞》）

【用药特色】

叶桂治疗痫证，包括成人和儿童，临证常用黄连、白芍、菖蒲、远志、陈皮、栀子、阿胶、胆南星、当归、生地黄、茯神、黄芩、龙胆草、芦荟、半夏、白附子、茯苓、琥珀、黄柏、鸡子黄、羚羊角、牡蛎、人参、乌梅、郁金、枳实、醋等。其中，黄连应用8次，白芍应用7次，菖蒲、远志应用6次，陈皮、栀子应用5次，阿胶、胆南星、当归、生地黄应用4次，茯神、黄芩、龙胆草、芦荟应用3次，半夏、白附子、茯苓、琥珀、黄柏、鸡子黄、羚羊角、牡蛎、人参、乌梅、郁金、枳实、醋应用2次，白术、茺蔚子、川楝子、磁石、丹参、甘草、干姜、钩藤、龟甲、桂枝、胡黄连、花椒、黄柏、连翘、莲子、龙骨、牡丹皮、牛黄、枇杷叶、芡实、青黛、青皮、全蝎、肉苁蓉、生姜、生铁落、天麻、天门冬、天竺黄、通草、蜈蚣、五味、小麦、杏仁、玄参、羊腰子、薏苡仁、栀子、朱砂、猪胆汁、竹茹、竹叶应用1次。

【小方医案】

🍵 曹，十四。春病及长夏，痫厥屡发。前用龙荟丸意，苦泄肝胆，初服即泻，此久病阴分已虚。议理阴和阳，入酸以约束之。

生鸡子黄、阿胶、川连、黄柏、生白芍、米醋。（《临证指南医案·卷七·癫痫·阳气郁窍络阻》）

🍵 曹，十四。笑则痫厥病发，昼少夜多。思二月起病，春木正旺，内应厥阴肝脏木火，乃阳极之化，其来迅速，由内而升，神明遂乱，口吐涎沫，四肢寒冷，肝病何疑？由春病及长夏，醒则如无，纳食如昔。法以纯苦，直泄厥阴跷阳。

芦荟、青黛、龙胆草、川楝子、黑山栀、白芍、青皮、归尾、猪胆汁。

又 前方用纯苦，直清肝胆，初服即泻，病久阴分已虚，议理阴和阳，入酸以约束之。

生鸡子黄、阿胶、川连、黄柏、生白芍、米醋。（《种福堂公选医案·痫》）

钱，十二岁。痫厥昏迷日发，自言脐下少腹中痛，此稚年阴弱，偶尔异形异声，致惊气入肝，厥阴冲气，乱其神识，遂令卒倒无知。

乌梅肉、川连、白芍、川椒、干姜、桂枝。（《叶天士晚年方案真本·杂症》）

第五章 外科疾病

疮疡

【临证表现】

疮痍，疔毒，痈疡痛溃，患处热蒸痛痒，卧床不得舒展，久损漏疡，溃脓，喉舌疳蚀，溃疡久不屦；昼夜渐寒潮热，口渴，津竭，无味食减，食物日减，不食，便难，便泻，肉腠麻木，形神日损。舌绛。

【临证经验】

叶桂门人华玉堂总结叶氏诊治疮疡经验说，外证本有专科，先生并非疡医，然观其凭理立方，已胜专科什伯矣。惜其案无多，法亦未备，余不叙述。大凡疡症虽发于表，而病根则在于里。能明阴阳虚实寒热，经络俞穴，大症化小，小症化无，善于消散者，此为上工。其次能审明五善七恶，循理用药，其刀针砭割，手法灵活，敷贴熏洗，悉遵古方，虽溃易敛，此为中工。更有不察症之阴阳虚实，及因郁则营卫不和，致气血凝涩，酿成疡症，但知概用苦寒攻逐，名为清火消毒，实则败胃戕生，迨至胃气一败，则变症蜂起矣。又有藉称以毒攻毒秘方，类聚毒药，合就丹丸，随证乱投，希冀取效于目前，不顾贻祸于后日，及问其经络部位，证之顺逆，概属茫然，此殆下工之不如也。至于外治之法，疡科尤当究心。若其人好学深思，博闻广记，随在留心，一有所闻，即笔之于书。更能博览医籍，搜采古法，海上实有单方，家传岂无神秘？其所制敷贴膏丹，俱临证历试，百治百验，能随手应效者，即上工遇之，亦当为之逊一筹矣。（《临证指南医案·卷八·疮疡》）

徐大椿评注说，凡治病必有专家，一切丸散外治等法，一有不备，即不能建愈功。理虽同而法各别，如欲治外证，不可不另有一番功夫也。

疮疡愈后，必当大补营血，兼消毒清火，乃为合度。案中颇和平纯正，因非专家，则络无把握耳。（《徐批临证指南医案·卷八·疮疡》）

【用药特色】

叶桂治疗疮疡，临证常用茯苓、人参、贝母、当归、甘草、金银花、石斛、白芍药、白术、半夏、陈皮、麦门冬、夏枯草、薏苡仁等。其中，茯苓应用6次，人参应用4次，贝母、当归、甘草、金银花、石斛应用3次，白芍药、白术、半夏、陈皮、麦门冬、夏枯草、薏苡仁应用2次，柏子仁、蚕沙、赤芍药、川芎、代赭石、胆南星、地骨皮、地龙、茯神、枸杞子、寒水石、黑豆皮、槐米、蒺藜、僵蚕、金汁、粳米、桔梗、连翘、芦根、麻子仁、马兜铃、没药、牛蒡子、牛膝、全蝎、肉苁蓉、肉桂、乳香、麝香、生地黄、生姜、天花粉、通草、菟丝子、乌梅、乌头、五加皮、香附子、杏仁、玄参、泽泻、知母、猪苓、竹叶应用1次。

【小方医案】

🫖 艾。上焦之病，都是气分，气窒则上下不通，而中宫遂胀。热气蒸灼，喉舌疳蚀。清气之中，必佐解毒。皆受重药之累瘁。

银花二钱、川贝三钱、马兜铃五分、连翘心一钱半、川通草一钱、白金汁一杯、活水芦根汁半杯。

又 余热蒸痰壅气，当脘膈因咳而痛。议以润降清肃。

甜杏仁、花粉、川贝、甘草、桔梗。（《临证指南医案·卷八·咽喉·气分热毒》）

🫖 病起北方，冬月始于腰间，肤膜凝形，既经消散。凡静坐良久，若皮里膜外中有牵绊不和之状。想凝着之寒，必入营分血络之中，由此壮年不愈，气血日薄，有痈疡累瘁矣。

麝香、全蝎、川乌头、乳香、地龙、没药。（《眉寿堂方案选存·卷下·外科》）

🫖 顾。久损漏疡，胃减腹痛。议用戊己汤意。

人参、茯神、白芍、炙草、炒菟丝子。(《临证指南医案·卷八·疮疡·疡漏》)

🍵 胡。纳食主胃，运化主脾。痈疡痛溃，卧床不得舒展，脏腑气机呆钝何疑。外科守定成方，芪、术、归、地，不能补托气血，反壅滞于里，出纳之权交失。且是症乃水谷湿气下垂而致，结于足厥阴、手阳明之界。若湿热不为尽驱，藉补托以冀生机，养贼贻害，焉能济事？

金石斛五钱、槐米一钱半、金银花三钱、茯苓一钱半、晚蚕沙二钱、寒水石二钱。(《临证指南医案·卷八·疮疡·溃疡》)

🍵 患处热蒸痛痒，是经脉气血不行。但痈疽之余，毒轻为疮痍，重延流注。清解固宜，然胃弱少餐，苦寒宜慎，且疡发身坐以上，气分之郁必究。

金银花、川贝母、白蒺藜、夏枯草、地骨皮、香附汁。(《眉寿堂方案选存·卷下·外科》)

🍵 溃疡未合，频进培养，反昼夜渐寒潮热，食物日减，形神日损，近热甚衄血，口渴舌绛，肉腠麻木。本虚之体，夹杂暑热，虑液涸昏厥，拟用复脉汤。菀悖阳生，血气紊乱，遂成痈疡。溃脓以来，进参、芪内托，益气生肌，虽为正治，但中上两焦补法，阳愈升腾，肝木展动，烁筋袭络，致有偏枯麻痹。诊面色油光，平居大便久溏，酒客虚中，有湿不受甘腻温柔，议以苦降和阳，佐以息风。其平时调理方法，俟再斟酌。

金石斛、陈胆星、人参、橘红、乌梅肉、茯苓。(《眉寿堂方案选存·卷下·外科》)

🍵 溃疡营损不能食，便泻复闭。

四君子汤，加当归、白芍。(《眉寿堂方案选存·卷下·外科》)

🍵 年高表疏，海氛风毒侵入阳位，盘踞闭塞隧道，发为痈疡，中下两焦受困。今津竭便难，无味食减，内风日炽，节过春半，恐有病加之虑，宜润补。

淡苁蓉、枸杞、柏仁、牛膝、当归、麻仁。(《眉寿堂方案选存·卷下·外科》)

🍵 汪氏。风热既久未解，化成疮瘰。当以和血驱风。

当归、赤芍、川芎、夏枯草花、牛蒡子、制僵蚕。(《临证指南医案·卷八·疮瘰·疮》)

🍵 王。疔毒咯血失血，都是暑入阴伤。

竹叶心、元参心、鲜生地、黑穞豆皮、麦冬、知母。(《临证指南医案·卷八·疮瘰·疔》)

🍵 吴。疮瘰之后，湿热未去，壅阻隧道。水谷下咽，亦化为痰。中焦受病，故不知饥饿。痰气上干，渐至喘闷矣。但服药四十剂，纯是破气消克，胃阳受伤，痰气愈不得去矣。

半夏、茯苓、紫老姜、炒粳米。

又 疮瘰大发，营卫行动于脉中脉外，可免腹满之累矣。第谷食尚未安适，犹是苦劣多进之故。胃阳未复，仍以通调利湿主之。

半夏、苡仁、金石斛、茯苓、泽泻。(《临证指南医案·卷八·疮瘰·疮》)

🍵 夏秋内伏暑湿，皆是阴邪久疮，渐致食入痞满。形寒脉小，当温中醒阳，莫以清凉治疮。

米仁、生白术、薄肉桂、茯苓、五加皮、猪苓。(《眉寿堂方案选存·卷下·外科》)

🍵 姚，妪。溃疡久不瘥，气血耗尽，中宫营液枯涸，气不旋转。得汤饮则痰涎上涌，势如噎膈。况久恙若是，药饵难挽。勉拟方。

人参、炒麦冬、代赭石、化橘红。(《临证指南医案·卷八·疮瘰·溃疡》)

疝　气

【临证表现】

少腹结疝，睾丸偏坠，阴囊忽大，疝坠于右，筋缩连小腹痛，疝坠，里急腹痛。寤多寐少，纳食减半，不能纳谷，大便闭阻，二便不为通爽。舌白，脉来弦涩，脉沉而迟。

【临证经验】

叶桂门人邹滋九总结叶氏诊治疝气经验说，经云：任脉为病，男子内结七疝、女子带下瘕聚。又：督脉生病，从少腹七冲心而痛，不得前后，为冲疝。又曰：脾传之肾，病名曰疝瘕。又曰：三阳为病发寒热，其传为癫疝。又曰：邪客于足厥阴之络，令人卒疝暴痛。此《素问》言诸经之疝也。又"经脉"等篇云：足阳明之筋病，癫疝，腹筋急。足太阴之筋病，阴器纽痛，下引脐，两胁痛。足厥阴之经筋病，阴器不用。此《灵枢》言诸经之疝也。后人因有筋、水、狐、癫、气、血、寒七疝之名，其主治各有专方，立法可谓大备。然其中不无错杂之处，终非可训之定法。惟仲景先生独以寒疝为名，其所出三方，亦以温散祛寒，调营补虚为主，并不杂入气分之药。而子和治法，又以辛香流气为主，谓肝得疏泄而病愈矣。其金铃、虎潜诸法，可谓发前人所未发。故疝病之本，不离乎肝，又不越乎寒。以肝脉络于阴器，为至阴之脏。足太阳之脉属肾络膀胱，为寒水之经。故仲景所云寒疝，腹中痛，逆冷，手足不仁，腹满，脉弦而紧，恶寒不欲食，绕脐痛，及胁痛里急，是内外皆寒气作主，无复界限。其乌头二方，专以破邪治标为急，虚实在所不论，是急则治标之义也。其当归羊肉一方，专以补虚散寒为主，故以当归、羊肉辛甘重浊，温暖下元，而不伤阴，佐以生姜，随血肉有情之品引入下焦，温散泣寒，是固本，不治标也。子和所云疝不离乎肝者，以疝病有阴囊肿胀，或痛而里急筋缩，或茎中作痛，或牵引睾丸，或少腹攻冲作痛，或号笑忿怒而致，此皆肝经脉络之现症。其金铃散一法，以泄肝散逆为主，故以川楝导膀胱、小肠之热，元胡和一身上下诸痛，以肝主疏泄故也。其所取虎潜一法，以柔缓导引为主，故方中用虎骨熄肝风，壮筋骨，羊肉、龟甲补髓填精，佐以地黄补肾，当归补肝，使以陈皮利气疏肝，芍药通肝调营，是治肝而顾及于肾也。及观先生治疝之法，又更有进焉者。其旨以暴疝多寒，久疝多热，为疝病之大纲，其余随症施治。如气坠下结者，以鹿茸、鹿角升阳为主。其胀结有形，痛甚于下者，宗丹溪通阳泄浊为治。其火腑湿热郁结下通者，用柔苦制热，反佐辛热，以开血中郁痹为主。其寒湿下坠太阳之里，膀胱之气不和，二便不为通利者，五苓散加减，通太阳膀胱为主。其湿热久聚，气坠少腹阴囊者，用控涎丹（甘遂、大戟、白芥子。编者注）、浚川丸（浚川散：黑牵牛、大黄、甘遂、芒硝、郁李仁、轻粉。编者注）等，逐痹，通腑，分消，兼辛甘化风法为主。如下焦阴阳两虚者，用有情温通以培生气，兼通补息风为主。而先生于治疝之法，可谓曲尽病情，诸法备矣。仲景又有狐疝一方，究非王道之品，兹不具赘。(《临证指南医案·卷八·疝》)

【用药特色】

叶桂治疗疝气，临证常用小茴香、川楝子、当归、茯苓、人参、附子、肉桂、干姜、桂枝、橘核、穿山甲、花椒、木香、安息香、巴戟天、柏子仁、枸杞子、胡芦巴、黄柏、蒺藜、韭白根、青皮、天门冬、乌头、吴茱萸、知母等。其中，小茴香应用9次，川楝子、当归、茯苓应用8次，人参应用7次，附子应用6次，肉桂应用5次，干姜、桂枝、橘核应用4次，穿山甲、花椒、木香应用3次，安息香、巴戟天、柏子仁、枸杞子、胡芦巴、黄柏、蒺藜、韭白根、青皮、天门冬、乌头、吴茱萸、知母应用2次，阿胶、白术、陈皮、大茴香、大枣、冬葵子、茯神、浮小麦、甘草、海金沙、寒水石、厚朴、黄芪、荔枝核、莲子、两头尖、鹿角霜、鹿茸、牛膝、肉苁蓉、乳香、山药、山茱萸、生地黄、石斛、熟地黄、通草、菟丝子、延胡索、泽泻、猪胆汁、猪苓、紫河车、紫石英应用1次。

【小方医案】

🍵 病始足胫，乃自下焦肝肾起病，其形不肿，则非六气湿邪，当从内损门痿躄推求。芪、地滋滞，久服胃伤，食减呕逆，皆因浊味滞气而然。经年不复，损者愈损，脏真不能充沛，奇经八脉不司其用。经云：冲脉为病，男子内结七疝，女子带下瘕聚。夫冲脉即血海，男子藏精，女子系胞。今精沥内结有形，是精空气结，亦犹女子之瘕聚也。凡七疝治法，后人每宗张子和，但彼悉用辛热，与今之精空气结迥殊。久病形消肉脱，议以精血有情，涵养生气。

鲜河车一具，水煮捣烂，入山药、建莲末拌匀，丸如桐子大，清晨人参汤送下。(《叶氏医案存真·卷一》)

☙ 陈，二二。辛香流气以治疝，未尝不通。服之五日，遍身疼痛，下午四肢浮肿，肌肤渐见高突块瘰。思走泄气胜，都是阳伤，芪附汤(黄芪、制附子加生姜。编者注)主之。生黄芪一两、附子二钱。(《临证指南医案·卷八·疝·疏泄伤卫阳》)

☙ 陈，三五。疝多肝病，宜乎辛泄。但形体参脉，是湿热内蕴阻塞，二便不为通爽。先以通太阳方。

寒水石、海金沙、猪苓、泽泻、通草、木香汁。(《临证指南医案·卷八·疝·久疝湿热郁》)

☙ 冲疝。

巴戟、胡芦巴、川楝子、茯苓、小茴、桂木。(《未刻本叶天士医案·保元方案》)

☙ 冲疝。

茯苓、当归、荔枝核、桂枝、小茴香。(《未刻本叶天士医案·保元方案》)

☙ 冲疝里急腹痛，法宜温养，但脉来弦涩，寤多寐少，营阴颇亏，偏于辛热不宜。

当归、巴戟、紫石英、茯苓、桂心、柏子仁。(《未刻本叶天士医案·方案》)

☙ 高年疝证，是下元虚，气冷凝冱，结聚攻坠，乃沉痼之疾，药难取效。暖气助阳鼓动，仰阴邪浊气稍解，不过暂时小安耳。病在肝肾，道路纤远，药必从咽入胃，由胃入肠，始达病所，而上中无病之处，必受疝药攻克之累，倘胃减妨食，何以救疗？夫阴浊盘踞成形，例取纯阳气雄之药。昔胡大封翁，高年宿疝，用十全大补不效，喻氏驳其半阴半阳非法，议以姜、附为丸、参、苓为衣，喉间知有参、苓，过胃始露猛烈之威灵。恪攻病所，此议甚正。

生炮附子、淡干姜、大茴香炒。

研为细末，真水安息香三钱。捣为小丸，以人参末不拘多少为衣，早服二钱，少少进汤送下。(《叶氏医案存真·卷二》)

🫖 经云：谋虑在肝，决断在胆。操持思虑，五志阳气有升无降。肝脉循环，绕乎阴器。气逆拂乱，不司疏泄之权。似疝如淋病象，其实内系肝脏。但治淋治疝，不越子和辛香流气，即从丹溪分消泄热。今形脉已衰，当以虚论。肝病三法，曰辛曰酸曰甘缓。经云食酸令人癃，小便不爽，大忌酸味。

当归、茴香、穿山甲、枸杞子、沙蒺藜。(《叶天士医案》)

🫖 渴热向愈，自更衣用力，阴囊忽大，此宿疝举发。明明阴虚气坠，非子和七疝同法。身前陷坠，任脉失其担任。小便通调，酸甘定议。

人参、天冬、熟地、萸肉、川石斛、炙草。(《叶氏医案存真·卷二》)

🫖 脉沉而迟，向有寒疝瘕泄，继而肠血不已，渐渐跗膝麻木无力，此因膏粱酒醴，酿湿内著。中年肾阳日衰，肝风肆横，阳明胃络空乏，无以束筋，流利机关，日加委顿，乃阳虚也。仿古劫胃水法。

生茅术、人参、厚朴、生炮附子、陈皮。(《叶氏医案存真·卷一》)

🫖 毛。疝发已过，肢冷潮热，其纳食减半。浊阴内迫犯胃，无发汗攻表之理。议泄厥阴，以安阳明。

人参、炒黑川椒、附子、茯苓、川楝子、胡芦巴。(《临证指南医案·卷八·疝·肝疝犯胃》)

🫖 某。七疝治法，最详子和，其旨辛香以泄肝，得气疏泄而病缓矣，按法调理不愈。七味导引纳肾，益气升举脾阳，而坠气仍然。艾灸蒸脐，原得小安。《内经》任脉为病，男子内结七疝，女子带下瘕聚。同为奇经主之，故疏泄诸方，能治气实，参术升补，仅治中虚下陷，与元海奇经中病无补。壮岁至老，病根不辍，下焦日衰。可知升阳一法，体症颇合。衰年仅可撑持，勿使病加可矣。

生鹿茸三钱、鹿角霜一钱、当归二钱、生菟丝子五钱、沙蒺藜一钱、川桂枝尖五分。

饥时服。(《临证指南医案·卷八·疝·督任阳虚》)

🍵 倪。疝瘕结聚少腹，大便闭阻，小溲短涩，舌白渴饮，不能纳谷。无对症方药，姑与滋肾丸（黄柏、知母、肉桂。编者注），尝服十粒，十服。(《临证指南医案·卷八·疝·久疝湿热郁》)

🍵 疝攻上触，必倾囊呕物，此胃中得食气壅，肝邪无以泄越，得吐而解，盖木郁达之也。此番病发，原自怒起，其为肝厥何疑。

炒黑川椒、炒小茴香、川楝子、橘核、青皮汁、青木香。(《叶氏医案存真·卷一》)

🍵 沈。年岁壮盛，脘有气瘕，嗳噫震动，气降乃平。流痰未愈，睾丸肿硬。今入夜将寐，少腹气冲至心，竟夕但瘩不寐，头眩目花，耳内风雷，四肢麻痹，肌腠如刺，如虫行。此属操持怒劳，内损乎肝，致少阳上聚为瘕，厥阴下结为疝。冲脉不静，脉中气逆混扰，气燥热化，风阳交动，营液日耗，变乱种种。总是肝风之害。非攻消温补能治，惟以静养，勿加怒劳，半年可望有成。

阿胶、细生地、天冬、茯神、陈小麦、南枣肉。(《临证指南医案·卷一·肝风·怒劳伤肝结疝瘕》)

🍵 孙。疝坠于右，筋缩连小腹痛，此寒主收引。议进温通厥阴之络。

川楝子二两、穿山甲二两（炙）、炮黑川乌五钱（去皮）、炒黑小茴香一两、橘核二两（炒）、乳香五钱。

用老韭白根汁泛丸，饥时服二钱五分。(《临证指南医案·卷八·疝·浊阴凝聚肝络》)

🍵 吴，六十。味酸，食不化，涌吐。述少腹厥气上冲，下有宿疝，以肝浊攻胃。经云：食出完谷，是无阳也。

生炮黑附子、生淡干姜、猪胆汁、吴萸、川楝子。(《临证指南医案·卷八·疝·肝疝犯胃》)

🍵 项。寒胜疝坠，亦属厥阴。盖阳明衰，厥邪来乘。须胃阳复辟，凝寒自罢。

人参一钱半、炮乌头一钱、淡干姜一钱、吴萸泡淡一钱、茯苓三钱。(《临证指南医案·卷八·疝·肝疝犯胃》)

谢,五七。七疝皆肝,少腹坚聚有形,是闭塞不通之象。百日久恙,血络必伤。古人治疝,必用辛香。助燥气胜之品,宜缓商矣。

归须、杜牛膝根、小茴香、川楝子、穿山甲、柏子仁。(《临证指南医案·卷八·疝·浊阴凝聚肝络》)

徐,十七岁。虚质,肝络受寒为疝。议温养入营中和血治疝。

炒橘核、桂心、粗桂枝、归身、茯苓、冬葵子、小茴香。(《叶天士晚年方案真本·杂症》)

詹。老年久疝,因嗔怒而肿大热痛,肝失疏泄,火腑湿热蕴结不通。温补升阳固谬,盖肝性主刚,湿闭反从燥化。此龙胆苦坚不应,议柔苦制热,反佐辛热,以开血中郁痹。用东垣滋肾丸(滋肾丸:黄柏、知母、肉桂。编者注)。(《临证指南医案·卷八·疝·久疝湿热郁》)

朱,二一。劳伤,温里已效。脐旁动气,少腹结疝,睾丸偏坠。皆阳气不自复,浊阴聚络。不宜急于育子。

当归、舶茴香、淡苁蓉、枸杞子、安息香、茯苓。(《临证指南医案·卷八·疝·浊阴凝聚肝络》)

朱。七疝在肝,《内经》谓冲脉为病。但冲脉隶于阳明,肝木必乘克胃土。胃翻涌逆,致吐蛔呕涩,汤饮不入,呃忒不止。皆逆乱无已,为脏厥危笃矣。肝体本刚,相火内寄。一派热燥药饵,以刚济刚,竟有缺折之虞。欲泄其浊,拟用朱南阳法。

韭白根、两头尖、金铃子、延胡、归须、肉桂心。(《临证指南医案·卷八·疝·肝疝犯胃》)

第六章　男科疾病

遗　精

【临证表现】

梦泄，遗泄，遗滑，阴精走泄，不寐，欲寐即醒，心动震悸，易怒神躁，咳嗽，吞酸不饥，痰多呕吐，足跟筋骨痛，不能履地，渐至延及腰脊。脉弦数，脉左数，脉虚尺微。

【临证经验】

叶桂门人邹滋九总结叶氏诊治遗精经验说，遗精一证，前贤各有明辨，其义各载本门，兹不复赘。大抵此证变幻虽多，不越乎有梦、无梦、湿热三者之范围而已。古人以有梦为心病，无梦为肾病，湿热为小肠膀胱病。夫精之藏制虽在肾，而精之主宰则在心。其精血下注，湿热混淆而遗滑者，责在小肠膀胱。故先生于遗精一证，亦不外乎宁心益肾，填精固摄，清热利湿诸法。如肾精亏乏，相火易动，阴虚阳冒而为遗精者，用厚味填精，介类潜阳，养阴固涩诸法。如无梦遗精，肾关不固，精窍滑脱而成者，用桑螵蛸散填阴固摄，及滑涩互施方法。如有梦而遗，烦劳过度，及脾胃受伤，心肾不交，上下交损而成者，用归脾汤、妙香散、参术膏、补心丹等方，心脾肾兼治之法。如阴虚不摄，湿热下注而遗滑者，用黄柏、萆薢、黄连、苓、泽等，苦泄厥阴郁热，兼通腑气为主。如下虚上实，火风震动，脾肾液枯而为遗滑者，用二至、百补丸，及通摄下焦之法。如龙相交炽，阴精走泄而成者，用三才封髓丹（天冬、熟地、人参、黄柏、砂仁、甘草。编者注）、滋肾丸、大补阴丸，峻补真阴，承制相火，以泻阴中伏热为主。又有房劳过度，精竭阳虚，寐则阳陷而精道不禁，随触随泄，不梦而遗者，当用固精丸，升固八脉之气。又有膏粱酒肉，饮醇厚味之人，久之，脾胃酿成湿热，留伏阴中而为梦泄者，当用刘松石猪肚丸（白术、苦参、牡蛎、猪肚一具。编者注），清脾胃蕴蓄之湿热。立法虽为大备，然临证之生心化裁，存乎其人耳。（《临证指南医案·卷三·遗精》）

徐大椿评注说，遗精之法，固不外乎填精镇心，本无神妙方法。俗医往往用温热及黏腻等物，必至伤人，此老全不犯此。但此症总有伏邪为患，如火如痰，如湿如风，不能搜别余邪，兼以调和脏气，委曲施治，方无变病。一味安神续肾，扰多未尽之理也。（《徐批临证指南医案·卷三·遗精》）

【用药特色】

叶桂治疗遗精，临证常用人参、熟地、茯神、天门冬、知母、茯苓、何首乌、龙骨、芡实、石斛、当归、龟甲、莲子、麦门冬、草果仁、陈皮、甘草、黄柏、黄芩、牡蛎、女贞子、山药、生地黄、鱼胶、远志等。其中，人参、熟地应用 7 次，茯神、天门冬、知母应用 6 次，茯苓应用 5 次，何首乌、龙骨、芡实、石斛应用 4 次，当归、龟甲、莲子、麦门冬应用 3 次，草果仁、陈皮、甘草、黄柏、黄芩、牡蛎、女贞子、山药、生地黄、鱼胶、远志应用 2 次，白扁豆、白蔻仁、白芍药、半夏、贝母、桂枝、黄连、黄芪、藿香、金箔、金樱子、桔梗、麦芽、糯稻根须、青蒿、人参、肉桂、桑螵蛸、沙参、沙苑子、生姜、蜀漆、酸枣仁、琐阳、天花粉、煨姜、五味子、小茴香、羊肉、薏苡仁应用 1 次。

【小方医案】

🍵 丁。阴精走泄，阳不内依，欲寐即醒，心动震悸。所谓气因精夺，当养精以固气。从前暖药不错，但不分刚柔为偏阳，是以见血，莫见血投凉。

龟甲一两（去墙削光）、桑螵蛸壳三钱、人参一钱、当归一钱、青花龙骨三钱（飞）、抱木茯神三钱。（《临证指南医案·卷三·遗精·心肾兼治》）

🍵 凡热甚而厥，其邪必在阴分，古称热深厥深。病中遗泄，阴伤邪陷，发表攻里，断难施用，和正托邪，是为稳法。

草果、黄芩、知母、人参、炒半夏。

五更时服。(《叶氏医案存真·卷一》)

🫖 肝肾精血交亏，阳气不肯潜伏，阳升面赤戴阳，阳坠，精关不固。时令冬失潜藏．阳升阳动病加。静处山林，勿预家务。迎夏至一阴来复，必有好音，倘若衔药，心境操持，与身病无益。

水制熟地、琐阳、元武板、线鱼胶、远志炭。(《叶天士医案》)

🫖 何。劳倦伤气，遗泄伤阴。暑邪变疟，炽则烦冤最盛。分解使邪势轻，参、术、芪、附，皆固闭邪气也。

草果仁、知母、淡黄芩、川贝母、青蒿、花粉。(《临证指南医案·卷六·疟·暑疟》)

🫖 胡，廿二岁。肾虚遗精，上年秋冬用填阴固摄而效。自交春夏遗发，吞酸不饥，痰多呕吐。显然胃逆热郁，且以清理。

川连、桔梗、广藿梗、薏苡仁、橘白、白蔻仁。(《叶天士晚年方案真本·杂症》)

🫖 林，线香桥，廿七岁。阴火扰动精走，用滋肾丸（黄柏、知母、肉桂。编者注），每服三钱。(《叶天士晚年方案真本·杂症》)

🫖 梦泄，咳嗽，此少阴不纳也。

熟地、川斛、天门冬、茯神、麦芽、北沙参。(《未刻本叶天士医案·保元方案》)

🫖 梦泄，脉虚尺微。

茯苓、远志、线鱼胶、沙苑、湘莲、熟地炭。(《未刻本叶天士医案·方案》)

🫖 梦泄，咽干，责在少阴空虚。

熟地、天门冬、川斛、茯神、女贞子、龟甲。(《未刻本叶天士医案·保元方案》)

🫖 某。脉左部数，有锋芒。初夏见红，久遗滑，入夜痰升肋痛。肝阳上冒，肾弱不摄。固摄助纳，必佐凉肝。

熟地、湖莲、芡实、生白龙骨、茯神、川石斛。(《临证指南医案·卷三·遗精·肾气不摄》)

　　🫖 某。少年频频遗精，不寐心嘈。乃属肾中有火，精得热而妄行，日后恐有肾消之累。

　　焦黄柏、生地、天冬、茯苓、牡蛎、炒山药。(《临证指南医案·卷三·遗精·阴虚阳动》)

　　🫖 某。遗泄损阴，疟热再伤阴。声嘶火升，乃水源不充。易怒神躁，水不涵木之象，用何人饮（何首乌、人参、当归、陈皮、煨姜。编者注），佐清阴火。

　　制首乌、人参、天冬、麦冬、知母、茯苓。(《临证指南医案·卷六·疟·阴虚》)

　　🫖 某。左脉弦数，遗泄，久嗽痰黄。当用填补。

　　炒熟地、芡实、扁豆、女贞、茯神、糯稻根须。(《临证指南医案·卷二·咳嗽·阴虚火炎》)

　　🫖 钱，十八。冲年阴精走泄，阳无依倚。血随气升，色紫成块，此血出于肝络，法当镇补。

　　人参、炒黑枣仁、炒白芍、炙草、青花龙骨、金箔。(《种福堂公选医案·吐血》)

　　🫖 瘦人阴虚，热邪易入于阴，病后遗精，皆阴弱不固摄也。泄泻在夏秋间，是暑湿内浸，其间有瓜果生冷，不能速行，是中寒下利，什中仅一。况此病因，遗泄患疟，病人自认为虚。医者迎合，以致邪无出路，辗转内攻加剧。夫患房劳而患客邪，不过比平常较胜，未必是阴病。近代名贤，讹传阴证伤入比比。总之遗泄阴亏与利后阴伤，均非刚剂所宜，当拟柔剂扶精气。

　　人参、山药、川斛、芡实、茯苓、生地炭。(《叶天士医案》)

　　🫖 遗精，气逆嗽痰，宜摄少阴。

　　熟地、湘莲、金樱子、茯神、芡实、北五味。(《未刻本叶天士医案·保元方案》)

　　🫖 遗泄阴亏，疟热再伤阴分，声嘶，火升易怒，神躁。水不润木之征，何人饮（何首乌、人参、当归、陈皮、煨姜。编者注）佐降阴火。

　　制首乌、知母、天冬、人参、茯苓、麦冬。(《叶氏医案存真·

卷一》）

🍵　阴疟三年不愈，下虚遗泄。

蜀漆、牡蛎、炙黄芪、桂枝、龙骨、炙甘草。（《眉寿堂方案选存·卷上·疟疾》）

🍵　足跟筋骨痛，不能履地，渐至延及腰脊，向患遗精此肝肾精血内耗，将成痿躄也。

生精羊肉、炒当归身、舶茴香、老生姜。（《叶氏医案存真·卷一》）

第七章 五官科疾病

鼻 渊

【临证表现】

涕流气腥，腭痛，咽中似窄。

【临证经验】

经云：肺和则鼻能知香臭矣。又云：胆移热于脑，令人辛頞鼻渊，传为衄蔑瞑目。是知初感风寒之邪，久则化热，热郁则气痹而塞矣。治法利于开上宣郁，如苍耳散、防风通圣散、川芎茶调散、菊花茶调散等类。先生则佐以荷叶边、苦丁茶、蔓荆子、连翘之属以治之，此外感宜辛散也。内热宜清凉者，如脑热鼻渊，用羚羊、山栀、石膏、滑石、夏枯草、青菊叶、苦丁茶等类，苦辛凉散郁之法也。久则当用咸降滋填，如虎潜减辛，再加镇摄之品。其有精气不足，脑髓不固，淋下无腥秽之气者，此劳怯根萌，以天真丸主之。此就案中大概而言之也，然证候错杂，再当考前贤之法而治之。(《临证指南医案·卷八·鼻》)

【用药特色】

叶桂治疗鼻渊，临证常用栀子、薄荷、贝母、滑石、连翘等药。其中，栀子应用4次、薄荷、贝母、滑石、连翘应用2次，白蔻仁、柏子仁、大豆黄卷、豆豉、茯神、甘草、荷叶、菊花、苦丁茶、瓜蒌皮、羚羊角、麦冬、青菊叶、人参、生石膏、丝瓜叶、天花粉、夏枯草花、杏仁、紫菀仅应用1次。

【小方医案】

风火郁于上焦，鼻流秽浊气腥，当薄滋味。

薄荷、黑栀、象贝、连翘、花粉、菊花。(《未刻本叶天士医

案·方案》）

🍵 蒋，三一。肺痹，鼻渊，胸满，目痛，便阻。用辛润自上宣下法。

紫菀、杏仁、瓜蒌皮、山栀、香豉、白蔻仁。（《临证指南医案·卷四·肠痹·肺气不开降》）

🍵 沈氏。素有痰火气逆，春令地中阳升，木火化风，上引颠顶，脑热由清窍以泄越。耳鸣鼻渊甚于左者，春应肝胆，气火自左而升也。宜清热散郁，辛凉达于头而主治。

羚羊角、黑山栀、苦丁茶、青菊叶、飞滑石、夏枯草花。

又 照方去滑石，加干荷叶、生石膏。（《临证指南医案·卷八·鼻·脑热鼻渊》）

🍵 暑热郁于上焦，涕流气腥，主以辛凉。

薄荷梗、丝瓜叶、黑山栀皮、连翘壳、飞滑石、大豆黄卷。（《未刻本叶天士医案·保元方案》）

🍵 周，情怀动则生热，是五志气火上灼心营肺卫，腭痛鼻渊，咽中似窄，只宜甘药濡养，莫见热而投寒。

人参、麦冬、川贝、柏子仁、茯神、甘草。（《叶天士晚年方案真本·杂症》）

喉　痹

【临证表现】

咽喉暴痛，咽喉痛痹，喉痛，血痹咽痛，喉如刀刺，咽喉阻痹，咽痛如梗，项肿咽痛，咽痛暮盛，咽痛时发，发时如有物阻膈，甚至痛连心下，每晚加剧，咽水则呛，喉中不甚清爽，目珠痛，音嘶，心似悬旌，脘闷，舌辣，食物厌恶，耳前后绕肩闪刺，吸气短促，神倦无力，耳聋，上热下寒，寒战，面浮头胀，痰多。脉弦数，脉小，脉细涩。

【临证经验】

叶桂门人邹滋九总结叶氏诊治喉痹经验说，《内经》云：一阴一阳结，谓之喉痹。一阴者，手少阴君火，心之脉气也。一阳者，手少阳相火，三焦之脉气也。夫二经之脉，并络于喉，故气热则内结，结甚则肿胀，胀甚则痹，痹甚则不通而死矣。即今之所谓喉癣、喉风、喉蛾等类是也。夫推原十二经，惟足太阳别下项，其余皆凑咽喉。然《内经》独言一阴一阳结为喉痹者，何也？盖以君相二火独胜，则热且痛也。愚历考咽喉汤方，皆用辛散咸软，去风痰、解热毒为主。如元参升麻汤，圣济透关散（雄黄、猪牙皂荚、藜芦，等分研末，先含水一口，用药吹鼻，即吐去水。备急如圣散有白矾等分。编者注）及玉钥匙（马牙硝一两半、硼砂五钱、白僵蚕二钱半、冰片一字，为末，以纸管吹五分入喉中。编者注），如圣散，普济消毒饮子，皆急于治标，而缓于治本，恐缓则伤人，故以治标为急耳。又尝考仲景《伤寒论》，咽喉生疮等症，每用甘草桔梗、半夏散及汤为主。一为少阴水亏，不能上济君火，以致咽喉生疮，不能出声，故以半夏之辛滑，佐鸡子清利窍通声，使以苦酒入阴，劫涎敛疮，桂枝解肌，由经脉而出肌表，悉从太阳开发，而半夏治咽痛，可无燥津涸液之患。一为阴火上结而为咽痛，故用生甘草甘凉泄热，功在缓肾急而救阴液，佐以桔梗开提足少阴之热邪。如肾液下泄，不能上蒸于肺，致络燥而为咽痛者，仲景又有猪肤一法，润燥解热缓中，使其阴阳协和而后愈，是固本而兼治标者也。如风火上郁，阴亏脉数而为咽痛者，先生又有辛凉清上诸法。如咽喉紧痹，气热而为咽痛者，又有清肺中气热一法。如情志郁勃，相火上炎而为咽痛者，则又有降气开浊一法。如肾液不收，肝阳上越而为咽痛者，宗钱氏六味汤。如阴阳交虚，龙相上灼而为咽痛者，宗仲景猪肤汤法。（《临证指南医案·卷八·咽喉》）

徐大椿评注说，凡病属于经络脏腑者，皆煎丸之所能治。一属形体及九窍，则属有形之病，实有邪气凝结之处，药入胃中，不过气到耳，安能去凝结之邪？故煎丸之功，不过居其半耳。若欲速效，必用外治之法，可以应手而愈。博考方书，广求秘法，自能得之，此老尚未知之也。故其治有形诸病，皆非所长。又外治之法，上古所鲜闻，因其用针灸之术，通神入妙，何必外治！此则外治之最者也。后世针法不传，于是乎以药代针，而多外治之法。若针灸既废，而外治之法亦不讲，则天下之病，即使用药得当，只能愈其半耳。其外证之必需外治者，竟无愈理。此亦医道之一大关也，后之学者须知之。(《徐批临证指南医案·卷八·咽喉》)

【用药特色】

叶桂治疗喉痹，临证常用阿胶、连翘、茯神、生地黄、贝母、茯苓、沙参、射干、玄参、人参、桑叶、天门冬、白芍药、鸡子黄、石斛、稻根须、滑石、黄柏、牡蛎、熟地黄、通草、夏枯草、知母、大枣、甘草、钩藤、枸杞子、谷芽、桔梗、绿豆皮、牡丹皮、木瓜、牛蒡子、女贞子、枇杷叶、肉桂、天花粉、浮小麦、竹叶等。其中，阿胶、连翘应用8次，茯神、生地黄应用7次，贝母、茯苓、沙参、射干、玄参应用6次，人参、桑叶、天门冬应用5次，白芍药、鸡子黄、石斛应用4次，稻根须、滑石、黄柏、牡蛎、熟地黄、通草、夏枯草、知母应用3次，大枣、甘草、钩藤、枸杞子、谷芽、桔梗、绿豆皮、牡丹皮、木瓜、牛蒡子、女贞子、枇杷叶、肉桂、天花粉、浮小麦、竹叶应用2次，白扁豆、柏子仁、半夏、薄荷、川楝子、醋、淡菜、当归、地骨皮、附子、干姜、旱莲草、何首乌、黑豆皮、胡芦巴、花椒、鸡子白、菊花、菊叶、龙骨、芦根、鹿角霜、马勃、马兜铃、麦门冬、牛膝、秋石、人中白、桑白皮、沙苑子、神曲、生姜、西瓜翠衣、杏仁、薏苡仁、郁金、栀子应用1次。

【小方医案】

🫖 曹，三八。阴火喉痹。

滋肾丸（黄柏、知母、肉桂。编者注）。(《种福堂公选医案·咽喉》)

🫖 陈，廿。喉痹，目珠痛，吸气短促，曾咯血遗精。皆阴不内守，孤阳上越诸窍。当填下和阳。

熟地、枸杞炭、旱莲草、菊花炭、女贞、茯苓。(《临证指南医案·卷一·虚劳·阴虚》)

🫖 肝风阳气升于清空，咽喉阻痹，心似悬旌。缘春半地气上加，产后下虚，藏纳未固，随时令而越。议用镇阳守阴方。

龙骨、阿胶、生白芍、牡蛎、鸡子黄、米醋。

又 人参、小麦、生白芍、阿胶、茯神、川楝肉。

又 淡天冬、陈阿胶、制首乌、茯神、黑豆皮、生白芍。（《眉寿堂方案选存·卷下·女科》）

🫖 葛。嗔怒喧嚷，气火逆飞，致血痹咽痛，食物厌恶，耳前后绕肩闪刺。议解少阳。

夏枯草、丹皮、桑叶、钩藤、山栀、地骨皮。（《临证指南医案·卷六·肝火·怒动胆火》）

🫖 喉痹势缓，郁火酿痰，未经全清，补汤少进。

炒黄川贝、天花粉、大沙参、夏枯草花、鲜菊叶、白通草。（《眉寿堂方案选存·卷下·外科》）

🫖 胡。久病耳聋，微呛，喉中不甚清爽。是阴不上承，阳夹内风，得以上侮清空诸窍。大凡肝肾宜润宜凉，龙相宁则水源生矣。

人参一钱（秋石一分化水拌，烘干同煎）、鲜生地三钱、阿胶一钱、淡菜三钱、白芍一钱、茯神一钱半。

又 阴虚液耗，风动阳升。虽诸恙皆减，两旬外大便不通。断勿欲速，惟静药补润为宜。照前方去白芍，加柏子仁。

又 大便两次颇逸，全赖静药益阴之力。第纳食未旺，议与胃药。

人参、茯神、炒麦冬、炙甘草、生谷芽、南枣。

又 缓肝益胃。

人参、茯神、生谷芽、炙甘草、木瓜、南枣。（《临证指南医案·卷一·肝风·肝肾阴虚》）

🫖 陆，葑门，廿五岁。未嫁有喉痹，上热下寒，由情志郁勃之热上灼，有升不降者。情志无怡悦之念，遣嫁宜速，医药无用。

川贝、夏枯草、连翘心、钩藤、江西神曲、茯苓。（《叶天士晚年方案真本·杂症》）

🫖 陆。风火上郁，项肿咽痛。

薄荷、连翘、射干、牛蒡子、马勃、绿豆皮。（《临证指南医

案·卷八·咽喉·风火》）

🍵 霉雨淊沱，咽喉暴痛，必因湿邪干肺，痛止纳食无碍，咽水则呛，兼吐涎沫，此痹阻在喉不在咽，仍以轻剂理肺。

枇杷叶、马兜铃、通草、米仁、射干、茯苓。（《叶氏医案存真·卷一》）

🍵 面浮咽痛，温邪未解，轻剂苦辛泄降。

桑叶、大沙参、通草、连翘、大力子、滑石。（《眉寿堂方案选存·卷上·春温》）

🍵 某，二九。湿温阻于肺卫，咽痛，足跗痹痛。当清上焦，湿走气自和。

飞滑石、竹叶心、连翘、桔梗、射干、芦根。（《临证指南医案·卷五·湿·湿温阻肺》）

🍵 邵。风火上郁，咽痛头胀。宜用辛凉。

西瓜翠衣、滑石、连翘、桑皮、射干、杏仁。（《临证指南医案·卷八·咽喉·风火》）

🍵 肾厥由腰脊而升，发时手足厥冷，口吐涎沫，喉如刀刺。盖足少阴经脉上循喉咙，挟舌本，阴浊自下犯上，必循经而至。仿许学士椒附汤，通阳以泄浊阴为主。

炮附子、淡干姜、胡芦巴、川椒、半夏、茯苓。

姜汁泛丸。（《临证指南医案·卷七·痉厥·肾厥》）

🍵 暑湿阻气，胎热由下而升，两热相搏，咽喉欲痹，寒战，周身诸脉震动，防胎下坠，治宜清上。

竹叶、枇杷叶、知母、连翘、郁金、川贝。（《眉寿堂方案选存·卷下·女科》）

🍵 泰兴，廿八。色脉是阴虚，其喉妨食纳，乃阴乏上承，热气从左上升，内应肝肾阴火。前议复脉法，大便滑泄，知胃气久为药伤，不受滋阴，必当安闲静室以调之，岂偏寒偏热药能愈？

人参、茯苓、扁豆、木瓜、石斛、北沙参。（《叶氏医案存真·卷三》）

🍵 汪，二三。左脉弦数，咽痛脘闷。阴亏体质，不耐辛温，当以轻药暂清上焦。

桑叶、生绿豆皮、白沙参、川贝、元参、川斛。(《临证指南医案·卷八·咽喉·肺燥热》)

🫖 王。痧后，及暮加喉痛，咳。

元参、犀角、鲜生地、连翘、花粉、丹皮。(《临证指南医案·卷十·痧疹·毒火未清》)

🫖 伍，四六。咽喉痛痹，发时如有物阻膈，甚至痛连心下，每晚加剧。是阴液日枯，肝脏厥阳化火风上灼。法以柔剂，仿甘以缓其急耳。

细生地、天冬、阿胶、生鸡子黄、元参心、糯稻根须。(《临证指南医案·卷八·咽喉·阴虚火炎》)

🫖 咽痛暮盛，痰多脉小，午后形凛，水涸阳乃浮矣。

滋肾丸。(《未刻本叶天士医案·方案》)

🫖 咽痛舌辣，晡热，无非阴枯阳炽也。

生地、阿胶、左牡蛎、天冬、茯神、鸡子黄。(《未刻本叶天士医案·保元方案》)

🫖 咽痛时发，由火热上炎耳。

元参、射干、连翘、桔梗、桑叶、川贝。(《未刻本叶天士医案·保元方案》)

🫖 阴不上承，咽痛音喝，柔金燥矣！金燥则阴何由而生？谓其延成肺痿，理固然也。

生地、鸡子白、人中白、元参、南沙参、元稻根须。(《未刻本叶天士医案·方案》)

🫖 音嘶咽痛，脉细涩，的是少阴肾真空虚，无以上承使然。切勿烦劳，夏暑炎蒸，宜绿荫深处静养为要。

生地黄、大天冬、上清阿胶、鸡子黄、霍石斛、元稻根须。(《未刻本叶天士医案·方案》)

🫖 痰哮由外邪而发，坐不得卧，肾病为多。以风寒必客太阳，体弱内侵少阴耳。若夫暑湿热气，触自口鼻，背部疡疖，乃鼻窍应肺，是手经受邪，辛凉气轻之剂可解。以肺欲受辛，其象上悬，气味沉重，药力下走而肺邪不解。然夏病入冬，气候迭更，热邪久而深入，气血日被损伤，滋清如胶、地，搜逐如鳖甲煎丸，无如不独阴亏，八脉气衰，为寒为热，病形渐延损怯，喉痛，火升上热，缓必下热，此刚药难投，柔温之养，佐通奇脉定议。

生鹿角霜三钱、炒黑枸杞钱半、茯苓钱半、炒黑归身钱半、熟地炭三钱、生沙苑一钱。(《眉寿堂方案选存·卷上·疟疾》)

🫖 右尺空大，阳火由下亢炎。咽疼，继而神倦无力，法宜填摄下焦。

熟地、女贞实、茯神、牛膝、川斛、黄柏。(《未刻本叶天士医案·保元方案》)

🫖 周。怒动肝风，筋胀胁板，喉痹。

阿胶、天冬、柏子仁、牡蛎、小麦。(《临证指南医案·卷一·肝风·肝肾阴虚》)

🫖 左脉弦数，咽痛如梗。

细生地、射干、川贝母、南沙参、元参、霜桑叶。(《未刻本叶天士医案·方案》)